心血管疾病临床护理问题集萃

第 2 版

姜　崴　赵冬云　金　娜　栗印军　主编

北方联合出版传媒（集团）股份有限公司

辽宁科学技术出版社

图书在版编目（CIP）数据

心血管疾病临床护理问题集萃 / 姜崴等主编. 2版. -- 沈阳：
辽宁科学技术出版社, 2025. 5. --ISBN 978-7-5591-4171-2

Ⅰ. R473.5

中国国家版本馆CIP数据核字第20257QK685号

出版发行：辽宁科学技术出版社
　　　　　（地址：沈阳市和平区十一纬路25号　邮编：110003）
印　刷　者：沈阳汇盛彩色印刷有限公司
经　销　者：各地新华书店
幅面尺寸：185mm×260mm
印　　张：31
字　　数：620千字
出版时间：2025年5月第1版
印刷时间：2025年5月第1次印刷
责任编辑：张　晨　张丹婷　殷　欣
封面设计：颖　溢
版式设计：颖　溢
责任校对：李　霞

书　　号：ISBN 978-7-5591-4171-2
定　　价：200.00元

投稿热线：024-23280336
邮购热线：024-23280336
E-mail:cyclonechen@126.com
http://www.lnkj.com.cn

编者名单

主编 姜 崴 赵冬云 金 娜 栗印军

编委 （按姓氏汉语拼音排序）

毕爱萍	沈阳医学院附属中心医院	主任护师
蔡昕姝	辽宁省金秋医院	主治医师
关菲菲	沈阳市儿童医院	主任护师
黄 峥	辽宁省金秋医院	主任医师
姜 崴	沈阳市第四人民医院	主任护师
金 娜	中国医科大学附属第一医院	副主任护师
金 言	中国医科大学附属第一医院	护师
孔 岩	沈阳市第四人民医院	副主任护师
李 赛	沈阳市第四人民医院	主任医师
李 毅	辽宁省人民医院	主任护师
栗印军	沈阳市第四人民医院	主任医师
庞 鑫	中国医科大学附属第一医院	主管护师
宋师洋	中国医科大学附属第一医院	主管护师
田 丽	沈阳市第四人民医院	副主任护师
卫桂霞	沈阳市第四人民医院	副主任护师
吴 波	沈阳市红十字会医院	主任医师
夏经菊	辽宁省人民医院	主任护师
于 洋	沈阳市第四人民医院	主任护师
张春震	沈阳市第四人民医院	主任医师
赵冬云	辽宁省人民医院	主任护师
郑倩茹	沈阳市第四人民医院	主管护师

主编简介一

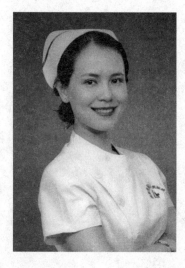

　　姜崴，主任护师，公共卫生学硕士。国家三级公共营养师、国家三级健康管理师，沈阳市第四人民医院CCU+CSICU护士长。从事临床护理工作24年，先后在内科、外科、急诊科担任临床护理工作，从事护理管理工作10余年。参与完成多项国际多中心协作课题；主持沈阳市卫生健康委员会立项课题1项；担任国家"十三五"计划PEACE-5研究课题负责人；主编学术专著1部，参编学术专著4部；获国家实用新型专利2项；在国家级期刊发表论文10余篇。曾任辽宁省护理学会心血管疾病护理专业委员会青年委员会副主任委员。现任中国康复医学会心肺康复护理专业委员会第1届委员，辽宁省基层卫生协会胸痛中心建设专业委员会副主任委员、护理学组组长，辽宁省细胞生物学学会心血管及细胞学研究分会委员，中国心脏联盟辽宁省心血管疾病预防与康复医学会委员。

主编简介二

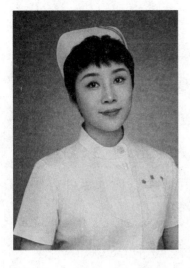

赵冬云，主任护师。现任辽宁省人民医院护理部专项工作负责人。中华护理学会第28届心血管护理专业委员会委员，中国康复医学会心肺康复护理专业委员会委员，辽宁省护理学会心血管疾病护理专业委员会主任委员、心血管病护理及技术培训中心专家委员会委员，辽宁省细胞生物学学会健康管理专业委员会护理与康复学组常务理事。曾任中华护理学会第27届理事会心血管护理专业委员会专家库成员，中国医药生物技术协会心电学技术分会护士心电专业委员。从事临床护理工作36年，先后在手术室、介入心导管室、心血管内科、急诊医学科工作。从事护士长管理工作20余年。参编专业著作4部，获实用新型专利1项，并在国家级核心期刊发表多篇论文。

主编简介三

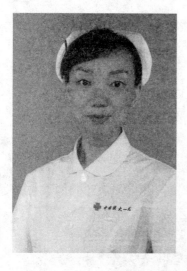

　　金娜，副教授，副主任护师。现任中国医科大学附属第一医院心脏外科护士长。国家三级健康管理师、国家三级公共营养师。辽宁省护理学会第3届心血管疾病护理专业委员会副主任委员，辽宁省护理学会第4届心血管疾病护理专业委员会常务委员；美国心脏协会（AHA）中国培训导师；中华护理学会PICC专科护士；辽宁省危重症专科护士；中国医科大学附属第一医院静疗组副组长。主要专业特长：急危重症心血管外科基础与专科护理，包括高龄危重虚弱围术期处理与监护、低龄低体重复杂先天性心脏病、急危重主动脉夹层等大血管疾病，以及ECMO、LVAD、心脏移植等。主持省级课题1项，发表核心期刊论文18篇，参编著作2部，获得国家实用新型专利19项。2017年获得中国临床护理研究优秀创新发明二等奖；2018年获得第九届中国医学领域护理用品产、学、研一体化高峰论坛专利设计二等奖；2018年10月获得中国临床护理研究优秀创新发明一等奖。

主编简介四

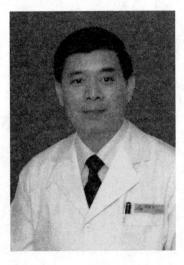

栗印军，毕业于中国医科大学。主任医师，三级教授，硕士研究生导师。先后工作于辽宁省人民医院和沈阳市第四人民医院，从事心血管内科临床工作38年。曾担任沈阳市第四人民医院心内科学科主任、大内科主任。专业特长是冠心病介入治疗、快速心律失常射频消融治疗、心脏起搏器植入、心力衰竭、高血压、血脂异常防治、健康教育等。近20年来，在心力衰竭、高血压、血脂异常方面，每年做专题学术报告近百场，是深受业内欢迎的心血管病专家。

学术兼职：中华医学会心身医学分会学组委员，中国医疗保健国际交流促进会心血管病预防与治疗委员会委员，中国老年保健协会心血管专业委员会委员，中国健康管理协会高血压防治与管理专业委员会委员，中国心血管健康联盟国家心力衰竭中心、高血压达标中心评审专家，辽宁省医学会心血管病学专业委员会第5~9届常务委员、血脂及代谢性心脏病学组副组长，辽宁省预防医学会心血管病预防与控制专业委员会副主任委员，沈阳医学会心血管病分会副主任委员，辽宁省基层卫生协会胸痛中心建设专业委员会首届主任委员，沈阳市医师协会心力衰竭专业委员会主任委员。《中国实用内科杂志》编委，《中国医师进修杂志》编委，《中华高血压杂志》审稿专家，《中国医科大学学报》审稿专家。

获辽宁省科技进步一等奖1项，辽宁省自然科学成果三等奖1项，沈阳市科技进步二等奖1项。主编学术专著7部，参编4部。

前　言

　　心血管疾病是严重危害人类健康的常见病、多发病。随着医学技术的发展，近年来，许多新的治疗方法、新的药物、新的理念不断出现。临床一线工作的护士面对来自各种渠道的信息，常常感觉眼花缭乱，在临床工作中也常使护士们抓不住重点，尤其是部分护士在临床实际工作、职称晋升的复习备考过程中，要花许多时间去寻找、整理资料。在这种情况下，我们查阅了近年来心血管护理专业最新的资料，包括最新版的教材、最新的临床指南、最新的循证医学结果，结合医疗领域最新进展及各级医院临床工作需要，特别是中青年护士临床实践中问题查阅、职称晋升考试复习需要，由在临床一线工作的、有心内科临床护理经验的医疗专家综合整理、编写了这本《心血管疾病临床护理问题集萃（第2版）》。

　　本书特点如下：（1）把各类心血管疾病临床护理工作中遇到的重点的、有代表性的问题，整理了千余个。根据最新资料，对其基本理论、基本概念及其现代进展，进行了较详细的论述。编写力求定义准确、概念清楚、结构严谨、层次分明，同时力求深入浅出、阐明重点、容易记忆、便于应用。（2）根据心血管临床护理专业教学常用模式，按先后顺序将全部内容划分为15个篇章。（3）考虑到目前部分医院的心血管护理专业以心脏中心模式进行管理，即心内科与心外科共同管理模式，我们增加了心脏外科护理的相关内容。（4）我们还增加了部分小儿心血管疾病的临床护理内容。

本书适合广大心血管专业临床医护人员使用，相信通过我们的工作能使这本参考书为医护工作者临床工作、复习备考省去许多查找资料的时间。

　　本书编委多为在临床一线工作的护理专家和医疗专家，有丰富的临床经验。他们牺牲了大量的休息时间，查阅文献、认真整理，使本书顺利完成，在此一并表示衷心感谢。

　　编写专业书籍是一项艰苦而烦琐的工作，由于时间仓促，加之编者水平有限，书中难免有不尽完善之处，祈盼广大读者及同行不吝指正，提出宝贵意见！

姜崴　赵冬云　金娜　栗印军

2025年于沈阳

目　录

第十五篇　急危重症患者的功能监测及护理 •••••••••••••••••••••• 430

第一篇　心力衰竭的临床及护理

1. 什么是心力衰竭?

心力衰竭是多种原因导致心脏结构和（或）功能的异常改变，使心室收缩和（或）舒张功能发生障碍，从而引起的一组复杂临床综合征，主要表现为呼吸困难、疲乏和液体潴留（肺淤血、体循环淤血及外周水肿）等。

2. 心力衰竭有哪些流行病学特征?

心力衰竭是各种心脏疾病的严重表现或晚期阶段，死亡率和再住院率居高不下。发达国家成人的心力衰竭患病率为1.0%~2.0%。2012—2015年的中国高血压调查数据显示，≥35岁成年人中，心力衰竭患病率为1.3%，即约有1370万心力衰竭患者，较2000年增加了0.4%。HFrEF（LVEF<40%）、HFmrEF（LVEF40%~49%）和HFpEF（LVEF≥50%）的患病率分别为0.7%、0.3%和0.3%。我国人口老龄化加剧，冠状动脉粥样硬化性心脏病（冠心病）、高血压、糖尿病、肥胖等慢性病的发病率呈上升趋势，医疗水平的提高使心脏疾病患者生存期延长，这些因素均导致我国心力衰竭患病率呈持续升高趋势。全国城镇职工基本医疗保险信息管理系统数据调查显示：我国25岁及以上人群心力衰竭标准化患病率为1.10%，≥35岁人群的心力衰竭标准化患病率为1.38%。另外，在25~64岁、65~79岁、80岁及以上人群中，心力衰竭的标准化患病率分别为0.57%、3.86%和7.55%。对我国10714例住院心力衰竭患者的调查显示：1980年、1990年、2000年心力衰竭患者住院期间病死率分别为15.4%、12.3%和6.2%，主要死亡原因依次为左心衰竭（59%）、心律失常（13%）和心源性猝死（13%）。China-HF研究入选的2012—2015年全国13687例心力衰竭患者中，住院心力衰竭患者的病死率为4.1%。

3. 根据2024年中国心力衰竭诊断和治疗指南，如何对心力衰竭进行分类?

根据左心室射血分数（left ventricular ejection fraction，LVEF）的不同和治疗后的变化，分为射血分数降低的心力衰竭（heart failure with reduced ejection fraction，HFrEF）、

射血分数改善的心力衰竭（heart failure with improved ejection fraction，HFimpEF）、射血分数轻度降低的心力衰竭（heart failure with mildly reduced ejection fraction，HFmrEF）和射血分数保留的心力衰竭（heart failure with preserved ejection fraction，HFpEF）（表1-1）。研究显示，LVEF在41%～49%范围内的患者可能会从HFrEF的治疗中获益。这些证据支持将"射血分数中间值的心力衰竭"重新命名为"射血分数轻度降低的心力衰竭（HFmrEF）"。此外，考虑到LVEF改善并不代表心肌受损完全恢复或左心室功能恢复正常，因此，本共识将既往LVEF≤40%且随访期间LVEF>40%并较基线增加≥10%作为HFrEF的亚组，定义为HFimpEF。根据心力衰竭发生的时间、速度不同，分为慢性心力衰竭和急性心力衰竭。多数急性心力衰竭患者经住院治疗后症状部分缓解，而转入慢性心力衰竭；慢性心力衰竭患者常因各种诱因急性加重而需住院治疗。

表1-1　心力衰竭的分类和诊断标准

分类	诊断标准	备注
HFrEF	1. 症状和（或）体征 2. LVEF≤40%	随机临床试验主要纳入此类患者，有效的治疗已得到证实
HFimpEF	1. 病史 2. 既往LVEF≤40%，治疗后随访LVEF>40%并较基线增加≥10% 3. 存在心脏结构（如左心房增大、左心室肥大）或左心室充盈受损的超声心动图证据	LVEF改善并不意味着心肌完全恢复或左心室功能正常化；LVEF也可能还会降低
HFmrEF	1. 症状和（或）体征 2. LVEF为41%～49%	此类患者临床特征、病理生理、治疗和预后尚不清楚，单列此组有利于对其开展相关研究
HFpEF	1. 症状和（或）体征 2. LVEF≥50% 3. 存在左心室结构或舒张功能障碍的客观证据，以及与之相符合的左心室舒张功能障碍/左心室充盈压升高	需要排除患者症状是由非心脏疾病所致

注：HFrEF为射血分数降低的心力衰竭，HFimpEF为射血分数改善的心力衰竭，HFmrEF为射血分数轻度降低的心力衰竭，HFpEF为射血分数保留的心力衰竭，LVEF为左心室射血分数；左心室舒张功能障碍/左心室充盈压升高包括血浆利钠肽升高［窦性心律：B型利钠肽（BNP）>35ng/L和（或）N末端B型利钠肽原（NT-proBNP）>125ng/L；心房颤动：BNP≥105ng/L或NT-proBNP≥365ng/L］，静息或者负荷下超声心动图或心导管检查的结果异常［运动过程中超声心动图测得二尖瓣舒张早期血流速度与组织多普勒瓣环舒张早期运动速度比值（E/e'）>14。有创血流动力学检查，静息状态下肺毛细血管楔压（PCWP）>15mmHg（1mmHg=0.133kPa）或左心室舒张末期压力≥16mmHg，或负荷状态下PCWP≥25mmHg］。

4. 美国纽约心脏病学会（NYHA）根据心力衰竭发生发展过程，将心力衰竭分为哪4期？

根据心力衰竭的发生发展过程将心力衰竭分为4期：A期为心力衰竭风险期、B期为心力衰竭前期、C期为症状性心力衰竭期、D期为终末期心力衰竭。目前认为，心力衰竭虽然是一种进展性疾病，但是心力衰竭是可以预防的，早期干预也有可能逆转，心力衰竭分期也体现了重在预防和早期干预的概念（表1-2）。

表1-2　心力衰竭分期

心衰阶段	定义	患者群	NYHA心功能分级
A（心衰风险期）	患者为心力衰竭的高危人群，无心脏结构或功能异常，无心力衰竭症状和（或）体征	高血压、冠心病、糖尿病、肥胖、代谢综合征患者及具有使用心脏毒性药物史、酗酒史、风湿热史、心肌病家族史的患者等	无
B（心衰前期）	已发展成器质性心脏病，但并无心力衰竭症状和（或）体征	左心室肥厚、陈旧性心肌梗死、无症状的心脏瓣膜病患者等	I
C（症状性心衰）	有器质性心脏病，既往或目前有心力衰竭症状和（或）体征	器质性心脏病患者伴运动耐量下降（呼吸困难、疲乏）和液体潴留	I～IV
tD（终末期心衰）	器质性心脏病不断进展，虽经积极的内科治疗，休息时仍有症状，且需要特殊干预	因心衰反复住院，且不能安全出院者；需要长期静脉用药者；等待心脏移植者；使用心脏机械辅助装置者	IV

5. 美国纽约心脏病学会如何对心功能进行分级？（表1-3）

表1-3　美国纽约心脏病学会心功能分级

分级	症状
I	活动不受限。日常体力活动不引起明显的气促、疲乏或心悸，活动轻度受限
II	休息时无症状，日常活动可引起明显的气促、疲乏或心悸
III	活动明显受限。休息时可无症状，轻于日常活动，即引起明显的气促、疲乏、心悸
IV	休息时也有症状，任何体力活动均会引起不适。如无须静脉给药，可在室内或床边活动者为IVa级；不能下床并 需静脉给药支持者为IVb

6. 心力衰竭有哪些常见病因？

原发性心肌损害和异常是引起心力衰竭最主要的病因，除心血管疾病外，非心血管疾病也可导致心力衰竭（表1-4）。识别这些病因是心力衰竭诊断的重要部分，从而能尽早采取特异性或针对性的治疗。

表1-4　心力衰竭的病因和检查方法

病因分类	病因或疾病	检查方法
心肌病变		
缺血性心脏病	心肌梗死、冠状动脉病变、冠状动脉微循环异常、血管内皮功能障碍	冠状动脉造影、冠状动脉CTA、运动负荷试验
心脏毒性损伤		
心脏毒性药物	抗肿瘤药（如PD-1及PD-L1抑制剂、蒽环类、曲妥珠单抗）、抗抑郁药、抗心律失常药等	ECHO、CMR、EMB
药物滥用	酒精、可卡因、合成代谢类固醇等	毒物检测
放射性心肌损伤	放射治疗	ECHO、CMR
免疫及炎症介导的心肌损害		
感染性疾病	病毒、寄生虫（Chagas病）、螺旋体等	血清学检查、CMR、EMB
非感染疾病（主要为自身免疫性疾病）	巨细胞性心肌炎、自身免疫病（如系统性红斑狼疮等）	血清学检查、CMR、EMB

病因分类	病因或疾病	检查方法
心肌浸润性病变		
非恶性肿瘤相关	系统性浸润性疾病（心肌淀粉样变、结节病）、贮积性疾病（血色病、糖原贮积病）	血清免疫固定电泳和血清游离轻链、尿本周氏蛋白、血清ACE、铁、α半乳糖苷酶、基因检测、骨闪烁显像、ECHO、CMR、胸部CT、CT-PET、FDG-PET、EMB
恶性肿瘤相关	肿瘤转移或浸润	ECHO、CMR、EMB
内分泌代谢性疾病		
激素相关	糖尿病、甲状腺疾病、甲状旁腺疾病、肢端肥大症、皮质醇增多症、醛固酮增多症、肾上腺皮质功能减退症等	甲状腺功能检查、血尿儿茶酚胺，肾素和醛固酮、皮质醇、血糖
营养相关	肥胖、缺乏维生素B_1、L-卡尼汀、硒、铁等	血清营养素检测
遗传学异常	遗传因素相关的肥厚型心肌病、扩张型心肌病及限制型心肌病、致心律失常性右心室心肌病、左心室致密化不全、核纤层蛋白病、肌营养不良症	ECHO、CMR、EMB、肌肉活检、基因检测
应激	应激性心肌病	ECHO、冠状动脉造影、左心室造影、CMR
心脏负荷异常		
高血压	原发性高血压、继发性高血压	24小时动态血压、血尿儿茶酚胺、肾素和醛固酮，肾动脉成像
瓣膜和心脏结构的异常	房室瓣和主/肺动脉瓣狭窄或关闭不全、先天性心脏病（先天性心内或心外分流）	ECHO（经胸、经食管负荷试验）、心导管
心包及心内膜疾病	缩窄性心包炎、心内膜纤维化	胸部CT、CMR、EMB、右心导管
高心排出量状态	动静脉瘘、慢性贫血	血清学检查、血管造影
容量负荷过度	肾衰竭	血肌酐
肺部疾病	肺血管疾病	胸部CT、右心导管、肺血管CT或造影
心律失常		
心动过速	室上性和室性心律失常	电生理检查（如有指征）
心动过缓	窦房结功能异常、传导系统异常	动态心电图

注：PD-1为程序性死亡受体1，PD-L1为程序性死亡配体1，CTA为CT血管成像，ECHO为超声心动图，CMR为心脏磁共振，EMB为心内膜心肌活检，ACE为血管紧张素转化酶，PET为正电子发射断层显像，FDG为氟脱氧葡萄糖。

7. 心力衰竭在发生和发展过程中，有哪些代偿机制？

目前认为心力衰竭是慢性、自发进展性疾病。神经内分泌系统激活导致心肌重构是引起心力衰竭发生和发展的关键因素；心肌代谢、炎症、脂肪因子和细胞因子在心力衰竭发生发展中也有重要作用；内皮细胞损伤导致一氧化氮（NO）分泌不足，进而导致NO-可溶性鸟苷酸环化酶-环磷酸鸟苷的细胞信号通路损伤也会对心肌纤维化、心肌重构产生重要影响；线粒体功能损伤也是心力衰竭发生发展的重要因素。心肌重构最初可以对心功能产生部分代偿，但随着心肌重构的加剧，心功能逐渐由代偿向失代偿转变，出现明显的症状和体征。

8. 什么是心室重构?

在心脏功能受损、心腔扩大、心肌肥厚的代偿过程中,心肌细胞、胞外基质、胶原纤维网等均发生相应变化,即心室重塑,是心力衰竭发生发展的基本病理机制。除因代偿能力有限、代偿机制的负面影响外,心肌细胞的能量供应不足及利用障碍导致心肌细胞坏死、纤维化也是失代偿发生的一个重要因素。心肌细胞减少使心肌整体收缩力下降;纤维化的增加又使心室顺应性下降,重塑更趋明显,心肌收缩力不能发挥其应有的射血效应,形成恶性循环,最终导致不可逆转的终末阶段。

9. 哪些情况可引起心脏前、后负荷过重?

（1）压力负荷（后负荷）过重:见于高血压、主动脉瓣狭窄、肺动脉高压、肺动脉瓣狭窄等左、右心室收缩期射血阻力增加的疾病。

（2）容量负荷（前负荷）过重:见于瓣膜关闭不全等引起的血液反流;先天性心脏病（如间隔缺损、动脉导管未闭等）引起的血液分流。此外,伴有全身循环血量增多的疾病,如慢性贫血、甲状腺功能亢进症、围生期心肌病等。

10. 慢性心力衰竭有哪些常见诱因?

有基础心脏病的患者,其心力衰竭症状常由一些增加心脏负荷的因素所诱发。

（1）感染:呼吸道感染是最常见、最重要的诱因,感染性心内膜炎也不少见。

（2）心律失常:心房颤动是诱发心力衰竭的重要因素。其他各种类型的快速性心律失常以及严重的缓慢性心律失常均可诱发心力衰竭。

（3）生理或心理压力过大:如过度劳累、剧烈运动、情绪激动、精神过于紧张等。

（4）妊娠和分娩:妊娠和分娩可加重心脏负荷,诱发心力衰竭。

（5）血容量增加:如钠盐摄入过多,输液或输血过快、过多。

（6）其他:治疗不当（如不恰当停用利尿剂物）;风湿性心脏瓣膜病出现风湿活动等。

11. 慢性左心衰竭有哪些症状和体征?

（1）症状:以肺循环淤血和心排出量降低为主要表现。

①呼吸困难:不同程度的呼吸困难是左心衰竭最主要的症状。可表现为劳力性呼吸困难、夜间阵发性呼吸困难或端坐呼吸。

②咳嗽、咳痰和咯血:咳嗽、咳痰是肺泡和支气管黏膜淤血所致。开始常于夜间发生,坐位或立位时咳嗽可减轻或消失。白色浆液性泡沫状痰为其特点,偶可见痰中带血丝。长期慢性肺淤血、肺静脉压力升高导致肺循环和支气管血液循环之间在支气管黏膜下形成侧支,血管一旦破裂可引起咯血。

③疲倦、乏力、头晕、心悸：主要是由于心排出量降低，器官、组织血液灌注不足及代偿性心率加快所致。

④少尿及肾功能损害症状：左心衰竭致肾血流量减少，可出现少尿。长期慢性的肾血流量减少导致血尿素氮、肌酐升高并可有肾功能不全的相应症状。

（2）体征：

肺部湿性啰音：由于肺毛细血管压增高，液体渗出至肺泡而出现湿性啰音。随着病情加重，肺部湿性啰音可从局限于肺底部直至全肺。

心脏体征：除基础心脏病的体征外，一般均有心脏扩大及相对性二尖瓣关闭不全的反流性杂音、肺动脉瓣区第二心音亢进及第三心音或第四心音奔马律。

12. 慢性右心衰竭有哪些症状和体征？

（1）症状：以体循环淤血为主要表现。

①消化道症状：胃肠道及肝淤血引起腹胀、食欲下降、恶心、呕吐等，是右心衰竭最常见的症状。

②呼吸困难：部分右心衰竭由左心衰竭进展而来，原已有呼吸困难症状。单纯性右心衰竭为分流性先天性心脏病或肺部疾病所致，也有明显的呼吸困难。

（2）体征：

①水肿：其特征为对称性、下垂性、凹陷性水肿，重者可延及全身。可伴有胸腔积液，以双侧多见，若为单侧则以右侧更多见，主要与体静脉和肺静脉压同时升高、胸膜毛细血管通透性增加有关。

②颈静脉征：颈静脉充盈、怒张是右心衰竭的主要体征，肝颈静脉回流征阳性则更具特征性。

③肝脏体征：肝脏常因淤血而肿大，伴压痛。持续慢性右心衰竭可致心源性肝硬化，晚期可出现肝功能受损、黄疸及腹腔积液。

④心脏体征：除基础心脏病的相应体征外，右心衰竭时可因右心室显著扩大而出现三尖瓣关闭不全的反流性杂音。

13. 全心衰竭的临床表现有哪些？

右心衰竭继发于左心衰竭而形成全心衰竭，右心衰竭时右心排出量减少，因此呼吸困难等肺淤血症状反而有所减轻。扩张型心肌病等表现为左、右心室衰竭者，左心衰竭的表现以心排出量减少的相关症状体征为主，肺淤血症状往往不严重。

14. 心力衰竭患者应做哪些常规检查？

（1）心力衰竭的症状和体征：

详细的病史采集和体格检查可提供心力衰竭的病因及诱因线索，明确存在的心力衰竭患者的症状和体征有较大的个体差异，代偿良好的心力衰竭患者可以无症状和体征。对特发性扩张型心肌病患者，应询问患者三代家族史以帮助确定家族性扩张型心肌病的诊断。体格检查应评估患者的生命体征和判断液体潴留的严重程度，注意有无近期体重增加、颈静脉充盈、外周水肿等。颈静脉压升高和心尖搏动位置改变对诊断心力衰竭更为特异。

（2）常规检查：

①心电图：所有心力衰竭和怀疑心力衰竭患者均应行心电图检查，明确心律、心率、QRS形态和宽度及是否存在频发房性或室性早搏、心房颤动（房颤）或左心室肥厚等。心力衰竭患者心电图完全正常的可能性极低。怀疑存在心律失常或无症状性心肌缺血时应行24小时动态心电图检查。

②胸部影像学检查：对疑似、急性、新发的心力衰竭患者应行胸部影像学检查，以识别/排除肺部疾病或其他引起呼吸困难的疾病，提供肺淤血/水肿和心脏增大的信息，但胸部影像学检查结果正常并不能排除心力衰竭。

③生物标志物：a. 血浆利钠肽［B型利钠肽（B-type natriuretic peptide，BNP）或N末端B型利钠肽原（N-terminal pro-BNP，NT-proBNP）］。血浆利钠肽检测推荐用于心力衰竭筛查、诊断和鉴别诊断，病情严重程度及预后评估。出院前的血浆利钠肽检测有助于评估心力衰竭患者出院后的心血管事件风险。BNP<100ng/L、NT-proBNP<300ng/L时，通常可排除急性心力衰竭。BNP<35ng/L、NT-proBNP<125ng/L时，通常可排除慢性心力衰竭，但其敏感性和特异性较诊断急性心力衰竭时低。根据年龄和肾功能进行分层，NT-proBNP达到下述水平时可诊断急性心力衰竭：50岁以下的患者NT-proBNP水平>450ng/L，50～75岁>900ng/L，75岁以上>1800ng/L，肾功能不全［估算的肾小球滤过率（estimated glomerular filtration rate，eGFR）<60mL/（min·1.73m^2）］时>1200ng/L。经住院治疗后利钠肽水平无下降的心力衰竭患者预后差。除心力衰竭外，多种心血管因素/疾病［急性冠脉综合征（acute coronary syndrome，ACS）、心肌病变、心脏瓣膜病、心包疾病、房颤、心肌炎、心脏手术、电复律、心肌毒性损伤等］和非心血管因素/疾病（高龄、贫血、肾功能不全、睡眠呼吸暂停、低通气综合征、重症肺炎、肺高血压、肺栓塞、脓毒症、严重烧伤和脑卒中等）均会导致利钠肽水平增高，尤其是房颤、高龄和肾功能不全。血管紧张素受体脑啡肽酶抑制剂（angiotensin receptor neprilysin inhibitor，ARNI）使血中BNP降解减少，而血中NT-proBNP不受影响，因此对于使用ARNI的患者，血浆BNP不能作为评估心力衰竭好转或恶化指标，而血浆NT-proBNP可以作为相应指标。临床工作中应注意结合患者的病史进行分析。b. 心肌肌钙蛋白（cardiac troponin，cTn）。推荐心力衰竭患者入院时行cTn检测，用于急性心力衰竭患者的病因诊断［如急性心肌梗死（acute myocardial infarction，AMI）和预后评估。c. 心肌纤维化、炎症、氧化应激的标志物。如可溶性生长刺激表达基因2蛋白（soluble growth stimulation expressed gene 2，sST2）、半乳糖凝集素3及生长分化因子15也有助于心力衰竭患者的危险分层和预后评

估，联合使用多项生物标志物可能是未来的发展方向。

④经胸超声心动图：是评估心脏结构和功能的首选方法，可提供房室容量、左心室向心性或离心性肥厚、局部室壁运动异常（可提示潜在的冠心病、Takotsubo综合征或心肌炎）、左/右心室收缩和舒张功能、室壁厚度、瓣膜功能和肺高血压的信息。LVEF可反映左心室收缩功能，推荐使用改良的双平面Simpson法。在图像质量差时，建议使用声学对比剂以清晰显示心内膜轮廓。超声斑点跟踪技术测量的心肌应变参数用于识别临床前的心肌收缩功能异常的可重复性和可行性较好，对于存在心力衰竭风险的患者，应考虑采用以利早期诊断。超声心动图判断左心室舒张功能异常的可靠性明显优于其他成像技术，然而单一参数不足以准确评估，应采取多参数综合评估。超声心动图评估左心室舒张功能异常的指标包括：a. 心脏结构异常指标，如左心房容量指数男性$>33mL/m^2$、女性$>37mL/m^2$，左心室质量指数男性$>109g/m^2$、女性$>105g/m^2$和相对室壁厚度>0.51；b. 心脏功能异常指标，如二尖瓣舒张早期血流速度与组织多普勒瓣环舒张早期运动速度比值（E/e'）>14、室间隔e'$<7cm/s$、左心室游离壁e'$<10cm/s$、三尖瓣反流速度$>2.8m/s$等。

⑤实验室检验：血常规、血钠、血钾、血糖、尿素氮、肌酐或eGFR、转氨酶和胆红素、血清铁、铁蛋白、总铁结合力、转铁蛋白饱和度、血脂、糖化血红蛋白、促甲状腺激素、利钠肽为心力衰竭患者的初始常规检查。临床怀疑心力衰竭由某种特殊病因（如心肌淀粉样变、嗜铬细胞瘤等）导致时，应进行相应的筛查和确诊性检查。

15. 心力衰竭患者应做哪些特殊检查？

心力衰竭的特殊检查用于进一步明确病因，评估疾病严重程度及预后。

（1）心脏磁共振（cardiac magnetic resonance，CMR）：是测量左/右心室容量、质量和LVEF的金标准，当超声心动图未能做出诊断时，CMR是最好的替代影像学检查。CMR也是复杂性先天性心脏病的首选检查方法。对于疑似心肌炎、淀粉样变、结节病、Chagas病、Fabry病、心室致密化不全和血色病的患者，推荐采用CMR来显示心肌组织的特征。

（2）冠状动脉造影：适用于经药物治疗后仍有心绞痛的患者或合并有症状的室性心律失常患者，以及有冠心病危险因素、无创检查提示存在心肌缺血的心力衰竭患者。

（3）冠状动脉CT血管成像（CT angiography，CTA）。

（4）负荷超声心动图：运动或药物负荷超声心动图可用于HFpEF、不明原因的呼吸困难、心肌缺血和（或）部分瓣膜性心脏病患者的评估。对存在劳力性呼吸困难，LVEF正常但静息舒张功能参数不能明确是否存在异常的患者，负荷超声心动图有一定辅助作用。

（5）核素心室造影及核素心肌灌注和（或）代谢显像：当超声心动图未能做出诊断时，可使用核素心室造影评估左心室容量和LVEF。核素心肌灌注显像包括单光子发射计算机断层成像和正电子发射断层显像，可用于诊断心肌缺血、心肌炎症或浸润，以判断心肌存活情况。

（6）心肺运动试验：能够量化运动能力，可用于接受心脏移植和（或）机械循环辅助（mechanical circulatory support，MCS）患者的临床评估，指导运动处方的优化，以及原因不明呼吸困难的鉴别诊断。心肺运动试验适用于临床症状稳定2周以上的慢性心力衰竭患者。

（7）6分钟步行试验：用于评估患者的运动耐量。6分钟步行距离<150m为重度心力衰竭，150～450m为中度心力衰竭，>450m为轻度心力衰竭。

（8）有创血流动力学检查：在慢性心力衰竭时，右心导管和肺动脉导管检查适用于以下情况：①考虑心脏移植或MCS的重症心力衰竭患者的术前评估。②超声心动图提示肺高血压的患者，在瓣膜性或结构性心脏病干预治疗前评估肺高血压严重程度及其可逆性。③疑似由缩窄性心包炎、限制型心肌病、先天性心脏病或高输出量状态引起的心力衰竭患者的诊断。④对经规范治疗后仍存在严重症状或血流动力学状态不明确的患者，进行治疗方案调整。⑤用于HFpEF诊断。

（9）心肌活检：仅推荐用于经规范治疗后病情仍快速进展，临床怀疑心力衰竭是由可治疗的特殊病因所致且只能通过心肌活检明确诊断者。不推荐用于心力衰竭患者的常规评价。

（10）基因检测：对肥厚型心肌病、特发性扩张型心肌病、致心律失常性右心室心肌病患者，推荐基因检测和遗传咨询。

（11）生活质量评估：运用心理学量表，对心理健康、躯体健康和社会功能等进行多维度量化评估。

16. 哪些有创性检查可用于心力衰竭患者病因学诊断和评估？

（1）心内膜心肌活检（endomyocardial biopsy，EMB）。对某些特定病因引起的心力衰竭，如暴发性心肌炎、巨细胞心肌炎、新发生的DCM、CA、心脏结节病、免疫检查点抑制剂（immune checkpoint inhibitors，ICIs）或蒽环类抗肿瘤药物等药物诱导的心脏毒性、心脏肿瘤，以及难以解释的室性心律失常、心脏传导系统疾病和晕厥等，EMB对其评估和诊断可以提供有益的信息。因此，对于经过规范治疗后仍然快速进展的心力衰竭（如持续性休克、反复发作AHF）或心室功能不全恶化，伴或不伴有恶性心律失常和（或）心脏传导阻滞，其他无创影像学检查评估不能明确诊断时，应该考虑在有经验的中心进行EMB，有助于特定心力衰竭病因的诊断。不推荐心力衰竭患者常规评估时开展EMB。

（2）有创性血液动力学监测：包括中心静脉压（central venous pressure，CVP）监测、动脉内血压监测、右心导管（right heart catheterization，RHC）或肺动脉导管（pulmonary artery catheterization，PAC）或Swan-Ganz漂浮导管检查，以及脉搏指示连续心排出量测定（pulse indicator continuous cardiac output，PiCCO）等。

17. 如何用6分钟步行试验评估心力衰竭患者活动耐量？

6分钟步行试验（6-minute walking test，6MWT）：测量患者在6分钟时间内步行的最远距离，称为6分钟步行距离（6-minute walking distance，6MWD），能够评估心力衰竭患者的整体活动耐量，与心力衰竭患者的预后相关。推荐心力衰竭患者初次诊断及随访时定期复查6MWT，评估患者活动耐量。根据6MWD水平可以对心力衰竭患者进行分级：6MWD<150m为重度心力衰竭，150～450m为中度心力衰竭，>450m为轻度心力衰竭。

18. 如何对心力衰竭患者进行生活质量评估？

生活质量（quality of life，QoL），又称健康相关生活质量（health-related quality of life，HRQoL），是心力衰竭患者综合评估的重要方面之一。

目前，常用的QoL评估量表可以分为普适性量表和疾病特异性量表，前者常用的有健康状况调查问卷36条简明表（36-item short-form，SF-36）和欧洲五维健康量表（European Quality of Life 5-dimensions，EQ-5D）；后者针对心力衰竭患者特异性的量表包括明尼苏达心力衰竭生活质量量表（Minnesota Living with Heart Failure Questionnaire，MLHFQ）（包含21个条目，患者根据过去4周的症状，选择答案进行评分，总分0～105分，评分越高提示患者的QoL越差）和堪萨斯城心肌病患者生活质量量表（Kansas City Cardiomyopathy Questionnaire，KCCQ）（完整版包括23个条目，又称KCCQ-23，简化版包括12个条目，又称KCCQ-12。患者根据过去2周的症状，选择答案进行评分，总分0～100分，评分越低提示患者的QoL越差）。KCCQ-23可以分为总体症状评分（total symptom score，KCCQ-TSS）、临床汇总评分（clinical summary score，KCCQ-CSS）和整体汇总评分（overall summary score，KCCQ-OSS）。整体而言，KCCQ评分的预后判断价值高于MLHFQ评分，尤其是在HFrEF患者中，可以作为首选的评估工具；在HFpEF患者中，两者的评估价值无明显差异。

19. 如何诊断心力衰竭？

心力衰竭的诊断和评估依赖于病史、体格检查、实验室检验、心脏影像学和功能检查。慢性心力衰竭的诊断流程见图1-1。首先，根据病史、体格检查、心电图、胸部影像学检查判断有无心力衰竭的可能性；然后，通过血浆利钠肽检测和超声心动图明确是否存在心力衰竭，结合具有针对性的特殊检查进一步确定心力衰竭的病因、诱因和分型；最后，还需评估病情的严重程度及预后，以及是否存在并发症。全面准确的诊断与评估是给予心力衰竭患者有效治疗的前提和基础。

20. 心功能有哪些分级方法？如何分级？

（1）NYHA分级是按诱发心力衰竭症状的活动程度将心功能的受损状况分为4级。

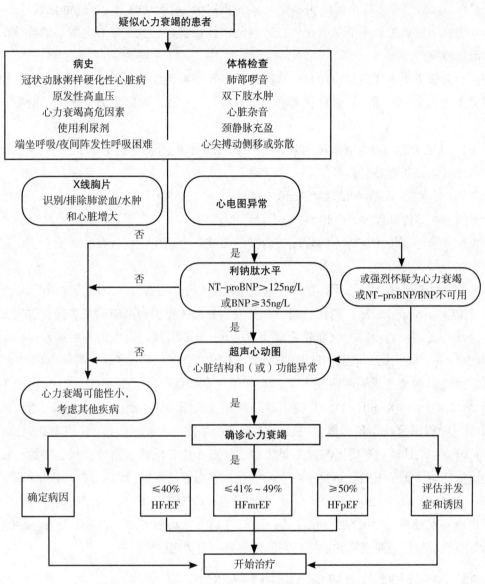

NT-proBNP：N末端B型利钠肽原，BNP：B型利钠肽，HFrEF：射血分数降低的心力衰竭，HFmrEF：射血
分数轻度降低的心力衰竭，HFpEF：射血分数保留的心力衰竭

图1-1　慢性心力衰竭的诊断流程

这一分级方案于1928年由美国纽约心脏病学会（NYHA）提出，临床上沿用至今。前文
的心力衰竭分期不能取代这一分级而只是对它的补充。实际上NYHA分级是对C期和D期
患者症状严重程度的分级。

Ⅰ级：患者患有心脏病，但日常活动量不受限制，一般活动不引起疲乏、心悸、呼
吸困难或心绞痛。

Ⅱ级：心脏病患者的体力活动受到轻度的限制，休息时无自觉症状，但平时一般活
动下可出现疲乏、心悸、呼吸困难或心绞痛。

Ⅲ级：心脏病患者体力活动明显受限，小于平时一般活动即引起上述的症状。

Ⅳ级：心脏病患者不能从事任何体力活动。休息状态下也出现心力衰竭的症状，体力活动后加重。

这种分级方案的优点是简便易行，因此几十年以来仍为临床医师所习用。但其缺点是仅凭患者的主观陈述，有时症状与客观检查有很大差距，同时患者个体之间的差异也较大。

（2）AMI引起的心力衰竭称为泵衰竭，按Killip分级法可分为：

Ⅰ级：尚无明显心力衰竭。

Ⅱ级：有左心衰竭，肺部啰音<50%肺野。

Ⅲ级：有急性肺水肿，全肺大、小、干、湿性啰音。

Ⅳ级：有心源性休克等不同程度或阶段的血流动力学变化，且存在周围血管收缩的证据（如少尿、发绀）。

心源性休克是泵衰竭的严重阶段。但如兼有肺水肿和心源性休克则情况最严重。

（3）Forrester分级法：急性心肌梗死并发泵衰竭主要引起两组临床表现：肺淤血和周围灌注不足。前者由肺毛细血管楔压（PCWP）升高所致，后者因心脏指数（CI）降低引起。Forrester根据大量创伤性监测资料，结合物理检查所见将泵衰竭分为4种类型：Ⅰ型：既无肺淤血也无周围灌注不足，心功能尚在代偿阶段。CI≥2.2L（min·m²），PCWP≤2.4kPa（18mmHg）。Ⅱ型：有肺淤血。临床表现气促、肺部啰音、X线阴影等改变。无周围灌注不足。属常见临床类型。CI≥2.2L（min·m²），PCWP>2.4kPa（18mmHg）。Ⅲ型：有周围灌注不足表现，如低血压、脉速、精神症状、发绀、皮肤湿冷、尿少等。无肺淤血。可见于右室心肌梗死和血容量不足。CI<2.2L（min·m²），PCWP≤2.4kPa（18mmHg）。Ⅳ型：兼有肺淤血和周围灌注不足，为严重类型。见于大面积急性心肌梗死。CI<2.2L（min·m²），PCWP>2.4kPa（18mmHg）。Forrester分型对指导急性心肌梗死泵衰竭的治疗和判断预后有一定实用价值。

21. 如何针对心力衰竭A期进行预防？

主要是通过控制心力衰竭的危险因素和保持健康的生活习惯，如合理膳食，规律运动，减少久坐等静态生活方式，保持正常体质量，控酒戒烟，有效延缓或减少心力衰竭的发病。

（1）高血压。高血压是导致心力衰竭发病的首要且可以改变的危险因素。荟萃分析结果显示，在高血压患者中，收缩压每降低10mmHg，心力衰竭发病风险相对降低28%，降压治疗可以使新发心力衰竭的风险相对降低42%（每治疗5年1000人中可以减少21个心力衰竭事件）。因此，推荐高血压患者根据高血压指南积极控制血压达标，降低心力衰竭的发病风险或延缓心力衰竭的发生。

（2）糖尿病。2型糖尿病也是心力衰竭发生的独立危险因素之一，推荐根据糖尿病指南积极控制血糖达标。研究显示，钠-葡萄糖共转运蛋白-2（sodium and glucose cotransporter-2，SGLT-2）抑制剂（包括恩格列净、卡格列净、达格列净、艾托格列净及索格列净等）可以显著降低T2DM患者的心力衰竭住院风险27%~35%。因此，推荐T2DM（尤其伴有各种危险因素或心血管疾病）患者应用SGLT-2抑制剂减少心力衰竭住院。胰高血糖素样肽-1（glucagon-like peptide-1，GLP-1）受体激动剂对于心力衰竭的影响是中性的。在二肽基肽酶-4（dipeptidyl peptidase-4，DPP-4）抑制剂中，西格列汀、阿格列汀和利格列汀对心力衰竭的影响是中性的，但沙格列汀显著增加心力衰竭住院风险，维格列汀虽然对LVEF没有显著影响，但显著增加左心室容积，因此不推荐高心力衰竭风险的T2DM患者应用沙格列汀或维格列汀。

（3）慢性肾脏病（chronic kidney disease，CKD）。CKD显著增加心力衰竭的发病风险。队列研究显示，CKD患者的心力衰竭发病风险是非CKD患者的2.3倍。糖尿病性和非糖尿病性CKD患者应用SGLT-2抑制剂达格列净或恩格列净可以较安慰剂显著降低肾脏和心血管复合终点事件风险28%~39%，降低心血管死亡或心力衰竭住院风险16%~29%。FIDELIO-DKD研究和FIGARO-DKD研究结果显示，T2DM伴CKD患者应用新型醛固酮受体阻滞剂或盐皮质激素受体阻滞剂（mineralocorticoid receptor antagonist，MRA）非奈利酮治疗，可以显著降低心血管复合终点事件风险13%~14%，降低肾脏复合终点事件风险13%~18%，降低心力衰竭住院风险29%。FIGARO-DKD研究的预设亚组分析结果显示，非奈利酮治疗CKD伴T2DM患者，可以显著降低新发心力衰竭风险32%，降低首次心力衰竭住院风险29%，降低总的心力衰竭住院风险30%。

（4）肥胖。体重指数（body mass index，BMI）与心力衰竭发生相关。研究显示，肥胖患者在限制热量摄入及增加体力活动等综合措施基础上应用皮下注射GLP-1受体激动剂利拉鲁肽（每日1次）或司美格鲁肽（每周1次），可以显著减轻并维持体质量。

22. 如何针对心力衰竭B期进行预防？

推荐采取强化生活方式管理及相应药物治疗，延缓症状性心力衰竭的发生。

（1）ACEI或ARB：早期研究显示，对于急性心肌梗死（acute myocardial infarction，AMI）后LVEF≤40%的无症状的左心室收缩功能障碍（left ventricular systolic dysfunction，LVSD）患者或不同病因LVEF≤35%的无症状LVSD患者，应用ACEI治疗，可以延缓或改善患者左心室重构，提高LVEF水平和活动耐量，降低心力衰竭的发病风险，降低心力衰竭死亡或住院风险。对于不耐受ACEI的患者，应用ARB（如氯沙坦或缬沙坦）治疗，在降低全因死亡风险方面的疗效与ACEI类似，耐受性更好。

（2）β受体阻滞剂：对AMI后LVEF≤40%的无症状LVSD患者或不同病因LVEF≤35%的无症状LVSD患者，应用β受体阻滞剂治疗，可以降低心力衰竭发病风险，降低全因死亡及心血管死亡风险，改善左心室重构。

（3）MRA（盐皮质激素受体阻滞剂）：早期研究显示，AMI患者血运重建后常规治疗基础上早期应用螺内酯或依普利酮治疗，可以显著改善左心室重构，降低BNP和NT-proBNP水平。新近一项研究旨在评估老年（年龄≥65岁）无症状左心室功能不全患者应用螺内酯治疗是否可以降低24个月随访时新发心力衰竭风险，由于螺内酯组肾功能恶化导致停药率较高（55%）而终止研究，但是应用螺内酯治疗患者左心室功能改善发生率显著高于未应用患者。

（4）ARNI（血管紧张素受体脑啡肽酶抑制剂）：PARADISE-MI研究结果显示，AMI后1周内存在LVEF≤40%和（或）肺淤血的患者（5661例），与雷米普利（2831例）比较，应用沙库巴曲缬沙坦（2830例）治疗，不能显著降低心血管死亡或新发心力衰竭的风险。

（5）SGLT-2抑制剂：EMMY研究结果显示，AMI患者（476例）接受冠状动脉血运重建后72小时内（无论LVEF水平）应用恩格列净（10mg/d）治疗26周，可以显著降低NT-proBNP水平，改善患者的心脏功能和结构指标。DECLARE-TIMI 58研究的预设亚组分析结果显示，对于有AMI病史的T2DM患者（3584例），应用达格列净（10mg/d）治疗可以较安慰剂显著降低患者心血管死亡或心力衰竭住院的复合终点风险。

（6）GLP-1受体激动剂：应用GLP-1受体激动剂——司美格鲁肽（2.4mg，每周1次，皮下注射）可以显著降低心血管死亡、非致死性心肌梗死、非致死性卒中的主要复合终点风险20%（风险比为0.80，95%可信区间为0.72～0.90，$P<0.001$），可以降低心力衰竭复合终点（心血管死亡或因心力衰竭住院或紧急就诊的首次事件）风险18%（风险比为0.82，95%可信区间为0.71～0.96）。

23. 什么是BNP及NT-proBNP？二者在心力衰竭诊断和评估中有何意义？

BNP：脑钠肽（brain natriuretic peptide，BNP），又称B型利钠肽（B-type natriuretic peptide），是继心房肽（ANP）后利钠肽系统的又一成员，由于它首先是由日本学者Sudoh等于1988年从猪脑分离出来因而得名，实际上它主要来源于心室。由于其最先从猪脑中分离，所以又称为脑钠素BNP。后来在心脏中也分离出BNP且心脏分泌的BNP多于脑，心脏释放的BNP主要来自心室，但心室储存BNP较心房少。它与ANP均属于心脏利钠肽类，由于它们的发现使人们认识到心脏也是一种内分泌器官。

NT-proBNP：N末端B型利钠肽原（NT-proBNP），是一个诊断心力衰竭比较可靠的指标，临床若考虑心力衰竭，因NT-proBNP检测可快速获取检验结果和结果的可靠性，是第一个必做的检验项目，且NT-proBNP升高程度和心力衰竭严重程度正相关，而NT-proBNP阴性者即可以排除心力衰竭可能。

血浆脑钠肽（BNP）测定：有助于心力衰竭诊断和预后判断。慢性心力衰竭（CHF）包括症状性和无症状性左室功能障碍，患者血浆BNP水平均升高。伦敦一项心力衰竭研究证实，BNP诊断心力衰竭的敏感性、特异性、阴性预测值和阳性预测值分别为97%、84%、97%和70%。血浆BNP可用于鉴别心源性和肺源性呼吸困难，BNP正常的呼吸困难，基本可除外心源性。血浆高水平BNP预示严重心血管事件，包括死亡的发生。心力衰竭经治疗，血浆BNP水平下降提示预后改善。大多数心力衰竭呼吸困难的患者BNP在400pg/mL以上。BNP<100pg/mL时不支持心力衰竭的诊断；BNP为100～400pg/mL还应考虑其他原因，如肺栓塞、慢性阻塞性肺部疾病、心力衰竭代偿期等。

NT-proBNP是BNP激素原分裂后没有活性的N-末端片段，与BNP相比，半衰期更长、更稳定，其浓度可反映短暂时间内新合成的而不是贮存的BNP释放，因此更能反映BNP通路的激活。正常人血浆BNP和NT-proBNP的浓度相似。在左室功能障碍时，血浆NT-proBNP的水平超过BNP水平可达4倍。血浆NT-proBNP水平与年龄、性别和体重有关，老龄和女性升高，肥胖者降低，肾功能不全时升高。血浆NT-proBNP水平也随心力衰竭程度加重而升高，在伴急性冠脉综合征、慢性肺部疾病、肺动脉高压、高血压、心房颤动时也会升高。BNP也有类似改变。50岁以下的人血浆NT-proBNP浓度>450pg/mL诊断急性心力衰竭的敏感性和特异性分别为93%和95%；50岁以上的人血浆NT-proBNP浓度>900pg/mL，诊断心力衰竭的敏感性和特异性分别为91%和80%。NT-proBNP<300pg/mL为正常，可排除心力衰竭，其阴性预测值为99%，治疗后NT-proBNP<200pg/mL提示预后良好。肾功能不全，肾小球滤过率<60mL/min时，NT-proBNP 1200pg/mL，诊断心力衰竭的敏感性和特异性分别为85%和88%。

24. 什么是EF值及E/A？慢性心功能不全EF值及E/A有何意义？

EF值及E/A是评价心功能的重要而常用的无创性指标，其特点是：

（1）比X线更准确地提供各心腔大小变化、心瓣膜结构及功能情况。

（2）评价心脏功能：EF值也称射血分数，用于评价心脏收缩功能；E/A用于评价心室舒张功能。①收缩功能：以收缩末及舒张末的容量差计算左室射血分数（LVEF），虽不够精确，但方便实用。正常LVEF值>50%，LVEF≤40%为收缩期心力衰竭的诊断标准。②舒张功能：超声多普勒是临床上最实用的判断舒张功能的方法，心动周期中舒张早期心室充盈速度最大值为E峰，舒张晚期（心房收缩）心室充盈最大值为A峰，E/A为两者之比值。正常人E/A比值不应小于1.2，中青年应更大。舒张功能不全时，E峰下降，A峰增高，E/A比值降低。如同时记录心音图则可测定心室等容舒张期时间（C～D值），它反映心室主动的舒张功能。

25. 慢性心力衰竭的治疗目标及治疗原则有哪些？

治疗目标：为防止和延缓心力衰竭的发生发展，缓解临床症状，提高运动耐量和生活质量，降低住院率与病死率。

治疗原则：采取综合治疗措施，包括对各种可致心功能受损的疾病进行早期管理，调节心力衰竭代偿机制，减少其负面效应，如拮抗神经-体液因子的过度激活，阻止或延缓心室重塑的进展。

26. 慢性心力衰竭的一般治疗包括哪些内容？

慢性心力衰竭的治疗目标是改善临床症状和生活质量，预防或逆转心脏重构，减少再住院，降低死亡率。

一般性治疗包括病因治疗，去除心力衰竭诱发因素，调整生活方式。限钠（<3g/d）有助于减轻和控制NYHA心功能Ⅲ/Ⅳ级心力衰竭患者的淤血症状及体征。慢性心力衰竭急性发作伴有容量负荷过重且无低钠血症的患者，应限制钠摄<2g/d。不主张严格限制钠摄入和将限钠扩大到轻度或稳定期心力衰竭患者。对于轻中度症状的患者常规限制液体并无益处，但对严重低钠血症（血钠<130mmol/L）患者水摄入量应<2L/d。心力衰竭患者宜摄入低脂饮食，吸烟患者应戒烟，肥胖患者应酌情减轻体重。严重心力衰竭伴明显消瘦（心脏恶病质）者，应给予营养支持。失代偿期的患者需卧床休息，多做被动运动以预防深部静脉血栓形成。患者临床情况改善后在不诱发症状的前提下，应鼓励进行运动训练或规律的体力活动。

27. 慢性心力衰竭患者应用利尿剂有哪些作用？利尿剂的适应证、禁忌证有哪些？

利尿剂可消除水钠潴留，有效缓解心力衰竭患者的呼吸困难及水肿，改善运动耐量，减少心力衰竭住院。准确评估患者的容量状态，恰当使用利尿剂是心力衰竭药物治疗成功的关键和基础。若利尿剂用量不足，会降低对ACEI的反应，增加β受体阻滞剂的不良反应。但是，不恰当地大剂量使用利尿剂则会导致血容量不足，增加发生低血压、肾功能恶化和电解质紊乱的风险。需注意的是，ARNI、MRA和SGLT2i具有利尿作用，在血容量正常或低血容量患者中，应用这些药物时可考虑减少或停用利尿剂。

适应证：有液体潴留证据的心力衰竭患者均应使用利尿剂。

禁忌证：（1）无液体潴留的症状及体征。（2）已知对某种利尿剂过敏或存在不良反应。（3）痛风是噻嗪类利尿剂的禁忌证。（4）低容量性低钠血症，对口渴不敏感或对口渴不能正常反应，已使用细胞色素P450 3A4强效抑制剂（伊曲康唑、克拉霉素等）是托伐普坦的禁忌证。（5）无尿。

28. 治疗慢性HFrEF的常用利尿剂及用法、用量有哪些？

见表1-5。

29. 应用利尿剂的注意事项有哪些？

有明显液体潴留的患者，首选袢利尿剂，最常用呋塞米，其剂量与效应呈线性关系。托拉塞米、布美他尼的口服生物利用度更高，部分患者的反应性可能更好。托伐普

表1-5　治疗慢性HFrEF的常用利尿剂及剂量

药物	起始剂量	常用剂量（mg/d）	最大剂量（mg/d）
袢利尿剂			
呋塞米	20~40mg，每日1~2次	20~80	600
布美他尼	0.5~1mg，每日1~2次	1~4	10
托拉塞米	10mg，每日1次	10~40	200
噻嗪类利尿剂			
氢氯噻嗪	25mg，每日1~2次	25~50	200
美托拉宗	2.5mg，每日1次	2.5~10	20
吲达帕胺	2.5mg，每日1次	2.5~5	5
保钾利尿剂			
阿米洛利	2.5[a]/5[b]mg，每日1次	5~10[a]/10~20[b]	20
氨苯蝶啶	25[a]/50[b]mg，每日1次	100[a]/200[b]	200
血管加压素V_2受体阻滞剂			
托伐普坦	7.5~15mg，每日1次	15	30

注：HFrEF为射血分数降低的心力衰竭；[a]与血管紧张素转换酶抑制剂（ACEI）或血管紧张素Ⅱ受体阻滞剂（ARB）合用时的剂量；[b]不与ACEI或ARB合用时的剂量。

坦对顽固性水肿或低钠血症患者疗效更优，推荐用于常规利尿剂治疗效果不佳、有低钠血症或有肾功能损害倾向患者。

30. 应用利尿剂有哪些不良反应？

（1）电解质丢失。利尿剂导致的低钾、低镁血症是心力衰竭患者发生严重心律失常的常见原因。血钾3.0~4.0mmol/L可给予口服补钾治疗，而对于血钾<3.0mmol/L应采取口服和静脉联合补钾，必要时经深静脉补钾。低钠血症（血钠<135mmol/L）时应注意区别缺钠性低钠血症和稀释性低钠血症，后者按利尿剂抵抗处理。若低钠血症合并容量不足时，可考虑停用利尿剂。低钠血症合并容量过多时应限制入量，考虑托伐普坦及超滤治疗。

（2）低血压。首先应区分容量不足和心力衰竭恶化，纠正低钠及低血容量。若无淤血症状及体征，应先减少利尿剂剂量；若仍伴有低血压症状，还应调整其他扩血管药物（如硝酸酯）的剂量。

（3）肾功能恶化。利尿剂治疗中可出现肾功能损伤（血肌酐升高），应分析可能的原因并进行处理：①利尿剂不良反应，联合使用袢利尿剂和噻嗪类利尿剂者应停用噻嗪类利尿剂。②心力衰竭恶化，肾脏低灌注和肾静脉淤血都会导致肾功能损害。③容量不足。④某些肾毒性的药物，如非甾体抗炎药，会影响利尿剂的药效并导致肾功能损害和肾灌注下降，增加ACEI/ARB或MRA引起肾功能恶化的风险。

（4）高尿酸血症。可考虑生活方式干预和加用降尿酸药，参考《中国高尿酸血症相关疾病诊疗多学科专家共识》。痛风发作时可用秋水仙碱，避免用非甾体抗炎药。

（5）托伐普坦的不良反应主要是口渴和高钠血症。慢性低钠血症的纠正不宜过快，避免血浆渗透压迅速升高造成脑组织脱水而继发渗透性脱髓鞘综合征。

31. 慢性心力衰竭患者使用利尿剂的护理要点有哪些？

遵医嘱正确使用利尿剂，注意药物不良反应的观察和预防。襻利尿剂和噻嗪类利尿剂最主要的不良反应是低钾血症，从而诱发心律失常或洋地黄中毒，故应监测血钾。患者出现低钾血症时常表现为乏力、腹胀、肠鸣音减弱、心电图U波增高等。服用排钾利尿剂时多补充含钾丰富的食物，如鲜橙汁、西红柿汁、柑橘、香蕉、枣、杏、无花果、马铃薯、深色蔬菜等，必要时遵医嘱补充钾盐。口服补钾宜在饭后，以减轻胃肠道不适；外周静脉补钾时每500mL液体中KCL含量不宜超过1.5g。噻嗪类的其他不良反应有胃部不适、呕吐、腹泻、高血糖、高尿酸血症等。螺内酯的不良反应有嗜睡、运动失调、男性乳房发育、面部多毛等，肾功能不全及高钾血症者禁用。另外，非紧急情况下，利尿剂的应用时间选择早晨或日间为宜，避免夜间排尿过频而影响患者的休息。

32. 慢性心力衰竭患者使用ARNI/ACEI/ARB的适应证、禁忌证有哪些？

适应证：对NYHA心功能Ⅱ/Ⅲ级的HFrEF患者，推荐使用ARNI降低心力衰竭的发病率及死亡率。对NYHA心功能Ⅱ/Ⅲ级、接受ACEI/ARB治疗仍有症状的HFrEF患者，推荐使用ARNI替代ACEI/ARB，以进一步降低心力衰竭发病率及死亡率。

禁忌证：（1）有血管神经性水肿病史。（2）双侧肾动脉严重狭窄。（3）妊娠期妇女、哺乳期妇女。（4）重度肝功能损害（Child-Pugh分级C级），胆汁性肝硬化和胆汁淤积。（5）已知对ARB或ARNI过敏。有以下情况者须慎用：（1）血肌酐>221μmol/L（2.5mg/dL）或eGFR<30mL/（min·1.73m^2）。（2）血钾>5.0mmol/L。（3）症状性低血压或收缩压<95mmHg。

33. ARNI治疗射血分数减低的心力衰竭（HFrEF）的机制及应用要点有哪些？

ARNI是血管紧张素受体脑啡肽酶抑制剂。目前已上市的ARNI是沙库巴曲和缬沙坦两种成分以1∶1摩尔比例结合而成的盐复合物。沙库巴曲是一种前体药物，进入体内后代谢成活性NEP（脑钠肽酶）抑制剂LBQ657。

心力衰竭发生时，心室腔、心房腔压力增高，心室肌和心房肌细胞分别会产生脑钠肽（BNP）和心房利钠肽（ANP）两种肽类物质，这两种肽类物质有下列作用：降低血压、抑制交感神经、利钠利尿、降低血管加压素的水平、抑制醛固酮的分泌、改善心室重构，对控制心力衰竭的发展有重要作用。但BNP和ANP会被体内的脑钠肽酶（NEP）所降解。沙库巴曲是NEP抑制剂，可提高人体内脑钠肽的水平，达到治疗心力衰竭，改善预后的作用。

PARADIGM-HF是有史以来规模最大的心力衰竭临床试验。入选8400例NYHA Ⅱ～Ⅳ级的收缩功能障碍的慢性心力衰竭患者（LVEF＜40%），结果提示：与依那普利相比，ARNI可使主要终点事件（心血管死亡和心力衰竭住院风险）下降20%。目前，欧洲、美国及中国心力衰竭诊断治疗指南均推荐ARNI用于治疗射血分数减低的心力衰竭。

2018年中国心力衰竭治疗指南对ARNI的适应证及使用要点建议如下：

适应证：对于NYHA Ⅱ～Ⅲ级、有症状的HFrEF患者，若能够耐受ACEI/ARB，推荐以ARNI替代ACEI/ARB，以进一步减少心力衰竭的发病率及死亡率。

使用方法：①由服用ACEI/ARB转为ARNI前血压需稳定，并停用ACEI 36小时。②小剂量开始，每2～4周剂量加倍，直至目标剂量。③中度肝损伤、≥75岁患者起始剂量要小。④起始治疗和剂量调整后应监测血压、肾功能和血钾。⑤未使用ACEI或ARB患者，如血压耐受，首选ARNI有效。

34. 心力衰竭患者应用ACEI或ARB或ARNI类药物的护理要点有哪些？

该类药物的主要不良反应包括干咳、低血压和头晕、肾损害、高钾血症、血管神经性水肿等。在用药期间需监测血压，避免体位的突然改变，监测血钾水平和肾功能。若患者出现不能耐受的咳嗽或血管神经性水肿应停止用药。

35. 心力衰竭患者应用β受体阻滞剂的意义、适应证、禁忌证、应用方法、不良反应有哪些？

临床试验已证实HFrEF患者，无论是否合并冠心病、糖尿病，或在老年、女性和不同种族的HFrEF患者中，长期应用β受体阻滞剂（琥珀酸美托洛尔、比索洛尔及卡维地洛），均可改善症状和生活质量，降低死亡、住院、猝死风险。

适应证：对于既往或目前有症状的慢性HFrEF患者，推荐使用β受体阻滞剂（琥珀酸美托洛尔、比索洛尔或卡维地洛择一）降低心力衰竭死亡率和住院率，除非有禁忌证或不能耐受。

禁忌证：心源性休克、病态窦房结综合征或Ⅱ度及以上房室传导阻滞（atrioventricular block，AVB）但未植入心脏起搏器、心率＜50次/min、低血压（收缩压＜90mmHg）、支气管哮喘急性发作期。

应用方法：即使患者症状轻微或经其他疗法已获改善，β受体阻滞剂均应尽早应用。NYHA心功能Ⅳ级患者应在血流动力学稳定并且停用静脉利尿剂和正性肌力药后使用。因β受体阻滞剂的负性肌力作用可能诱发和加重心力衰竭，治疗心力衰竭的生物学效应需持续用药2～3个月才逐渐产生，故起始剂量须小，每隔2～4周可剂量加倍，逐渐达到指南推荐的目标剂量（表1-6）或最大可耐受剂量，并长期使用。使静息心率降至60次/min左右的剂量为β受体阻滞剂应用的目标剂量或最大耐受剂量。滴定的剂量及过程需个体化，要密切观察心率、血压、体重、呼吸困难、淤血的症状及体征。有液体潴留或最近曾有液体潴留的患者，必须同时使用利尿剂。β受体阻滞剂突然停药可能会导致病情恶化。在慢性心力衰竭急性失代偿期，一般情况下尽可能继续维持使用；心动过缓（50～60次/min）和血压偏低（收缩压85～90mmHg）的患者可减少剂量；严重心动过缓（<50次/min）、严重低血压（收缩压<85mmHg）和休克患者应停用，但在出院前应再次启动β受体阻滞剂治疗。

表1-6 治疗慢性HFrEF常用β受体阻滞剂及其剂量

药物	起始剂量	目标剂量
琥珀酸美托洛尔	11.875～23.75mg，每日1次	190mg，每日1次
比索洛尔	1.25mg，每日1次	10mg，每日1次
卡维地洛	3.125mg，每日2次	25mg，每日2次（如果体重>85kg，则50mg，每日2次）
酒石酸美托洛尔[a]	6.25mg，每日2次	50～100mg，每日2次

注：HFrEF为射血分数降低的心力衰竭；[a]为方便滴定，初始考虑使用酒石酸美托洛尔，剂量稳定后建议更换为表中前3种药物之一。

不良反应：（1）心力衰竭恶化。当液体潴留加重时，先增加利尿剂剂量，如无效或病情严重，β受体阻滞剂应减量。出现明显乏力时，需排除睡眠呼吸暂停低通气综合征、过度利尿或抑郁等，若考虑与β受体阻滞剂应用或加量相关，则应减量。（2）心动过缓和AVB。心率<50次/min，或出现二度及以上AVB时，应减量或停药。（3）低血压。一般出现于首剂或加量的24～48小时，处理同ARNI和ACEI，若伴有低灌注的症状，β受体阻滞剂应减量或停用，并重新评估患者的临床情况。

36. 慢性心力衰竭患者应用β受体阻滞剂的护理要点是什么？

（1）所有慢性收缩性心力衰竭，NYHA Ⅱ～Ⅲ级病情稳定患者，以及阶段B、无症状性心力衰竭或NYHA Ⅰ级的患者（LVEF<40%），均必须应用β受体阻滞剂，且须终身使用，除非有禁忌证或不能耐受。

（2）NYHA Ⅳ级心力衰竭患者须待病情稳定（4日内静脉达到目标剂量用药，已无液体潴留并体重恒定）后，在严密监护下由专科医师指导应用。

（3）应在利尿剂和ACEI的基础上加用β受体阻滞剂。应用低或中等剂量ACEI时即可及早加用β受体阻滞剂，既易于使临床状况稳定，又能早期发挥β受体阻滞剂降低猝死的作用和两药的协同作用。

（4）禁用于支气管痉挛性疾病、心动过缓（心率低于60次/min）、Ⅱ度及以上房室阻滞（除非已安置起搏器）患者。有明显液体潴留，需大量利尿者，暂时不能应用。

（5）起始治疗前患者需无明显液体潴留，体重恒定（干体重），利尿剂已维持在最合适剂量。

（6）推荐应用琥珀酸美托洛尔、比索洛尔和卡维地洛。必须从极小剂量开始（琥珀酸美托洛尔23.75mg/d、比索洛尔1.25mg/d、卡维地洛3.125mg，每日2次）。每2～4周剂量加倍。也可应用酒石酸美托洛尔，从6.25mg～12.5mg，每日2次开始。

（7）以用药后的静息心率55～60次/min为达到目标剂量或最大耐受量。

（8）β受体阻滞剂应用时需注意监测：①低血压：在首剂或加量的24～48小时内发生。首先停用不必要的扩血管剂。②液体潴留和心力衰竭恶化：起始治疗前，应确认患者已达到干体重状态。如在3日内体重增加>2kg，立即加大利尿剂用量。如病情恶化，可将β受体阻滞剂暂时减量或停用。但应避免突然撤药。减量过程也应缓慢，每2～4日减1次量，2周内减完。病情稳定后，必须再加量或继续应用β受体阻滞剂，否则将增加死亡率。如需静脉应用正性肌力药，磷酸二酯酶抑制剂较β受体激动剂更为合适。③心动过缓和房室阻滞：如心率<55次/min，或伴有眩晕等症状，或出现Ⅱ度、Ⅲ度房室阻滞，应将β受体阻滞剂减量。

37. 醛固酮阻滞剂（MRA）的应用价值、适应证、禁忌证、应用方法、不良反应有哪些?

研究证实，在使用ACEI/ARB、β受体阻滞剂的基础上加用MRA，可使NYHA心功能Ⅱ～Ⅳ级的HFrEF患者获益，降低全因死亡、心血管死亡、猝死和心力衰竭住院风险。

适应证：对有症状的HFrEF患者，推荐使用MRA降低心力衰竭死亡率和住院率，除非有禁忌证或不能耐受。

禁忌证：（1）肌酐>221μmoL/L（2.5mg/dL）或eGFR<30mL/（min·1.73m^2）。（2）血钾>5.0mmol/L。（3）妊娠期妇女。

应用方法：螺内酯，起始剂量10～20mg，每日1次，至少观察2周后再加量，目标剂量20～40mg，每日1次。依普利酮，起始剂量25mg，每日1次，目标剂量50mg，每日1次。MRA与袢利尿剂合用便不需要再同时补钾，除非有低钾血症。使用MRA治疗后3日和1周应监测血钾和肾功能，前3个月每月监测1次，以后每3个月1次。

不良反应：主要是肾功能恶化和高钾血症，如血钾>5.5mmol/L或eGFR<30mL/（min·1.73m^2）应减量并密切观察，血钾>6.0mmol/L或eGFR<20mL/（min·1.73m^2）应停用。肾功能恶化或高钾血症进展往往反映了急性临床变化或疾病进展，除了减量或停用MRA外，还需仔细评估整个治疗方案和其他导致高钾血症的原因。螺内酯可引起男性乳房疼痛或乳腺增生症（发生率10%），为可逆性。依普利酮对醛固酮受体具有较高的选择性，较少出现男性乳房发育和阴道出血等不良反应。

38. SGLT2i抑制剂在慢性心力衰竭患者中的应用价值、适应证、禁忌证、应用方法、不良反应有哪些?

对于已经接受指南推荐的标准抗心力衰竭治疗、ＮＹＨＡ心功能Ⅱ～Ⅳ级、LVEF≤40%的HFrEF患者，使用达格列净或恩格列净能降低心力衰竭加重（因心力衰竭住院或急诊静脉注射治疗）或心血管死亡风险。达格列净能降低症状性HFrEF患者的全因死亡率和心血管死亡率、缓解心力衰竭症状、改善身体功能和生活质量评分。恩格列净虽未能降低心血管死亡的风险，但近期荟萃分析结果显示，达格列净和恩格列净对于全因死亡、心血管死亡和心力衰竭住院率的改善效果是一致的。伴或不伴糖尿病的HFRrEF患者均具有类似的获益。

适应证：有症状的HFrEF患者，无论是否伴有糖尿病均推荐使用SGLT2i（达格列净或恩格列净）以降低心力衰竭住院和死亡率，除非有禁忌证或不能耐受。

禁忌证：（1）有已知药物过敏史或不良反应。（2）妊娠和哺乳期妇女。（3）eGFR<20（恩格列净）或25mL/（min·1.73m^2）（达格列净）。（4）低血压。

应用方法：临床试验中，达格列净和恩格列净的起始剂量和目标剂量均为10mg，每日1次。对于收缩压<100mmHg的患者起始剂量可为2.5~5mg。在开始治疗后定期检查和监测肾功能、血糖和体液平衡，特别是高龄、体弱及糖尿病患者。对具有代谢性酸中毒症状与体征的患者，无论患者血糖水平如何，均需评估是否存在酮症酸中毒。

不良反应：（1）SGLT2i可能增加泌尿生殖系统感染的风险，应定期评估患者尿路感染的症状和体征，并及时治疗。（2）与利尿剂、RASI合用时可能会导致过度利尿、脱水、症状性低血压和肾前性肾衰竭，因此需定期监测液体平衡和肾功能，并调整利尿剂的剂量。（3）酮症酸中毒。为避免酮症酸中毒的潜在风险，建议糖尿病患者在计划手术前暂停用药。（4）急性肾损伤和肾功能损伤。在经口摄入量减少或液体丢失的情况下考虑暂时停药。（5）低血糖。与一些治疗糖尿病的药物合用时，特别是胰岛素和（或）磺酰脲类衍生物可能会引起低血糖，建议调整糖尿病治疗策略。（6）会阴坏死性筋膜炎（福涅尔坏疽）。是女性和男性患者中均可能发生的罕见但威胁生命的细菌感染，需评估生殖器或会阴区疼痛、压痛、红斑或肿胀，并伴有发热或不适的患者。如果怀疑是福涅尔坏疽，应停止使用SGLT2i并立即开始使用广谱抗生素，必要时进行外科清创。

39. 可溶性鸟苷酸环化酶（sGC）刺激剂在慢性心力衰竭患者中的应用价值、适应证、禁忌证是什么？其应用方法及不良反应有哪些？

维立西呱是一种新型口服sGC刺激剂，可直接结合并刺激sGC或可通过与内源性NO协同作用，在心力衰竭患者NO生成相对不足的情况下，增加sGC对内源性NO的敏感性，使环磷酸鸟苷（cGMP）合成增加。研究显示，近期发生过心力衰竭加重事件（因心力衰竭住院或使用静脉利尿剂）、NYHA心功能Ⅱ~Ⅳ级、LVEF<45%的心力衰竭患者，在标准治疗基础上服用维立西呱可显著降低患者的心血管死亡或心衰住院风险，且症状性低血压和晕厥发生率与安慰剂组相比差异无统计学意义。

适应证：近期发生过心力衰竭加重事件、NYHA心功能Ⅱ~Ⅳ级，LVEF<45%的心力衰竭患者，推荐在标准治疗基础上尽早加用维立西呱。NYHA心功能Ⅱ~Ⅳ级、LVEF<45%

的心力衰竭患者，可考虑在标准治疗基础上加用维立西呱，以降低心血管死亡和心力衰竭住院风险。

禁忌证：（1）同时使用其他sGC刺激剂的患者。（2）妊娠期妇女。（3）eGFR<15mL/（min·1.73m^2）。（4）低血压。

应用方法：推荐起始剂量为2.5～5mg、每日1次。根据患者耐受情况，约每2周剂量加倍，以达到10mg、每日1次的目标剂量。

不良反应：常见不良反应为低血压，建议加强监测。维立西呱与5型磷酸二酯酶抑制剂或长效硝酸盐同时服用可能增加低血压的潜在风险，不推荐同时服用。

40. 窦房结起搏电流抑制剂（伊伐布雷定）在慢性心力衰竭患者中的应用价值、适应证、禁忌证是什么？其应用方法及不良反应有哪些？

伊伐布雷定通过特异性抑制心脏窦房结起搏电流（If），减慢心率。研究显示伊伐布雷定使心血管死亡和心力衰竭恶化住院的相对风险降低18%，患者左心室功能和生活质量均显著改善。中国亚组分析结果显示联合伊伐布雷定平均治疗15个月，心血管死亡或心力衰竭住院复合终点风险降低44%。

适应证：有症状的窦性心律HFrEF患者，合并以下情况之一可加用伊伐布雷定：（1）对于已达目标剂量或最大耐受剂量的β受体阻滞剂等GDMT后NYHA心功能分级Ⅱ～Ⅳ级、LVEF≤35%、窦性心律、静息心率≥70次/min患者，应该考虑应用伊伐布雷定，降低心力衰竭住院和心血管死亡风险。（2）对于不能耐受或禁忌应用β受体阻滞剂患者，接受GDMT后NYHA心功能分级Ⅱ～Ⅳ级、LVEF≤35%、窦性心律、静息心率≥70次/min患者，应该考虑应用伊伐布雷定，降低心力衰竭住院和心血管死亡风险。

禁忌证：（1）病态窦房结综合征、二度及以上AVB、治疗前静息心率<60次/min。（2）低血压。（3）急性失代偿性心力衰竭。（4）重度肝功能不全。（5）房颤/心房扑动。（6）依赖心房起搏。（7）有已知药物过敏史或不良反应。（8）妊娠期和哺乳期妇女。

应用方法：起始剂量2.5～5mg（每日2次），治疗2周后，根据静息心率调整剂量，每次剂量增加2.5mg，使患者的静息心率控制在60次/min左右，最大剂量7.5mg（每日2次）。老年、伴有室内传导障碍的患者起始剂量要减少。对合用β受体阻滞剂、地高辛、胺碘酮的患者应监测心率和QT间期，因合并存在低钾血症和心动过缓是发生严重心律失常的危险因素，特别是长QT综合征患者。避免与强效细胞色素P450 3A4抑制剂（如唑类抗真菌药、大环内酯类抗生素）合用。

不良反应：最常见为光幻症和心动过缓。如发生视觉功能恶化，应考虑停药。心率<50次/min可出现相关症状时应减量或停用。治疗期间如患者出现持续房颤应停药。

41. 洋地黄类药物在慢性心力衰竭患者中的应用价值、适应证、禁忌证是什么？其应用方法及不良反应有哪些？

洋地黄类药物通过抑制Na^+/K^+-ATP酶，产生正性肌力作用，增强副交感神经活性，减慢房室传导。研究显示使用地高辛可改善心力衰竭患者的症状和运动耐量。荟萃分析显示，心力衰竭患者长期使用地高辛对死亡率的影响是中性的，但降低了住院风险。ARISTOTOLE研究显示，房颤患者服用地高辛后死亡风险与血清地高辛浓度独立相关，浓度≥1.2μg/L患者的死亡风险最高，无论患者是否伴有心力衰竭。

适应证：已应用利尿剂、RASI、β受体阻滞剂、SGLT2i和MRA，仍持续有症状的HFrEF患者。

禁忌证：（1）病态窦房结综合征、二度及以上AVB。（2）心肌梗死急性期（<24小时），尤其是有进行性心肌缺血者。（3）预激综合征伴房颤或心房扑动。（4）肥厚型梗阻性心肌病。

应用方法：地高辛0.125～0.25mg/d，老年、肾功能受损、低体重患者可0.125mg，每日1次或隔日1次，应监测地高辛血药浓度，建议维持在0.5～0.9μg/L，不应高于1.2μg/L。

不良反应：（1）心律失常。最常见室性早搏，快速性房性心律失常伴有传导阻滞是洋地黄中毒的特征性表现。（2）胃肠道症状。（3）神经精神症状（视觉异常、定向力障碍）。不良反应常出现于地高辛血药浓度>2.0μg/L时，也见于地高辛血药浓度较低，但合并低钾血症、低镁血症、心肌缺血、甲状腺功能减退时。

42. 洋地黄类药物的作用机制是什么？地高辛如何在体内代谢？其半衰期是多少？

作用机制：①抑制心肌细胞膜钠离子／K^+-ATP酶，使细胞内钠离子增高，促使钙离子与钠离子交换，提高细胞内钙离子水平，增强心肌收缩力。对心力衰竭患者，洋地黄的正性肌力作用一方面使心肌氧耗增高，另一方面又使心搏量增加，心室容积缩小，室壁收缩力降低，同时心率明显减慢。其综合结果是心肌总耗氧量降低，心肌工作效率提高。②自主神经作用：治疗剂量的洋地黄类药物抑制迷走神经传入神经的ATP酶，提高动脉和心肌血管反射受体的敏感性，反射性降低交感张力，减慢心率、控制房颤的心室率，改善心室充盈，减少肺淤血。增加肾血流量，减少抗利尿素，其作用类似于阻断交感受体。③电生理作用：治疗量洋地黄可抑制心脏传导系统，对房室交界区的抑制最为明显。该作用受血清K^+浓度、心肌病理和自主神经影响。大剂量时可提高心房、房室交界区及心室的自律性，当血钾过低时，更易发生各种快速性心律失常。

43. 什么是地高辛的维持量给药法？

自开始即使用维持量的给药方法称之为维持量给药法。0.125～0.25mg口服，每日1

次，70岁以上或肾功能不良者宜减量，必要时还需监测血药浓度。

44.如何预防洋地黄中毒?

（1）洋地黄用量个体差异很大，老年人、心肌缺血缺氧、重度心力衰竭、低钾血症、低镁血症、肾功能减退等情况对洋地黄较敏感，使用时应严密观察患者用药后反应。

（2）与奎尼丁、胺碘酮、维拉帕米、阿司匹林等药物合用，可增加中毒机会，在给药前应了解是否使用了以上药物。

（3）必要时监测血清地高辛浓度。

（4）严格按时按医嘱给药，用毛花苷C或毒毛花苷K时务必稀释后缓慢（10~15分钟）静脉注射，并同时监测心率、心律及心电图变化。

45.洋地黄中毒有哪些临床表现? 处理原则是什么?

洋地黄中毒最重要的反应是各类心律失常，最常见者为室性期前收缩，多呈二联律或三联律，其他如房性期前收缩、心房颤动、房室传导阻滞等，快速房性心律失常伴传导阻滞是洋地黄中毒的特征性表现。胃肠道反应如食欲下降、恶心、呕吐和神经系统症状（如头痛、倦怠、视物模糊、黄视、绿视等）在用维持量法给药时已相对少见。

处理原则：（1）立即停用洋地黄。（2）低钾血症者可口服或静脉补钾，停用排钾利尿剂。（3）纠正心律失常。快速性心律失常可用利多卡因或苯妥英钠，一般禁用电复律，因易致心室颤动；有传导阻滞及缓慢性心律失常者可用阿托品静脉注射或安置临时心脏起搏器。

46.可以显著降低慢性HFrEF患者全因死亡或心血管死亡和心力衰竭住院风险的联合治疗药物中什么是"黄金搭档"? 什么是"金三角"? 什么是"新四联"?

研究证实，可以显著降低慢性HFrEF患者全因死亡或心血管死亡和心力衰竭住院风险的GDMT主要包括ARNI/ACEI（或ARB）、β受体阻滞剂、MRA及SGLT-2抑制剂4类药物，称为"新四联（quadruple）"。最新发表的一项网络荟萃分析结果显示，ACEI/ARB+β受体阻滞剂（"黄金搭档"）、ACEI/ARB+β受体阻滞剂+MRA（传统"金三角"）、ARNI+β受体阻滞剂+MRA（新型"金三角"）和ARNI+β受体阻滞剂+MRA+SGLT-2抑制剂（"新四联"）治疗慢性HFrEF患者，可以分别显著降低患者全因死亡风险31%、48%、56%和61%。因此，推荐慢性HFrEF患者在血液动力学稳定并且无禁忌证情况下，尽早、小剂量、同时启动"新四联"药物；如果患者不能耐受小剂量"新四联"药物同时启动，可以根据患者的个体情况和药物特点个体化选择1~2种GDMT药物先启动，然后根据患者的耐受情况，在4~6周序贯启动"新四联"药物。推荐HFrEF患者启动"新四联"药物治疗后应根据血压、心率等生命体征及肾功能、血钾等指标，评估患者的耐受性，逐渐滴定剂量至靶剂量或MTD（最大耐受剂量）。

47. 心力衰竭患者如何限制钠盐摄入？

中重度心力衰竭患者推荐限制钠盐摄入，通常<2.4g钠/d或<6g氯化钠（盐）/日。尤其对于AHF发作伴有容量超负荷患者，更应严格限制钠盐摄入，通常<2.0g钠/日或<5g氯化钠（盐）/日。长期口服利尿剂的CHF或轻度心力衰竭患者，不推荐过度限制钠盐摄入。以避免引起低钠血症，导致患者不良预后。

48. 心力衰竭患者如何进行饮食及营养管理？

心力衰竭患者应注意调整饮食，一方面，对于合并高血压、高脂血症或T2DM的患者，相应采取低盐、低脂或糖尿病饮食；对于肥胖患者，应控制饮食量，减轻体重。另一方面，也要避免能量摄入不足导致营养不良，产生不良结局。对于心力衰竭患者（尤其是病史较长的患者），应该考虑定期进行营养状态评估，早期发现营养不良，给予相应的营养支持治疗。长期应用利尿剂的心力衰竭患者，推荐定期复查血钾、钠、镁等电解质水平，适当补充钾、镁及微量元素，维持血电解质平衡。

49. 为什么要关注慢性心力衰竭患者体重变化？如何监测体重？

慢性心力衰竭患者在使用利尿剂治疗时，每日体重的变化是最可靠的监测指标：体重以每日减轻0.5~1.0kg为宜。如体重增加（3日内突然增加2kg以上）时，应增加利尿剂剂量。

监测体重方法：每日在同一时间、穿同类服装、用同一体重计测量体重，时间安排在患者晨起排尿后、早餐前。

50. 慢性心力衰竭患者液体过多时采取哪些护理措施？

（1）体位：有明显呼吸困难者给予高枕卧位或半卧位；端坐呼吸者可使用床上小桌，让患者扶桌休息，必要时双腿下垂。伴胸腔积液或腹腔积液者宜采取半卧位。下肢水肿者如无明显呼吸困难，可抬高下肢，以利于静脉回流，增加回心血量，从而增加肾血流量，提高肾小球滤过率，促进水钠排出。注意患者体位的舒适与安全，必要时加用床栏防止坠床。

（2）饮食护理：给予低盐、低脂、易消化饮食，少量多餐，伴低蛋白血症者可静脉补充白蛋白。钠摄入量<2g/日。告诉患者及家属低盐饮食的重要性并督促执行。限制含钠量高的食品如腌或熏制品、香肠、罐头食品、海产品、苏打饼干等。注意烹饪技巧，可用糖、代糖、醋等调味品以增进食欲。心力衰竭伴营养不良风险者应给予营养支持。

（3）控制液体入量：严重心力衰竭患者液量限制在1.5～2.0L/d，有利于减轻症状和充血。避免输注氯化钠溶液。

（4）使用利尿剂的护理：遵医嘱正确使用利尿剂，注意药物不良反应的观察和预防。如袢利尿剂和噻嗪类利尿剂最主要的不良反应是低钾血症，从而诱发心律失常或洋地黄中毒，故应监测血钾。患者出现低钾血症时常表现为乏力、腹胀、肠鸣音减弱、心电图U波增高等。服用排钾利尿剂时多补充含钾丰富的食物，如鲜橙汁、西红柿汁、柑橘、香蕉、枣、杏、无花果、马铃薯、深色蔬菜等，必要时遵医嘱补充钾盐。口服补钾宜在饭后，以减轻胃肠道不适；外周静脉补钾时每500mL液体中KCL含量不宜超过1.5g。噻嗪类的其他不良反应有胃部不适、呕吐、腹泻、高血糖、高尿酸血症等。氨苯蝶啶的不良反应有胃肠道反应、嗜睡、乏力、皮疹，长期用药可产生高钾血症，尤其是伴肾功能减退时，少尿或无尿者应慎用。螺内酯的不良反应有嗜睡、运动失调、男性乳房发育、面部多毛等，肾功能不全及高钾血症者禁用。另外，非紧急情况下，利尿剂的应用时间选择早晨或日间为宜，避免夜间排尿过频而影响患者的休息。

（5）病情监测：每日在同一时间、穿同类服装、用同一体重计测量体重，时间安排在患者晨起排尿后、早餐前最适宜。准确记录24小时液体出入量，若患者尿量<30mL/h，应报告医师。有腹腔积液者应每日测量腹围。

（6）保护皮肤：保持床褥清洁、柔软、平整、干燥，严重水肿者可使用气垫床。定时协助或指导患者变换体位，膝部及踝部、足跟处可垫软枕以减轻局部压力。使用便盆时动作轻巧，勿强行推、拉，防止擦伤皮肤。嘱患者穿柔软、宽松的衣服。心力衰竭患者常因呼吸困难而被迫采取半卧位或端坐位，最易发生压疮的部位是骶尾部，可用减压敷料保护局部皮肤，并保持会阴部清洁干燥。

51. 针对慢性心力衰竭患者的活动耐力下降，如何制订活动计划？活动如何监测？

告知患者运动训练的治疗作用，鼓励患者体力活动（心力衰竭症状急性加重期或怀疑心肌炎的患者除外），督促其坚持动静结合，循序渐进增加活动量。可根据心功能分级安排活动量：IVb级患者卧床休息，日常生活由他人照顾。但长期卧床易致静脉血栓形成甚至肺栓塞，因此患者卧床期间应进行被动或主动运动，如四肢的屈伸运动、翻身、踝泵运动，每日温水泡脚，以促进血液循环；可选择呼吸肌训练（如缩唇呼吸、腹式呼吸、人工对抗阻力呼吸）、力量训练等。IVa级的患者可下床站立或室内缓步行走，在协助下生活自理，以不引起症状加重为度，遵循卧床休息→床边活动→病室内活动→病室外活动→上下楼梯的活动步骤。心功能III级：严格限制一般的体力活动，鼓励患者日常生活自理，每日下床行走；心功能II级：适当限制体力活动，增加午睡时间，不影响轻体力劳动或家务劳动，鼓励运动康复；心功能I级：不限制一般体力活动，鼓励参加体育锻炼，但应避免剧烈运动。稳定性心力衰竭患者可依据心肺运动试验结果制订个体化运动处方，6分钟步行试验也可以作为制订运动量的重要依据。

活动中监测：若患者活动中有呼吸困难、胸痛、心悸、头晕、疲劳、大汗、面色苍白、低血压等情况时应停止活动。如患者经休息后症状仍持续不缓解，应及时通知医师。运动治疗中需要进行心电监护的指征包括：LVEF<30%；安静或运动时出现室性心律失常；运动时收缩压降低；心源性猝死、心肌梗死、心源性休克的幸存者等。

52. 心脏再同步化（cardiac resynchronization therapy，RT）的适应证是什么？

充分的证据表明，心力衰竭患者在药物优化治疗至少3个月后仍存在以下情况应进行CRT，以改善症状及降低病死率。适应证：（1）窦性心律，QRS时限≥150ms，左束支传导阻滞（left bundle branch block，LBBB），LVEF≤35%的症状性心力衰竭患者。（2）窦性心律，QRS时限≥150ms，非LBBB，LVEF≤35%的症状性心力衰竭患者。

53. 植入式心律转复除颤器（implantable cardioverter defibrillator，ICD）的适应证是什么？

适应证：（1）二级预防：血流动力学不稳定的室性心律失常已恢复，不存在可逆性原因、预期生存期>1年且功能状态良好的患者。（2）一级预防：①对于缺血性心脏病患者，心肌梗死后至少40日及血运重建后至少90日，优化药物治疗至少3个月后仍LVEF≤35%，NYHA心功能Ⅱ级或Ⅲ级，如果预期生存期>1年，推荐ICD植入，以减少心源性猝死和总死亡率；如果LVEF≤30%同时NYHA心功能Ⅰ级，也推荐植入ICD，减少心源性猝死和总死亡率。②非缺血性心力衰竭患者，优化药物治疗至少3个月，预期生存期>1年，LVEF≤35%，NYHA心功能Ⅱ或Ⅲ级，可考虑植入ICD，以减少心源性猝死和总死亡率；LVEF≤35%，NYHA心功能Ⅰ级，可考虑植入ICD。③心功能Ⅳ级，等待心脏移植或应用左心室辅助装置（left ventricular assist device，LVAD）的非住院患者，推荐植入ICD。

54. HFpEF有哪些治疗药物？（表1-7）

55. HFmrEF有哪些治疗药物？（表1-8）

56. 急性心力衰竭的定义是什么？有何临床表现？

指心力衰竭的症状和体征急性发作或急性加重的一种临床综合征。可表现为心脏急性病变导致的新发心力衰竭或慢性心力衰竭急性失代偿。临床上以急性左心衰竭为常见，多表现为急性肺水肿或心源性休克，是严重的危急重症。

临床表现：突发严重呼吸困难，呼吸频率可达30～50次/min，端坐呼吸，频繁咳

表1-7　HFpEF患者药物治疗的推荐

推荐意见	推荐类别	证据级别
所有HFpEF患者推荐应用SGLT-2抑制剂（恩格列净或达格列净）治疗，降低心力衰竭住院或心血管死亡风险	Ⅰ类	A级
对于存在液体潴留证据，有症状（NYHA心功能分级Ⅱ~Ⅳ级）的HFpEF患者，推荐应用利尿剂治疗，消除液体潴留，改善心力衰竭症状，防止心力衰竭恶化	Ⅰ类	C级
对于HFpEF患者，推荐积极筛查并治疗病因、心血管及非心血管并发症	Ⅰ类	C级
对于慢性稳定的HFpEF患者，应该考虑进行有监督的运动训练，主要是有氧训练和（或）联合耐力训练，有助于提高患者的运动耐量和生活质量	Ⅱa类	B级
在基础病因治疗情况下，有症状（NYHA心功能分级Ⅱ~Ⅳ级）的HFpEF女性患者（无论LVEF水平）或LVEF<55%~60%的男性患者，可以考虑应用ARNI（沙库巴曲缬沙坦）治疗，降低心力衰竭住院风险	Ⅱb类	B级
在基础病因治疗情况下，有症状（NYHA心功能分级Ⅱ~Ⅳ级）的HFpEF女性患者（无论LVEF水平）或LVEF<55%~60%的男性患者，可以考虑应用MRA（螺内酯）治疗，降低心力衰竭住院风险	Ⅱb类	B级
对于适合ARNI治疗的患者，由于费用或耐受性不能应用ARNI时，可以考虑应用ARB（坎地沙坦）治疗，降低心力衰竭住院风险	Ⅱb类	B级
对于合并肥胖（BMI≥30kg/m²），有症状（NYHA心功能分级Ⅱ~Ⅳ级）的HFpEF患者，可以考虑应用司美格鲁肽治疗，减轻体质量，改善症状，提高活动耐量	Ⅱb类	B级

注：ARB为血管紧张素Ⅱ受体阻滞剂，ARNI为血管紧张素受体脑啡肽酶抑制剂；BMI为体质量指数；HFpEF为射血分数保留的心力衰竭；LVEF为左心室射血分数；MRA为盐皮质激素受体阻滞剂；NYHA为纽约心脏协会；SGLT-2为钠-葡萄糖共转运蛋白-2。

表1-8　HFmrEF患者药物治疗的推荐

药物种类或名称	推荐意见	推荐类别	证据级别
SGLT-2抑制剂	对于有症状（NYHA心功能分级Ⅱ~Ⅳ级）的HFmrEF患者，无论是否存在糖尿病，推荐应用SGLT-2抑制剂（达格列净或恩格列净），降低心力衰竭住院或心血管死亡风险	Ⅰ类	A级
利尿剂	存在液体潴留证据的有症状（NYHA心功能分级Ⅱ~Ⅳ级）的HFmrEF患者，推荐应用利尿剂治疗，消除液体潴留，改善心力衰竭症状，防止心力衰竭恶化	Ⅰ类	C级
ACEI或ARB或ARNI	对于有症状（NYHA心功能分级Ⅱ~Ⅳ级）的HFmrEF患者，应该考虑应用ACEI或ARB或ARNI，降低心血管死亡和心力衰竭住院风险	Ⅱa类	C级
β受体阻滞剂	对于有症状（NYHA心功能分级Ⅱ~Ⅳ级）的HFmrEF患者，尤其是窦性心律患者，应该考虑应用有循证医学证据的β受体阻滞剂（比索洛尔或美托洛尔或卡维地洛），降低心血管死亡和心力衰竭住院风险	Ⅱa类	C级
醛固酮受体阻滞剂	对于有症状（NYHA心功能分级Ⅱ~Ⅳ级）的HFmrEF患者，应该考虑应用醛固酮受体阻滞剂，降低心血管死亡和心力衰竭住院风险	Ⅱa类	C级

注：ACEI为血管紧张素转换酶抑制剂；ARB为血管紧张素Ⅱ受体阻滞剂；ARNI为血管紧张素受体脑啡肽酶抑制剂；HFmrEF为射血分数轻度降低的心力衰竭；NYHA为纽约心脏协会；SGLT-2为钠-葡萄糖共转运蛋白-2。

嗽，咳粉红色泡沫痰，有窒息感而极度烦躁不安、恐惧。面色灰白或发绀，大汗，皮肤湿冷，尿量显著减少。肺水肿早期血压可一过性升高，如不能及时纠正，血压可持续下降直至休克。听诊两肺满布湿性啰音和哮鸣音，心率快，心尖部第一心音减弱，可闻及舒张早期第三心音奔马律，肺动脉瓣区第二心音亢进。

57. 急性心力衰竭有哪些诱因？

（1）感染，如呼吸道感染、尿路感染。

（2）心肌缺血，如急性冠状动脉综合征。

（3）心律失常，如心房颤动、室性心动过速等快速性心律失常和严重的缓慢性心律失常。

（4）容量负荷过重，如摄入过多液体或钠盐、静脉输液过多或过快等。

（5）过度的体力活动或情绪激动、应激等。

（6）治疗依从性差，如不恰当停用利尿剂或β受体阻滞剂等指南指导的药物治疗。

（7）血压显著升高。

（8）严重贫血。

（9）肾功能恶化。

（10）甲状腺功能异常，如甲状腺功能亢进或减退。

（11）急性肺栓塞。

（12）慢性阻塞性肺疾病急性加重。

（13）特殊药物应用，如非甾体抗炎药、糖皮质激素、负性肌力药等。

（14）妊娠。

（15）外科手术或围术期并发症。

58. 急性心力衰竭临床如何分类？

根据AHF发作时患者是否存在淤血的临床表现（包括夜间阵发性呼吸困难、端坐呼吸、肺淤血、颈静脉充盈或怒张、淤血性肝肿大、肝颈静脉回流征阳性、外周或下肢水肿、胸腔积液、腹腔积液等）分为"干"和"湿"，以及低灌注的临床表现（包括四肢皮肤湿冷、苍白或发绀，尿量显著减少、意识模糊、动脉血乳酸水平升高等）分为"冷"和"暖"，可以将AHF患者分为干暖型、湿暖型、干冷型和湿冷型共4种临床类型，这4种临床类型分别占6%～10%、70%～76%、17%～20%及0.4%～1%。

59. 急性心力衰竭诊断流程如何？

见图1-2。

60. 急性心力衰竭患者的药物治疗有哪些？

（1）快速利尿剂：对于既往未应用利尿剂且肾功能正常的患者，一般首选静脉注射呋塞米20～40mg或托拉塞米10～20mg；对于既往长期口服利尿剂患者，推荐首次静脉剂量为平时每日口服剂量的1.0～2.5倍。之后，根据利尿反应及患者的淤血症状，调整利尿

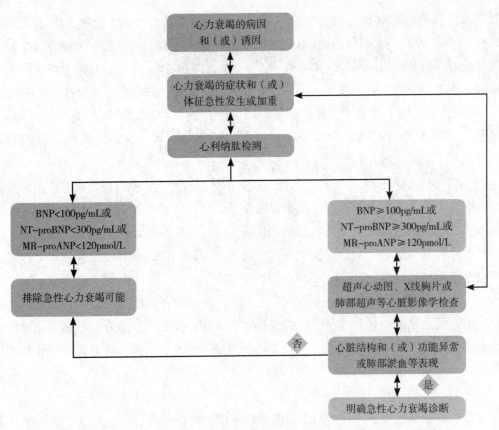

注：BNP为B型利钠肽；MR-proANP为心房利钠肽原中间段；NT-proBNP为N末端B型利钠肽原

图1-2　急性心力衰竭诊断流程

剂方案。

（2）血管扩张剂：血管扩张剂治疗AHF在降低患者死亡风险和心力衰竭再入院风险方面尚缺乏充分的证据。主要适用于AHF早期阶段，尤其是伴有血压升高的AHF患者。收缩压＞110mmHg的AHF患者可以考虑应用血管扩张剂，减轻充血，改善症状；收缩压在90～110mmHg之间患者，酌情谨慎应用，临床密切观察；收缩压＜90mmHg或存在症状性低血压的患者，避免应用。常用的血管扩张剂主要包括硝酸酯类、硝普钠及重组人利钠肽及一些正在研究的药物。

（3）正性肌力药物：对于低血压（收缩压＜90mmHg）伴有低灌注表现，对常规药物治疗效果不佳的AHF患者，可以考虑应用正性肌力药物，以改善周围灌注，维持终末器官功能。对于血压水平正常，无组织低灌注证据的AHF患者，不推荐常规应用正性肌力药。当组织器官灌注恢复和（或）循环淤血减轻时应尽快停用正性肌力药。常用药物包括β肾上腺素能激动剂（如多巴胺、多巴酚丁胺）、磷酸二酯酶-3抑制剂（如米力农）、钙离子增敏剂（左西孟旦）、洋地黄类药物（如去乙酰毛花苷或地高辛注射液）。其中，多巴胺和多巴酚丁胺不推荐用于正在应用β受体阻滞剂的AHF患者。左西孟旦是一种钙离子增敏剂，兼有正性肌力、扩张血管和保护心肌等多种效应，不引起心肌细胞内钙超载和心肌耗氧量增加，不易导致恶性心律失常发生，其正性肌力作用独立于β受体，可以用于接受β受体阻滞剂治疗的AHF患者；住院AHF患者早期（入院24小时）应用可以降低NT-proBNP水平，缩短住院时间；对肺血管阻力可以产生有益影响，也适用于急性右心衰竭（right heart failure，RHF）或伴有肺动脉高压（pulmonary hypertension，PH）的AHF患者。目前，正在研究的正性肌力药物主要有Istaroxime，这是全球首个具有正性肌力和松弛双重作用的药物，可以同时改善心脏收缩和舒张功能。

（4）血管收缩药或升压药。血管收缩药主要指对外周动脉有显著收缩作用的药物，如去甲肾上腺素、肾上腺素及大剂量多巴胺等，对于应用正性肌力药后仍然出现心源性休克（CS）或合并明显低血压状态的AHF患者可以考虑应用。研究显示，CS患者应用去甲肾上腺素的有效性和安全性优于多巴胺和肾上腺素，因此推荐首选去甲肾上腺素。用药过程应监测血液动力学和临床状况变化。

（5）阿片类药物。既往吗啡一直是治疗急性左心衰竭或急性肺水肿发作的经典药物。但是几项系统综述与荟萃分析结果提示，应用吗啡的AHF患者机械通气比例增多，在监护室时间及住院时间延长，死亡率可能更高。因此，目前AHF患者不推荐常规应用吗啡，除非AHF发作时伴有严重的或难治性的疼痛或焦虑、烦躁不安。

（6）茶碱类药物。既往主要适用于伴有支气管痉挛的AHF患者。但由于茶碱类药物增加心肌耗氧量，ACS导致的AHF患者不宜应用，严重不良反应包括低血压与CS，甚至室性心律失常导致的SCD，因此，目前AHF患者不推荐常规应用。

（7）预防血栓栓塞。AHF住院患者如果合并静脉血栓栓塞症（venous thromoboembolism，VTE）的风险较高，无抗凝治疗禁忌证，推荐住院期间应用低分子量肝素（low molecular weight heparin，LMWH）（如依诺肝素40mg/d）或Ⅹa因子抑制剂（如利伐沙班10mg/d）以预防VTE。

61. 急性心力衰竭在救治时应取什么体位？

出现突发性端坐呼吸、夜间阵发性呼吸困难时，提示肺水肿，需要提供高背、高枕等支托物协助患者取端坐位。

出现持续性低血压，伴皮肤湿冷、苍白和发绀，尿量减少，意识障碍、口渴、口干等低血容量表现时，应迅速采取平卧位或休克卧位，即头胸部抬高10°～15°，下肢抬高20°～30°，以增加回心血量，并注意保暖。

半卧位或端坐位易导致心排出量减少，病情相对平稳时，应采取患者自感舒适的体位，以半卧位角度30°以下为宜。

62. 急性心力衰竭患者抢救过程中如何进行氧疗？

氧疗适应证：无低氧血症的AHF患者不常规给予氧疗。氧疗主要适用于明显呼吸困难伴有$SpO_2<90\%$或动脉血氧分压$PaO_2<60mmHg$的AHF患者，目标是使患者的$SpO_2\geqslant95\%$。

氧疗方式：常规氧疗方式包括鼻导管吸氧及面罩吸氧。当常规氧疗效果不满意或伴有呼吸窘迫（R>25次/min、$SpO_2<90\%$）患者，只要患者具备无创正压通气（non-invasive positive pressure ventilation，NPPV）的条件（患者具有较好的意识状态、咳痰能力、自主呼吸能力，血液动力学稳定，能够良好配合NPPV），应该考虑尽早应用NPPV，改善患者呼吸窘迫，减少有创机械通气应用。一般首选持续气道正压通气（continuous positive airway pressure，CPAP）模式，如果CPAP治疗失败或合并高碳酸血症，如$PaCO_2>45mmHg$，应该考虑双水平气道正压通气（bi-level positive airway pressure，BiPAP）模式。对于有NPPV适应证但不能良好耐受NPPV的轻中度缺氧患者，可以应用经鼻高流量氧疗（high-flow nasal cannula，HFNC），可以比传统氧疗方式更加明显降低呼吸频率，提高SpO_2，改善动脉血气指标。上述治疗后病情仍然继续恶化，呼吸频率>35～40次/min或<6～8次/min自主呼吸微弱或消失，呼吸节律异常，意识障碍，$PaCO_2$进行性升高或pH动态下降，血液动力学不稳定，应及时气管插管进行有创性机械通气。

63. 如何对急性心力衰竭患者的出入液体量进行管理？

无明显导致低血容量的因素（大出血、严重脱水、大汗淋漓等）者每日液体入量一般宜在1500mL以内，不超过2000mL。保持每日出入量负平衡约500mL，严重肺水肿者负平衡为1000～2000mL/d，甚至可达3000～5000mL/d，以减少水钠潴留，缓解症状。如肺淤血、水肿明显消退，应减少水负平衡量，逐步过渡到出入量大体平衡。在负平衡下应注意防止低血容量、低钾血症和低血钠等。

64. 如何对急性心力衰竭患者的病情进行监测？

严密监测血压、呼吸、血氧饱和度、心率、心电图。观察患者意识、精神状态，皮肤颜色、温度及出汗情况，颈静脉充盈程度，肺部啰音或哮鸣音的变化，监测出入量和体重。了解NT-proBNP、动脉血气分析、电解质、肝肾功能、心脏超声结果等。对安置漂浮导管者，严密监测血流动力学指标的变化。

65. 什么是顽固性心力衰竭？如何处理？

也称为难治性心力衰竭或晚期心力衰竭：是指给予标准或优化的GDMT、器械或外科治疗后患者仍然存在进行性和（或）持续性的严重心力衰竭症状。常伴有反复心力衰竭住院、严重体力活动受限、QoL差、死亡率高，需要采取进一步更高级的干预措施，包括VAD或心脏移植。治疗目的包括改善症状、提高QoL、延长生命。

对这类患者应努力寻找潜在的原因，并设法纠正，如风湿活动、感染性心内膜炎、贫血、甲状腺功能亢进、电解质紊乱、洋地黄类药物过量、反复发生的小面积的肺栓塞等。或者患者是否有与心脏无关的其他疾病，如肿瘤等。同时调整心力衰竭用药，强效利尿剂和血管扩张剂及正性肌力药物联合应用等。对高度顽固水肿也可使用血液滤过或超滤，对适应证掌握恰当，超滤速度及有关参数调节适当时，常可即时明显改善症状。扩张型心肌病伴有QRS波增宽＞120ms的CHF患者可实施心脏再同步化治疗（CRT），安置三腔心脏起搏器使左、右心室恢复同步收缩，可在短期内改善症状。对不可逆CHF患者大多是病因无法纠正的，如扩张型心肌病、晚期缺血性心肌病患者，心肌情况已至终末状态不可逆者。其唯一出路是心脏移植。从技术上看，心脏移植成功率很高，五年存活率已可达75%以上，但限于我国目前的条件，尚无法普遍开展。有心脏移植指征在等待手术期间，应用体外机械辅助泵可维持心脏功能，有限延长患者寿命。

66. 什么是心力衰竭恶化？

心力衰竭恶化（worsening of heart failure，WHF）是指CHF患者经过一段时间临床稳定期，并且接受稳定抗心力衰竭治疗后，出现心力衰竭症状和（或）体征的加重，需要强化抗心力衰竭治疗，通常包括利尿剂治疗。需要排除新发的AHF、未接受稳定的抗心力衰竭治疗、由于心力衰竭治疗依从性差导致的心力衰竭加重。

67. 什么是终末期心力衰竭？

终末期心力衰竭（end-stage heart failure，ESHF）是指给予足够的医疗干预后仍然存在严重的症状负担，但由于严重的、不可逆的多器官系统损害导致患者的预期寿命＜6个月，不适合接受更高级的干预措施（如VAD或心脏移植），只能接受舒缓治疗或安宁疗护，治疗目的在于改善其症状，提高QoL。

68. 左室辅助装置（LVAD）治疗终末期心力衰竭的机制及适应证有哪些？

左心室辅助装置替代心室的泵血功能，减少心脏负荷，根本上改善终末期心力衰竭患者血流动力学。其机制包括恢复心脏血流动力学，逆转心肌细胞肥大，恢复神经内分泌轴调节，增加心肌收缩蛋白表达，加强细胞呼吸链调控，减少心肌细胞凋亡和细胞张力等。

适用于严重心脏事件后或准备行心脏移植术患者的短期过渡治疗和急性心力衰竭的辅助性治疗。

69. 心脏移植及细胞替代治疗在慢性心力衰竭治疗中的意义如何？

是治疗顽固性心力衰竭的最终治疗方法，但因其供体来源及排异反应而难以全面开展。

70. 康复训练对心力衰竭患者的临床意义是什么?

研究证实了慢性心力衰竭患者进行运动康复的安全性和有效性,可降低慢性心力衰竭(包括HFrEF和HFpEF)患者的病死率和再住院率,改善患者运动耐量和生活质量,合理控制医疗成本。应推荐心力衰竭患者进行有规律的有氧运动,以改善症状、提高活动耐量和生活质量。稳定的HFrEF患者进行有规律的有氧运动可降低心力衰竭住院风险。运动康复适应证为NYHA心功能Ⅰ~Ⅲ级的稳定性心力衰竭。禁忌证包括急性冠状动脉综合征早期、恶性心律失常、高度房室传导阻滞、急性心肌炎、感染性心内膜炎、急性心力衰竭、未控制的高血压、严重主动脉瓣狭窄、肥厚型梗阻性心肌病、心内血栓等。患者平时可进行适合自己的运动,或在医师指导和监测下进行专业的运动康复。

71. 心力衰竭患者开展心脏康复的主要内容包括哪些?

(1)患者心功能状态、身体活动能力和耐受性的基线评估。
(2)心力衰竭及其并发症的个体化风险评估。
(3)个体化的运动处方。
(4)运动监测(包括远程监测)。
(5)患者及家属的健康教育、医患沟通互动。
(6)饮食和营养咨询。
(7)实施戒烟计划。
(8)适当的心理评估和治疗。
(9)个体化康复进程和整体计划目标的监督。
(10)用药综合评估和管理,包括剂量及依从性。

72. 创建国家级心力衰竭中心的意义是什么?

心力衰竭中心建设以"规范心力衰竭的诊治,让每一位心力衰竭患者均能接受到最恰当的治疗,最大限度降低心力衰竭再住院率和死亡率"为目标,通过组建多学科管理团队,推行分级诊疗和双向转诊模式,实施以心力衰竭指南为依据的规范化诊疗和患者长期随访管理,提高心力衰竭的整体诊治水平。心力衰竭中心的成立,以专病为切入点,以慢病管理为突破口,具体到疾病的诊疗和规范化管理。通过强基层、建机制、搭平台、管长远的总体思路,将促进各级医院心力衰竭诊疗的"同质化"发展和医疗服务连续性的有效建立。

(姜崴 粟印军 黄峥 张春震)

第二篇　心律失常的临床及护理

1. 什么是心脏的正常解剖结构？它是一个怎样的器官？

心脏在人体胸腔中纵隔内，裹以心包，位于胸骨体和第二至第六肋软骨后方，第五至第八胸椎前方。成人的心脏约2/3居人体正中线的左侧，1/3在其右侧。心脏前方隔着心包的大部分被肺及胸膜遮盖，只有下部分一个小区域隔着心包，与胸骨体下部左半及左侧第四、第五肋软骨相邻。青春期以前，未退化的胸腺居于心包的前上方。心脏后方隔着心包邻近支气管、食管、迷走神经和胸主动脉等。心脏两侧隔着心包及纵隔胸膜与肺相邻。心脏下方为膈肌。心脏大小约和本人的拳头相似，近似前后略扁的倒置圆锥体，尖向左下前方，底向右上后方。心脏外形可分前面、后面和侧面，左缘、右缘和下缘。近心底处有横的冠状沟，绕心一圈，为心脏外面分隔心房与心室的标志。心脏的前、后面有前、后室间沟，为左、右心室表面的分界。

心脏是一个中空的器官，由4个腔室组成，即2个心房（左心房和右心房）和2个心室（左心室和右心室）。正常情况下，双心房和双心室有规律地顺次收缩，可推动血液在全身流动。左、右心房之间为房间隔，左、右心室之间为室间隔。左心房与左心室之间的瓣膜称二尖瓣，右心房与右心室之间的瓣膜称三尖瓣，两侧瓣膜均有腱索与心室乳头肌相连。左、右心室与大血管之间也有瓣膜相隔，左心室与主动脉之间的瓣膜称主动脉瓣，右心室与肺动脉之间的瓣膜称肺动脉瓣。血液循环有两条途径：一条是血液由左心室泵出，经主动脉及其分支到达全身毛细血管，再通过各级静脉，最后经上、下腔静脉返回右心房，此称体循环，俗称大循环。此循环为组织、细胞提供氧和营养物质并收集代谢产物的过程。另一条是含代谢产物的血液从右心室泵出，经肺动脉及其分支到达肺泡毛细血管，再经肺静脉进入左心房，此为肺循环，俗称小循环。此循环为含代谢产物的血液经肺进行气体交换的过程。在心脏结构中，房间隔、室间隔结构完整且心脏瓣膜结构与功能正常，方能保证血液朝一个方向流动，防止出现血液反流或分流。炎症、退行性改变等原因可引起瓣膜粘连、挛缩、钙化、僵硬，导致瓣口狭窄和（或）关闭不全，以及胚胎期发育异常造成间隔缺损等，均可引起血流动力学障碍。简单地说，血液循环是生存的命脉，心脏是血液循环的发源地，是维系生命的大泵房、发动机，一旦心跳停止一定时间，生命即终止。

2. 心脏为什么能够自主跳动？为什么能够泵血？

心脏由两大类细胞构成：一类是心肌细胞，约占心脏总细胞的75%；另一类是为心脏提供支撑的骨架细胞或称间质细胞，约占25%。心肌细胞又分为两大类：一类主要负责收缩功能，称为工作细胞，它们共同不停息地收缩和舒张，将回流到心脏的血液泵到全身；另外一类是起搏细胞，它们不参与心脏的收缩和泵血，但心脏之所以能够自主、不间歇地发生跳动，完全是这些起搏细胞在规律地、不间断地发放电信号刺激工作细胞的缘故。若没有起搏细胞的刺激，工作细胞一般不会自主收缩，心脏也就不会自主跳动。由此可见，心脏能发挥人体"发动机"一样的功能，完全是由于它同时具备了电学（起搏细胞）和力学（工作细胞）两套系统。只有这两套系统的完美配合，心脏才能实现不间歇地自主泵血。任何一套出现问题，都将影响心脏的功能甚至危及生命。

比如供应心肌细胞血液的冠状动脉闭塞引起的心肌梗死就是使工作细胞大量死亡、丢失；而心肌炎或心肌病等并未使工作细胞大量死亡，但其收缩能力却显著降低，这些都会使整个心脏的收缩能力下降，造成"心力衰竭"或"泵衰竭"。而尽管工作细胞数量和能力正常，如果没有起搏细胞的刺激，或者起搏细胞的刺激频率和规整度不足，工作细胞也会相应地不收缩或不能规律收缩，同样影响整个泵血功能，严重时会造成"猝死"。

3. 什么是心脏的传导系统？它包括哪些结构？

心脏的力学系统主要由负责心脏收缩、舒张的心肌工作细胞和各种辅助结构组成。而心脏的有序收缩、自主跳动则完全依赖于一整套进化得来的电学系统。也就是说心脏有节律地跳动，是由于心脏本身有一种特殊的心肌纤维，具有自动节律性兴奋的能力。在每个心腔收缩搏动之前，都必须先有电活动去激动心腔，然后心腔才能收缩搏动。这一套进化得来的由特殊细胞构成的网络系统就构成了心脏的传导系统。

心脏传导系统包括窦房结、结间束、房室结、房室束（房氏束）、左右束支及其分支和浦肯野纤维。窦房结为心脏正常的起搏点，自律性最高，窦房结内的兴奋传至心房肌，使心房收缩。同时兴奋可经结间束下传至房室结，再经房室束进入心室，房室束进入室间隔分成左、右束支，分别沿心室内膜下行，最后以细小分支即浦肯野纤维分布于心室肌，引起心室收缩。当心脏传导系统的自律性和传导性发生异常改变或存在异常传导组织时，可发生各种心律失常。

4. 什么是心率？正常人的心率是多少？高血压患者的心率如何管理？

心率是指单位时间内心脏搏动的次数。一般指每分钟的心跳次数。正常成年人安静状态下心率的正常范围是60～100次/min。心率可因年龄、性别及其他生理情况而不同。

新生儿的心率很快，可达130次/min以上。在成年人中，女性的心率一般比男性稍快。同一个人，在安静或睡眠时心率减慢，运动或情绪激动时心率加快，在某些药物或神经体液因素的影响下，会使心率发生加快或减慢。经常进行体力劳动和体育锻炼的人，平时心率较慢。

对高血压患者的心率测量和心率管理建议如下：（1）高血压患者首先强调控制血压达标，兼顾心率管理。（2）所有高血压患者在血压测量的同时应测量诊室静息心率，测量前至少休息5分钟，心脏听诊和脉搏触诊计数心率时的测量时间不应短于30秒，心房颤动患者的心脏听诊时间应持续至少1分钟。（3）在诊室静息心率＞80次/min时，建议患者进行家庭静息心率测量，以除外白大衣效应。（4）我国高血压患者的心率干预切点定义为静息心率＞80次/min。高血压患者在静息状态下不同时间点的多次家庭自测心率均＞75次/min，也可视为心率增快。中国专家共识建议，冠心病患者的靶心率应为55～60次/min。（5）对于高血压伴静息心率增快的患者，应首先排查引起心率增快的基础疾病及其他因素，如存在，首先针对原发疾病和诱发因素进行治疗。（6）高血压伴心率增快的患者应进行有效生活方式干预。（7）对高血压伴静息心率增快者，尤其是合并冠心病、心力衰竭、主动脉夹层及快速心房颤动（伴心室率增快）的患者，可选择兼有降压和控制心率作用的药物，如β受体阻滞剂，不能耐受β受体阻滞剂者可用非二氢吡啶类钙通道阻滞剂（HFrEF患者禁用）。应注意药物的不良反应和禁忌证。（8）优先推荐心脏高选择性长效β1受体阻滞剂（如比索洛尔、美托洛尔缓释片），对肥胖、血糖增高和血脂异常患者推荐使用β和α1受体阻滞剂（如阿罗洛尔、卡维地洛）。高血压患者的心率管理流程图2-1。《中国高血压患者心率管理多学科专家共识（2021年版）》指出，无心血管并发症（心力衰竭或冠心病）的高血压患者，首先强调血压达标，兼顾考虑心率管理。为确定高血压水平或是否静息心率增快，应基于非同日3次测量血压和心率的结果（图2-1）。

5. 什么是心律？它是怎样产生的？

心脏不停地收缩、舒张，形成有节奏、有规律的跳动，这种连续心跳的过程叫作心律。

它的产生是心脏激动的起搏及传导系统的作用。正常心脏由窦房结发起激动，然后一面通过前结间束的一支从右心房到左心房，另一面经前结间束的另一支及中、后结间束到房室结。激动在房室结有一个短暂的生理延搁（大约0.05秒的时间），继而进入房室及其分支，最后迅速经浦肯野纤维而到达心室肌，引起心室收缩。经短暂的调整（舒张期）后再重复下一次激动过程。这种经久连续、有规律的心跳，形成了心脏的正常的心律。

6. 什么是心律失常？心律失常是如何分类的？

心律失常（cardiac arrhythmia）是指心脏冲动的频率、节律、起源部位、传导速度或

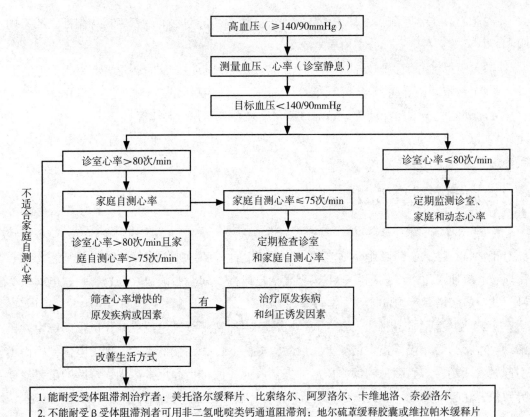

图2-1　高血压患者心率管理流程图

激动次序的异常。

心律失常按其发生机制可分为冲动形成异常和冲动传导异常两大类。按照心律失常发生时心率的快慢，可将心律失常分为快速性心律失常和缓慢性心律失常两大类。按照发生部位分为室上性（包括窦性、房性、房室交界区）和室性心律失常两大类。

按照心律失常发生机制分类如下：

1. 冲动形成异常

（1）窦性心律失常：①窦性心动过速。②窦性心动过缓。③窦性心律不齐。④窦性停搏。

（2）异位心律

①被动性异位心律：a. 逸搏（房性、房室交界区性、室性）；b. 逸搏心律（房性、房室交界区性、室性）。

②主动性异位心律：a. 期前收缩（房性、房室交界区性、室性）；b. 阵发性心动过速（房性、房室交界区性、房室折返性、室性）；c. 心房扑动、心房颤动；d. 心室扑动、心室颤动。

2. 冲动传导异常

（1）干扰和干扰性房室分离：常为生理性。

（2）心脏传导阻滞：①窦房传导阻滞。②房内传导阻滞。③房室传导阻滞。④室内阻滞（左束支、右束支和分支传导阻滞）。

（3）折返性心律：阵发性心动过速，常见房室结折返、房室折返、心室内折返。

（4）房室间传导途径异常：预激综合征。

3. 冲动形成异常和冲动传导异常并存、反复心律和并行心律等。

4. 人工心脏起搏参与的心律，包括起搏器的起搏、感知、与自身心律的相互影响等。

7. 冲动形成异常包括哪几种情况？

（1）异常自律性：自主神经系统兴奋性改变或心脏传导系统的内在病变，均可导致原有正常自律性的心肌细胞不适当冲动的发放。此外，原来无自律性的心肌细胞（如心房肌、心室肌）也可在病理状态下出现异常自律性，如心肌缺血、药物影响、电解质紊乱、儿茶酚胺增多等均可导致异常自律性。

（2）触发活动：是指心房、心室与房室束-浦肯野纤维组织在动作电位后产生除极活动，被称为后除极。正常情况下，后除极振荡电位振幅较低，达不到阈电位，因而不引起触发活动。若后除极的振幅增高并抵达阈值，便可引起反复激动，持续的反复激动导致快速性心律失常。多见于心肌缺血再灌注、低钾血症、高钙血症及洋地黄中毒时。

8. 冲动传导异常包括哪几种情况？

心脏激动传导异常主要表现为不同程度的心脏传导阻滞，即传导功能减弱。当激动传导的顺序或到达时间发生异常时称传导障碍。当心脏的某一部分对激动不能正常传导时称传导阻滞。

心脏激动传导异常所致心律失常包括以下几个方面。

（1）生理性：干扰及房室分离。

（2）病理性：窦房传导阻滞、心房内传导阻滞、房室传导阻滞、心室内传导阻滞（左、右束支及左束支分支传导阻滞）。

（3）房室间传导途径异常，预激综合征。

若心脏激动起源异常同时出现传导异常时，称为心脏激动起源失常伴传导失常。

9. 什么是快速性心律失常最常见的发病机制？产生折返需要具备哪些基本条件？

折返是快速性心律失常最常见的发病机制。产生折返需要具备以下基本条件：（1）心脏2个或多个部位的传导性与不应期各不相同，相互连接形成一个闭合环。（2）其中一条通道发生单向传导阻滞。（3）另一通道传导缓慢，使原先发生阻滞的通道有足够时间恢复兴奋性。（4）原先阻滞的通道恢复激动，从而完成1次折返激动。冲动在环内反复循环，产生持续而快速的心律失常。

10. 引起心律失常的原因有哪些？

心律失常是一种常见症状，很多疾病可以主要表现为心律失常，但有了心律失常不一定都是心脏病，因为一些正常人也会出现心律失常。引起心律失常的主要原因有：

（1）正常心脏：疲劳、喝浓茶、烟酒刺激、情绪激动及吃冷饮等，常可出现心律失常。

（2）器质性心脏病：如患有风湿性心脏病、冠心病、肺心病、高血压性心脏病、先天性心脏病、心肌炎后遗症，以及可以引起一过性心律失常的风湿性心肌炎、白喉及流感等急性感染及急性心肌梗死等。

（3）药物作用：如洋地黄、奎尼丁、锑剂、氯喹、安眠药中毒等均可引起心律失常。

（4）严重电解质与酸碱平衡失调：如严重高钾血症、低钙血症，可使心肌收缩力减弱，产生室内传导阻滞而导致心搏骤停。严重低钾血症可引起室性心律失常而导致心室颤动。严重酸中毒可直接抑制心肌而使其收缩无力，并对儿茶酚胺的反应性降低，导致心搏骤停。

（5）代谢性疾病：如甲状腺功能亢进症可引起心动过速或心房颤动。

11. 心律失常有哪些常见症状？出现哪些症状应引起高度重视？

心律失常多见于各种原因的心脏病患者，也可见于无器质性心脏病的正常人。其临床表现是一种突然发生的规律或不规律的心悸（心跳快而强）、胸痛、眩晕、心前区不适感、憋闷、气急、手足发凉和晕厥，甚至神志不清。有少部分心律失常患者可无症状，仅有心电图改变。

如心律失常患者突然出现严重的憋气、心前区剧痛、心悸、气短，应引起高度警觉。如冠心病伴有心律失常患者若出现晕厥、心前区剧痛、呼吸困难、不能平卧时，应怀疑合并急性心肌梗死、心功能不全、休克的可能。如病态窦房结综合征患者发生晕厥应怀疑发生阿-斯综合征的可能。如心肌炎伴有心律失常的患者发生心悸、气短、呼吸困难，应怀疑有心力衰竭的可能。原发性高血压伴有心律失常患者，出现恶心呕吐、视物模糊、头痛、抽搐等症状时，应怀疑有高血压危象及高血压脑病的可能。

心律失常的后果取决于：持续时间、有无基础心脏病、心律失常对心脏血流动力学的作用；对脑、冠状动脉、肾灌注的影响；对血压、心室功能、心率（或快或慢）的影响。

12. 抗心律失常的目的是什么？常用的治疗方法有哪些？

心脏在人体起到一个血泵的作用，把人体的营养物质通过动脉输送到全身各组织器官，又将人体的代谢产物通过静脉送到肝、肾、肺解毒及排出体外，如此周而复始的循环。如果发生心律失常，心脏泵血的功能就会受到影响，所以一旦诊断为病理性心律失常，就应当及时治疗。抗心律失常的目的为：

（1）维持正常或接近正常的血液循环状态：一个正常的心脏，有很好的代偿能力，当心率增快或减慢时，也能维持足够的心排出量，维持正常血液循环状态，使血压保持在正常或接近正常范围。但如果心脏有病变，便失去了代偿和调节能力，引起心排出量减少，使血压下降及血液循环障碍。纠正了心律失常，便可维持正常或接近于正常的血液循环状态。

（2）减轻或消除症状：多数心律失常的患者有一定的症状，包括心悸、胸闷、心前区不适、无力等症状，甚至因此而影响睡眠、工作、休息及日常生活。如果得到及时治疗，上述症状减轻或消失，对提高患者生活质量是有效的。

（3）预防猝死：心源性猝死是临床上常见的死亡形式，猝死的病例中，有80%～90%的患者死于快速型室性心律失常并发室颤。因此，抗心律失常治疗是十分必要的，对预防猝死起到一定的作用。

抗心律失常常用到的治疗手段包括：药物、按压方法兴奋迷走神经、电复律、电除颤、电消融、射频消融、起搏器植入等。

13. 抗心律失常药物是如何分类的？

常用的抗心律失常药物按药理作用分为四大类（表2-1），都是治疗快速型心律失常的，如房性早搏、房性心动过速、心房颤动、心房扑动、阵发性室上性心动过速、室性早搏、室性心动过速、心室颤动等。目前还没有治疗慢性心律失常的有效药物。

表2-1 抗心律失常药物分类

药物类别		作用机制	常用药物
Ⅰ类	ⅠA	减慢动作电位0相上升速度，延长动作电位时程	奎尼丁、普鲁卡因胺、丙吡胺等
	ⅠB	不减慢动作电位0相上升速度，缩短动作电位时程	美西律、利多卡因、苯妥英钠等
	ⅠC	减慢动作电位0相上升速度，减慢传导与轻微延长动作电位时程	佛卡尼、恩卡尼、普罗帕酮等
Ⅱ类		阻断β肾上腺素能受体	美托洛尔、阿替洛尔、比索洛尔等
Ⅲ类		阻断钾通道与延长复极	胺碘酮、决奈达隆、索他洛尔、多非利特等
Ⅳ类		阻滞钙通道	维拉帕米、地尔硫䓬等

14. 抗心律失常药物的副作用有哪些？简介普罗帕酮与胺碘酮

凡是使用抗心律失常药物的患者，除了每个药物特殊的副作用外，主要需要注意以下几种常见副作用。

（1）心率过慢：抗心律失常药物同时也是致心律失常的药物，由于多数药物都是针对快速型心律失常的，所以它们最主要的副作用就是心动过缓或者传导阻滞，可导致心率过慢的现象，伴随的症状包括头晕、乏力、眼花、黑矇、气喘，甚至晕厥、心绞痛等。

（2）恶性心律失常：这种心律失常往往是恶性室性心律失常，包括持续性室性心动过速、尖端扭转型室性心动过速甚至心室颤动等，一般都需要用静脉抗心律失常药甚至电击的方式进行抢救。奎尼丁、胺碘酮、索他洛尔和伊布利特相对其他抗心律失常药物来说较容易造成恶性心律失常。

（3）低血压：抗心律失常药物可减慢心率，甚至有小部分抗心律失常药物本身也是某种降压药，因此部分患者可能出现低血压，可能伴有或不伴有疲乏、头重脚轻等症状。

（4）脏器功能损害：多数抗心律失常药物的毒副作用并不大，但有少数患者会遭遇脏器功能损害的问题。由于药物基本是靠肝肾进行代谢，所以肝肾功能损害相对多见。需要指出的是，胺碘酮含有碘，可造成甲状腺功能异常，包括甲状腺功能亢进和减退，发现后及早停药多数可自行恢复。胺碘酮还可引起肺纤维化，这个副作用最重，严重时可造成呼吸衰竭，慎用于基础肺功能差的患者。β受体阻滞剂则可引起心力衰竭、哮喘等不良反应。还有一些药物罕见可致心脏毒性。

（5）胃肠道反应：常见的胃肠道刺激症状包括腹胀、腹痛、腹泻、食欲不振。腹泻可导致钾离子丢失而引起低钾血症，低钾血症本身又可致心律失常，甚至是恶性心律失常。

鉴于抗心律失常药物的上述或轻或重的副作用，使用起来要倍加小心，观察疗效和副作用相关症状，定期随诊。使用这些药物期间，要定期监测血钾浓度、肝肾功能和心电图变化。出现副作用时，要在医师指导下减量或者停药、换药。合并使用降压药者，注意服药期间血压变化，酌情减少降压药剂量。血钾偏低的患者，应补充钾到正常偏高的水平（4~4.5mmol/L），适当补充镁剂。尽量避免同时使用可以降低心率的药物，如β受体阻滞剂、地高辛等，以免造成心率过慢，如需要同时使用，则应注意监测心率和症状。尽量避免同时使用两种或以上抗心律失常药物（除非在医师指导下）。

简介普罗帕酮与胺碘酮：

普罗帕酮为Ⅰ类抗心律失常药物，以阻断钠通道为主，胺碘酮属于Ⅲ类抗心律失常药物，以阻断钾通道为主。但两药有多处相似：①均为多离子通道阻滞剂，都兼有4类抗心律失常药物的作用。②都是作用很强的广谱抗心律失常药物。除少数特殊情况和几种禁忌证外，几乎所有的室上性及室性心律失常均可应用。③都有口服与静脉两种剂型，在急诊和普通心律失常治疗时均可选用。④疗效明显，以单药转复房颤为例，两药转复房颤的成功率都在60%以上。

普罗帕酮与胺碘酮治疗心律失常患者的临床背景全然不同：

胺碘酮适用于冠心病（包括心肌梗死）、严重结构性心脏病、心衰患者的心律失常治疗。而普罗帕酮恰好相反，其不能用于治疗有明显结构性心脏病、心衰、冠心病、心肌梗死患者的心律失常，而适用于无或有轻度心脏病患者的心律失常。因此，两药分别治疗临床背景截然不同患者的心律失常，形成各把持一方的态势。

普罗帕酮治疗各种心律失常时，常见的不良反应有：口干、感觉异常、头昏、眩晕，消化不良、呕吐、发热、出汗、心悸、转氨酶升高、局部疼痛、致心律失常作用等。可以看出，不良反应主要发生在消化、中枢神经和心血管系统，因不良反应较重而需停药者约15%。这些不良反应多为可逆，例如服药后新出现的左束支或右束支阻滞、房室阻滞等，停药后可恢复。此外，静脉给药剂量较大时，可出现肉眼血尿，停药后血尿可消失。

10种抗心律失常药物负性肌力作用的比较（图2-2）。

房颤的转复治疗（图2-3）。

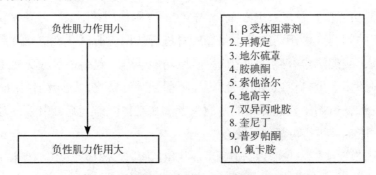

图2-2　10种抗心律失常药物负性肌力作用的比较

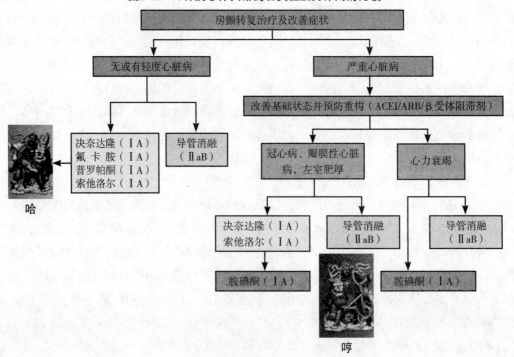

图2-3　房颤的转复治疗

15. 服用抗心律失常药物要定期做哪些检查？

服用抗心律失常药物的患者定期要做如下检查：

（1）定期查心电图，以明确心律失常的情况，必要时做24小时动态心电图，以观察心脏全天的情况。

（2）定期做心功能测定，以明确心脏承受能力。

（3）按时测血压，尤其在最初服药及改变药物剂量时，服药前后要测血压。

（4）经常自测脉搏和心率，掌握病情变化。

（5）经常检查肝肾功能。由于药物多数经肝脏代谢，经肾脏排出，为防止肝肾功能损害，早发现，早治疗，故要经常做肝肾功能检查。

（6）服用洋地黄类抗心律失常药物的患者，应定期进行血药浓度的测定及电解质浓度的测定。

16. 怎样进行心律失常的病因治疗？

心律失常发生的原因部分是功能性的，如饱餐、情绪激动、劳累等，还有许多是由于其他疾病所致。这样，治疗和预防引起心律失常的因素就显得十分重要。如：饱餐所致者应饮食适量，尤其晚饭的饮食量应有所控制；因情绪激动，交感神经兴奋性增高所致者，应调节情绪，修身养性；因劳累引起者，应注意充分休息，劳逸结合。由于各种疾病引起者，治疗和控制原发病就极为重要。如：由心肌炎所致的频发性房性期前收缩或房性心动过速、合并有ST-T改变或频发多源性室性早搏、合并房室传导阻滞者，应在积极治疗心肌炎的同时，治疗心律失常；如心房纤颤伴室性早搏由洋地黄过量所致者，应先停用洋地黄，低钾血症者补充血钾，给予苯妥英钠口服或静脉用药。因此，治疗和预防原发疾病及因素是一个不可忽视的重要方面。

17. 心律失常患者在饮食方面应注意什么？

心律失常患者安排好日常的饮食对疾病的康复有很重要的作用。

（1）限制热量供给：一般每日每千克体重25～35kcal，身体肥胖者可按下限供给，因过多的热量会转化为脂肪，加重高血压、冠心病、糖尿病等原发病，影响心律失常的治疗。

（2）限制蛋白质供给：一般按每日每千克体重1～1.5g供给，出现心衰及血压高时，蛋白质应控制在每日每千克体重1g以内，过多的蛋白质还会加重肾脏负担。

（3）限制高脂肪、高胆固醇食物：如动物内脏、动物油、蛋黄、螃蟹、鱼子等，高血脂、高胆固醇会沉积在心脏血管壁上，造成血管狭窄或堵塞，影响心脏供血而加重心律失常。

（4）应给予富含维生素B、维生素C及钙、磷的食物，以维持心肌的营养和脂类代谢，多食用新鲜蔬菜及水果，以供给维生素及无机盐，同时还可防止便秘发生。

（5）忌食刺激心脏及血管的物质，如烟酒、浓茶、咖啡及辛辣调味品。慎食胀气的食物，如生萝卜、生黄瓜、圆白菜、韭菜、洋葱等，以免胃肠胀气，影响心脏活动。

（6）限制盐及水的摄入：尤其对有水肿的患者，更应严格控制，有水肿和心力衰竭者，饮食中不得加盐和酱油。

（7）应少食多餐，避免过饥过饱，尤其饮食过饱会加重心脏负担，加重原有的心律失常。

18. 便秘有何危害？引起便秘的原因有哪些？心律失常患者发生便秘怎么办？

大便干燥对心律失常患者来说非常不利。它可以使患者烦躁不安，可以使腹压增高，大量血液回流心脏，造成心脏负担过重而加重心律失常，诱发心力衰竭。对于有冠心病的患者，还可诱发心绞痛甚至急性心肌梗死、心脏破裂，导致死亡。因此，保持大便通畅，对心律失常患者非常重要。

常见引起便秘的原因包括：过食辛辣，肠道积热；热病后余热未清，津液耗伤；忧思过度，情志不舒，久坐少动，过度疲劳，饮食失调，年老体虚，气血不足等。一些患者还应排除直肠、结肠的占位性病变及痔疮、肛门狭窄等器质性病变所引起的便秘。

如果已发生便秘，则不要强行解大便，可事先采取一些通便措施。如用开塞露、甘油栓塞肛，或用温肥皂水灌肠，也可用麻仁润肠丸等中成药内服。

为防止功能性便秘发生要注意以下几点：

（1）要注意饮食调整：忌食辛辣食物，多吃蔬菜水果。如果患者便秘持续时间较长，大便呈粗条状，不带有黏液，便意不强烈，又无腹痛，称弛张性便秘，应多吃富含维生素的食物及蔬菜。如果便秘间断发生，多在精神紧张时加重，饭后常出现左下腹疼痛或大肠部位压痛，大便呈球状，带有黏液，虽有便意但难以便出，称痉挛性便秘，则应以吃软食为主。预防津液耗伤。平时应多饮水，尤在夏季应注意补充水分，每日至少喝3杯水（约1200mL），加上饮食中的水分，每日入水量不宜少于2200mL。有严重心力衰竭的心律失常患者，要控制入水量，饮水量应按医师指导进行。

（2）心律失常患者应劳逸结合，注意避免忧思过度，多做适合自己的户外运动，这样可以增加肠蠕动。还可以按摩腹部，被动增加肠蠕动，以防止便秘的发生。

（3）养成良好的排便习惯。应养成晨起定时大便的习惯，即使没有便意也要多蹲一会儿，坚持日久，可以形成条件反射，养成定时大便的习惯。

19. 心律失常患者适合什么样的运动？

心律失常患者是否可以参加运动及适合什么样的运动是由患者的心脏代偿功能来决定的。

心律失常患者应动静结合。适度的体育锻炼能帮助神经和血液循环得到改善，对心脏有加快心率，加强传导的作用，并能促使心肌的侧支循环增加，改善心肌供血。参加适当的力所能及的体育活动，对心律失常是有益的。但较重的心律失常，如频发室性早搏、高度房室传导阻滞等严重心律失常，则要卧床治疗。

一般来说，有心律失常的心脏病患者适合做的运动包括：散步、慢跑、太极拳、八段锦、保健操等。运动中应保证自我感觉良好，若出现胸闷、胸痛、心悸、气短和咳嗽、疲劳等不适症状，应立即停止活动。

心律失常患者不适合做剧烈运动，因为剧烈运动时心脏负担会大大加重，致使有病的心脏不能承受，加重心律失常和心力衰竭，甚至会引起脑血管病变或突然死亡。

20. 心律失常患者睡眠时应注意什么？

心律失常患者睡前不宜喝刺激性饮料，如咖啡、茶、可乐等，尤其是快速性心律失常或曾经有过快速性心律失常的患者。睡前不宜看令人兴奋、激动的比赛或节目。睡前不宜进行谈话、不宜晚睡。

睡眠的卧位应采取右侧卧位，身体自然屈曲，这种姿势有利于血液的回流，减少心脏负担。若有心功能不全、胸闷、呼吸困难、不能平卧者，应采取半卧位或30°角坡度卧位。卧具应温暖、柔软、舒适，不应感到过冷或过热。急用的药品应放在离床较近的地方，以便伸手可以拿到。有严重心律失常或伴有心功能不全者，应准备一筒氧气备用。

由于睡眠时迷走神经兴奋，心率减慢，对于严重窦性心动过缓、窦性停搏、窦房传导阻滞的患者，住院监测心率可以适时报警。而非住院患者则可能发生意外，应尽快用药物或住院安装起搏器来解决。

21. 如何护理心律失常患者？

（1）注意休息，轻者可做适当活动，严重者需绝对卧床静养，室内光线一般不宜过强。

（2）保持环境清静，禁止喧哗、嘈杂，尤其对严重心律失常的患者更应注意。嘈杂声音的刺激可以加重病情。

（3）避免喜怒忧思等精神刺激，要善于做患者的思想工作，使之配合治疗，以利于康复。

（4）护理人员不能慌张、忙乱，应保持沉着，给患者以安慰。操作宜轻稳，避免触动患者的病床而引起患者情绪波动，加重病情。

（5）患者的衣服不要太紧，尤其呼吸困难时，应将纽扣松开。喘息不能平卧者，应用被褥垫高背部或采用半卧位。

（6）有水肿者，饮食宜低盐或无盐，控制摄入水量，记录出入量，测腹围，隔日测体重。

（7）经常注意观察患者，密切注意患者的症状、血压、心率。

（8）如果服用洋地黄制剂，服药前应测脉搏，若脉搏在160次/min以上或60次/min以下，均需报告医师。

（9）如果有心功能不全者，输液速度不宜快，以免加重心功能不全。

（10）如发现患者呼吸困难，唇色发绀、出汗、肢冷等情况，应先予吸氧，同时报告医师，及时处理。

22. 如何合理安排好心律失常患者的日常生活？

心律失常患者的日常生活要有规律，这对疾病的康复起重要作用。

心律失常患者应保证有充足的睡眠，中老年患者，每日都不应少于8小时。饭后不宜立即就寝，因为饭后迷走神经兴奋性增高，会抑制心跳。饭后立即就寝有可能出现心搏骤停、对缓慢性心律失常患者有潜在危险。就寝时间最好安排在饭后2~3小时。睡眠的姿势应采取右侧卧位，双腿屈曲。

饮食要清淡而富于营养。烹调要用植物油，减少胆固醇的摄入量。多吃新鲜水果和蔬菜。饮食要适量，不宜过饱。戒烟戒酒，烟酒对心血管系统有刺激与损害作用。养成定时大便的习惯，保持大便通畅。生活要有规律，要进行适当的体育锻炼，保持乐观的情绪。

23. 什么是心电图？正常心电图的构成及意义如何？

心脏跳动是由于心脏接受了它本身所产生的电位激动刺激而起搏。这种电位激动产生微弱的电流，并能传导到身体表面。如果用两个电极板连接在身体表面，构成电路，经放大后加以记录，描成曲线，就可以了解心律及心肌的情况，用以辅助诊断。此种电表叫作心电描记器（electrocardiograph），所描绘的曲线叫心电图（electrocardiogram）。

正常心电图，由一系列相同的波群所组成，一个正常的波群包括P-QRS-T波。

（1）P波：为左右心房的除极波。起点表示窦房结开始激动，终点代表两心房激动已完毕。P波时间（宽度）<0.11秒，电压（振幅）<0.25mV。

（2）P-R间期：即P波起点至QRS波起点的间隔时间，又称P-Q间期。表示从窦房结发出的激动经结间传导束、房室结、房室束、左右束支及浦肯野纤维而兴奋心室肌所需的时间。P-R间期与年龄和心率有关，通常为0.12~0.20秒。

（3）QRS综合波：又称QRS波群，为心室的除极波，代表全部心室肌纤维的兴奋。正常成人为0.06~0.10秒，儿童为0.04~0.08秒。

（4）ST段：为QRS波群终点到T波起点的一段等电位线，代表心室除极完毕到复极开始的一段时间。QRS波群的终点和ST段开始部位叫作S-T交接点，又称J点。正常ST段压低，在任何导联不应超过0.05mV。ST段抬高不应超过0.1mV，但在V_1~V_3导联可抬高

0.3mV。

（5）T波：为心室的复极波，电压低而占时间较长。T波的上升速度较慢，而下降则较快，故上下两支常不对称。在R波为主的导联中，如T波振幅小于R波的1/10，则称为T波低平。

（6）U波：是在T波后0.02～0.04秒出现的低平波，方向与T波方向一致，电压不应超过同一导联T波的1/2。

（7）QT间期：为QRS波群起点至T波终点的时间，代表心室除、复极过程中总共所需要的时间，又称为心脏电收缩时间。QT间期随年龄、性别、心率而异。心率越快，QT间期越短；反之则长。

24. 心电图纸的横向及纵向定标是怎样进行的？

心电图纸由竖线和横线划分成无数的1mm见方的小格，每隔四条细线划一条粗线，由细线构成的方格，习惯称呼为小格，粗线则称为大格。横坐标代表时间，通常转速为25mm/秒，每一小格为1/25=0.04秒，一大格为0.04×5=0.2秒。如转速为50mm/秒，则每一小格为0.02秒。纵坐标代表电压，两细横线之间距离为1mm，两粗横线之间距离为5mm。如定标1mV，笔跳10mm，则1mm=0.1mV。如定标减半，即1mV=5mm，则1mm=0.2mV。

25. 什么是窦性心律？它的心电图特点是什么？

凡心脏激动由窦房结起搏者称为窦性心律。正常成人心率在60～100次/min，6岁前儿童可超过100次/min，初生婴儿可达110～150次/min。

正常窦性心律的心电图特点：

（1）窦性P波有规律地发生且P波在Ⅰ、Ⅱ、aVF导联直立，在aVR导联倒置，P-R间期0.12～0.20秒。

（2）P波的频率为60～100次/min。

（3）P-P间距互差不超过0.12秒。

26. 什么是心动过速？它会有哪些症状？心动过速包括哪些类型？

心动过速是指心跳频率远远高于正常的每分钟100次，有时每分钟可达240～250次。此时由于心跳太快使心脏舒张时间大大缩短，造成全身血液不能充分回流到心脏，引起心脏"空泵"。一旦"空泵"，尽管心跳很快，但心脏泵出血量反而显著减少，就会产生头晕、眼前发黑、出汗、恶心、乏力、晕厥等症状，严重者会抽搐，发生"猝死"。

依据心动过速发生的部位又可分为：窦性心动过速（简称窦速）、房性心动过速（简称房速）、加速性交界性心动过速、室性心动过速（简称室速）。

27. 什么是窦性心动过速？引起窦性心动过速的原因有哪些？窦性心动过速心电图特点是什么？

成人窦性心律的频率超过100次/min，称为窦性心动过速。

引起窦性心动过速的原因主要有：

（1）健康人吸烟、饮茶或咖啡、饮酒、体力活动及情绪激动时。

（2）某些病理状态，如发热、甲状腺功能亢进、贫血或出血、休克、低氧血症、心肌缺血、充血性心力衰竭。

（3）应用肾上腺素、阿托品和其他抗胆碱能药物、乙醇、咖啡因类、尼古丁等。

窦性心动过速心电图特点如下：

（1）P波为窦性。

（2）P波频率≥100次/min（通常心率在100～150次/min，偶尔可更快）。

（3）PR间期>0.12秒。

（4）可能有ST段上斜型下降及T波低平。

28. 什么是窦性心动过缓？引起窦性心动过缓的原因有哪些？窦性心动过缓心电图特点是什么？

成人窦性心律的频率低于60次/min，称为窦性心动过缓。窦性心动过缓常同时伴发窦性心律不齐（同一导联不同PP间期的差异>0.12秒）。

窦性心动过缓的常见原因为：

（1）健康的青年人、运动员与睡眠状态。

（2）应用药物：如拟胆碱药物、胺碘酮、β受体阻滞剂、非二氢吡啶类钙通道阻滞剂或洋地黄等药物。

（3）病态窦房结综合征。

（4）急性下壁心肌梗死。

（5）其他原因：颅内疾患、严重缺氧、低温、甲状腺功能减退和阻塞性黄疸等。

窦性心动过缓心电图特点如下：

（1）P波具有窦性心律的特点。

（2）PR间期>0.12秒。

（3）P波的频率<60次/min（<45次/min为严重的窦性心动过缓）。

（4）常伴有窦性心律不齐或出现逸搏、干扰性房室脱节。

29. 什么是窦性心律不齐？它的心电图特点是什么？

凡由于窦房结不规则发放冲动而产生节律不齐的心律，称为窦性心律不齐。其心电图特点为符合窦性心律的心电图特点且相同导联PP间期相差>0.12秒。

30. 什么是窦性停搏？什么是窦房传导阻滞？两者如何鉴别？

窦性停搏或窦性静止（sinus pause or sinus arrest）是指窦房结在一个较长时间内不能产生冲动。心电图表现为比正常PP间期显著长的时间内无P波发生或P波与QRS波群均不出现，长的PP间期与基本的窦性PP间期无倍数关系。不同于窦性停搏，窦房传导阻滞是指窦房结冲动的短暂阻滞，即窦房结产生的冲动，部分或全部不能到达心房，引起心房和心室停搏。

窦性停搏与窦房传导阻滞，在心电图上均表现为在较长间隙内无P-QRS-T波。但窦性停搏为窦房结暂停活动，在此间隙内不发出激动；而窦房传导阻滞时，窦房结仍然发出冲动，仅是有数个激动不能下传至心房，故此较长的间隙为正常P-P间距的倍数，而窦性停搏后之间隙与P-P间距不成倍数关系。

31. 哪些情况可引起窦性停搏？

迷走神经张力增高或颈动脉窦过敏均可发生窦性停搏。急性下壁心肌梗死、窦房结变性与纤维化、脑血管病变、应用洋地黄或乙酰胆碱等药物也可引起窦性停搏。长时间的窦性停搏后，低位的潜在起搏点如房室交界区或心室可发出单个逸搏或出现逸搏心律控制心室。一旦窦性停搏时间过长而无逸搏，患者可发生头晕、黑矇、晕厥，严重者可发生阿-斯综合征，甚至死亡。

32. 什么是病态窦房结综合征？它的临床症状包括哪些？

病态窦房结综合征（sick sinus syndrome，SSS），简称病窦综合征，是由窦房结病变导致功能减退，从而产生多种心律失常的综合表现。

病态窦房结综合征时患者可出现与心动过缓有关的心、脑等脏器供血不足的症状，如发作性头晕、黑矇、心悸、乏力等，严重者可发生晕厥。患者心率缓慢，每分钟心率低于50次，夜间甚至低于30次。听诊时可在心尖部闻及第一心音低钝。当出现窦房传导阻滞和窦性停搏（停搏时间常常超过2秒，甚至达到8～9秒）时，患者往往出现黑矇、晕厥。如有心动过速发作，则可出现心悸、心绞痛、充血性心力衰竭等症状。

33. 引起病态窦房结综合征发生的病因有哪些？

引起窦房结功能减退的原因较多。如硬化与退行性变、淀粉样变性、甲状腺功能减退、纤维化与脂肪浸润等均可损害窦房结，导致窦房结起搏与窦房传导功能障碍；窦房结周围神经和心房肌的病变、窦房结动脉供血减少、迷走神经张力增高、某些抗心律失常药物抑制窦房结功能，也可导致其功能障碍。

34. 病态窦房结综合征的心电图特征包括哪些?

主要包括：（1）非药物引起的持续而显著的窦性心动过缓（50次/min以下）。（2）窦性停搏与窦房传导阻滞。（3）窦房传导阻滞与房室传导阻滞并存。（4）心动过缓-心动过速综合征（慢-快综合征），是指心动过缓与房性快速性心律失常（如房性心动过速、心房扑动、心房颤动）交替发作。（5）长间歇后可见房室交界区性逸搏心律或室性逸搏心律。

35. 什么是阿-斯综合征? 发生阿-斯综合征时的临床症状有哪些?

阿-斯综合征又称心源性脑缺血综合征。是由于心脏原因引起的一种暂时性脑缺血、缺氧而致的急骤而短暂的意识丧失伴有惊厥的综合病症。

引起本综合征的病因很多，主要有缓慢性心律失常，如病态窦房结综合征、完全性房室传导阻滞；快速性心律失常，如阵发性室性心动过速、扭转型室性心动过速、心室颤动及多源性频发室性期前收缩。其发生是由于多种心律失常致心跳极慢（20次/min以下），甚至短时间的心室停跳，或心跳极快至室颤，使心脏排血功能骤降，引起大脑严重短暂缺血，从而出现昏厥、抽搐。如抢救不及时往往可引起死亡。

阿-斯综合征发作时，往往伴有心律失常。轻者可出现黑矇，重者知觉完全丧失，有的发生抽搐。特征性的表现为当心排出量骤降时，先表现为面色苍白（此时脑血循环不良，供血暂停），继而知觉全失、抽搐。抽搐的表现与癫痫相似，但后者口吐白沫，血压及心律皆正常。如果脑循环及时恢复，患者立即清醒，这时常因反射性充血而面色潮红，清醒后患者可立即恢复以前的活力与神志。患者一般都不清楚晕厥是怎样发生的。

36. 什么是期前收缩? 有哪些类型? 有哪些症状及危害?

窦房结以外的异位起搏点提前发生的冲动，称为期前收缩或过早搏动。期前收缩可能由一个异位节奏点兴奋性增加，或折返激动，或触发活动所引起，也可能来自不同的节奏点。按异位激动起源部位不同，将期前收缩分为房性、房室交界性及室性3种，临床上以室性期前收缩最为常见，房性期前收缩次之，交界性期前收缩少见。

期前收缩是否引起症状，应根据期前收缩发生的频率及患者的敏感程度而定。有些患者，期前收缩即使很频繁却毫无自觉症状；有些患者甚至每有一次期前收缩也感觉心脏有偶然暂停感，他们感觉到的往往是期前收缩后的代偿间歇，因而自述心脏有漏跳或是感到代偿间歇后较强的心脏收缩感，有似心脏突然冲击或心脏在胸内翻动等感觉。若期前收缩过于频繁，可有心悸、头晕、眩晕或心前区"说不出的难受感"等。在休息或入睡前发生，这是由于此时的注意力未受外来情况干扰，容易感觉到期前收缩的发生。

一般说来，在运动中或心率加快时发生期前收缩者，则有心脏疾患的可能性大；而当休息时有期前收缩者，则多属于正常情况。

健康人出现偶发性期前收缩在临床上没有重要意义。在有疾病的情况下，必须根据不同情况进行分析判断。如患者原来就有冠状动脉供血不足，因心肌缺血而发生期前收缩，则一系列的期前收缩可能诱发心绞痛。若患者在发生急性心肌梗死后出现室性期前收缩，由于这时心肌的电稳定性及室颤阈降低，则可能是严重的阵发性室性心动过速的预兆，甚至是心室颤动的预兆，因此必须及时进行有效治疗。风湿性心脏病二尖瓣狭窄的患者发生了频发的房性期前收缩，则可能预示患者将发生心房颤动。不少药物的临床应用（如某些抗癌药、依米丁、锑剂等对心肌有损伤）是引起期前收缩的原因。总之，过于频发的期前收缩，在不同程度上加重了心脏负担，少数患者在已有病变的心脏中也可因此诱发或加重心力衰竭。临床心电图仍是对期前收缩诊断最可靠、最有决定性的检查方法。

37. 什么是室上性心动过速？它包括哪些类型？

室上性心动过速是泛指起源在心室以上或途径不局限于心室的一切快速心律。按此定义，包括房室折返性心动过速、房室结折返性心动过速、窦房结折返性心动过速、加速性交界性心动过速以及起源于心房的房颤、房扑和房性心动过速等。如不伴有束支阻滞或旁路前传，均为窄QRS心动过速。

38. 什么是异位心律？

激动发自窦房结以外的部位，如起源于心房、房室连接处，或心室时的一系列异位激动称为异位心律。异位心律可分为两类：一类为被动性异位心律，另一类为主动性异位心律。

39. 什么是被动性异位心律？什么是主动性异位心律？

被动性异位心律是指由于窦房结发出激动过慢，或者不能发出激动，或虽然发出激动但不能传导（窦房传导阻滞），为了保障心跳下级的潜在起搏点便发生激动，以免心脏停搏，这种异位心律称为被动性异位心律。包括房性逸搏及房性逸搏心律、交界区逸搏及交界区逸搏心律、室性逸搏及室性逸搏心律。

主动性异位心律是指窦房结发出激动之前，已经由其他节奏点主动地产生激动，兴奋心脏所引起的搏动。即虽然窦房结照常发出激动，但异位起搏点的自律性增强或由于折返机制而发出频率较高的激动。包括期前收缩（房性、房室交界区性、室性）；阵发性心动过速（房性、房室交界区性、房室折返性、室性）；心房扑动、心房颤动；心室扑动、心室颤动。

40. 什么是房性期前收缩？它的病因及临床表现有哪些？

房性期前收缩（atrial premature beats）是指激动起源于窦房结以外心房任何部位的一种主动性异位心律。正常成人进行24小时心电监测，约60%有房性期前收缩发生。

病因：各种器质性心脏病患者均可发生房性期前收缩，并可能是快速性房性心律失常的先兆。心脏结构正常者也可能发生。

临床表现：患者一般无明显症状，频发房性期前收缩者可感心悸、胸闷，自觉心脏有停跳感。

41. 房性期前收缩的心电图特征有哪些？什么是不完全性代偿间歇？什么是完全性代偿间歇？

心电图特征：（1）房性期前收缩的P波提前发生，与窦性P波形态不同。（2）包括期前收缩在内的前后2个窦性P波的间期短于窦性PP间期的2倍，称为不完全性代偿间歇。（3）下传的QRS波群形态通常正常，少数无QRS波群发生（称阻滞的或未下传的房性期前收缩），或出现宽大畸形的QRS波群（称室内差异性传导）。

当期前收缩出现后，往往代替了一个正常搏动，其后出现一个较正常窦性心动周期为长的间歇称为代偿间歇。不完全性代偿间歇是指期前收缩前后的2个窦性P波的间距小于基本窦性PP间距的2倍，常见于房性早搏（图2-4）。

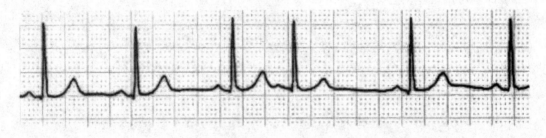

图中第4个P波提前发生，与窦性P波形态不同，其后QRS波群形态正常，代偿间歇不完全

图2-4　房性期前收缩

无论何种原因引起的期前收缩，由于使心房及/或房室交界区处于不应期，致使窦房结发出的下一个冲动不能外传至心室，因而出现1个等于2倍窦性节律周期的间歇，叫完全性代偿间歇。常见于室性早搏之后。

42. 什么是房性心动过速？它的病因有哪些？

房性心动过速（atrial tachycardia）简称房速，指起源于心房，无房室结参与维持的心动过速。根据发病机制包括自律性增高、折返和触发活动。根据起源点不同分为局灶性房性心动过速（focal atrial tachycardia）和多源性房性心动过速（multifocal atrial tachycardia），多源性房性心动过速又称为紊乱性房性心动过速（chaotic atrial tachycardia），是严重肺部疾病常见心律失常，最终可能发展为心房颤动。

病因：冠心病、COPD、洋地黄中毒、大量饮酒、代谢障碍均可为致病原因。心外科手术或导管消融术后导致的手术瘢痕也可引起房性心动过速。个别见于无器质性心脏病的儿童或青少年。

43. 房性心动过速的临床表现有哪些?

患者可有心悸、胸闷、头晕、胸痛、呼吸困难、乏力等症状，有些患者也可无任何症状。合并有器质性疾病可出现晕厥、心肌缺血、肺水肿等。发作呈短暂、间歇或持续性。当房室传导比率发生变动时，听诊心律不恒定。

44. 房性心动过速的心电图特征有哪些?

局灶性房性心动过速心电图特征表现：（1）心房率通常为150～200次/min。（2）P波形态与窦性者不同。（3）常出现二度Ⅰ型或Ⅱ型房室传导阻滞，呈现2:1房室传导者常见，但心动过速不受影响。（4）P波之间等电位线仍存在。（5）刺激迷走神经不能终止心动过速，仅加重房室传导阻滞。（6）发作开始时心率逐渐加速。

45. 什么是心房扑动? 它的心电图特点是什么?

心房扑动（atrial flutter，AFL）简称房扑，是一种心房肌连续不断快速除极和复极的快速规律的房性心律失常。介于房速和房颤之间。未经治疗时，心房率范围250～350次/min，房扑通常表现为2:1房室传导，导致心室率为120～160次/min（大多为150次/min）。常为阵发性，少数病例可持续数年，甚至引起致心律失常型心肌病，导致心脏扩大，心力衰竭。患者的症状及其严重程度不仅取决于心室率的快慢，也取决于心脏本身的病变程度。

心房扑动的心电图特点如下：

（1）心电图上正常的窦性P波消失，心房活动呈现规律的锯齿状扑动波，称F波。

扑动波之间的等电位线消失，在Ⅱ、Ⅲ、aVF或V_1导联最明显。心房率通常为250～350次/min。

（2）心室律规则或不规则，取决于房室传导是否恒定，不规则的心室律系由于传导比率发生变化所致。

（3）QRS波群形态正常，伴有室内差异传导或原有束支传导阻滞者QRS波群可增宽、形态异常（图2-5）。

46. 心房扑动的病因及临床表现有哪些?

病因：多发生于心脏病患者，包括风湿性心脏病、冠心病、高血压性心脏病、先天

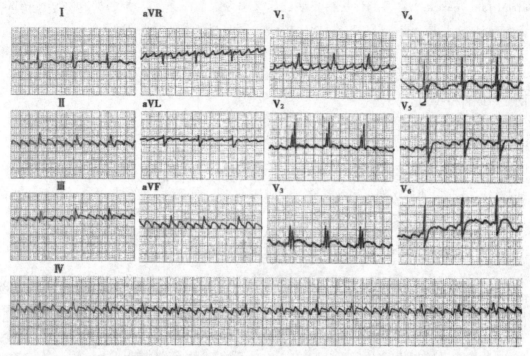

图中可见快速而规则的锯齿状扑动波（F波），频率300次/min，RR间期规则，房室传导比例为4∶1

图2-5　心房扑动

性心脏病及修补术后、心肌病等。肺栓塞、慢性心力衰竭、房室瓣狭窄与反流导致心房增大者，也可出现房扑。房扑也可见于无器质性心脏病者。

临床表现：房扑往往有不稳定的倾向，可恢复窦性心律或进展为心房颤动，但也可持续数月或数年。房扑的临床表现取决于心室率的快慢以及原发疾病的严重程度。房扑心室率不快时，患者可无症状；心室率快可引起心悸、胸闷、呼吸困难、头晕等症状。房扑心室率过快导致低血压时可诱发心绞痛与心力衰竭。体格检查可见快速的颈静脉扑动。

47. 心房扑动的治疗要点有哪些?

应针对原发病进行治疗。最有效的终止房扑方法为直流电复律。若房扑引起血流动力学不稳定，应选择直流电复律或快速心房起搏终止；血流动力学稳定者可选用药物治疗，包括钙通道阻滞剂（如维拉帕米或地尔硫䓬）、β受体阻滞剂（如艾司洛尔）、洋地黄减慢心室率。IA（如奎尼丁）、IC（如普罗帕酮）和Ⅲ类抗心律失常药物有助于转复心律并提高复律后维持窦性心律的可能性。如果房扑合并冠心病、充血性心力衰竭等时，应用ⅡA、ⅡC类药物容易导致严重的室性心律失常，此时应选择胺碘酮。房扑的药物疗效有限，射频消融术可根治房扑，对于症状明显或引起血流动力学不稳定者可选用。持续性房扑、反复发作性房扑以及房颤与房扑相互转换者应给予抗凝治疗。

48. 什么是心房颤动？它的心电图特点是什么？

心房颤动（atrial fibrillation，AF）简称房颤，是严重的心房电活动紊乱，是临床上最常见的心律失常之一，随着年龄增长，房颤发生率成倍增加。房颤常发生于有器质性心脏病的患者，也见于其他疾病及未发现有心脏病变的正常人。房颤可以独立发生，或合并其他心律失常，最常见合并的心律失常为房扑或房性心动过速。

房颤的心电图特点如下：

（1）P波消失，代之以大小不等、形态不一、间隔不匀的颤动波，称f波，频率350～600次/min。

（2）R-R间隔极不规则。

（3）QRS波群形态一般正常，当心室率过快，伴有室内差异性传导时QRS波群增宽变形（图2-6）。

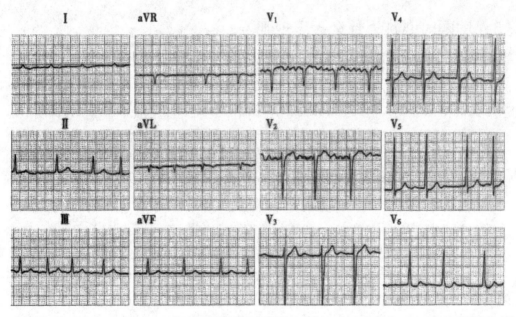

图中各导联P波消失，代之以大小不等、形态各异的心房颤动波（f波），频率约428次/min，QRS波群形态和时限正常，RR间期绝对不规则，频率约72次/min

图2-6 心房颤动

49. 房颤的病因是什么？常见诱发房颤发作的不健康生活方式包括哪些？

房颤常发生于器质性心脏病患者，如冠心病、高血压性心脏病、风湿性心脏病二尖瓣狭窄、甲状腺功能亢进性心脏病、缩窄性心包炎、心肌病、感染性心内膜炎及慢性肺心病等。房颤的发病率随年龄增长而增高；正常人在疲劳、情绪激动、吸烟、运动、手术后、过量服用兴奋剂、呼吸道感染所致的发热后或大量饮酒（假日心脏综合征）时发生。肥胖也是发生房颤的一个重要危险因素，应引起重视。房颤发生在无结构性心脏病的中青年，称孤立性房颤或特发性房颤。

50. 房颤发作时可有哪些症状？

房颤最常见的症状为心悸、活动耐力下降和胸部不适，部分患者也可有头晕、焦虑及尿量增加（心房利钠肽分泌增多所致）等症状。房颤症状的严重程度在个体间差别很大，部分患者可因症状不特异或较轻而逐渐耐受，约1/4的患者自述无症状。血栓栓塞或心衰等并发症也可为房颤首发表现。房颤发作影响血流动力学者多合并器质性心脏病及心功能不全，也可见于房颤转变为心房扑动（房扑）或合并预激综合征导致心室率极快时。房颤合并晕厥最常见于阵发性房颤发作终止时出现长R-R间期，也可见于严重栓塞事件、心室率极快导致血流动力学不稳定等情况，以及合并肥厚型心肌病（hypertrophic cardiomyopathy，HCM）、主动脉瓣狭窄等基础心脏病的患者。

51. 房颤时心跳为什么会不规则？

房颤患者的心室率极为不匀齐的机制是房室交界区的隐匿性传导。快速而不匀齐的AF波，其中有若干仅激动了心房，根本未达到房室结；达到房室结的激动又有很多在房室结内受到干扰，不能通过或只能部分通过并下传至心室，因此心室率呈现高度不匀齐。同时由于房波不同程度地通过房室结，AF波与R波的间距也非常不规则。

52. 房颤对人体造成哪些危害？

房颤对人体的危害主要有以下几点：

（1）脑卒中：当患有房颤后，心脏的结构会随之改变，心脏左心耳处容易形成血栓，当血栓脱落后，随着血液流到身体各个部位，导致脑梗死的面积加大，引发脑卒中。

（2）心力衰竭：房颤可引起心脏输出量减少，心脏舒张功能受损，使心肌能量储备减少，引起心肌缺血，进而引发心力衰竭。

（3）心绞痛：房颤可引起心律失常，导致心脏泵血不足，引起心肌缺血，进而引发心绞痛。心绞痛疼痛程度不同，有时可出现剧烈疼痛，难以忍受，还可放射至上腹及咽部。

（4）房颤对患者的预期寿命有影响。房颤患者未来5~10年的全因死亡率，男性增加1.5倍，女性增加1.9倍。

（5）心脏功能下降，房颤患者房室收缩不协调，心搏出量较正常人下降30%左右，导致心脏储备功能降低，加重和恶化已有的心力衰竭。

（6）持久性房颤频繁发作可导致心房扩大，部分患者左房容积在2~3年增大2~3倍，使患者产生心悸、头昏甚至晕厥症状。

53. 2020年ESC心房颤动诊疗指南关于房颤是如何分类的?

首次诊断房颤:以前未诊断房颤,无论时程或有无房颤相关症状/严重程度。

阵发性房颤:房颤在发作7日内自行或干预后终止。

持续性房颤:房颤持续维持7日以上,包括在7日以上通过心脏复律(药物或电复律)的发作。

长程持续性房颤:决定接受节律控制策略时,持续房颤时程>12个月。

永久性房颤:患者和医师接受房颤,不再进一步尝试转复/维持窦性心律。

54. 房颤时脱落的血栓都是从哪里来的?

房颤时最容易形成血栓的部位是左心耳。左心耳形成的血栓如果脱落,就会顺血流进入左心室,然后从主动脉排出。如果落入脑血管,就造成脑卒中甚至直接昏迷、植物状态或死亡。如果落入体循环则造成上、下肢动脉栓塞,时间久了需截肢。当有房缺,或有右心耳血栓时,栓子逆行入右心房,则造成肺栓塞。

(1)心血管内皮细胞损伤:对于长期患有心房颤动的患者而言,如果没有进行系统的治疗,很有可能会导致心血管内皮细胞损伤,激活凝血,造成弥散性血管内凝血,进而引起血栓。

(2)血流状态异常:如果患者出现持续性心房颤动的情况,很有可能导致血流减慢或淤滞、血流产生旋涡等血流状态异常情况,被激活的凝血因子和凝血酶聚集于血流状态异常部位,进而形成血栓。

(3)心房扩大:心房扩大增加了心房颤动患者出现血栓的概率。心房扩大可以导致血流湍流,使血栓形成的概率增加。

(4)运动量少:心房颤动可影响全身血液循环,在老龄、长期卧床、伏案工作等不经常运动等情况下,会导致局部静脉回流受阻、血流缓慢,发生血栓的风险增高。

(5)基础疾病:除心房颤动外,如果患者还患有高血压、糖尿病等基础疾病,在未合理控制的情况下,长期存在吸烟喝酒、高脂高糖饮食等不良生活习惯易使凝血功能紊乱,易诱发血栓。

55. 什么情况下房颤血栓易脱落?

在房颤状态下形成的血栓,往往容易在房颤突然自发中止时、用药物中止时或体外电击中止时脱落。因此,在超过48小时的房颤或不能明确房颤起始时间时,应先用肝素抗凝血治疗后才可以行复律治疗,或者用左房CT或食管超声证实左心耳无血栓也可。

56. 房颤治疗要达到什么目标?

房颤的治疗主要有3个目标:心率控制、心律控制、预防血栓栓塞。

（1）恢复窦性心律：房颤的主要问题之一是心房的节律紊乱，导致心脏的泵血功能受到影响。恢复窦性心律意味着恢复正常的心脏节律，从而使心脏能够更有效地泵血。这是房颤治疗的理想结果，因为它可以减轻症状、减少并发症，并提高患者的生活质量。对于任何房颤患者，都应尝试使用恢复窦性心律的治疗方法，如药物治疗、电复律或导管消融等。

（2）控制快速心室率：如果房颤患者无法恢复窦性心律，控制快速心室率是重要的治疗目标。过快的心室率可能导致患者心悸、胸闷、头晕等症状，甚至增加血栓形成和脑卒中的风险。药物可以用于减缓心室率，减轻症状并减少并发症的风险。

（3）防止血栓形成和脑卒中：房颤时，心房的节律紊乱导致血液在心房中淤积，增加血栓形成的风险。如果不能恢复窦性心律，使用抗凝药物可以预防血栓形成和脑卒中的发生。这可以通过口服抗凝药物或皮下注射低分子肝素等方式实现。

57. 房颤的治疗强调综合管理，什么是ABC整体路径管理？

"A"是抗凝或卒中预防（anticoagulation/avoid stroke）：确定卒中风险及评估患者出血风险，并注意可控出血因素，综合选择口服抗凝药物；"B"是指症状管理（better symptom management）：根据患者症状、生活质量评分及患者意愿，选择更好的措施控制心率和心律，包括电复律、抗心律失常药物及消融；"C"是指优化心血管并发症和危险因素的管理（cardiovascular and comorbidity optimization）：加强对心血管危险因素和生活方式的管理，如戒烟、减肥、避免饮酒过量和适当运动。房颤的综合管理对于改善预后至关重要。

58. 房颤的治疗原则是什么？

治疗原则是：治疗原发疾病和诱发因素基础上，积极预防血栓栓塞发生、转复并维持窦性心律及控制心室率。

（1）积极寻找和治疗基础心脏病，控制诱发因素。

（2）抗凝治疗。

对于心脏瓣膜病者（人工机械心脏瓣膜或中、重度二尖瓣狭窄），需要应用华法林抗凝。对于非心脏瓣膜病者，需使用$CHADS_2$或CHA_2DS_2-VASc评分系统进行栓塞风险的动态评估。$CHADS_2$对于低危脑卒中患者的评估不够准确，所以目前临床多使用CHA_2DS_2-VASc评分系统进行栓塞风险评估。若CHA_2DS_2-VASc评分为0分（男性）或1分（女性），不抗凝；CHA_2DS_2-VASc评分≥1分（男性）或≥2分（女性）者，根据获益和风险衡量，优选抗凝治疗；CHA_2DS_2-VASc评分≥2分（男性）或≥3分（女性）者，推荐口服华法林或NOAC（新型口服抗凝药）治疗，服用华法林使凝血酶原时间国际标准化比值（INR）维持在2.0～3.0。房颤患者抗凝同时需要使用HAS-BLED评分系统进行出血风险动态评估，HAS-BLED评分≥3分为高出血风险。但应注意，对于高出血风险患者应积极纠正可逆出血因素，而不应该将出血评分增高作为抗凝治疗禁忌证。

59. 房颤患者栓塞风险较高，如何进行选择性抗凝治疗？

房颤患者栓塞风险较高，需要依据栓塞风险进行选择性抗凝治疗。目前有两类口服抗凝药：维生素K拮抗药（华法林）和非维生素K拮抗药（新型口服抗凝药NOAC）。华法林是一种双香豆素衍生物，通过抑制维生素K及其2,3-环氧化物（维生素K环氧化物）的相互转化而发挥抗凝作用。

60. 新型口服抗凝药NOAC包括哪些种类？有何优点？

NOAC包括Ⅹa抑制剂（利伐沙班、阿哌沙班和依度沙班）和直接凝血酶抑制剂（达比加群），通过与凝血酶或Ⅹa因子可逆性结合而发挥抗凝作用。NOAC是一类有效降低脑卒中栓塞风险、出血风险低、安全性较好的抗凝药，具有以下优点：（1）服用简单，不需常规监测凝血。（2）除特殊情况（肾功能不全、高龄、低体重等），一般治疗人群不需常规调整剂量。（3）口服后吸收快，血药浓度较快达到峰值并发挥抗凝作用。（4）半衰期较短，停药后抗凝作用较快消失。（5）不受食物影响。

61. 新型口服抗凝药NOAC如果发生漏服，如何处理？

新型口服抗凝药（NOAC）半衰期短，用药后12～24小时作用即可消失，因此必须保证患者服药的依从性，以免因药效下降而发生血栓栓塞。如果发生漏服，每日2次用药的药物漏服6小时以内，应该补服前次漏服的剂量；每日1次用药的药物漏服12小时以内，应该补服前次漏服的剂量。超过此期限，不再补服，而且下一次仍使用原来剂量，不要加倍。

62. 左心耳封堵术适用于何种患者？

房颤患者约90%的血栓起源于左心耳。目前已将房颤作为左心耳封堵术（left atrial append-age closure，LAAC）的适应证。通过LAAC将左心耳隔绝于系统循环之外，从源头上预防绝大多数的血栓形成和脱落引起的血栓栓塞事件。LAAC适用于CHA_2DS_2-VASc评分≥2分的非瓣膜性房颤患者，同时具备以下情况之一：

（1）不宜口服抗凝药者：其中包括对华法林过敏的患者、有华法林使用禁忌证的患者，以及无法长期口服华法林的患者。

（2）长期抗凝仍出现栓塞者：口服抗凝药抗凝治疗，并且国际标准化比值达到抗凝标准的情况下仍发生卒中或栓塞事件的患者，这类特殊患者口服抗凝药已无法达到预防血栓的目的，需进行手术介入治疗。

（3）HAS-BLED评分≥3分的患者：HAS-BLED评分是指对于心房颤动患者的出血风险进行量化评分。

（4）合并需使用抗血小板药物者：如需长期服用阿司匹林、氯吡格雷等抗血小板药物的患者。

（5）无法长期抗凝治疗者：不愿意或由于特殊原因而无法长期口服华法林及其他抗凝药物的患者，其中包括一些从事特殊职业的患者，如需长期训练的患者、登山运动员等，以及有认知功能障碍依从性极差的患者等。

63. 什么是抗血栓药？什么是抗凝血药？什么是抗血小板药？阿司匹林是抗凝血药吗？

抗血栓药通常是指一类能抑制血液凝固、血小板活化和促进纤维蛋白溶解的药物，包括抗凝药、抗血小板药等，所以抗血栓药可以预防和治疗血栓性的疾病，其中包含的主要药物有注射用尿激酶、注射用瑞替普酶、华法林等。

而抗凝药可用于防治血管内栓塞或血栓形成的疾病，预防脑卒中或其他血栓性疾病，是通过影响凝血过程中的某些凝血因子阻止凝血过程的药物，所以其作用范围相对于抗血栓药来说小一些，其中包含的主要药物有低分子肝素钠、低分子肝素钙、华法林等。

健康的人体，血液既能在血管内自由流动、毫无淤滞，又能在遇到血管受损时及时形成血栓将受损处修补，避免进一步出血，但又不能让血栓无限制形成和长大。这一进化得来的精妙调节能力其实依赖于血液中存在的互相依存、又互相拮抗的3大系统，即凝血系统、抗凝血系统和纤溶系统。

凝血系统中包括血小板的聚集和凝血酶原的活化两方面。因此，严格讲，抗血栓治疗应包括抗血小板治疗和抗凝血治疗两方面。

血液中存在的抗凝血系统主要能够拮抗凝血酶，使其不能活化；而纤溶系统又能够将已经形成的早期血栓化解掉，维持血管畅通。

阿司匹林是经典的抗血小板聚集药，它能抑制血小板的聚集，而血小板的聚集是血栓形成的开始。因此它是抗血栓药的一部分，但不是抗凝血药。

抗凝血药（简称抗凝药）依据给药途径又分为3大类。第一大类是静脉应用的肝素。第二大类是皮下应用的低分子肝素。这两类都需要住院才能应用。第三大类就是口服抗凝药，主要包括华法林和新型口服抗凝药，如达比加群、阿哌沙班等。

64. 预防房颤血栓形成的药物有哪些？阿司匹林能预防房颤血栓吗？

能够有效预防房颤血栓形成的药是抗凝血药，包括华法林、达比加群、利伐沙班和阿哌沙班等。阿司匹林只是抗血小板药，基本不具有预防房颤血栓形成的作用。但在合并冠状动脉粥样硬化性心脏病的房颤患者，合并应用阿司匹林抗血小板治疗能明显减少心血管事件的发生，但相应地也增加出血风险。因此应用中要密切观察，严格遵医嘱用药。

65. 为什么服用华法林需反复抽血化验?

华法林是间接抗凝血酶药。它是通过抑制肝脏生成某些凝血因子，使血液中这类凝血因子减少来达到抗凝血作用的。因此作用效果要滞后，一般得3~5日才见效。同时其抑制肝脏合成凝血因子的能力也因人而异，即产生同等抗凝血效果所需的药物量大不相同，每人的服药量可能差别很大。因此需要不断监测凝血效果来调整用药，直至达到个人的稳定剂量为止。一般需每5日抽血化验1次，3个月后一般能达到稳态。这也是许多人不愿意服用华法林的原因。另外，华法林服用，受肠道大肠杆菌、便秘、腹泻、饮食影响，长期单一饮食容易影响抗凝效果。

66. 什么是房颤的复律治疗? 复律治疗手段有哪些?

心房颤动复律指的是将心房颤动转复为正常的心率，也就是窦性心律，常用的是3种方法。（1）药物复律，可以选择奎尼丁、普鲁卡因胺、普罗帕酮、胺碘酮、伊布利特等，药物转复的成功率在60%左右。目前临床上常选择胺碘酮，因为药物的副作用小。（2）电复律，一般针对药物复律无效，或者是患者房颤发作的时候，出现了明显的血流动力学紊乱，这种情况要紧急地进行电复律治疗。电复律能否成功要结合患者房颤时间的长短，左心房大小和年龄。（3）药物治疗无效，患者有明确转复律意愿可以通过导管射频消融的方式来根治房颤，但是也不是所有的患者通过这个方式都能完全根治的，也要结合患者的病情。

67. 常用的房颤复律药物有哪些? 如何使用?

抗心律失常药物（AAD）治疗的目的是改善房颤相关症状。因此，决定开始长期AAD治疗需要平衡症状负担、可能的药物不良反应和患者意愿。

（1）胺碘酮被推荐用于所有房颤患者的长期节律控制，包括射血分数减低的心衰患者。但由于其心外毒性，尽可能优先考虑其他AAD。胺碘酮用法：每次0.2g，每日3次，服5日；然后改为每次0.2g，每日2次，再服5日；之后改为每日1次，每次0.2g，维持3~6个月。半年后如果仍需继续服用，可改为每日半片（0.1g），或隔日1片。长期服用胺碘酮可能产生甲状腺、肺部的副作用，因此在服用1个月、半年和1年时应复查以下指标：①甲状腺素水平。②X线胸片观察有无肺纤维化迹象。③心电图测量QT间期。

（2）在接受索他洛尔治疗的房颤患者中，建议密切监测QT间期、血清钾水平、CrCl和其他心律失常的危险因素。索他洛尔用法：每次40~80mg，每日2次，坚持几个月或几年。期间需间断做心电图，监测QT间期长度。

（3）在使用氟卡尼长期控制心律的房颤患者中，应考虑同时使用房室结阻滞药物（如能耐受）。普罗帕酮2种用法：①平时不用，只在房颤发作时才用，每次150~200mg，每日3次，连续用2日后停药。②每次150mg，每日3次，坚持用几个月。

（4）在密切监测QT间期、血清钾水平、CrCl及其他心律失常危险因素的情况下，左室功能正常或缺血性心脏病患者可考虑索他洛尔作为长期节律控制药物（Ⅱb，A）。

68. 心房颤动时控制心室率治疗的目标是怎样的？

心室率控制的严格目标是静息状态下要小于80次/min，活动情况下要小于110次/min，宽松的目标是静息状态下要小于110次/min，活动之后要小于130次/min。

69. 常用的控制心室率的药物有哪些？

目前来说控制心室率常用的药物有β受体阻滞剂、钙通道阻滞剂、洋地黄制剂以及某些抗心律失常的药物。β受体阻滞剂包括美托洛尔、比索洛尔、阿替洛尔、艾司洛尔等。钙通道阻滞剂包括维拉帕米、地尔硫䓬。洋地黄制剂包括地高辛、西地兰等，其他抗心律失常的药物常用的就是胺碘酮。

70. 洋地黄类药物适用于哪些心律失常？

（1）阵发性室上性心动过速的转复。

（2）心房颤动的减慢心室率。

（3）使心房扑动转为心房颤动，并减慢心室率。

71. 什么是房室交界区性期前收缩？它的心电图特点是什么？

房室交界区性期前收缩（premature atrioventricular junctional beats）简称交界性期前收缩。冲动起源于房室交界区，可前向和逆向传导，分别产生提前发生的QRS波群与逆行P波。逆行P波可位于QRS波群之前（PR间期<0.12秒）、之中或之后（RP间期<0.20秒）。QRS波群形态正常，当发生室内差异性传导时，QRS波群形态可有变化。交界性期前收缩通常无须治疗。

72. 什么是阵发性室上性心动过速？它的临床表现有哪些？

与房室交界区相关的折返性心动过速或称阵发性室上性心动过速（paroxysmal supraventricular tachycardia, PSVT）简称室上速。房室结内折返性心动过速是最常见的室上速类型。

临床表现为：心动过速突然发作与终止，持续时间长短不一。发作时患者常有心悸、胸闷、头晕，少见有晕厥、心绞痛、心力衰竭、休克者。症状轻重取决于发作时心室率快慢及持续时间。听诊心律绝对规则，心尖部第一心音强度恒定。

73. 阵发性室上性心动过速的心电图特点有哪些？

（1）心率150～250次/min，节律规则。（2）QRS波群形态及时限正常（伴室内差异性传导或原有束支传导阻滞者可异常）。（3）P波为逆行性（Ⅱ、Ⅲ、aVF导联倒置），常埋藏于QRS波群内或位于其终末部分，与QRS波群保持恒定关系。（4）起始突然，通常由一个房性期前收缩触发（图2-7）。

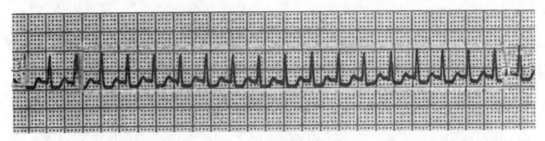

Ⅱ导联示连续快速规则的QRS波群，其形态和时限均正常，频率212次/min，未见明确P波

图2-7　阵发性室上性心动过速

74. 阵发性室上性心动过速急性发作期如何处理？

应根据患者基础心脏状况、既往发作状况以及对心动过速耐受程度做出适当处理。（1）若患者心功能、血压正常，可尝试刺激迷走神经，如诱导恶心、Valsalva动作（深吸气后屏气，再用力做呼气动作）、按摩颈动脉窦（患者取仰卧位，先右侧，每次约5~10秒，切勿双侧同时按摩）、将面部浸于冰水内等。现主张采用改良Valsalva动作，可以大大提高终止室上性心动过速的成功率。即要求患者在半卧位情况下完成并保持Valsalva动作，随即取仰卧位，被动抬高双腿。为使上述动作标准化，可要求患者屏气的力度达到能吹动10mL注射器活塞的程度（先抽动活塞后再吹）。（2）腺苷与钙通道阻滞药：首选药物为腺苷，6~12mg快速静脉注射，起效迅速，不良反应为胸部压迫感、呼吸困难、面色潮红、窦缓、房室传导阻滞等，由于半衰期短于6秒，不良反应会很快消失。我国有应用三磷酸腺苷（ATP）终止室上性心动过速的报道，不良反应及注意事项同腺苷。无效时改为静脉注射维拉帕米（首次5mg，无效时隔10分钟再静脉注射5mg）或地尔硫䓬。（3）洋地黄类：如毛花苷C静脉注射。除伴有心力衰竭者可作首选外，其他患者已较少应用。（4）β受体阻滞剂与普罗帕酮：β受体阻滞剂也能有效终止心动过速，以选择短效β受体阻滞剂（如艾司洛尔）较为合适。普罗帕酮1~2mg/kg静脉注射，注意结构性心脏病患者禁用。（5）升压药：如去甲肾上腺素、甲氧明、间羟胺等，对低血压者，通过反射性兴奋迷走神经终止心动过速。（6）食管心房调搏术常能有效终止发作。（7）以上治疗无效或当患者出现严重心绞痛、低血压、心力衰竭时应施行同步直流电复律。

75. 什么是预激综合征？它的心电图特点是什么？

预激综合征（preexcitation syndrome）又称Wolf-Parkinson-White综合征（WPW综合征），是指心电图呈预激（即冲动提前激动心室的一部分或全部）表现，临床上有心动过速发作。

房室旁道典型预激表现为：（1）窦性搏动的PR间期短于0.12秒。（2）某些导联的QRS波群超过0.12秒。（3）QRS波群起始部分粗钝，称预激波或δ波，终末部分正常。（4）ST-T波呈继发性改变，与QRS波群主波方向相反（图2-8）。

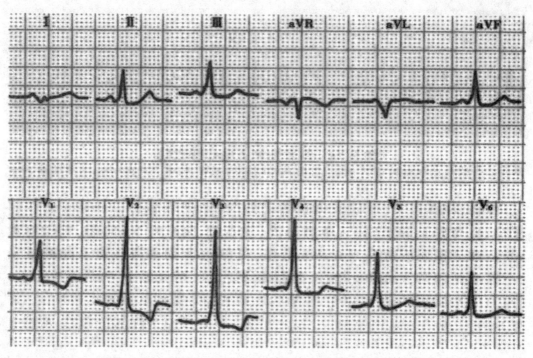

PR间期0.09秒，QRS波时限为0.12秒，起始部明显粗钝（δ波）

图2-8　预激综合征

76. 什么是射频消融术?

射频消融术（radio frequency catheter ablation，RFCA）是利用电极导管在心腔内某一部位释放射频电流而导致局部心内膜及心内膜下心肌的凝固性坏死，达到阻断快速心律失常异常传导束和起源点的介入性技术。射频电流是一种正弦波形，是频率为300~750kHz的交流电流。

射频消融是应用最早、最广泛的治疗心律失常的方式。射频利用高频电流，通过在导管尖端释放的热效能产生很高的温度（通常为50~60℃），约1分钟后局部组织内水分蒸发、干燥坏死（医学称为凝固性坏死），达到治疗目的。射频消融治疗心律失常已经有40余年的历史，临床应用广泛，几乎全世界所有从事心律失常导管消融治疗的医师都是从应用射频消融治疗开始学习的。因此，射频消融治疗心律失常已经成为应用最广泛、技术最成熟、效果最肯定的技术之一。

77. 射频消融术的适应证包括哪些?

（1）预激综合征合并阵发性心房颤动和快速心室率。

（2）房室折返性心动过速、房室结折返性心动过速、房速和无器质性心脏病证据的室性期前收缩和室性心动过速呈反复发作性，或合并有心动过速心肌病，或者血流动力学不稳定者。

（3）发作频繁和（或）症状重、药物治疗不能满意控制的心肌梗死后室速，多为ICD的补充治疗。

（4）发作频繁、心室率不易控制的房扑。

（5）发作频繁、症状明显的心房颤动。

（6）不适当窦性心动过速合并心动过速心肌病。

78. 射频消融术的禁忌证包括哪些？

（1）感染性疾病，如感染性心内膜炎、败血症、肺部感染等。

（2）心律失常及严重的高血压未加控制者。

（3）电解质紊乱、洋地黄中毒。

（4）有出血倾向者，现有出血性疾病或正在进行抗凝治疗。

（5）外周静脉血栓性静脉炎。

（6）严重肝、肾损害者。

79. 射频消融术术前护理内容包括哪些？

（1）向患者及家属介绍手术的方法和意义、手术的必要性和安全性，以解除思想顾虑和精神紧张，必要时手术前晚遵医嘱给予口服镇静药，保证充足的睡眠。

（2）指导患者完成必要的实验室检查（血尿常规、血型、出凝血时间、电解质、肝肾功能）、X线胸片、超声心动图等。

（3）根据需要行双侧腹股沟及会阴部或上肢、锁骨下静脉穿刺术区备皮及清洁皮肤。穿刺股动脉者训练患者术前进行床上排尿。指导患者衣着舒适，术前排空膀胱。

（4）穿刺股动脉者检查两侧足背动脉搏动情况并标记，以便于术中、术后对照观察。

（5）术前不需禁食，术前一餐饮食以六成饱为宜，可进食米饭、面条等，不宜喝牛奶、吃海鲜和油腻食物，以免术后卧床出现腹胀或腹泻。

（6）术前停用各种抗心律失常药物，停用药物在体内代谢的5个半衰期以上。消除药物对心肌细胞电生理特性的影响，从而减少手术中诱发心律失常的可能性。口服胺碘酮者需要停药1个月后药物才能完全排出体外。

（7）常规12导联心电图检查，必要时进行食管调搏、动态心电图（Holter）等检查。

（8）心房颤动消融者术前服用华法林维持INR在2.0～3.0或者新型口服抗凝药物（NOAC）至少3周或行左房CT或食管超声检查确认心房内无血栓方可手术。华法林抗凝达标者术前无须停药。新型口服抗凝药物达比加群、利伐沙班、阿哌沙班用于术前抗凝，优点是不需要INR监测，不需要常规调整剂量，较少食物或药物相互作用，但费用较高，原则上不可用于严重肾功能不全患者。

80. 射频消融术术后护理内容包括哪些？

（1）卧床休息，做好生活护理。鼓励患者多饮水，以加速造影剂的排泄，减少造影剂在身上停留的时间，还可以补充血容量。

（2）静脉穿刺者肢体制动4~6小时；动脉穿刺者压迫止血15~20分钟后进行加压包扎，以1kg沙袋加压伤口6小时，肢体制动12~24小时。观察动、静脉穿刺点有无出血与血肿，如有异常立即通知医师。检查足背动脉搏动情况，比较两侧肢端的颜色、温度、感觉与运动功能情况。

（3）监测患者的全身状态，尤其是生命体征。观察术后并发症，如心律失常、空气栓塞、出血、感染、热原反应、心脏压塞、心脏穿孔等。

（4）描记12导联心电图。

（5）观察术后并发症，如房室传导阻滞、窦性停搏、血栓与栓塞、气胸、心脏压塞等。

（6）房颤消融者因抗凝治疗，需适当延长卧床时间，防止出血。术后根据出血情况，在术后12~24小时重新开始抗凝，出血风险高的患者可延迟到48~72小时再重新开始抗凝治疗。至少继续2个月的华法林或新型口服抗凝药抗凝治疗，根据患者卒中风险情况而不是消融成功与否决定导管消融后是否需要2个月以上的长期抗凝。必要时遵医嘱使用胺碘酮、美托洛尔等药物。

81. 为什么有的心律失常经射频消融后仍会复发？复发的因素有哪些？

心律失常导管消融术后复发是一个医师和患者都不愿意看到的现象。但又是不可避免的情况。不同类型心律失常导管消融术后复发的可能性均不一致。复发的原因多种多样。

（1）心律失常机制越复杂消融术后复发的概率越高。良性心律失常消融术后复发的概率低于恶性心律失常。例如，室上性心动过速包括房室折返性心动过速和房室结折返性心动过速，其发生机制简单，故消融术后复发率<5%。而房颤的机制较复杂，参与房颤发生的机制多种多样，故消融后复发率常在20%以上。器质性心脏病合并室性心动过速消融仅仅是一种姑息手术，术后复发率在50%以上。

（2）复发与患者自身心脏结构和心律失常病灶所在位点、消融导管选择和能源方式等诸多因素有关。例如在预激综合征中，有一类心律失常称为"B型预激综合征"，此类患者可合并存在Ebstein畸形（即先天性三尖瓣下移畸形），这种心脏结构异常将增加手术难度和消融术后复发率。

（3）手术医师的技术和经验与消融术后复发有关。

（4）复发与患者心律失常病灶起源点有关。大多数参与房室折返性心动过速的旁路位于心内膜面，消融导管可经血管到达心腔内，从心内膜面进行消融治疗。少部分患者参与心律失常的旁路位于心外膜，而不是心内膜。这些患者通过常规消融方法并不能成功，可能需要经心包穿刺或冠状静脉窦内消融才能成功。而通过这些非常规途径进行消融操作的风险是很大的，术后并发症的风险也较大。

（5）复发与患者心律失常病灶消融风险有关。例如：在预激综合征中，有一类心律失常称为"房氏束旁路"。该旁路位于心脏传导系统正常房室束结构附近。房室束是连接心房和心室重要的也是唯一的通路。在房室束旁旁路消融过程中可能伤及正常房室束，造成房室传导阻滞。一旦发生，患者需要安装心脏起搏器。因此，消融这种心律失常风险极高。

（6）复发与患者合并疾病的治疗有关。例如，房颤患者常常合并高血压病。患者高血压控制是否达标与房颤消融术后复发有关。研究发现，高血压是房颤复发的危险因素。高血压患者血压控制达标者消融术后复发的风险较未达标者低。又如，心肌梗死后室性心动过速消融术后复发与心肌梗死面积有关。心肌梗死面积越大，消融术后复发率也越高。

（7）复发与患者心血管危险因素的控制有关。例如，吸烟、酗酒、肥胖、睡眠呼吸暂停与房颤发生有关。因此，房颤消融术后戒酒、限烟、控制体重、纠正"打鼾"能降低房颤复发的风险。又如，心肌梗死后患者易并发室性心动过速，行冠状动脉介入治疗或搭桥手术能通过改善心肌供血降低室速发生的风险。另外，心律失常的发生多与低钾血症有关。所谓"低钾血症"是指血液中的钾浓度低于正常范围（$3.5 \sim 5.5$mmol/L）。造成低钾血症的常见原因包括呕吐、腹泻、大量出汗、长期口服利尿剂物而没有补钾、长期应用大剂量胰岛素等。因此，避免上述引起低钾血症的诱因也能预防心律失常的发生。

（8）复发还与消融治疗固有特点有关。消融导管和能源存在自身的缺陷也是造成消融术后复发的原因之一。例如，目前消融治疗的导管直径在4mm以上。有些心律失常病灶位于心腔内肌小梁之间的缝隙内。如果缝隙较小，导管不易通过缝隙到达病灶处，消融治疗不能成功。又如，射频消融治疗通过热效应"灼烧"病灶达到治愈效应。但是在心肌薄弱部位进行射频消融治疗时发生心肌穿孔的风险极大。例如，病灶位于心耳尖部的房速进行射频消融的风险较高，特别是反复消融术后复发患者。考虑到风险和获益之间的平衡，建议这些患者行外科手术治疗。

82. 接受导管射频消融术的患者术前、术后及院外需服用哪些药物？

（1）术前停药：为了避免抗心律失常药物对电生理检查时患者心律失常诱发的干

扰，经导管消融术前绝大多数患者应该停用抗心律失常药物至少5个半衰期（约1周）。服用胺碘酮的患者应停用更长的时间。术前如果患者十分紧张，往往需要镇静药缓解患者情绪。

（2）术后用药：术后为了防止消融创面形成血栓，应该服用一段时间的阿司匹林，一般为1个月。术后患者心率一般要加快10次/min左右，这是术后交感神经过度兴奋的缘故，一般2周左右逐渐恢复。如果不适症状明显，患者还可以少量地服用β受体阻滞剂（倍他乐克等）。

（3）持续性房颤患者术前遵医嘱常规服用华法林4周以预防血栓形成。服用华法林时务必停用阿司匹林以防出血，如果INR数值波动较大或出现出血症状，及时就医调整用药。

（4）房颤术后服用华法林须知：一般术后服用华法林2个月，以防止消融创面形成血栓。在2个月的观察期内，如果出现多次持续超过48小时的房颤发作，则从再发房颤之日算起，将服用华法林的时间再延长4～8周。如果仅出现房早、房速、房扑或小于24小时的房颤发作，则服用华法林满2个月可停用。如果有糖尿病、高血压、脑卒中病史，建议长期服用华法林以预防血栓形成。

（5）房颤患者术后3个月（空白期）内，房早、房速甚至房颤时有发生，因此需要服用抗心律失常药物，一般术前为阵发性房颤者服普罗帕酮3个月，为持续性房颤者服胺碘酮3个月。

（6）房颤消融患者术后还常规服用质子泵抑制剂（奥美拉唑）2～4周，以避免术后反酸胃灼热等损伤食管。

83. 经导管射频消融术常见的并发症有哪些?

大体上有穿刺并发症、消融并发症、感染并发症、血栓并发症和迷走反射并发症。

（1）与血管穿刺相关的并发症包括：皮下血肿、皮下淤血、假性动脉瘤、动静脉瘘、血胸、气胸、血气胸、心脏穿孔、心包积液、心脏压塞、失血性贫血、失血性休克等。

（2）消融并发症：不仅包括前述的心脏穿孔、心包积液、心脏压塞，还包括心脏传导系统的损伤（如房室传导阻滞）、周围脏器损伤（如膈神经麻痹、心房食管瘘、肺静脉狭窄等）。

（3）全身并发症：包括感染、感染性休克、急性或亚急性心内膜炎、下肢深静脉血栓形成、肺栓塞、迷走神经反射等。

（4）血栓并发症：下肢深静脉血栓形成、肺栓塞。常是由于患者处于高凝状态、术后制动时间较长，导致下肢深静脉血栓形成。栓子脱落，流向肺动脉即可造成肺栓塞。肺栓塞引起患者死亡风险较高。

（5）迷走神经反射反应：也是一种常见的并发症。常由于患者精神过度紧张、对疼痛较敏感引起。表现为心率减慢和血压降低，患者同时出现头晕、腹胀、不由自主地排便或排气，严重者可引起晕厥、意识丧失，甚至死亡。

84. 消融术当天患者需要注意什么？患者的饮食管理是怎样的？

消融术当天患者没什么特别注意事项，但应再次详细询问患者是否有过消化道出血，且近2周是否仍有黑便；是否对某些药物或造影剂过敏；是否正处于月经期；是否服用过抗心律失常药还没有停或刚停；是否有下肢静脉曲张；是否2周内刚有过脑血管疾患等。这样有助于最后决定能否手术和预先判定手术的难易度，并有意做好规避和应急预案。

手术当天，没有特别医嘱，患者一定正常进食、进水。只有吃饱喝足了，才能耐受清醒状态下的穿刺疼痛，否则易出现疼痛性迷走反射。

85. 导管射频消融术后出现哪些情况需尽快与医师联系？

导管射频消融术后，如果患者出现以下情况，需尽快与医师联系：
（1）体温持续超过38℃3日以上。
（2）严重的胸骨后疼痛，尤其是进食时疼痛加重，要格外警惕食管损伤。
（3）不明原因的栓塞症状。
（4）穿刺点血肿。
（5）心悸、呼吸困难、胸闷等症状严重且逐渐加重时。

86. 导管射频消融术后3个月需复查哪些项目？

导管射频消融术后的患者，在术后3个月复查时需做以下常规检查：心电图、24小时动态心电图（Holter）、超声心动图、螺旋CT、凝血功能（主要是INR）和血常规等。

87. 什么是室性早搏？什么是室性早搏二联律、三联律？什么是成对室早？

室性早搏，又称室性期前收缩，是一种最常见的心律失常。是指房室束分叉以下部位过早发生的，提前使心肌除极的心搏。

室早二联律：是指每个窦性搏动后跟随1个室性期前收缩。

室早三联律：是指每2个正常搏动后出现1个室性期前收缩或在每个正常搏动后跟随2次室性期前收缩均称为室早三联律。

成对室早：连续发生2个室性期前收缩称成对室早。连续3个或3个以上的期前收缩，称为心动过速。如连续3个室早，称室性心动过速。

88. 引起室性期前收缩的病因有哪些？

正常人与各种心脏病患者均可发生室性期前收缩，室性期前收缩的发病率随年龄增长而逐步增高。心肌炎症、缺血、缺氧、麻醉和手术等均可使心肌受到机械、电、化学性刺激而发生室性期前收缩，常见于冠心病、心肌病、心肌炎、风湿性心脏病与二尖瓣脱垂者。此外，药物中毒、电解质紊乱、精神不安、过量烟酒等也能诱发室性期前收缩。

89. 室性期前收缩的临床表现有哪些？

室性期前收缩的临床表现因人而异，大多数患者可无明显症状，患者常无与室性期前收缩直接相关的症状，患者是否有症状或症状的轻重程度与期前收缩的频发程度不一定直接相关。患者可感到心悸、胸闷、心脏停搏感，类似电梯快速升降的失重感或代偿间歇后有力的心脏搏动。听诊时，室性期前收缩之第二心音强度减弱，仅能听到第一心音，其后出现较长的停歇。桡动脉搏动减弱或消失。

90. 室性期前收缩的心电图特征是什么？

室性期前收缩的心电图特征如下：

（1）提前发生的QRS波群，宽大畸形，时限通常大于0.12秒，其前无相关P波。

（2）ST段与T波的方向与QRS主波方向相反。

（3）大多数室性期前收缩与其前面的窦性搏动之间期（称为配对间期）恒定。

（4）室性期前收缩后可见一完全性代偿间歇。若室性期前收缩恰巧插入2个窦性搏动之间，不产生室性期前收缩后停顿，称为间位性室性期前收缩。

（5）室性期前收缩的类型：室性期前收缩可孤立或规律出现。可呈室早二联律、三联律、成对室早、R on T现象（室性期前收缩的R波落在前一个QRS-T波群的T波上称R on T现象）、单形性室性期前收缩（即同一导联内室性期前收缩形态相同者）、多源性室性期前收缩（即同一导联内室性期前收缩形态不同者）（图2-9）。

91. 无器质性心脏病患者出现室性期前收缩的治疗要点有哪些？

对于无器质性心脏病的患者，室性期前收缩不会增加其发生心源性死亡的危险性，不建议应用抗心律失常药物治疗，更不宜静脉应用抗心律失常药。如有明显症状，应向患者说明其良性预后，减轻焦虑；避免诱发因素，如咖啡、浓茶、应激状态；药物宜选用β受体阻滞剂、美西律、普罗帕酮等，不应使用胺碘酮。少部分起源于右心室流出道和左心室后间隔的频发室性期前收缩，如果患者症状明显，抗心律失常药物效果不佳，或不能应用抗心律失常药物，且无器质性心脏病可考虑行导管射频消融术治疗，成功率较高。

92. 器质性心脏病患者出现室性期前收缩的治疗要点有哪些？

（1）急性心肌缺血：对于急性心肌梗死并发室性期前收缩者，首选再灌注治疗，不

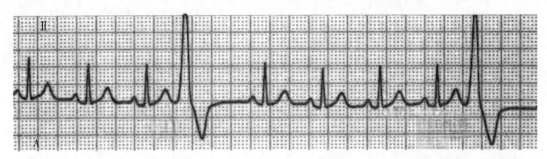

A. Ⅱ导联第4、9个QRS提前发生，明显增宽畸形，其前无P波，其后有完全性代偿间歇；

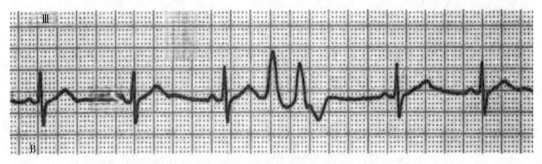

B. Ⅲ导联第3个窦性搏动后连续发生2个增宽畸形的QRS波群，其前无P波；

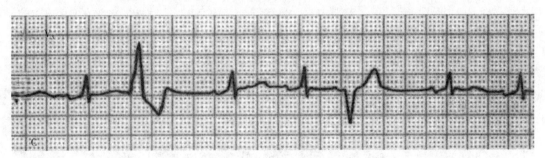

C. V₃导联第3、6个QRS波群提前发生，增宽畸形，形态不同，为多源性室性期前收缩

图2-9　室性期前收缩

主张预防性应用利多卡因等抗心律失常药物。如果进行再灌注治疗前已经出现频发室性期前收缩、多源性室性期前收缩，可在纠正病因时应用β受体阻滞剂，尤其是及时纠正电解质紊乱，如低钾、低镁血症。避免使用ⅠA类抗心律失常药物，因为药物本身可引起其他类型心律失常，增加总死亡率和猝死风险。

（2）急性肺水肿或严重心力衰竭：并发室性期前收缩者，治疗应针对改善血流动力学障碍，同时注意有无洋地黄中毒或电解质紊乱（低钾、低镁血症）。

（3）慢性心脏病变：心肌梗死后或心肌病患者常伴室性期前收缩，应避免使用Ⅰ类抗心律失常药物，因其本身有致心律失常作用，虽能有效减少室性期前收缩，但总死亡率和猝死的风险反而增加。β受体阻滞剂对室性期前收缩的疗效不显著，但能降低心肌梗死后猝死发生率、再梗死率和总死亡率。对于口服β受体阻滞剂有禁忌证的患者可选择胺碘酮抗心律失常治疗。

93. 什么是室性心动过速？它的心电图特征是什么？

室性心动过速（ventricular tachycardia），简称室速，指起源于房室束及分叉以下的特殊传导系统或者心室肌的连续3个或3个以上的异位心搏。及时识别和治疗室速具有非常重要的临床意义。按室速发作时的持续时间和血流动力学改变可将其分为非持续性室速（发作持续时间短于30秒，能自行终止）、持续性室速（发作持续时间超过30秒，需药物或电复律方能终止）、无休止性室速（室速不间断反复发作，其间可有窦性心律，但大部分时间为室速）。

室速的心电图特征如下：

（1）3个或3个以上的室性期前收缩连续出现，通常起始突然。

（2）QRS波群畸形，时限超过0.12秒，ST-T波方向与QRS波群主波方向相反。

（3）心室率一般为100～250次/min，心律规则或略不规则。

（4）心房独立活动，P波与QRS波群无固定关系，形成房室分离，偶尔个别或所有心室激动逆传夺获心房。

（5）心室夺获或室性融合波：是确立室速诊断的重要依据。心室夺获是指室速发作时少数室上性冲动下传心室，表现为窄QRS波群，其前有P波；室性融合波的QRS波群形态介于窦性与异位心室搏动之间，其意义为部分夺获心室（图2-10）。

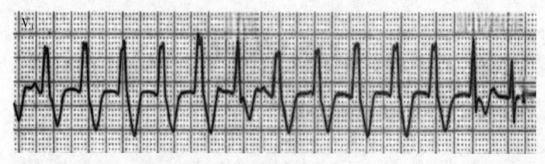

V₁导联快速、增宽畸形的心室波群，时限0.12秒，频率136次/min，RR间期略不规则，其间有独立的窦性P波；第6、12个QRS波群为室性融合波，第13个QRS波群为心室夺获

图2-10　室性心动过速

94. 什么是尖端扭转型室速？

尖端扭转型室速是多形性室速的一个特殊类型，因发作时QRS波群的振幅和波峰呈周期性改变，宛如围绕等电位线连续扭转而得名。频率200～250次/min，QT间期常超过0.5秒，U波显著。其病因常为先天性、电解质紊乱（尤其是低钾、低镁血症）、抗心律失常药物、颅内病变、心动过缓（特别是三度房室传导阻滞）等。当室性期前收缩发生在舒张晚期、落在前面T波的终末部（R on T现象），可诱发室速。尖端扭转型室速可进展为心室颤动或猝死（图2-11）。

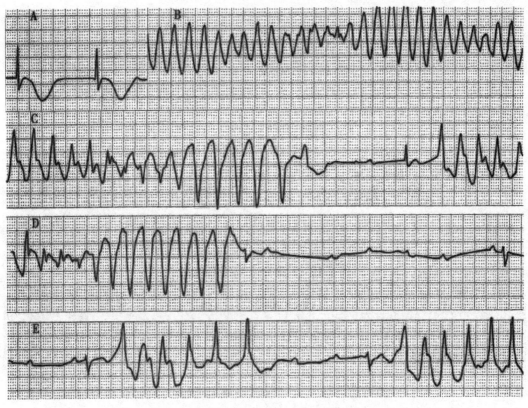

QRS波群的振幅和波峰呈周期性改变，围绕等电位线呈典型的扭转状

图2-11　尖端扭转型室速

95. 如何终止室速发作？

室速患者如无血流动力学障碍，首先可选用胺碘酮、利多卡因、β受体阻滞剂静脉注射。若患者已发生低血压、休克、心绞痛、脑部血流灌注不足等症状，应迅速施行电复律。对尖端扭转型室速，应努力寻找和去除导致QT间期延长的病变及停用有关的药物，治疗可试用镁盐、异丙肾上腺素，对心动过缓和明显长间歇依赖者可使用临时心脏起搏，ⅠA或Ⅲ类抗心律失常药物（如普鲁卡因胺、胺碘酮、索他洛尔）可使QT间期更加延长属禁用。针对室速持续发作者，可经静脉插入电极导管至右室，应用超速起搏终止心动过速。

96. 室扑与室颤的临床表现有哪些？

心室扑动与心室颤动为致命性心律失常。临床表现包括：意识丧失、抽搐、呼吸停止甚至死亡。触诊大动脉搏动消失、听诊心音消失、血压无法测到。

97. 室扑与室颤的心电图特征是什么？

心室扑动（室扑）及心室颤动（室颤）是心搏骤停的一种心电图表现，需要紧急心肺复苏处理。临床表现为阿-斯综合征发作，意识丧失、抽搐、呼吸停止、死亡。室性心动过速、心室扑动、心室颤动多联合出现，迅速演变，要重视室性心动过速的识别及及时处理，防止其演变为心室扑动、颤动，挽救患者生命。心室扑动呈正弦波图形，波幅大而规则，频率为150～300次/min，有时难以与室速鉴别。心室颤动的波形、振幅及频率均极不规则，无法辨认QRS波群、ST段与T波（图2-12）。

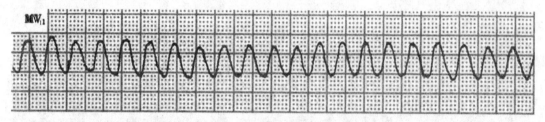

监护导联呈连续的波动，形态似正弦波，频率为230次/min，无法分辨QRS-T波群，为心室扑动；

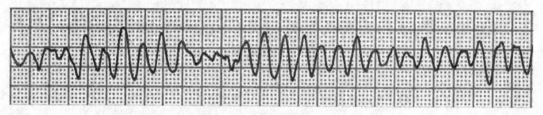

呈形态、振幅各异的不规则波动，频率约310次/min，QRS波群消失，为心室颤动

图2-12　心室扑动与心室颤动

98. 什么是心脏电复律？机制是什么?

心脏电复律是在短时间内向心脏通以高压强电流，使全部或大部分心肌瞬间同时除极，然后心脏自律性最高的起搏点重新主导心脏节律，通常是窦房结。因最早用于消除心室颤动，故也称为心脏电除颤，用于电复律的仪器称作除颤器。

心室颤动时已无心动周期，可在任何时间放电。电复律不同于电除颤，任何异位快速心律只要有心动周期，心电图上有R波，放电时需要和心电图R波同步，以避开心室的易损期。如果电复律时，在心室的易损期放电可能导致心室颤动。心室易损期位于T波顶峰前20～30ms（相当于心室的相对不应期）。

99. 电复律与电除颤的适应证和禁忌证包括哪些?

适应证包括：

（1）心室颤动、心室扑动、无脉性室性心动过速是心脏电除颤的绝对指征。

（2）心房颤动和心房扑动伴血流动力学障碍者可选择电复律。

（3）药物及其他方法治疗无效或有严重血流动力学障碍的阵发性室上性心动过速、室性心动过速、预激综合征伴心房颤动者可选择电复律。

禁忌证包括：

（1）病史多年，心脏（尤其是左心房）明显增大及心房内有新鲜血栓形成或近3个月有栓塞史。

（2）伴高度或完全性房室传导阻滞的心房颤动或扑动。

（3）伴病态窦房结综合征的异位性快速心律失常。

（4）有洋地黄中毒、严重低钾血症时，暂不宜电复律。

100. 体外电复律与电除颤的操作方法及术前护理、术中配合、术后护理包括哪些内容？

（1）患者准备：对心室颤动或伴严重血流动力学障碍的快速室性心动过速患者，应立即电除颤。择期电复律前，应进行全面的体格检查及有关实验室检查，包括电解质，肝、肾功能检查。正在抗凝治疗者，应测定凝血酶原时间和活动度。复律前应禁食6小时，以避免复律过程中发生恶心和呕吐。如果患者正在服用洋地黄类药物，应在复律前停服24～48小时，给予改善心功能、纠正低钾血症和酸中毒的药物。

（2）器械准备：除颤器、生理盐水、导电膏、纱布垫、地西泮、心电和血压监护仪及心肺复苏所需的抢救设备和药品。

（3）麻醉：除患者已处于麻醉状态或心室颤动时意识已经丧失无须麻醉外，一般均需快速、安全和有效的麻醉，以保证电复律和电除颤时患者没有不适感及疼痛感。这对于可能需要反复电击者尤为重要。目前最常使用的是丙泊酚或咪达唑仑直接静脉注射。地西泮0.3～0.5mg/kg缓慢静脉注射，至患者睫毛反射开始消失的深度。麻醉过程中严密观察患者的呼吸。

（4）操作要点：患者平卧于绝缘的硬板床上，松开衣领，有义齿者取下，开放静脉通路，给予氧气吸入。连接除颤器和心电监测仪，选择1个R波高耸的导联进行示波观察。患者一旦进入理想的麻醉状态后，则充分暴露其前胸，并将2个涂有导电膏或裹有湿盐水纱布的电极板分别置于标准位置。导电膏涂抹时不应太多或太少，只要能使电极板和皮肤达到紧密接触，没有空隙即可。

（5）电极板的安放：常用的位置是将一个电极板置于胸骨右缘第2、3肋间（心底部），另一个电极板置于心尖部。两个电极板之间距离不小于10cm，电极板放置要贴紧皮肤，并有一定压力。按"充电"钮充电到所需功率。准备放电时，操作人员及其他人员不应再接触患者、病床以及同患者相连接的仪器，以免发生触电。两电极板同时放电，此时患者身体和四肢会抽动一下，通过心电示波器观察患者的心律是否转为窦性心律。

（6）电复律与电除颤的能量选择：电复律和电除颤的能量通常用焦耳来表示，即能量（J）=功率（W）×时间（s）。电能高低的选择主要根据心律失常的类型和病情。心房颤动：100～200J；心房扑动50～100J；室上性心动过速100～150J；室性心动过速100～200J；心室颤动200～360J（以上均为单相波除颤仪）。首次双向波除颤最常用的能量一般在120~200焦耳之间。

（7）术后护理：

①患者卧床休息24小时，清醒后2小时内避免进食，以免恶心、呕吐。

②持续心电监护24小时，注意心律、心率变化。

③密切观察病情变化，如意识状态、瞳孔、呼吸、血压、皮肤及肢体活动情况，及时发现患者有无栓塞征象，有无因电击而致的各种心律失常及局部皮肤灼伤、肺水肿等并发症，并协助医师给予处理。

④遵医嘱继续服用奎尼丁、洋地黄或其他抗心律失常药物以维持窦性心律。

（8）临床上一旦心电监护发现室扑、室颤，此时患者意识已丧失，需紧急直流电非同步电除颤；心房颤动、心房扑动、室速及室上速等情况选择同步直流电复律。

101. 维拉帕米治疗心律失常的作用是怎样的？适用于哪些心律失常？有哪些不良反应？

维拉帕米属钙通道阻滞剂（钙通道阻滞剂）。由于抑制钙内流可降低心脏舒张期自动去极化速率，而使窦房结的发放冲动减慢，也可减慢传导（减慢向前传导），因而可以消除房室结折返。对外周血管有扩张作用，使血压下降，但作用较弱，一般可引起心率减慢，但也可因血压下降而反射性心率加快。对冠状动脉有舒张作用，可增加冠状动脉流量，改善心肌供氧。

维拉帕米对于阵发性室上性心动过速最有效；对房室交界区心动过速疗效也很好；也可用于心房颤动、心房扑动、房性期前收缩等。

维拉帕米不良反应：心脏方面对于已应用β受体阻滞剂或有血流动力学障碍者易引起低血压、心动过缓、房室传导阻滞、心搏停顿。心脏以外方面偶有肝毒性，使地高辛血浓度增高。

102. 普罗帕酮为何适用于室性心律失常？有哪些不良反应？

普罗帕酮是一类新型结构的抗心律失常药物，属于第一类（直接作用于细胞膜）抗心律失常药。离体动物的心肌实验结果指出：$0.5~1.0\mu g/mL$时，可降低收缩期的去极化作用，因而延长传导，动作电位的持续时间及有效不应期也稍有延长，并可提高心肌细胞阈电位，明显减少心肌的自发兴奋性。它既作用于心室（主要影响浦肯野纤维，对心肌的影响较小）、心房，也作用于兴奋的形成及传导。故适用于预防或治疗室性或室上性异位搏动、室性或室上性心动过速、预激综合征等。

普罗帕酮的不良反应：

（1）不良反应较少，主要为口干、舌唇麻木，可能是由于局部麻醉作用所致。此外，早期的不良反应还有头痛、头晕；其后可出现胃肠道障碍，如恶心、呕吐、便秘等。老年患者用药后可能出现血压下降。也有出现房室阻断症状。有连续服用2周后出现胆汁淤积性肝损伤的报道，停药后2～4周各酶的活性均恢复正常。据认为这一病理变化属于过敏反应及个体因素性。

（2）在使用过程中未见肺、肝及造血系统的损害，有少数患者出现口干、头痛、头晕、胃肠道不适等轻微反应，一般都在停药后或减量后症状消失。有个别患者出现房室传导阻滞、QT间期延长、P-R间期轻度延长、QRS时间延长等。

（3）心肌严重损害者慎使用。

（4）严重心力衰竭，心源性休克，严重的心动过缓，窦房性、房室性、室内传导阻滞，病窦综合征（心动过缓-心动过速综合征），明显的电解质失调，严重的阻塞性肺部疾患，明显低血压者禁用。

（5）如出现窦房性或房室性高度传导阻滞时，可静脉应用乳酸钠、阿托品、异丙肾上腺素等解救。

103. 如何口服胺碘酮？胺碘酮主要作用及适应证有哪些？

胺碘酮口服后先在身体脂肪组织内蓄积，达到一定平衡后才缓慢释放入血液起抗心律失常作用。为了使胺碘酮尽快发挥疗效，临床上需要先增加服药次数来尽快达到负荷量。口服胺碘酮负荷量先每次0.2g，每日3次，坚持5～7日；然后减量至每次0.2g，每日2次，共5～7日；以后每次0.2g，每日1次，维持3～6个月。

胺碘酮主要用于治疗各种室上性与室性快速性心律失常，包括心房扑动与颤动、预激综合征、肥厚型心肌病、心肌梗死后室性心律失常、复苏后预防室性心律失常复发。

104. 服用胺碘酮期间注意哪些副作用？如何监测胺碘酮的副作用？

（1）胺碘酮含碘量较高，长期应用的主要副作用为甲状腺功能改变，因此应定期检查甲状腺功能。一般在服药3个月时和每1年抽血化验1次。最好采用同位素放射免疫法检测更准确。

（2）胺碘酮可引起肺纤维化。尽管常用剂量下很少引起，但仍应定期复查胸片。也是在服药3个月时、每1年或活动后气短出现或者明显加重时，行胸部CT检查。

（3）服用胺碘酮期间心电图的QT间期可轻度延长，一般不需停药。但一旦QT间期矫正值（QTc）超过0.55秒则应停药。心动过缓、致心律失常很少发生，偶尔可发生尖端扭转型室速。

（4）对于老年人或窦房结功能低下者，胺碘酮会进一步抑制窦房结。因此，心率低于50次/min者宜减量或暂停用药。

（5）其他副作用还有日光敏感性皮炎、角膜色素沉着等，若不影响视力，可不停药。

105. 静脉应用胺碘酮时应向患者告知哪些内容？

胺碘酮注射液pH为2.5～4.0，呈偏酸性，应溶于5%葡萄糖注射液中使用。药物稀释不足、液体酸碱度过高或溶质的浓度过高，都会致血管内膜受损，管壁通透性增加，药物容易渗入皮下间隙，引起静脉细血管痉挛，局部供血减少，导致组织缺血缺氧，从而发生静脉炎。因此，在使用胺碘酮前护士应向患者介绍其作用、不良反应、注意事项及发生渗漏的危险因素及后果，以取得患者配合，增强患者的防护意识，减少肢体活动，防止药液外渗。

应用时要指导患者自我观察：局部有疼痛、肿胀时，立即告知护士，以尽早发现药物外渗，及时处理。注意输液肢体的活动，尽量减少就餐、大小便等躯体移动，避免针头移位。输液肢体勿被压迫，以免影响血液回流，造成药物外渗。维持量时浓度C_{max}<2mg/mL，滴速V_{max}<2mg/min（根据《胺碘酮应用指南》使用），静脉炎易避免产生。

106. 胺碘酮致静脉炎的原因有哪些？

（1）穿刺技术的因素：在患者同一部位反复穿刺加大对静脉的损伤；针头斜面未完全刺入血管壁，易导致药物外渗；输液结束拔针的时候按压不当，没有按至静脉穿刺点，也有很大的可能导致药液外渗；患者长时间卧床或者是存在不同程度下肢水肿的情况下，穿刺部位选择不当容易使药液随着针孔外渗。

（2）药物因素：外周静脉可耐受的pH为6.5，而盐酸胺碘酮注射液的pH为2.5～4.0，小于6.5，呈酸性，对血管有较大的刺激性，易损伤内皮细胞；且胺碘酮含碘，同样对血管有较大的刺激性，损伤血管内膜，患者静脉注射浓度>2mg/mL则易发生静脉炎。

（3）护理人员缺乏专业知识的因素：对胺碘酮药物的使用方法及其特性缺乏系统地了解；此外，部分护理人员责任心不强，不按时巡视，观察不仔细，使得药物外渗发生之后未能及时发现。

（4）其他因素：静脉输液系统维护不当，过度依赖报警系统，不能及时发现回血及药物外渗等情况；药物滴注速度不均、输液时间过长、针头位置固定不良、输注速度过快、环境温度不当等。

107. 静脉应用胺碘酮时如何预防静脉炎？

（1）选择合适的稀释液

胺碘酮注射液为强酸性，对血管有很大的刺激性，易损伤血管内膜。临床使用胺碘酮注射液要与5%葡萄糖注射液配伍使用，配置浓度不可＞2mg/L，使其pH及含量趋向稳定。控制给药的持续时间，使用不同部位连续静脉注射，同一个部位连续给药超过6小时其静脉炎发生率高达8%，而不同部位6小时连续给药其静脉炎发生率为0，胺碘酮输注6

小时时，要与其他静脉通路液体互换。

（2）合理选择静脉

提高中心静脉置管率，输注胺碘酮时应首选中心静脉给药。如应用外周血管，应选择上肢前臂血管，因其粗直、弹性好、易固定且便于观察，尽量不要选择细小或弹性差的血管。避免下肢静脉给药，因为下肢血管静脉瓣较多，血流缓慢，药物易渗出形成静脉炎。单独开放一条静脉通路可减少静脉炎的发生。

（3）静脉穿刺时的注意事项

首先以生理盐水建立静脉通路，防止因穿刺不成功造成药物外渗；选用22～24G静脉留置针，减少血管占位效应；由高年资有经验的护士进行穿刺置管，严格无菌操作，尽量一次穿刺成功，避免反复穿刺损伤血管；送管时手法正确，动作轻柔，避免损伤血管造成药液渗漏。

（4）保护及合理使用血管

对需要较长时间输注胺碘酮的患者，要注意保护及合理使用血管，由远心端向近心端穿刺，避免一根血管反复刺激，可建立两根血管通路交替使用，每6小时更换1次，用生理盐水10～20mL脉冲式冲管，给予血管充分的休息和自我修复时间，缩短损伤血管的时间。

（5）正确处理静脉回血

使用微量泵泵入胺碘酮时，泵入速度较慢，当患者输液侧肢体活动较多时，容易引起血液回流。对于回血量不同的静脉回血，临床工作中应采取不同的处理方法。如回血较少，可用生理盐水注射器将回血注入；如回血较多，回血至延长管内，需更换延长管，不可使用快进功能将血液推回血管，避免药物浓度过高，损伤局部静脉内膜造成静脉炎。

（6）拔针时的注意事项

胺碘酮输入结束或需更换穿刺部位时，拔针前先用5%葡萄糖液10mL冲管，稀释残留药液减轻血管局部刺激；拔针时关闭液路；拔针后采用正确的按压手法，增加按压面积，将皮肤穿刺点及血管穿刺点全部按压；延长按压时间，防止药液渗出到皮下。

（7）加强巡视，严格交接班

胺碘酮输入过程中，要多巡视、多询问、严格交接班。密切观察穿刺部位有无红肿，输入是否顺畅，并询问患者输液处是否疼痛；发现异常，及时处理；即使患者诉输液部位轻微疼痛，未发现明显的红肿表现，也要立即更换穿刺部位，并给予制动、抬高、敷药等处理。

（8）健康宣教

给药前向患者及其家属讲解胺碘酮使用过程中可能出现的因药物刺激性而引起的不良反应，了解使用过程中应注意的事项。告知患者用药侧肢体避免搊床、扒床档等活动，防止药物渗出；用上肢垫抬高输液侧肢体，促进血液回流；指导患者输液侧肢体不要长时间保持一个姿势，可适当活动或做伸拳、握拳动作，尤其在侧卧位时不要压迫输液侧肢体，以保证血流循环顺畅；注射部位有轻微疼痛感觉时，要及时通知护士给予处理，不可忍耐不说，以免加重静脉炎的发展。

（9）其他防护措施

在输注胺碘酮的过程中，沿穿刺血管涂抹药物或给予局部湿敷，能有效延缓胺碘酮所致静脉炎的出现，降低其发生率，减轻其程度，有效保护患者的血管。

108. 应用胺碘酮后发生静脉炎如何处理？

（1）当患者发生了静脉炎，引起红、肿、热、痛等不适及肢体活动受限时，要倾听患者诉说并安慰患者，指导其抬高患肢，向其讲解局部用药的有效性，消除紧张情绪，缓解精神压力，积极配合治疗。

（2）对红、肿、硬症状较轻的患者可用0.25%的洁尔碘棉球擦拭局部皮肤每日3次，症状可逐渐消失。

（3）对症状较重的患者，可用50%的硫酸镁湿热敷，利用高渗作用，促进局部组织水肿消退。

（4）利用亚硫酸钠或硫酸镁和甘油配成甘油亚硫酸钠或甘油硫酸镁乳剂持续治疗外周静脉炎疗效好，治疗时间较单用亚硫酸钠或硫酸镁明显缩短。

（5）用马铃薯切片或捣烂贴敷于患处，可以治疗胺碘酮所致的静脉炎。马铃薯有消炎、活血化瘀、消肿止痛的作用，但要避免应用于皮肤破损处，以免感染。

（6）用中药大黄15g、金银花15g、车前草10g煎液100mL，涂抹冲洗，每日3次。

（7）应用喜辽妥软膏能促进渗出液的吸收，阻止局部炎症的发展，消除水肿，有利于组织的修复，对静脉炎有良好的治疗效果。将喜辽妥软膏沿静脉走向外涂，并轻轻按摩至完全吸收，每12小时涂药1次，连续使用3～5日。

（8）理疗：可改变血管及周围组织的温度，改善血液循环，促进组织修复，具有促进炎症消散和局限、减轻疼痛的作用。如局部硬结、肿痛缓解不明显，可给予超短波理疗，症状能得到有效缓解。

109. 什么是房室传导阻滞？包括哪些类型？

房室传导阻滞（atrioventricular block，AVB），又称房室阻滞，是指房室交界区脱离了生理不应期后，心房冲动传导延迟或不能传导至心室。根据阻滞程度的不同，将房室传导阻滞分为3度：

一度：激动自心房传至房室束的传导时间延长，故心电图表现仅为P-R间期延长，所有的窦性激动均能下传。

二度：有的激动不能传至心室而发生心室波脱落。有两种类型：莫氏I型或称文氏现象，阻滞的部位发生于房室束的近端。是由于传导系统的相对不应期逐渐延长，致使每经过1次心跳之后，P-R间期逐个延长（但增加的数值逐渐缩小），终于使激动遇上绝对不应期，发生1次完全阻滞，使QRS波脱落一次，其性质与Ⅰ度相似。莫氏Ⅱ型阻滞部位在房室束的远端靠近双侧束支。是由于传导系统的绝对不应期逐渐延长，随着1次至数次激动的下传，绝对不应期逐步延长，当延长到一定程度时，激动遇上绝对不应期，则发生1次QRS波脱落，其性质与完全性房室传导阻滞相似，只是程度上不同。莫氏Ⅱ型容易转化为完全性房室传导阻滞，在临床上应高度警惕。

三度：三度房室传导阻滞是房室束近端、中段或远端发生完全性阻滞，致使来自心房的激动全部不能下传，造成房室分离。由莫氏Ⅱ型转化为Ⅲ度者，其阻滞部位在房室束远端。双侧束支完全阻滞本质上也属于三度房室阻滞。

房室传导阻滞常见于药物中毒（如洋地黄、奎尼丁等）、各种心肌炎、冠状动脉粥样硬化性心脏病及先天性心脏病等器质性病变。少数Ⅰ度房室传导阻滞及莫氏Ⅰ型患者，也可见于迷走神经张力增高。房室传导阻滞程度以Ⅲ度及莫氏Ⅱ型较严重，如心室率太慢，容易引起阿-斯综合征。

110. 三度房室传导阻滞临床症状有哪些？

三度房室传导阻滞是一种严重的心律失常，临床症状取决于心室率的快慢与伴随病变，症状包括疲乏、头晕、晕厥、心绞痛、心衰等。若心室率过慢导致脑缺血，患者可出现暂时性意识丧失，甚至抽搐，即阿-斯综合征，严重者可猝死。听诊第一心音强度经常变化，间或听到响亮清晰的第一心音（"大炮音"）。

111. 一度房室传导阻滞心电图特征是什么？

一度房室传导阻滞：每个冲动都能传导至心室，但PR间期超过0.20秒（图2-13）。

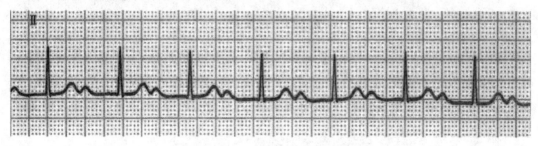

Ⅱ导联每个P波后均跟随QRS波群，PR间期0.39秒

图2-13　一度房室传导阻滞

112. 二度Ⅰ型房室传导阻滞心电图特征是什么？

（1）PR间期进行性延长，相邻RR间期进行性缩短，直至一个P波受阻不能下传至心室。（2）包含受阻P波在内的RR间期小于正常窦性PP间期的2倍，最常见的房室传导比例为3∶2或5∶4。该型很少发展为三度房室传导阻滞。

113. 二度Ⅱ型房室传导阻滞心电图特征是什么？

心房冲动传导突然阻滞，但PR间期恒定不变，下传搏动的PR间期大多正常。当QRS波群增宽、形态异常时，阻滞位于房室束-浦肯野系统；若QRS波群正常，阻滞可能位于房室结内。本型易转变为三度房室传导阻滞。

114. 三度房室传导阻滞心电图特征是什么？

（1）心房与心室活动各自独立、互不相关。

（2）心房率快于心室率，心房冲动来自窦房结或异位心房节律。

（3）心室起搏点通常在阻滞部位稍下方。如位于房室束及其附近，心室率40～60次/min，QRS波群正常，心律也较稳定；如位于室内传导系统的远端，心室率可在40次/min以下，QRS波群增宽，心室率也常不稳定（图2-14）。

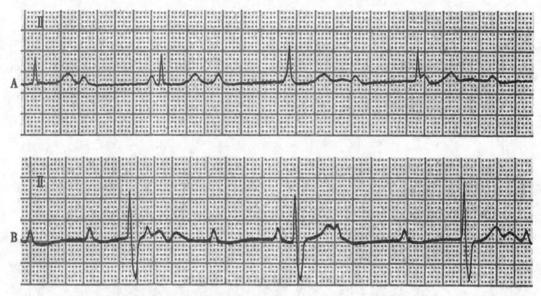

图中窦性P波规则，QRS波群节律规则，P波与QRS波群互不相关

图2-14　三度房室传导阻滞

115. 什么是高度房室传导阻滞？

二度房室阻滞，也称为不完全性房室阻滞。阻滞程度较重（3∶1阻滞或更重）的二度房室阻滞，也称为高度房室阻滞。高度房室阻滞可以是莫氏Ⅰ型或Ⅱ型。

116. 如何治疗房室传导阻滞？

应针对不同病因进行治疗。一度或二度Ⅰ型房室传导阻滞心室率不太慢者无须特殊治疗。二度Ⅱ型或三度房室传导阻滞，如心室率慢伴有明显症状或血流动力学障碍，甚至阿-斯综合征发作者，应给予心脏起搏治疗。阿托品、异丙肾上腺素仅适用于无心脏起搏条件的应急情况。

117. 什么是束支阻滞？包括哪些类型？束支阻滞有危险吗？它的病因是什么？

束支是心室内将心房传导来的信号转到心室浦肯野纤维网的传导纤维束。在右心室的叫右束支，在左心室的叫左束支。这些束支一旦受到损害，其传导心电信号的能力就会出现延迟，甚至阻滞，相应地称为束支阻滞。

右束支由于分支多，分布范围较大，因此只要小范围的心室肌受损就会造成右束支损害而形成右束支阻滞。左束支传导阻滞是指左室内束支的某一段发生病变，出现电脉冲的传导阻滞，左心室的除极活动延迟，先通过右束支激动右心室，再通过右心室心尖部激动左心室，左心室上侧壁的激动最晚。左束支传导阻滞通常伴有器质性心脏病，单纯的左束支传导阻滞也可造成左、右心室激动及收缩的不同步，诱发心力衰竭的发生。而左束支分支范围小而明确，一般只在较大范围心肌损害时才能形成左束支阻滞。因此右束支阻滞远比左束支阻滞常见，而左束支阻滞一般要比右束支阻滞严重。

右束支阻滞较为常见，常发生于风湿性心脏病、高血压性心脏病、冠心病、心肌病与先天性心血管病，也可见于大面积肺梗死、急性心肌梗死后。此外，正常人也可发生右束支阻滞。左束支阻滞常发生于充血性心力衰竭、急性心肌梗死、急性感染、奎尼丁与普鲁卡因胺中毒、高血压性心脏病、风湿性心脏病、冠心病与梅毒性心脏病等。左前分支阻滞较为常见，左后分支阻滞较为少见。

右束支阻滞一般表示心肌损害并不重，有时甚至是先天的变异，就像有的人先天长"六指"一样。而左束支阻滞需要进一步分析形成原因。如果一个中年人以前没有过左束支阻滞，近来新出现左束支阻滞，就要高度怀疑其是否是"前间壁心肌梗死"引起的。单侧的束支阻滞无危险和威胁。而如果左、右两侧束支同时出现不同程度的阻滞则有危险。必要时需安装心脏起搏器。

118. 右束支阻滞的心电图特征有哪些？

右束支阻滞：QRS时限≥0.12秒；V_1、V_2导联呈rsR'，R'粗钝；V_5、V_6导联呈QRS型，S波宽阔；T波与QRS波主波方向相反。不完全性右束支传导阻滞图形与上述图形相似，但是QRS时限<0.12秒。

119. 左束支阻滞的心电图特征有哪些？

左束支阻滞：QRS时限≥0.12秒；V_5、V_6导联R波宽大，顶部有切迹或粗钝，前方无q波，T波与QRS波主波方向相反；V_1、V_2导联呈宽阔的QS型或rS型。不完全性左束支传导阻滞图形与上述图形相似，但是QRS时限<0.12秒。

120. 什么是心脏起搏治疗？心脏起搏器是由什么组成的？

心脏起搏器简称起搏器（pacemaker），是一种医用电子仪器，它通过发放一定形式的电脉冲刺激心脏，使之激动和收缩，即模拟正常心脏的冲动形成和传导，以治疗由于某些心律失常所致的心脏功能障碍。

心脏起搏器由脉冲发生器和起搏电极导线组成。

（1）电极导线：近端与脉冲发生器相连。中端由合金制成的电导体和外层的绝缘体组成。远端为顶端电极与心肌相接触，用来刺激、起搏心肌。

（2）脉冲发生器：分为临时起搏器和永久起搏器。物理特性要求小、轻、薄、多功能、长寿命、安全、可靠，可以释放0.5～0.6ms脉宽的矩形脉冲，并具有感知心脏自身电活动的感知电路。

根据起搏器应用的方式分为：临时心脏起搏（采用体外携带式起搏器）和植入式心脏起搏（起搏器一般埋植在患者胸部的皮下组织内）。

121. 哪些患者需要植入心脏起搏器？

以下几种情况需植入永久性心脏起搏器：

（1）明确的症状性心动过缓，建议植入起搏器。

（2）指南指导下的疾病治疗和管理导致症状性窦性心动过缓者，临床需要继续治疗且没有其他代替治疗。

（3）快慢综合征且症状由心动过缓引起者。

（4）有症状的心脏变时功能不全者（患者活动时心率升高不明显），行植入式起搏并采用频率应答功能以提高活动心率。

（5）永久性心房颤动且有症状性心动过缓，建议植入起搏器。

（6）非可逆或非生理原因导致的获得性二度Ⅱ型房室传导阻滞、高度房室传导阻滞、三度房室传导阻滞，无论有无临床症状，均应植入起搏器。

（7）存在病态窦房结综合征者，症状由病窦引起。

（8）反射性晕厥的患者，年龄≥40岁，出现反复发作的无征兆的晕厥，并且记录到症状性的心脏停搏和（或）房室传导阻滞。

（9）有症状的束支阻滞者，且行电生理检查发现房室束至心室间期≥70ms或者房室结以下位置阻滞的晕厥患者。

（10）交替性束支传导阻滞患者。

近年来，随着起搏新技术的不断研发，起搏器治疗的适应证不断扩展，如预防和治疗长QT间期综合征的恶性室性心律失常，辅助治疗梗阻性肥厚型心肌病等。

临时心脏起搏适用于：

（1）阿-斯综合征发作、一过性高度或完全房室传导阻滞且逸搏心律过缓。

（2）操作过程中或急性心肌梗死、药物中毒、严重感染等危急情况下出现危及生命的缓慢型心律失常。

植入临时起搏器之后，如评估患者有植入永久性起搏器的指征，应尽早更换为永久性起搏器。也可超速抑制治疗异位快速心律失常。

122. 心脏起搏器包括哪些类型？起搏器代码是如何规定的？

起搏器的功能类型：

（1）心室按需（VVI）型起搏器：电极置于心室。起搏器按规定的周长或频率发放脉冲起搏心室，如有自身的心搏，起搏器能感知自身心搏的QRS波，起抑制反应，并重整脉冲发放周期，避免心律竞争。但此型起搏器只保证心室起搏节律，而不能保持房室顺序收缩，因而是非生理性的。

（2）心房按需（AAI）型起搏器：电极置于心房。起搏器按规定的周长或频率发放脉冲起搏心房，并下传激动心室，以保持心房和心室的顺序收缩。如有自身的心房搏动，起搏器能感知自身的P波，起抑制反应，并重整脉冲发放周期，避免心房节律竞争。

（3）双腔（DDD）起搏器：心房和心室均放置电极。如自身心率慢于起搏器的低限频率，导致心室传导功能障碍，则起搏器感知P波触发心室起搏（呈VDD工作方式）。如心房的自身频率过缓，但房室传导功能是好的，则起搏器起搏心房，并下传心室（呈AAI工作方式）。此种起搏器能保持心房和心室的顺序收缩。

（4）频率自适应（R）起搏器：起搏器的起搏频率能根据机体对心排出量的要求而自动调节适应，起搏频率加快，则心排出量相应增加，满足机体生理需要。具有频率自适应的VVI起搏器，称为VVIR型；具有频率自适应的AAI起搏器，称为AAIR型；具有频率自适应的DDD起搏器，称为DDDR型。

（5）ICD、CRT-P、CRT-D：即植入型心律转复除颤器（ICD）和心脏再同步治疗起搏器（CRT-P）以及可提供除颤治疗及心脏再同步治疗的心脏再同步治疗除颤器起搏器（CRT-D）。ICD具备除颤、复律、抗心动过速起搏及抗心动过缓起搏等功能。CRT目前主要用于纠正由于双室收缩不同步引发的心力衰竭。

目前，希浦系统起搏作为生理性起搏方式已在我国多家中心开展，尤其是左束支起搏技术，被临床广泛关注。此外，无导线起搏器（又称"胶囊起搏器"）体积小、重量轻，已开始进入临床使用。

由于起搏治疗技术进展迅速，现行的代码规则从出现至今已经有很大的改变，现将常用的代码命名介绍如下（表2-2）。了解起搏器代码的意义十分重要，例如：VVI起搏代表该起搏器起搏的是心室，感知的是自身心室信号，自身心室信号被感知后抑制起搏器发放一次脉冲；DDD起搏器起搏的是心房及心室，感知的是心房及心室信号，自身心房及心室信号被感知后抑制或触发在不应期内发放一次脉冲；AAIR起搏器起搏的是心房，感知的是自身的心房信号，自身心房信号被感知后抑制起搏器发放一次脉冲，并且起搏频率可根据患者的需要进行调整，即频率适应性功能（第四位R表示）。另外，还有VDD、DDI等起搏方式。

表2-2　NBG起搏器代码

位置	I	II	III	IV	V
类目	起搏心腔	感知心腔	感知后的反应	程控功能/频率应答	抗快速型心律失常功能
字母	V=心室	V=心室	T=触发	P=程控频率和（或）输出	P=抗心动过速起搏
	A=心房	A=心房	I=抑制	M=多项参数程控	S=电击
	D=双腔	D=双腔	D=I+T	C=通讯	D=P+S
	O=无	O=无	O=无	R=频率应答	O=无
			O=无		

123. 什么是单腔起搏器？

只有一根电极导线的起搏器称单腔起搏器。导线放置在心房，称为心房单腔起搏器；导线放置在心室，称为心室单腔起搏器。目前心房单腔起搏器植入较少，多植入心室单腔起搏器。其主要作用是维持心室有效的"泵"血次数，发挥起搏器维持生命最主要的作用。对于永久性房颤、心房静止或导线不能固定在心房的患者，只能植入心室单腔起搏器。

124. 什么是双腔起搏器？它有何优点？用于治疗哪种疾病？

有两根电极导线分别连接于右心房和右心室的起搏器，叫双腔起搏器。通常表示为DDD或DDDR型起搏器。

双腔起搏器的优点：双腔起搏器由于植入了两根电极，心房、心室顺序起搏，与人体心房、心室跳动的顺序一致，与心室单腔起搏器比较更符合生理。

双腔起搏器主要用于治疗引起心动过缓的各种疾病，包括病窦综合征，二度、三度房室传导阻滞等。

125. 什么是三腔起搏器？它适用于治疗哪种疾病？

三腔起搏器也称心脏再同步起搏器、双室同步起搏器，用于帮助心衰患者心脏再同步治疗（CRT）。

临床研究发现，相当一部分中、重度心衰患者存在心脏收缩不同步现象，即会出现心房和心室运动不协调，左右心室收缩不同步以及左心室内收缩不同步等情况。心脏再同步治疗，就是在右心房、右心室和左心室的外膜或左心室表面的静脉中植入电极，通过起搏的方法使心房和左、右心室按顺序运动，使心脏室运动的同步性得到恢复。临床试验证实，心脏再同步治疗（CRT）不仅可以缓解心衰症状，提高患者生活质量，而且可以降低患者的死亡率和住院率，延缓心衰患者的病程和改善预后。

126. 什么是频率适应型起搏器?

人在活动时心跳会加快,以帮助排出更多血液供应全身需要;在休息或活动停止时,心跳逐渐减慢恢复至正常心率。而当窦房结功能障碍或双结病变(窦房结和房室结)时,这种调节功能会丧失,心率不能根据自身需要而做出调整,故而出现活动时乏力、气短、头晕等症状。

频率适应型起搏器能根据患者的活动情况自动调整起搏频率。它平时以自己的固有频率发放脉冲。当患者在行走、上楼或锻炼时,起搏频率会相应增加;当患者休息时,起搏频率则相应降低,使患者感觉更舒适。如果人们不能根据活动情况自动调整心跳频率,那么就需要安装频率应答型起搏器。频率应答可应用于单腔或双腔起搏。由于该功能可开可关,因此频率适应型起搏器适合所有心跳缓慢的患者。

127. 生理性起搏器与非生理性起搏器有何不同?生理性起搏方式有哪些?非生理性起搏方式有哪些?

起搏器一般来讲分为生理性与非生理性两类。非生理性起搏器,是指其向心室发放固定频率的电脉冲,心率不能随机体代谢和生理需要而改变的一类起搏器,意思是心脏按照起搏器预定的频率而跳动。生理性起搏器则是指能够恢复心脏正常的电激动顺序,即房室顺序收缩,并能根据机体的代谢需求自动调节起搏频率的一类起搏器,生理性起搏器的工作可以随着人体活动的需求、心脏跳动频率的改变而改变起搏频率。

使用生理性起搏器后,起搏器综合征明显减少,超声心动图检查发现,生理性起搏较非生理性起搏的心排出量增加25%,左心室舒张末期容量增加30%,射血分数增加10%。也就是说,心脏泵血功能较之前明显好转,人体缺血、缺氧症状减轻。

常见的生理性起搏方式有:心房按需型起搏器(AAI)、心房按需型频率适应起搏(AAIR)、双腔房室顺序型起搏(DDD)、双腔频率适应型起搏(DDDR)、单电极起搏(VDD、VDDR)、三腔起搏(双房、单室起搏及单房、双室起搏)、四腔起搏(双房及双室起搏)。非生理性起搏方式有:心室按需型起搏(VVI)、心室非同步固定频率起搏(VOO)。

128. 什么是起搏器综合征?

起搏器综合征是指心室起搏后,由于血流动力学及心脏电生理学方面的异常而引起的一组综合征。由于心脏失去了房室顺序收缩而致心排出量下降、动脉压下降以及神经体液反射异常,其症状轻重差异很大,轻者仅有心悸、疲劳不适感等,重者可发生急性肺水肿或晕厥,需要立即停止心室起搏改为生理性起搏。

VVI起搏是临床最常用的一种起搏方式,电极导线置于右心室,脉冲发放后刺激右心室,受R波抑制。这种起搏器价格较便宜,手术操作也较简单,但部分患者可能会出现起搏器综合征。

129. 心脏起搏器是如何工作的？

心脏起搏器是非常精密的电子设备，当人体自身的心跳缓慢时，它能自动发出刺激信号，刺激心脏跳动。当人体自身心跳超过起搏器设定的频率，起搏器能够感知自身心跳，不发放刺激信号，从而避免了起搏器与人体自身心率的竞争。

130. 起搏器植入术前准备有哪些？

（1）完善术前检查：化验血、尿、便常规，肝肾功能，血糖，艾滋病抗体，电解质及出凝血时间。拍摄X线胸片，做心脏彩超、心电图等，以便了解心腔大小，心房内有无血栓及心功能情况。术前停用活血化瘀药物，如肝素、阿司匹林、双嘧达莫（潘生丁）等，以防术中出血及皮下囊袋内形成血肿。

（2）备皮：刮净手术区域的体毛，防止感染。经股静脉临时起搏备皮范围是会阴部及双侧腹股沟区；植入式起搏备皮范围是左上胸部，包括颈部和腋下。备皮后应做一次认真的全身清洗，如患者病情较重不能洗澡，护理人员应将手术区域皮肤处用温湿毛巾擦洗干净，不可将皮肤擦破，若皮肤破损则不能手术。

（3）患者入院后应选用低脂、易消化、清淡、营养丰富的食物，以保持大便通畅。术前应训练患者床上排大小便，以便配合术后卧床的需要，减少术后不必要的烦恼。

（4）指导患者术前一晚注意休息，调整好心理状态，减少不必要的紧张，消除顾虑，积极配合。必要时应用镇静药，保证充足的睡眠。

（5）术晨禁食水。术前做抗生素皮试。手术前半小时排空大小便。

（6）术前建立静脉通路，术前30分钟至2小时预防性应用抗生素1次。

131. 起搏器植入术后护理的主要目的是什么？

起搏器术后护理的主要目的在于：及时发现有无起搏失灵、切口处有无出血、血肿及穿刺引起的并发症。因主要并发症及起搏故障大多发生在术后第1周，如导线移位、囊袋出血、血气胸或膈肌抽搐等，故术后的早期护理观察极为重要。要求护理人员应熟知有关起搏知识，如起搏器型号、起搏方式、各种参数设置、手术情况及常见的起搏心电图表现等。

132. 怎样护理起搏器植入术后患者？

（1）休息与活动：术后将患者平移至床上，植入式起搏者需保持平卧位或略向左侧卧位4~6小时，如患者平卧体位不适，可抬高床头30°~60°。术侧肢体肩关节不宜过度活动，肘关节以下可活动，术侧手掌进行握拳运动以预防血栓形成。勿用力咳嗽，如出现咳嗽症状，尽早应用镇咳药。经股静脉安置临时起搏器的患者需绝对卧床，平卧或左侧卧位，术侧肢体避免屈曲或活动过度。卧床期间做好生活护理。术后第1次下床活动应动作缓慢，防止跌倒。

（2）监测：术后描记12导联心电图，进行心电监护，监测脉搏、心率、心律、心电变化及患者自觉症状，及时发现有无电极导线移位或起搏器起搏、感知障碍。术后监测体温，观察有无腹壁肌肉抽动、心肌穿孔等表现，及时报告医师并协助处理。出院前常规行X线胸片检查和起搏器功能测试。

（3）伤口护理与观察：植入式起搏者伤口局部以沙袋加压6小时，且每间隔2小时解除压迫5分钟；或局部加压包扎即可。保持切口处皮肤清洁干燥，严格无菌换药，术后24小时换药1次，伤口无异常可2～3日换药1次。观察起搏器囊袋有无肿胀，观察伤口有无渗血、红、肿，患者有无局部疼痛、皮肤变暗发紫、波动感等，及时发现出血、感染等并发症。如切口愈合良好，一般术后第7日拆线（采用可吸收缝线者多不用拆线）。临时起搏者每日换药，防止感染。

（4）植入式心脏起搏器安装术后无须常规应用抗生素预防感染。临时起搏器安装一般不需应用抗生素，依据病情如患者以股静脉入路，并且留置时间长，可预防性应用抗生素。禁用活血化瘀药物，防止皮下淤血。

133. 起搏器植入术后患者的注意事项有哪些？

（1）起搏器植入术后需卧床24小时；24小时后可下床少量活动，但动作要慢；3日以后逐渐增加活动量，可在病房散步等。要注意循序渐进，平稳过渡，不能过分激进。运动时心率不超过休息心率5～10次/min。

（2）卧床期间可食用清淡、易消化、营养丰富的食品，不宜食用鸡蛋、豆制品等易胀气食物。

（3）术后卧床期间应活动下肢、非术侧上肢及术侧上肢前半部分，以避免血栓形成。

（4）长期卧床的老年人易诱发肺部并发症及下肢深静脉血栓，必须定时翻身，鼓励咳嗽，做深呼吸运动及在床上活动上、下肢。注意观察有无下肢血栓形成。

（5）术后3个月内应避免起搏器一侧的上肢剧烈活动，避免高举手臂（以肩关节外展不超过90°为宜）和提取重物，日常活动如洗漱、吃饭等轻微活动是没问题的。5～12周可做活动量稍大的活动，如园艺、钓鱼等。

134. 安置起搏器后何时可以出院？出院后注意事项有哪些？

起搏器术后1周拆线，拆线后如无特殊情况（如囊内积血、切口红肿），第2日即可出院，如有特殊情况由医师因情况而定。回家后纱布不可去掉，应保护10日左右，1周至10日不要洗澡，可做身体其他部位清洗。10日后洗澡时水温不要太高、时间不要太长，水温太高会使脉搏加快，增加心脏负担，时间过长可能会使起搏器受热，一般10～20分钟为好。桑拿浴不会直接影响起搏器，但最好不要洗得太久。洗澡时不要搓起搏器埋植处的皮肤，以免损伤皮肤造成感染。

135. 起搏器植入术后患者在家应注意什么？

（1）要注意伤口情况：正常伤口拆线后无明显红肿，回家后如出现红、肿、热、痛，要及时到医院就医，注意检查是否有急性感染。同时注意观察囊内有无再出血和积血，如有积血，起搏器埋植处会明显凸起，也应回医院就诊。

（2）数脉搏：出院并不等于导线在心内膜已固定牢固，导线完全固定牢固需要2～3个月。为了监测导线位置有无变化和起搏器工作状况，患者应每日在安静时（最好在早上起床时）自检脉搏2～3次，每次数1分钟。安静时心率最慢，多为基础起搏心律，是了解起搏的最佳时间。如发现脉率低于基础起搏心率，要回医院复查，进一步检查起搏功能。

（3）术后最好在2周时回院复查1次，如为外地患者可通过邮寄心电图的办法进行随访。为观察到起搏心律，患者到医院后要安静休息半小时再查心电图。因电极植入后2～3周为阈值急性升高期，术后将输出电压调得太低有可能造成不起搏。最好等回医院复查时，阈值急性升高期已过，再将起搏电压降低。

136. 植入起搏器有哪些并发症？如何处理？

植入起搏器的并发症根据出现的时间早晚有所不同，常见的并发症包括下列情况：

（1）植入术中并发症。①血胸、气胸或血气胸：穿刺血管时将胸膜穿通引起。轻者可不做特殊处理，必要时行穿刺引流或外科手术。②心肌穿孔：临床表现为胸痛，体检时发现心包摩擦音，起搏心电图由左束支传导阻滞图形变为右束支传导阻滞图形，少数患者可发生心脏压塞。发生此并发症时，应将起搏导线撤入心腔，重新放置，以免引起心脏压塞。③心脏压塞：需进行心包穿刺引流，必要时外科开胸引流。

（2）早期并发症。①局部出血或血肿：局部压迫或切开取出血块清理出血点。预防的方法包括术前评价凝血功能，若病情允许，停服氯吡格雷5～7日，停服低分子肝素12小时，停服华法林1～3日并调整INR＜1.5～1.8。②导线移位：应在X线透视下重新调整导管位置，预防导线脱位的方法是术中定位可靠、张力合适、固定牢靠，必要时选用主动固定电极导线。

（3）晚期并发症。①导线损伤：包括导线断裂和绝缘层破裂，一旦发现应及时更换导线，改为头静脉路径或在原锁骨下静脉外侧穿刺，也可以换至对侧锁骨下静脉穿刺。②感染：为起搏器植入后的严重并发症，可表现为囊袋局部红、肿、热、痛及局部破溃；可静脉应用抗生素，必要时做清创处理。清创无效时，可考虑拔除电极导线。感染严重时可有败血症，需取出起搏系统，全身使用抗生素，局部清创。③静脉血栓形成：其发生率和严重程度与所选的血管途径无关，多根导线植入及充血性心力衰竭患者可能更易发生。一旦诊断为静脉血栓形成，若无禁忌证，应及早进行溶栓治疗，可用尿激酶，也可以给予肝素抗凝治疗，长期治疗可给予华法林抗凝治疗，部分患者也可以行外科手术治疗。

137. 永久起搏器术后为什么要做功能锻炼？

安装起搏器需要切开头静脉和穿刺锁骨下静脉，因此患者术后3日不能活动上肢。有些患者因局部伤口疼痛，担心电极导线移位，长期不敢活动术侧上肢，导致局部肌肉萎缩、僵硬、上肢不能抬起等后遗症。因此，第3日后即应开始慢慢活动上肢，伤口愈合拆线后应进行功能锻炼，如适当抬高患肢、来回摆动上肢或用患肢摸对侧耳垂，也可以做打太极拳等运动，但应避免急拉、提重物等。刚开始活动时会感到疼痛，以后就会逐渐习惯。活动上肢的目的是减少切口内粘连，防止肌肉萎缩，减少术后局部并发症。以下动作在植入起搏器3个月内应尽量避免：有患者在植入起搏器3个月后拉了一下窗帘造成了心室电极脱位；有患者用墩布拖地时电极脱落；有患者在弯腰系鞋带时电极脱落。因此，在植入起搏器3～6个月应尽量避免这些急速的肢体运动。

138. 为什么要指导患者随身携带起搏器担保卡？

起搏器担保卡是植入起搏器后厂家向患者发放的一张保用卡，卡上记录着患者的姓名、年龄、地址、联系电话、植入的起搏器厂家、型号、系列号、起搏方式、担保年限、医师姓名、联系电话。患者应随身携带起搏器保用卡，特别在旅行或出差时更应带上。如遇危急情况便于别人帮助，在医院，医师一看到担保卡，就可以了解您使用的起搏器情况，以便及时处理。当乘飞机通过安检时，事先出示起搏器担保卡，就可不必被检查，这在国际旅行时更为重要，因为有时语言不通，凭此卡就可以顺利通过安检。

139. 什么是植入型心律转复除颤器（ICD）？

ICD具有电复律、电除颤和心脏起搏的功能。其可以储存心电图，提供关于心律失常波形和心率的详细信息。当检测到异常心脏节律时，可以通过抗心动过速起搏（ATP）、电复律或电除颤重整心脏节律。它是一种能识别并及时终止恶性室性心律失常的电子装置，它可以在10秒内自动识别室速和室颤并电击除颤，挽救患者的生命，成功率几乎100%。

140. 哪些患者需要植入ICD？

心源性猝死风险极高危的人群，如心肌梗死后顽固性室速、心功能不全、心脏射血分数低于35%、严重心律失常、有心搏骤停家族史、已经发生过一次心搏骤停并抢救成功的患者，这时候除颤就是拯救他们生命的唯一有效办法，应该植入ICD进行防治。

141. ICD的主要功能有哪些？

ICD的主要功能包括：（1）诊断并终止室性心动过速和室颤。当患者发生室速或室颤时进行治疗并终止。（2）抗心动过缓起搏治疗功能。（3）信息存储记忆功能：ICD能将患者的重要资料自动记录下来，供医师复查时参考，帮助医师了解病情，更好地制订治疗方案。

有人形象地比喻植入了ICD就如同随身携带了一个急救室，里面不仅有诊断的设备还有实施急救的医护人员，24小时监测和保护心脏。

142. 植入起搏器后如何随访？

植入起搏器后应该定期随访。通过调整参数，使起搏器与人体更适应，同时，使耗电量降低，延长起搏器的使用寿命，而且能尽早发现问题。一般要求植入后1个月、3个月、6个月各随访1次，以后每3个月至半年随访1次。接近起搏器使用年限时，应缩短随访间隔时间，改为每月1次或更短一些，在电池耗尽之前及时更换起搏器。

143. 植入起搏器后可以使用家用电器吗？哪些电器不能靠近？

起搏器一般不会被常用的家用电器损坏，如微波炉、电冰箱、电视机、音响、计算机、电热锅及其他大多数的电器。但在操作这些电器时如感觉头晕、眼花、心悸症状时，请尽快关闭它们并远离这些电器，起搏器即可以恢复到原来工作状态。

家用电器对起搏器的影响主要有两个方面：其一，电器产生的电磁信号被起搏器感知后误认为是心电信号，而抑制其输出功能；其二，起搏器受干扰后转为干扰频率，即起搏频率加快，因而出现心悸。

操作电焊或发动汽车一般不会影响起搏器工作，但并非绝对，如有症状出现，需远离它们。

不可靠近的设备或场所包括：工业用电磁感应炉、雷达天线、广播电视发射天线的限制区域、大型电机、高压设备强磁场发生的地方、电锯、除草机、床垫式或枕式磁疗仪、高压电力传输线、发电厂的限制区域、电弧焊接设备、工业磁铁。

需注意的设备或场所：正在修理的汽车引擎（发动机状态下）、移动电话、电子防盗装置、电子安检系统、汽油动力工具、业余无线电天线、家用电磁感应炉。

144. 哪些医疗设备会对起搏器有影响？哪些没有影响？

有些医疗设备或治疗方法对起搏器会造成影响（部分医疗设备中采取一定防护措施后仍有可能可以使用），应避免做磁共振（MRI）（抗核磁的起搏器除外）、电手术刀、除颤仪、透热疗法治疗、放疗、伽马射线装置、冲击波碎石仪、床垫型或枕型磁疗仪、射频消融、经皮电神经刺激。

但是，有些患者在植入起搏器后必须要进行某些手术或操作，此时应咨询专业起搏器专家，通过调整起搏器工作参数来避免起搏器受影响。

一般来说超声、核医学检查、肺灌注/通气扫描、CT检查、X线检查、心电图等对起搏器没有影响，可以放心检查。

145. 植入起搏器的患者能否使用移动电话?

移动电话是否会影响起搏器不能一概而论，这与起搏器的质量及抗干扰性能密不可分。目前的起搏器都有很强的抗干扰能力，植入起搏器的患者在使用移动电话时应注意如下事项：

接听电话时，应尽量用起搏器对侧的耳朵通话，保持话机与起搏器的距离在15cm以上。

通话结束后切不可将话机放在胸前口袋中，因起搏器多埋置在胸大肌处，手机处于开机待命状态时也可发射信号，故最好将移动电话放在植入起搏器的对侧衣袋内。

如果使用移动电话时出现干扰，需立即关闭话机。除非起搏器是经美国FDA认证的，具有抗移动电话干扰功能，否则应尽量使用固定电话，目前大多数主流起搏器均具有抗移动电话干扰功能。

146. 交通工具对起搏器有影响吗?

外出乘坐汽车、地铁、轮船、飞机不会影响起搏器的功能，避免安全带压迫起搏器就可以了，不必担心。汽车和摩托车的点火装置工作时会产生电火花，火花出现时有较强的电磁脉冲发生，当打开汽车盖时身体不要靠近发动机，以免影响起搏器。

147. 植入起搏器后还需要服用其他药物吗?

安装起搏器只治疗缓慢型心律失常，如果患者仍有其他的心律失常，如室性心律失常、房性心律失常等，应加用药物治疗，心房颤动的患者还需要抗凝治疗。如果患者合并高血压、冠心病等其他的疾病也需要相关的药物治疗。总之安起搏器后不需要药物治疗，但如合并其他的疾病则需要治疗，这与植入心脏支架不同。

148. 如果起搏器受到干扰，应该怎么办?

如起搏器受到干扰，需离开或关闭电器即可。如需经过超市、图书馆、机场等安检系统时，应以正常步态通过，避免在此区域逗留，可以提前出示植入卡。如接触上述设备后出现持续头晕、心悸等不适，需立即与医师联系，进行起搏器程控，检查起搏器是否异常。

149. 出现哪些症状提示起搏器故障?

如果患者植入起搏器前有黑朦、晕厥等症状，而植入起搏器后症状得到了改善，再次出现植入前的症状时考虑起搏器出了故障。由于科技的进步，目前的起搏器很少出现起搏器电子元件失灵等故障，多考虑电极不稳定或脱位、起搏功能异常。少数情况考虑患者本身心肌应激性较低，对起搏刺激敏感性降低。这时应做起搏器程控，拍X线胸片，做心电图或Holter检查明确是哪里出了问题。如果考虑电极脱位则有可能需要重新手术复位。

150. 起搏器能用多长时间？

现有的起搏器品牌包括美敦力（美国）、圣犹达（美国）、百多力（德国）、波科（美国）等。无论哪个品牌产品，我国的国家卫生健康委员会都实行统一的担保年限，即单腔7~8年，双腔5~6年，ICD及CRT是4年。但是担保的年限不一定就是使用的年限，每个患者的病情不同，起搏器的使用寿命会因人而异。一般来说使用的时间比担保的时间要长。

151. 出现哪些情况提示必须更换起搏器？

患者可以根据心跳判断是否电池电量下降。例如平时心率都是60次/min，现在心率55次/min，考虑起搏器电量下降了，需要尽早更换。还有些患者平时自身心率快，这时不能通过这种方法检测，那就要到医院测试。一般来说如果起搏器提示已到ERI（建议更换指征）时，则必须更换起搏器。

（于洋 金娜 吴波 粟印军）

第三篇　心搏骤停及心肺复苏的护理

1. 什么是心搏骤停及心源性猝死？

心搏骤停（sudden cardiac arrest，SCA）指心脏射血功能突然终止。心搏骤停发生后，由于脑血流突然中断，10秒左右患者即可出现意识丧失。如能及时救治，患者可以存活，否则将导致生物学死亡，自发逆转者少见。心搏骤停常为心源性猝死的直接原因。

心源性猝死（sudden cardiac death，SCD）指急性症状发作后1小时内发生的以意识骤然丧失为特征、由心脏原因引起的生物学死亡。心搏骤停与心源性猝死的区别在于前者通过紧急治疗有逆转的可能性，而后者是生物学功能不可逆转的停止。

2. 心搏骤停的临床表现有哪些？

（1）意识突然丧失或伴有短阵抽搐。（2）呼吸断续、喘息，随后呼吸停止。（3）皮肤苍白或明显发绀、瞳孔散大、大小便失禁。（4）颈、股动脉搏动消失。（5）心音消失。

3. 心源性猝死的临床分期有哪几期？

心源性猝死的临床经过可分为前驱期、终末事件期、心搏骤停、生物学死亡4个时期。不同患者各期表现有明显差异。

（1）前驱期：在猝死前数日至数月，有些患者可出现胸痛、气促、疲乏、心悸等非特异性症状，但也可无前驱表现，瞬间发生心搏骤停。

（2）终末事件期：指心血管状态出现急剧变化到心搏骤停发生前的一段时间，自瞬间至持续1小时不等。典型表现包括：严重胸痛、急性呼吸困难、突发心悸或晕厥等。

（3）心搏骤停：意识丧失为该期的特征。临床表现为：①意识突然丧失或伴有短阵抽搐。②呼吸断续，喘息，随后呼吸停止。③皮肤苍白或明显发绀、瞳孔散大、大小便失禁。④颈、股动脉搏动消失。⑤心音消失。

（4）生物学死亡：从心搏骤停至发生生物学死亡时间的长短取决于原发病的性质以

及心搏骤停至复苏开始的时间。心搏骤停发生后，大部分患者将在4~6分钟开始发生不可逆脑损害，随后经数分钟过渡到生物学死亡。

4. 发现患者心搏骤停，如何有效进行呼救？

当发现无反应或突然倒地的患者时，首先观察其对刺激的反应，如轻拍肩部并呼叫"你怎么样啦"，判断呼吸运动、大动脉有无搏动（10秒内完成）。突发意识丧失，无呼吸或无正常呼吸（即仅有喘息），视为心搏骤停，呼救和立即开始心肺复苏（cardio pulmonary resuscitation，CPR）。高声呼救，请求他人帮助。在不延缓实施心肺复苏的同时，应设法呼叫急救电话，启动急救系统。对社区来说，利用社会媒体技术，帮助在院外疑似发生心搏骤停的患者，呼叫附近有愿意帮助并有能力实施心肺复苏的施救者是有一定合理性的。在院内的患者，则呼叫快速反应小组或紧急医疗团队系统。

5. 院外、院内的心搏骤停患者生存链是一致的吗？

AHA成人生存链是美国心脏协会提出的一套针对突发心搏骤停成人患者所采取的一系列规律有序的救护措施，这些措施以环链形式连接起来，构成一个挽救生命的系统。院外、院内的心搏骤停患者生存链不是一致的。AHA成人生存链分为两链：一链为院内救治体系，另一链为院外救治体系。把在院内和院外出现心搏骤停的患者区分开来，确认患者获得救治的不同途径。理由：不论心搏骤停在何处发生，所有心搏骤停后患者的治疗护理都会汇集到院内，一般在重症监护室提供心搏骤停后的救治。而在汇集到院内之前，这两种情况所需要的架构和流程两大元素大不相同。院外心搏骤停的患者将依赖他们的社区获得救助。非专业救护人员必须识别出心搏骤停、进行呼救、开始心肺复苏并给予除颤（即：公共场所除颤，PAD），直到接受过紧急医疗服务（EMS）培训的专业团队接手后，将患者转移到急诊室和（或）心导管室。患者最终会被转移到重症监护病房接受后续救治。相反，院内心搏骤停的患者依赖于专门的监控系统（例如快速反应或早期预警系统）来预防心搏骤停。如果发生院内心搏骤停，患者依赖于医疗机构各个部门和服务间的顺畅沟通，以及由专业医疗人员，包括医师、护士、呼吸治疗师等组成的多学科团队。

6. 院外心搏骤停患者的处理原则有哪些？

对院外心搏骤停患者，非专业施救者应尽早启动心肺复苏。为避免因无法准确判断患者脉搏情况而延迟或不启动心肺复苏，非专业施救者可以根据患者意识水平及呼吸状况启动心肺复苏，不再强调以有无脉搏作为判定心搏骤停的标准，且在实施心肺复苏时，可进行单纯胸外心脏按压。自动体外除颤仪（automated external defibrillators，AED）除颤可作为基础生命支持的一部分，当不能立即取得AED时，应立即进行CPR，并同时让人获取AED进行除颤。取得AED后，立即检查心律，若为室颤者，给予1次除颤后，立即继续5个周期的CPR（约2分钟），如仍为室颤心律，则再除颤1次。

7. 为何要建立快速反应小组（RRT）或者紧急医疗团队（MET）？

对于临床状况恶化的患者，要建立快速反应小组或紧急医疗团队提供早期干预，提高院内心搏骤停救治率。这类小组是由医师、护士或呼吸治疗师等多种组合组成。通常在医院工作人员发现患者病情急剧恶化时，就会呼叫这类小组来到患者病床前。小组一般会携带急救监护仪和复苏设备及药物。接受过此类复杂急救复苏培训的小组具有良好的表面效度，尽管证据还在不断更新。

8. 什么是心肺复苏中心？

院外心搏骤停复苏方法的地区化可以通过使用心肺复苏中心来实现。心肺复苏中心是一家能够在复苏和心搏骤停后救治中提供循证的医院，包括能进行7日24小时经皮冠状动脉介入治疗（PCI）。每年有足够案例量的目标温度管理，且坚持持续质量改进，包括衡量、基准确定、反馈和程序改良。复苏急救系统可以像其他急救系统建立后一样提高存活率，例如创伤急救系统。

9. 初级心肺复苏包括什么？什么是CAB三部曲？

初级心肺复苏即基础生命支持（basic life support，BLS）。主要措施包括胸外按压（compressions，C）、开放气道（airway，A）、人工呼吸（breathing，B）、除颤（defibrillation，D），前三者被简称为CAB三部曲。

10. 胸外按压的意义是什么？

胸外按压通过增加胸膜腔内压和直接按压心脏产生一定的血流，配合人工呼吸可为心脏和脑等重要器官提供一定的含氧血液，为进一步复苏创造条件。

11. 胸外按压的正确部位在哪里？

胸外按压的正确部位是胸骨中下1/3交界处。

12. 胸外按压的频率是多少？

对于心搏骤停的成年患者，施救者以100～120次/min的速率进行胸外按压较为合理。

13. 胸外按压的深度是多少？

在徒手心肺复苏过程中，施救者以至少5cm的深度对普通成人实施胸部按压，同时避免胸部按压深度超过6cm。

14. 胸外按压的动作要领是什么?

胸外按压的正确部位是胸骨中下1/3交界处。用一只手的掌根部放在胸骨的下半部，另一手掌重叠放在这只手背上，手掌根部横轴与胸骨长轴确保方向一致，为保证每次按压后使胸廓充分回弹，施救者在按压间隙，手可以放在患者胸上，但是不能有任何力量压向患者。按压时肘关节伸直，依靠肩部和背部的力量垂直向下按压，成人使胸骨下压至少5cm，但应避免超过6cm，随后突然松弛，按压和放松的时间大致相等。按压频率在100~120次/min。胸外按压过程中应尽量减少中断直至自主循环恢复或复苏终止，若按压中断，则尽量不超过10秒，除非特殊操作，如：建立人工气道、除颤时。胸外按压的并发症主要有肋骨骨折、心包积血、心脏压塞、气胸、血胸、肺挫伤等，应遵循正确的操作方法尽量避免其发生。

15. 胸外按压过程为何要避免中断? 何种情况可以中断?

心肺复苏过程中每分钟的胸外按压次数对于患者能否恢复自主循环（ROSC）以及存活后是否具有良好的神经系统功能非常重要。每分钟的实际胸外按压次数由胸外按压速率以及按压中断（例如开放气道、进行人工呼吸或进行自动体外除颤器并分析心率）的次数和持续时间决定。在大多数研究中，更多按压次数可提高存活率，而较少按压则会降低存活率。进行足够胸外按压不仅强调足够的按压速率，还强调尽可能减少中断这一心肺复苏关键因素。如果按压速率不足或频繁中断（或者同时存在这两种情况），会减少每分钟给予的总按压次数，影响心肺复苏效果。

16. 为何提倡在有目击者的院外公共场所设自动体外除颤器?

有证据明确一致表明，由旁观者实施心肺复苏并快速使用自动体外除颤器时，心搏骤停患者的存活率会增加。因此，及时获得除颤器是急救系统的首要因素。公共场所除颤（PAD）方案的实施要求4个基本要素：

（1）预先计划并经过演练的急救反应系统，理想情况下包括确认存在心搏骤停高风险的地点和社区，确认该地区自动体外除颤器放置地点，并确保旁观者知晓自动体外除颤器的地点，且通常由医护人员监督。

（2）对参与的施救者进行心肺复苏和使用自动体外除颤器的培训。

（3）与当地急救系统整合。

（4）持续的质量改进方案。

17. 在除颤仪到位时，先给予电击还是先进行心肺复苏?

当可以立即取得AED时，对于有目击的成人心搏骤停，应尽快使用除颤器。若成人在未受监控的情况下发生心搏骤停，或不能立即取得AED时，应该在他人前往获取以及准备AED的时候开始心肺复苏，而且视患者情况，应在设备可供使用后尽快尝试进行除颤。

18. 在有效的时间内医护人员如何完成多个步骤的心肺复苏？

经过培训的施救者同时进行几个步骤（即同时检查呼吸和脉搏），以缩短开始首次胸部按压的时间。由多名经过培训并训练有素的施救者组成的综合小组可以采用一套精心设计的方法，同时完成多个步骤和评估，而不用如单一施救者那样依次完成。例如，由1名施救者启动急救反应系统，第2名施救者开始胸外按压，第3名进行通气或者取得球囊面罩进行人工呼吸，第4名取回并设置好除颤器。

19. 心肺复苏过程中为何要保证胸廓的充分回弹？

每次按压后，施救者应让胸廓完全回弹，以使心脏在下次按压前完全充盈。理由：胸廓充分回弹即指在心肺复苏的减压阶段，胸骨回到其自然或中间位置。胸廓回弹能够产生相对胸廓内负压，促进静脉回流和心肺血流。在按压间隙倚靠在患者胸上会妨碍胸廓充分回弹。回弹不充分会增加胸廓内压力，减少静脉回流、冠状动脉灌注压力和心肌血流，影响复苏存活率。

20. 什么是仰头抬颏法？

仰头抬颏法开放气道，即术者将一手小鱼际置于患者前额加压使患者头后仰，另一手的食指、中指抬起下颏，使下颏尖、耳垂的连线与地面呈垂直，以畅通气道。此为仰头抬颏法。

21. 如何为患者实施人工呼吸？

开放气道后，先将耳朵贴近患者的口鼻附近，感觉和倾听有无呼吸，如确定呼吸停止，在确保气道通畅的同时，立即开始人工呼吸。气管内插管是建立人工通气的最好方法。当时间或条件不允许时，常采用口对口呼吸。术者一手的拇指、食指捏住患者鼻孔，吸一口气，用口唇把患者的口全部罩住，然后缓慢吹气，给予足够的潮气量产生可见的胸廓抬起，每次吹气应持续1秒以上。每30次胸外按压连续给予2次通气，通气频率为10~12次/min。但是口对口呼吸是临时性抢救措施，应争取尽快气管内插管，以人工气囊挤压或人工呼吸机进行辅助呼吸与给氧，纠正低氧血症。

22. 心肺复苏过程中按压及通气比是多少？

没有高级气道的成人和青少年，1或者2名施救者按照30次胸外按压给予2次人工呼吸的比率进行施救；儿童及婴儿，1名施救者30∶2，2名以上施救者15∶2；对于正在进行持续心肺复苏且有高级气道的患者，以100~120次/min的速率持续按压，每6秒1次呼吸

（10次/min呼吸）。

23. 什么是高级心肺复苏？

高级心肺复苏即高级心血管生命支持（advanced cardiovascular life support，ACLS），是以基础生命支持为基础，应用辅助设备、特殊技术等建立更有效的通气和血液循环。

24. 高级心肺复苏的主要措施有哪些？

主要措施有气管插管、给氧、除颤、复律、起搏和药物治疗。在复苏过程中必须持续监测心电图、血压、血氧饱和度等，必要时进行有创血流动力学监测，如动脉血气分析、动脉压、肺动脉压等。

25. 高级心肺复苏给予药物治疗时如何选择静脉通路？

尽早开通静脉通路，给予急救药物。外周静脉通常选用肘正中静脉或颈外静脉，中心静脉可选用颈内静脉、锁骨下静脉和股静脉。

26. 对于自主呼吸未恢复的患者如何纠正低氧血症？

若患者自主呼吸没有恢复，应尽早行气管插管，以纠正低氧血症。医院外患者常用简易球囊维持通气，医院内患者常用呼吸机，开始可给予100%浓度的氧气，然后根据血气分析结果进行调整。

27. 脑复苏的主要措施有哪些？

脑复苏是心肺复苏最后成功的关键。主要措施包括：

（1）降温：复苏后的高代谢状态或其他原因引起的体温增高可导致脑组织氧供需关系明显失衡，从而加重脑损伤。应密切观察体温变化，积极采取降温退热措施。自主循环恢复后几分钟至几小时将体温降至32~34℃为宜，持续12~24小时。

（2）脱水：可选用渗透性利尿剂20%甘露醇或25%山梨醇快速静滴以减轻脑水肿，也可联合使用呋塞米（首次20~40mg，必要时增加至100~200mg静脉注射）、25%白蛋白（20~40mL）或地塞米松（5~10mg，每6~12小时静脉注射），有助于避免或减轻渗透性利尿导致的"反跳现象"。

（3）防治抽搐：应用冬眠药物，如氢麦角碱0.6mg、异丙嗪50mg稀释于5%葡萄糖100mL中静滴；也可用地西泮10mg静脉注射。

（4）高压氧治疗：通过增加血氧含量及弥散，提高脑组织氧分压，改善脑缺氧，降低颅内压，有条件者应尽早应用。

（5）促进早期脑血流灌注：如抗凝以疏通微循环，钙通道阻滞剂解除脑血管痉挛。

28. 什么是体外心肺复苏?

"体外心肺复苏"一词是指在对心搏骤停患者进行复苏时,启动体外循环和氧合。体外心肺复苏(extracorporeal cardio pulmonary resuscitation,ECPR)涉及在大静脉或动脉(如股动静脉)中紧急置管。ECPR的目标是在治疗潜在的可逆病情时为心搏骤停患者提供支持。ECPR是一个复杂的过程,需要训练有素的团队、专业的设备,以及当地医疗系统的跨学科支持。没有关于ECPR的临床试验,而且目前已发表的系列研究在选择使用ECPR的患者时都有严格的纳入和排除标准。尽管这些纳入标准之间差别很大,但多数仅包括年龄在18~75岁,并发症较少的患者。患者发生了心源性的心搏骤停,并在接受了超过10分钟的传统心肺复苏后仍未恢复自主循环(ROSC),医护人员在选择潜在ECPR候选患者时,应该考虑这些纳入标准。

29. ECPR多学科团队建设的意义?

ECPR在实际操作层面涉及多个专业领域,特别是对于已经发生难治性心搏骤停患者而言,其机体已经出现了多系统功能的严重紊乱,由单一专业团队处理很有可能会出现抢救效率下降的窘境,因此多学科团队协作(multidisciplinary team,MDT)的组建与协调就显得尤为重要。我国使用ECMO的科室涵盖了心脏外科、心血管内科、重症医学科、麻醉科、体外循环科、急诊科与呼吸科等多个科室。我国不同医疗中心根据自身情况摸索出适合的MDT团队特色。由于缩短V-A ECMO启动时间意义重大,北京大学第三医院形成了以急诊科为主导的ECPR团队,该抢救团队可以全天保持待岗状态。MDT中涵盖了心血管内外科、呼吸科、重症医学科等核心高年资专家,并会根据患者病情扩展为对ECMO技术熟悉的肾内科、神经内科与检验科等专业的专家。此种模式在临床实践中获得了良好效果,通常在心搏骤停现场第一目击者启动CPR后,在30分钟内可以完成ECMO的运转,有效地提高了抢救效率和ECMO后期脱机率。这种模式与美国密歇根大学医学中心急救部采用的模式非常接近,即在ECPR的MDT中分成急诊医师、外科医师、灌注师、内科医师、专职护士等模块,各司其职,完成流程中的各岗位要求。

30. 移动ECOM有何优势?

近年来,移动ECMO设备可允许更快速地实施ECPR。由于神经功能预后随着院外复苏时间延长而恶化,当低灌注时间成为关注的要点时,移动ECPR设备可以减少低灌注的时间。美国明尼苏达复苏中心的移动ECPR团队全天候待命,急救人员发现需要ECPR的患者后,立刻呼叫该团队,复苏团队与急救人员在最近的医学中心急诊室会合,为患者进行ECPR,患者随后被送往医院的心导管室,经冠脉造影或PCI后,被送往复苏中心或V-A ECMO中心进行复杂的CPR后管理和V-A ECMO管理。

31. 什么是"南北综合征"？

"南北综合征"是外周V-A ECMO治疗的特有并发症。V-A ECMO一般选择股静脉作为引流通路，股动脉作为灌注通路，心脏泵出的顺向血流与外周V-A ECMO的逆向血流存在交会平面。氧合充分的逆向血往往很难供应机体上半身，而顺向血流氧合不良，导致机体出现上半身缺氧，影响重要脏器供氧，可导致脑缺血及心肌缺血，将这种并发症称为"南北综合征"（又称为Harlequin综合征或BlueHead综合征）。

32. V-A ECMO支持的患者是否需要肾脏替代治疗？

容量优化管理在ECPR运行期间至关重要，一旦启动V-A ECMO，就应当立即启动容量优化策略。通过使用肾脏替代治疗（renal replacement therapy，RRT）可以获得最佳的液体状态，V-A ECMO联合RRT是CA患者的重要治疗手段。V-A ECMO支持的患者若需要RRT，可直接将透析过滤器连至V-A ECMO回路中，能够为CA患者提供高效的床旁支持治疗。在促进呼吸、循环系统恢复的同时，清除机体内毒素与多余水分，达到减轻心肺负担，促进各脏器功能恢复的目的，但也会增加感染、血栓形成和出血等并发症的风险。

33. 经超声引导下的ECMO置管要点有哪些？

超声能够在心搏骤停情况下快速识别动、静脉，为动、静脉导管的置入提供了精确、可靠的参考，超声引导下置管能够显著减少血管并发症。ECPR后即刻可在超声引导下进行股动脉插管，连接远端灌注管置入股浅动脉，可以减少肢体急性缺血损伤的发生率。用近红外光谱法可以实时监测插管肢体的血运，有助于缺血的早期诊断和恢复逆转。

（毕爱萍 姜崴 田丽 郑倩茹）

第四篇　高血压的临床诊断及护理

1. 什么是高血压？诊断标准是什么？

高血压的水平是根据流行病学资料人为界定的。《中国高血压防治指南（2018年）》将高血压定义为：在未服用降压药物的情况下，收缩压（systolic bloodpressure，SBP）≥140mmHg和（或）舒张压（diastolic blood pressure，DBP）≥90mmHg。测量3次非同日血压均符合上述标准，即可诊断为高血压。患者既往有高血压史，目前正服抗高血压药物，血压虽已低于140/90mmHg，也应诊断为高血压。根据血压增高的水平，可进一步将高血压分为1级、2级、3级（表4-3）。诊室血压、家庭自测血压及24小时动态血压的高血压诊断依据及标准见表4-1。

表4-1　高血压诊断依据及标准

诊室血压	≥140/90mmHg
家庭自测血压	≥135/85mmHg
24小时动态血压	
全天	≥130/80mmHg
白天	≥135/85mmHg
夜间	≥120/70mmHg

2. 中国人群高血压患病率如何？

我国最近期的高血压患病率的数据来自2018年发表的全国高血压调查的结果。根据这项调查，我国18岁及以上年龄人群高血压的患病粗率为27.9%，加权患病率为23.2%，据此推算，约每4个成人中就有一个是高血压患者，高血压总患患者数达2.44亿人。高血压患病率随年龄增加呈显著升高的趋势，18~34岁人群高血压患病率为5%，35~44岁年龄组的高血压患病率已接近1/6，65~74岁年龄组有高血压的人数超过50%。35~64岁是高血压患病率上升最快的年龄段。

3. 中国高血压患者的知晓率、治疗率、控制率是多少？

高血压患者的知晓率、治疗率和控制率是反映高血压防治状况的重要评价指标。

2015年调查显示，18岁以上人群高血压的知晓率、治疗率和控制率分别为51.5%、46.1%和16.9%，较1991年和2002年明显增高（表4-2）。2004—2009年中国慢性病前瞻性研究（CKB研究）结果显示，高血压控制率低于2002年，这可能与选取人群的方法等有关。

表4-2　中国高血压患者知晓率、治疗率和控制率（粗率）4次调查结果

年份	年龄（岁）	知晓率（%）	治疗率（%）	控制率（%）
1991	≥15	26.3	12.1	2.8
2002	≥18	30.2	24.7	6.1
2012	≥18	46.5	41.1	13.8
2015	≥18	51.5	46.1	16.9

不同人口学特征比较，知晓率、治疗率和控制率均为女性高于男性，城市高血压治疗率显著高于农村；与北方地区相比，南方地区居民高血压患者的知晓率、治疗率和控制率较高；不同民族比较，少数民族居民的高血压治疗率和控制率低于汉族。

4. 高血压发病的重要危险因素有哪些？

高血压危险因素包括遗传因素、年龄以及多种不良生活方式等多方面。人群中普遍存在危险因素的聚集，随着高血压危险因素聚集的数目和严重程度增加，血压水平呈现升高的趋势，高血压患病风险增大。

高钠、低钾膳食是我国人群重要的高血压发病危险因素。2012年我国18岁及以上居民的平均烹调盐摄入量为10.5g，虽低于1992年的12.9g和2002年的12.0g，但较推荐的盐摄入量水平依旧高75.0%，且中国人群普遍对钠敏感。

超重和肥胖显著增加全球人群全因死亡的风险，同时也是高血压患病的重要危险因素。近年来，我国人群中超重和肥胖的比例明显增加，35~64岁中年人的超重率为38.8%，肥胖率为20.2%，其中女性高于男性，城市人群高于农村，北方居民高于南方。

过量饮酒包括危险饮酒（男性41~60g，女性21~40g）和有害饮酒（男性60g以上，女性40g以上）。我国饮酒人数众多，18岁以上居民饮酒者中有害饮酒率为9.3%。限制饮酒与血压下降显著相关，酒精摄入量平均减少67%，SBP下降3.31mmHg，DBP下降2.04mmHg。

长期精神紧张是高血压患病的危险因素，精神紧张可激活交感神经从而使血压升高。结果显示，有精神紧张者发生高血压的风险是正常人群的1.18倍（95%可信区间：1.02~1.37）和1.55倍（95%可信区间：1.24~1.94）。

除了以上高血压发病危险因素外，其他危险因素还包括年龄、高血压家族史、缺乏体力活动，以及糖尿病、血脂异常等。近年来大气污染也备受关注。

5. 血压与心血管风险的关系如何？

血压水平与心脑血管病发病和死亡风险之间存在密切的因果关系。在对全球61

个人群（约100万人，40～89岁）的前瞻性观察研究中，基线血压从115/75mmHg到185/115mmHg，平均随访12年，结果发现诊室SBP或DBP与脑卒中、冠心病事件以及心血管病死亡的风险呈连续、独立、直接的正相关关系。SBP每升高20mmHg或DBP每升高10mmHg，心脑血管病发生的风险倍增。

在包括中国13个人群在内的亚太队列研究（APCSC）中，诊室血压水平与脑卒中、冠心病事件密切相关，而且亚洲人群血压升高与脑卒中、冠心病事件的关系比澳大利亚与新西兰人群更强，SBP每升高10mmHg，亚洲人群的脑卒中与致死性心肌梗死发生风险分别增加53%与31%，而澳大利亚与新西兰人群分别增加24%与21%。

血压水平与心力衰竭发生也存在因果关系。临床随访资料显示，随着血压水平升高，心力衰竭发生率递增，心力衰竭和脑卒中是与血压水平关联最密切的两种并发症。长期高血压-左心室肥厚-心力衰竭构成一条重要的事件链。高血压主要导致射血分数保留的心力衰竭；如果合并冠心病心肌梗死，也可以发生射血分数减低的心力衰竭。

高血压是心房颤动发生的重要原因。高血压-心房颤动-脑栓塞构成一条重要的易被忽视的事件链。

长期临床队列随访发现，随着诊室血压水平升高，终末期肾病（ESRD）的发生率也明显增加。在重度高血压，ESRD发生率是血压正常者的11倍以上，即使血压在正常高值水平也达1.9倍。

诊室血压水平与上述并发症和心血管疾病之间的关系，在动态血压或家庭血压监测研究中也得到了证实。24小时动态血压水平、夜间血压水平和清晨血压水平，与心脑血管病风险的关联甚至更密切、更显著。近年来研究还显示，反映血压水平波动程度的长时血压变异（BPV）也可能与心血管风险相关联。

6. 如何根据血压水平对高血压进行分级?

高血压患者的收缩压与舒张压分属不同的级别时，则以较高的分级为准。单纯收缩期高血压也可按照收缩压水平分为1级、2级、3级。《中国高血压防治指南（2018年）》中高血压水平分级见表4-3。

表4-3　高血压水平分级

分类	SBP（mmHg）	DBP（mmHg）
正常血压	<120	<80
正常高值	120～139	80～89
高血压	≥140	≥90
1级高血压（轻度）	140～159	90～99
2级高血压（中度）	160～179	100～109
3级高血压（重度）	≥180	≥110
单纯收缩期高血压	≥140	<90

注：当SBP和DBP分属于不同级别时，以较高的分级为准。

7. 血压的测量方式有哪些？

高血压的正确测量，分为有创测量和无创测量。目前大多数情况下通常采用肱动脉诊室血压测量的方法，即用血压计在体表进行测量（无创测量）。目前无创测量方式有以下3种方法。

（1）诊室血压：是目前临床诊断高血压和分级的标准方法，由医护人员在标准条件下按统一的规范进行测量。

（2）家庭自测血压：是受测者在家中自己测量血压，可以提供日常生活状态下有价值的血压信息。在甄别单纯性诊室高血压（即白大衣性高血压）、评价降压疗效、改善治疗依从性等方面具有独特优势。自测血压值稍低于诊室血压值。

（3）24小时动态血压：提供24小时、白天和夜间各时间段血压的平均值与离散度，能较敏感和客观地反映实际的血压水平、血压变异性和血压节律。同诊室偶测血压相比，动态血压与靶器官损害及预后有更密切的关系。临床上可用于诊断评价单纯性诊室高血压、顽固性高血压、发作性高血压或低血压、血压波动异常等疾病。

有创血压测量是指将导管或者探测器插入心脏内或者血管内，直接测定血压，这种血压值和无创测量血压值相比更准确，而且可以实时提供连续的血压值。在院内，对于病情特别重、循环功能差、需要对血压判断更直接的患者，建议应用相应的手段。另外，对于做冠状动脉造影、有动脉留置鞘管的患者，也需要同时测定有创动脉血压，避免手术中发生低血压。还有些患者有特殊情况，比如双上臂缺失，无法进行上臂的血压测定，也可以进行有创血压监测。但有创血压监测因为有血管的穿刺以及相应的导管进到体内，有一定风险。

8. 如何规范地进行诊室血压测量？

（1）要求受试者安静休息至少5分钟后开始测量坐位上臂血压（测量血压的座椅需有椅背），上臂应置于心脏水平。

（2）推荐使用经过验证的上臂式医用电子血压计，汞柱式血压计将逐步被淘汰。

（3）使用标准规格的袖带（气囊长22～26cm、宽12cm），肥胖者或臂围大者（＞32cm）应使用大规格气囊袖带。

（4）首诊时应测量双上臂血压，以血压读数较高的一侧作为测量的上臂。

（5）测量血压时，应相隔1～2分钟重复测量，取2次读数的平均值记录。如果SBP或DBP的2次读数相差5mmHg以上，应再次测量，取3次读数的平均值记录。

（6）老年人、糖尿病患者及出现直立性低血压情况者，应该加测平卧位及站立位血压。站立位血压在卧位改为站立位后1分钟和3分钟时测量。

（7）在测量血压的同时，应测定脉率。

9. 如何规范地进行家庭自测血压？

家庭自测血压由被测量者自我测量，也可由家庭成员协助完成，又称自测血压或家庭血压测量。可用于评估数日、数周、数月，甚至数年的降压治疗效果和长时血压变异，有助于增强患者健康参与意识，改善患者治疗依从性，适合患者长期血压监测。

家庭自测血压用于一般高血压患者的血压监测，以便鉴别白大衣性高血压、隐匿性高血压和顽固性高血压，评价血压长时变异，辅助评价降压疗效，预测心血管风险及预后等。家庭自测血压需要选择合适的血压测量仪器，并对患者进行血压自我测量知识、技能和方案的指导。

规范的测量方法：使用经过国际标准方案认证的上臂式家用自动电子血压计，不推荐腕式血压计、手指血压计、汞柱式血压计进行家庭血压监测。电子血压计使用期间应定期校准，每年至少1次。

测量方案：对初诊高血压患者或血压不稳定的高血压患者，建议每日早晨和晚上测量血压，每次测2～3遍，取平均值；建议连续测量家庭血压7日，取后6日血压平均值。血压控制平稳且达标者，可每周自测1～2日血压，早、晚各1次；最好在早上起床后，服降压药和早餐前、排尿后，固定时间自测坐位血压。详细记录每次测量血压的日期、时间以及所有血压读数，而不是只记录平均值。应尽可能向医师提供完整的血压记录。需注意的是，精高度焦虑者，不建议家庭自测血压。

10. 家庭自测血压时的注意事项有哪些？

为保证测量血压的准确性，患者应注意以下事项：

（1）购买经过国家认证的符合计量标准的血压计。要买上臂式血压计，不要买腕式的，后者容易产生误差。

（2）使用前应由医师指导正确的测量方法，避免因测量方法不当导致误差。

（3）在接受药物治疗初期或调整降压药物过程中，每日测量2～3次为宜（如早、晚或早、中、晚各测量1次）。过于频繁地自测血压容易影响测量准确性。病情稳定且治疗方案固定的患者，每周测量1～2日，每日早、晚各测1次即可。

（4）准备好专门的记录本，将每次测量结果（包括脉搏数）详细记录下来，供医师参考。就诊时带上自测血压记录，既有助于医师全面了解自己的血压波动情况，又可缩短医师问诊所需要的时间。

（5）如果在医院测量血压升高，但在家中测量正常，这提示患者存在"白大衣效应"或"诊室高血压"，这些患者一般不需要药物治疗；反之，如果在医院测量血压正常，但在家中自测血压升高，则说明存在隐匿性高血压，这些患者多需治疗。正在接受降压药物治疗的患者，则需要调整药物剂量。

虽然鼓励患者在家自测血压，但患者不应自行更改治疗方案。降压方案的制订是一个很复杂的过程，一定要在医师指导下进行。

11. 24小时动态血压监测的正常值是多少？

24小时动态血压的正常值推荐以下参考标准：24小时平均值<130/80mmHg，白天平均值<135/85mmHg，夜间平均值<120/70mmHg。正常情况下，夜间血压平均值比白天平均值低10%～15%。

24小时动态血压监测在临床上可用于诊断白大衣性高血压、隐匿性高血压、顽固性高血压、发作性高血压或低血压，评估血压升高严重程度、短时变异和昼夜节律等，但是目前仍主要用于临床研究，例如评估心血管调节机制、预后意义、新药或治疗方案疗效考核等。

12. 24小时动态血压监测时有哪些注意事项？

24小时动态血压监测使用动态血压监测仪，测量次数多，无测量者误差，避免白大衣效应，可以测量夜间睡眠期间血压，鉴别白大衣性高血压和检测隐匿性高血压，诊断单纯性夜间高血压。目前临床上动态血压监测主要用于：诊断白大衣性高血压、隐匿性高血压和单纯夜间高血压；观察异常的血压节律与变异；评估降压疗效、全时间段（包括清晨、睡眠期间）的血压控制。

24小时动态血压监测注意事项：使用经过国际标准方案认证的动态血压监测仪，并定期校准。通常白天每15～20分钟测量1次，晚上睡眠期间每30分钟测量1次。应确保整个24小时期间血压有效监测，每小时至少有1个血压读数；有效血压读数应达到总监测次数的70%以上，计算白天血压的读数≥20个，计算夜间血压的读数≥7个。动态血压监测指标：24小时、白天（清醒活动）、夜间（睡眠）的收缩压和舒张压平均值。

13. 为什么提倡用电子血压计？

根据世界卫生组织（WHO）减少汞污染的倡议，于2020年全面废除汞柱式血压计的使用，电子血压计将是未来主要的血压测量工具。与汞柱式血压计相比，电子血压计对测量技术要求低、使用简便，且可避免人为误差。

有人认为电子血压计测量数值不固定，就说电子血压计不准确。其实这种情况是正常的，因为我们的血压一直在变化，不是固定不变的数值。出现这种现象并不代表电子血压计不准，相反，恰恰说明电子血压计是很敏感的。

人体对于血压有一套完善而精细的调节系统，可以根据身体内、外部环境的变化以及生理需求及时而精确地调节血压水平：闭目养神的时候会低一些，说话的时候就会高一些；心平气和地说话时会低一些，大吵大嚷的时候就会高一些；靠在椅背上测会低一些，挺直腰板测的时候就会高一些；两腿放平会低一些，跷着二郎腿的时候就会高一些；环境安静的时候会低一些，周边嘈杂时就会高一些。即便自己察觉不到任何变化，连续几次测量血压也会有所不同，这说明动脉血管内血流的压力一直在一定范围内波动。

我们对于血压测量提出了很多要求，一方面说明影响血压的因素很多，另一方面也反映出血压时刻在波动，每次测量的血压数值都会有所不同。所以，不要因为这个问题就认为电子血压计不准确。再过几年，汞柱式血压计将逐渐被淘汰，电子血压计将成为测量血压的主要工具。

建议购买上臂式的电子血压计，不要买腕式的，后者误差比较大。

14. 哪些人群不能使用电子血压计精准测量血压?

血压计可以分为很多类型，其中比较常见的就是电子血压计。电子血压计一般采用示波法进行血压测量，示波法测血压是通过建立收缩压、舒张压、平均压与袖套压力振荡波的关系来辨别血压。但是，以下几类人群不适合使用电子血压计。

（1）心律失常的患者：在心律失常的情况下，心脏跳动速度异常，甚至会影响血压。在这种情况下，就会导致测量出来的血压不准确。

（2）过度肥胖的患者：身体过度肥胖，臂围过大，导致袖带过短，不能恰当地对上臂产生压力，这样对血压测量结果会造成影响。

（3）帕金森患者：电子血压计是使用示波法进行测量的，帕金森患者因手臂抖动，使用电子血压计测量产生的结果可能不准确，这样容易导致高血压误诊。

（4）脉搏虚弱的患者：对于体温比较低、身体虚弱、脉搏浅的人来说，此时也最好不要使用电子血压计。因为电子血压计需要在人体脉搏较强、体温正常的情况下测量，这样测量出来的结果才会准确。而由于部分人身体过度虚弱，因此容易手脚冰冷，这样测出来的结果容易受到影响。

（5）心跳速度异常的患者：部分高血压患者的心跳速度异常，如果每分钟心跳次数<40次，或者每分钟心跳次数>240次，都属于不正常的情况。在这种情况下，也不要使用电子血压计了。

（6）大出血、低血容量、休克等血压急剧变化的患者。

15. 测量血压时应测量左上肢还是右上肢?

大多数人左右上臂血压基本是一致的，初次就诊的患者应同时测量双侧上臂血压。两侧血压测量值不同时，建议以血压较高一侧的血压读数作为诊断与疗效评估的依据。如果两侧血压测量值相差>20mmHg，则应注意检查血压较低一侧的锁骨下动脉等大血管有无明显狭窄（如动脉粥样硬化性病变或多发性大动脉炎等）。有很多研究提示，两侧血压差值过大的高血压患者，发生心肌梗死或脑梗死的概率明显增大，因此不应轻视这种现象。

16. 左、右上肢血压差的正常值是多少？

健康成年人双侧上肢之间的血压测量值可以有所差异，可能左侧高于右侧，也可能右侧高于左侧，但多数人双侧上臂的血压相差不多。一般来说，双侧上臂的血压相差<10～20mmHg。

17. 上、下肢血压差的正常值是多少？

按照目前临床当中常用的测量血压的方法，下肢血压较高于上肢血压，幅度是20～40mmHg，上、下肢血压差值根据测量方法的不同会有一定区别。常用的袖带加压法属于间接的测量方法，此方法采用血压计进行测量。

如果下肢血压低或者等于上肢血压，就提示存在着动脉狭窄或动脉闭塞，狭窄或闭塞的位置主要见于主动脉和腹主动脉，另外在大动脉炎、闭塞性动脉硬化疾病中也可以出现上述情况。如果采用直接的测量方法，即进行动脉穿刺或者插管，导管末端连接换能器，再连接到监护仪上直接测量，这时上、下肢的血压差异并不显著。

18. 什么是中心动脉压？其临床意义是什么？

中心动脉压是指升主动脉根部血管所承受的侧压力。中心动脉压也分为收缩压（systolic blood pressure，SBP）、舒张压（diastolic blood pressure，DBP）及脉压（pulse pressure，PP）。中心动脉压是重要脏器血液灌注的根本，是冠心病的重要危险标志。

一些大型研究，如ASCOT-CAFE研究强调中心动脉压具有重要的病理生理意义，具有独立的更强的心血管疾病及相关并发症的预测价值。因此，关注中心动脉压具有重要的临床意义。中心动脉压比外周动脉压具有更强的心血管病理生理联系。中心动脉SBP是左室收缩期的后负荷，DBP是冠状动脉灌注的决定因素。中心动脉压与肱动脉压间的显著差异常见于老年人，尤其是在心动过速、应用血管活性药物、运动，或收缩性心力衰竭等状态下。中心动脉压能更直接、准确地反映左室、冠状动脉及脑血管的负荷情况，因此理论上比肱动脉压具有更强的心血管靶器官损害、心血管事件的相关性。中心动脉压增高将诱发冠状动脉硬化，进而容易引起冠状动脉狭窄及冠状动脉事件。因此，降低中心动脉压将有助于预防心血管事件。已证明中心动脉血流动力学与高血压靶器官损害、心血管疾病独立相关；在预测、决定终点事件方面中心动脉血流动力学的意义优于外周血流动力学。

19. 如何对高血压患者进行危险分层？

从指导治疗和判断预后的角度，应对高血压患者进行心血管危险分层，将高血压患者分为低危、中危、高危和极高危。具体高血压危险分层标准依据见表4-4。

血压升高水平（1级、2级、3级）、其他心血管危险因素、糖尿病、靶器官损害以及

表4-4　高血压危险分层标准

其他危险因素	血压水平（mmHg）		
	1级高血压	2级高血压	3级高血压
1. 男性≥55岁，女性≥65岁 2. 吸烟 3. 糖耐量受损（餐后2小时血糖7.8~11.0mmol/L）和（或）空腹血糖异常（6.1~6.9mmol/L） 4. 血脂异常：TC≥5.7mmol/L（220mg/dL），LDL-C>3.3mmol/L（130mg/dL）或HDL-C<1.0mmol/L（40mg/dL） 5. 早发心血管病家族史：一级亲属发病年龄<50岁 6. 腹型肥胖（腰围男性≥90cm，女性≥85cm）或肥胖（BMI>28kg/m²） 7. 高同型半胱氨酸>10mmol/L	[140~159 和（或） 90~99]	[160~179 和（或） 100~109]	[≥180 和（或） ≥110]
无	低	中	高
1~2个其他危险因素	中危	中危	极高危
≥3个其他危险因素	高危	高危	极高危
靶器官损害或临床并发症 靶器官损害 1. 左心室肥厚：超声心动图LVMI：男性≥125g/m²，女性≥120g/m² 2. 颈动脉超声IMT≥0.9mm或动脉粥样斑块 3. 颈-股动脉脉搏波速度>12m/s（选择使用） 4. 踝臂血压指数<0.9（选择使用） 5. 估算的肾小球滤过率降低[eGFR<60mL/（min·1.73m²）]或血清肌酐轻度升高： 男性：115~133mmol/L（1.3~1.5mg/dL） 女性：107~124mmol/L（1.2~1.4mg/dL） 6. 微量白蛋白尿：30~300mg/24小时或白蛋白/肌酐比≥30mg/g（3.5mg/mmol）	极高危	极高危	极高危
临床并发症： 1. 脑血管病：脑出血、缺血性脑卒中、短智性脑缺血发作 2. 心脏疾病：心肌梗死史、心绞痛、冠状动脉血运重建史、充血性心力衰竭 3. 肾脏疾病：糖尿病肾病、肾功能受损。血肌酐：男性>133mmol/L，女性>124mmol/L；蛋白尿（>300mg/24小时） 4. 外周血管疾病 5. 视网膜病变：出血或渗出，视乳头水肿 6. 糖尿病：空腹血糖≥7.0mmol/L，餐后血糖≥11.1mmol/L，糖化血红蛋白（HbA1c）≥6.5%			

并发症情况。

20. 高血压常见的临床症状是什么？

大多数起病缓慢、渐进，一般缺乏特殊的临床表现。约1/5患者无症状，仅在测量血压时或发生心、脑、肾等并发症时才被发现。一般常见症状有头晕、头痛、颈项板紧、疲劳、心悸等，呈轻度持续性，多数症状可自行缓解，在紧张或劳累后加重。也可出现视力模糊、鼻出血等较重症状。症状与血压水平有一定的关联。典型的高血压头痛在血压下降后即可消失。高血压患者可以同时合并其他原因的头痛，往往与血压高度无关，例如精神焦虑性头痛、偏头痛、青光眼等。如果突然发生严重头晕与眩晕，要注意可能是短暂性脑缺血发作或者过度降压、直立性低血压，易发生于高血压合并动脉粥样硬化、心功能减退者。高血压患者还可以出现受累器官的症状，如胸闷、气短、心绞痛、多尿等。另外，有些症状可能是降压药的不良反应所致。

21. 什么是白大衣性高血压？

白大衣性高血压指诊室血压≥140/90mmHg，但诊室外血压不高的现象。在整体人群中的发生率约13%；老年人尤其高发，可达40%。家庭自测血压和动态血压监测可以对白大衣性高血压进行鉴别。白大衣性高血压并非完全良性状态，发展为持续性高血压和2型糖尿病的风险更高，总体心血管风险增加。此类患者应完善心血管危险因素筛查，给予生活方式干预，并定期随访。

22. 什么是隐匿性高血压？

简单地讲，隐匿性高血压就是指在医院测血压正常，在家中测血压却增高。一些人在医院测量血压和在家中测量血压的数值会有所不同。如果在医院测量血压正常，但在家中测量血压或者动态血压监测结果却增高，称之为也称为"隐蔽性高血压"（masked hypertension），也称为"隐蔽性高血压"。

研究显示，隐匿性高血压的发生率为10%～17%。男性、吸烟、酗酒、焦虑、工作压力大、糖尿病、慢性肾病等情况下更容易发生隐匿性高血压。在医院测量血压正常偏高者也是隐匿性高血压的高发人群。隐匿性高血压具有明显的危害性。与血压正常的人群相比，隐匿性高血压患者发生心、脑、肾等靶器官损害的风险明显增加，且未来发生糖尿病与持续性高血压的可能性也更大。隐匿性高血压者未来发生心血管事件的风险较血压正常者增加1倍，与持续性高血压患者相似。

导致隐匿性高血压的确切机制很复杂，其中很多人表现为夜间高血压（即白天血压正常，所以到医院就诊时不能发现血压升高，但夜间血压却明显升高）。在糖尿病和慢性肾病患者中，隐匿性高血压更为常见（这些患者夜间血压更高）。

因为隐匿性高血压具有显著的危害性，因此需要充分重视并及时治疗。之所以一直鼓励大家在家中自己测量血压，其中一个重要目的在于及时发现隐匿性高血压。隐匿性高血压的治疗原则与普通高血压相似，但在确定服药时间方面需要更有针对性。

23. 什么是直立性低血压？什么是直立性高血压？

直立性低血压（postural hypotension，PH）指体位由卧位变换为直立后3分钟内或长时间站立出现血压突然下降，收缩压下降>20mmHg，或舒张压下降>10mmHg，而心率保持不变，同时伴有低灌注的症状。

直立性高血压（orthostatic hypertension，OHT）是指因直立性血压调节异常，而表现为从卧位转为直立位后血压升高的一种病理现象。直立性高血压诊断标准见表4-5。

表4-5　直立性高血压诊断标准

检测方法	检测过程	血压检测	诊断阈值
直立倾斜试验	患者卧位≥5分钟，随后被动倾斜60°～70° ≥20分钟	测血压1分钟	20mmHg（明确诊断）10mmHg（明确诊断）
诊所主动直立试验	患者卧位≥5分钟，随后主动直立3分钟	至少测血压3次（第一次为直立前，另两次为直立后）	20mmHg（明确诊断）10mmHg（明确诊断）5mmHg（预测蒙面高血压或高血压病的发生）
家庭主动直立试验	患者坐位≥5分钟，随后主动直立3分钟	至少测血压3次（第一次为直立前，另两次为直立后）	10mmHg（明确诊断）

24. 什么是餐后低血压？

餐后低血压是指餐后2小时内SBP较餐前下降20mmHg以上，或餐前SBP≥100mmHg，而餐后SBP<90mmHg，或餐后血压下降未达到上述标准，但出现餐后心脑缺血症状。在我国住院老年患者中发生率可高达80.1%。

25. 什么是围术期高血压？其临床特征是什么？

（1）定义：围术期高血压是指从确定手术治疗到与本手术有关的治疗基本结束期间内，患者的血压（SBP、DBP或MAP）升高幅度大于基础血压的30%，或SBP≥140mmHg和（或）DBP≥90mmHg。围术期高血压危象指的是围术期的过程中出现短时间血压增高，并>180/110mmHg。

（2）常见的疾病高危因素：既往有高血压病史、术前血压控制不理想、有继发高血压或颅内高压者，有紧张、焦虑、恐惧、睡眠等心理因素，尤其是DBP>110mmHg者易发生围术期血压波动。

（3）易发生高血压的手术类型有：颈动脉、腹部主动脉、外周血管、腹腔和胸腔手术。严重高血压容易发生在心脏手术、大血管手术（颈动脉内膜剥脱术、主动脉手术）、神经系统和头颈部手术、肾脏移植以及大的创伤（烧伤或头部创伤）等手术中。

26. 中青年高血压的特点是什么？其发生机制是什么？

特点：

（1）缺乏典型症状。

（2）多数为轻度高血压，常无明显临床症状，体检发现高血压者比例高，临界高血压或1级高血压常见。

（3）舒张压升高常见，并且基础心率偏快。

（4）超重、肥胖、合并代谢异常比例偏高。

（5）家庭血压监测比例低。

（6）知晓率、治疗率和控制率比老年高血压更低。

（7）治疗依从性差。

发生机制：血压的形成有3种因素，即心脏的收缩、动脉的弹性、足够的血容量。中青年交感神经张力较高，因此神经内分泌处于活跃状态，即交感神经系统、RAAS系统活性较高。在生理上可表现为心率增快、动脉张力高，临床上即表现为心率增加、舒张压增高（少数人收缩压也增高）。随着年龄的增长，60岁以后，随着动脉硬化的发生及交感活性的低血压也会以收缩压增高为主，变成单纯收缩期高血压（少数人收缩压、舒张压均增高）。

27. 老年高血压的特点是什么？其发生机制是什么？

特点：

（1）收缩压增高，脉压增大：ISH是老年高血压最常见的类型，占老年高血压的60%～80%，在大于70岁高血压人群中，可达80%～90%。收缩压增加明显增加脑卒中、冠心病和终末肾病的风险。

（2）血压波动大：高血压合并直立性血压变异和餐后低血压者增多。直立性血压变异包括直立性低血压和卧位高血压。血压波动大，影响治疗效果，可显著增加发生心血管事件的风险。

（3）血压昼夜节律异常的发生率高：夜间低血压或夜间高血压多见，清晨高血压也增多。

（4）白大衣性高血压和假性高血压增多。

（5）常与多种疾病如冠心病、心力衰竭、脑血管疾病、肾功能不全、糖尿病等并存，使治疗难度增加。

发生机制：随着年龄的增长，大动脉弹性下降，动脉僵硬度增加；压力感受器反射敏感性和β肾上腺素能系统反应性降低；肾脏维持离子平衡能力下降。老年人的血压神经体液调节能力下降，表现为容量负荷增多和血管外周阻力增加。老年高血压患者常见SBP升高和脉压增大。

28. 如何进行继发性高血压的筛查？

继发性高血压是指由某些确定的疾病或病因引起的血压升高，占所有高血压的5%～10%。

临床上凡遇到以下情况时，要进行全面详尽的筛查：（1）中、重度血压升高的年轻患者。（2）症状、体征或实验室检查有怀疑因素，例如严重或顽固性高血压、原来控制良好的高血压突然恶化、高血压发病突然、高血压起病年轻（尤其是无高血压家族史者）、高血压起病在50岁后并有动脉硬化病史（如冠心病）。体格检查发现血压波动大或阵发性高血压伴头痛、心悸及面色苍白和出汗（嗜铬细胞瘤）、肥胖伴夜间睡眠中打鼾及呼吸停止（夜间睡眠呼吸暂停）、心动过速伴出汗及震颤（甲亢）、听诊有腹部杂音（肾血管性高血压）、听诊有心前区或胸部杂音（主动脉缩窄或主动脉病）、股动脉搏动消失或延迟、股动脉压降低（主动脉缩窄或主动脉病）。实验室检查提示无诱因的低钾血症（原发性醛固酮增多症）、高钙血症（甲状旁腺功能亢进）、血肌酐增高（肾实质病变）。（3）药物联合治疗效果差，或者治疗过程中血压曾经控制良好但近期内又明显升高。（4）恶性高血压患者。

引起继发性高血压的主要疾病和病因如下：

（1）肾脏疾病

肾小球肾炎。

慢性肾盂肾炎。

先天性肾脏病变（多囊肾）。

继发性肾脏病变（结缔组织病、糖尿病肾病、肾淀粉样变等）。

肾动脉狭窄。

肾肿瘤。

（2）内分泌疾病

皮质醇增多症（库欣综合征）。

嗜铬细胞瘤。

原发性醛固酮增多症。

肾上腺性变态综合征。

甲状腺功能亢进。

甲状腺功能减退。

甲状旁腺功能亢进。

腺垂体功能亢进。

绝经期综合征。

（3）心血管病变

主动脉瓣关闭不全。

完全性房室传导阻滞。

主动脉缩窄。

多发性大动脉炎。

（4）颅脑病变

脑肿瘤。

脑外伤。

脑干感染。

117

（5）睡眠呼吸暂停综合征

（6）其他

妊娠高血压综合征。

红细胞增多症。

药物（糖皮质激素、拟交感神经药、甘草）。

29. 对高血压患者进行诊断性评估时应包括哪些内容？

诊断性评估的内容包括以下3个方面：（1）确立高血压诊断，确定血压水平分级。（2）判断高血压的原因，区分原发性或继发性高血压。（3）寻找其他心脑血管危险因素、靶器官损害以及相关临床情况，从而做出高血压病因的鉴别诊断和患者的心脑血管疾病风险程度评估，指导诊断与治疗。

30. 高血压临床诊治过程中的"五重视"提的是什么？

（1）重视血压数值达标。

（2）重视对危险因素、靶器官损害、已发生的心脑疾病控制及继发性高血压的筛查。

（3）重视血压昼夜节律控制：即夜间血压均值应较白天血压均值低10% ~ 15%，节律异常同样构成危害。

（4）重视血压的测量方式，除诊室血压外，还有动态血压及家庭自测血压。

（5）重视健康生活方式。

31. 高血压患者出现尿蛋白的意义是什么？

内皮功能失调是高血压一个很重要的病理生理机制，内皮作为一个大的器官，具有抗血栓及调节血管平滑肌张力的作用。血管内皮功能失调是慢性肾病（chronic kidney disease，CKD）的特征。肾小球内皮细胞被认为是构成肾小球对白蛋白超滤屏障的一部分。内皮细胞功能异常，从而白蛋白通过损伤的肾小球内皮细胞渗漏导致肾脏疾病。同时，白蛋白也非常可能通过内皮细胞的血管壁渗入其他组织，此类渗漏也会造成相应组织的损伤。高血压患者出现尿蛋白，可预测并发肾脏及心血管系统疾病的可能。

32. 什么是高血压性心脏病？如何诊断？

长期高血压状态，未有效控制血压，使机体神经内分泌激活，导致心肌结构、冠状动脉血管床和传导系统发生改变。心脏压力负荷长期增高，生长因子刺激心肌细胞肥大和间质纤维化，引起左心室肥厚和扩张，称为高血压性心脏病。病理生理改变包括：

（1）左心室肥厚

左心室肥厚（left ventricular hypertrophy，LVH）是一种心肌对血压升高的代偿性改变，心肌收缩力增强以维持足够的心排出量，但时间长可引起心肌细胞肥大、肌纤维增粗、退行性病变、毛细血管相对密度下降等改变。早期出现心肌重塑现象，即向心性重塑，心肌细胞肥大，但数量并不增加，心肌细胞排列改变，胶原纤维增多，胶原逐步累积超过20%，出现纤维化，以取代失去功能的细胞，从而发生向心性肥厚，最后发生容量负荷增加，引起离心性肥厚。高血压性LVH首先反映在室间隔增厚上，后者是心脏大小循环所共有的部分，对左、右心室收缩功能均有十分重要的作用。

（2）舒张功能减退

舒张期心力衰竭的特征是左室容积减少和舒张末压升高，左室射血分数（left ventricular ejection fraction，LVEF）正常或轻度减低。这主要是由于心室收缩功能正常，而心室肌松弛性和顺应性降低使心室充盈减少；为增加心室充盈，左室必须提高充盈压而获得正常的心室充盈和心排出量。另外LVH使心肌细胞肥大，尤其是心肌纤维化使心肌舒张期压力-容量关系发生变化，也使心腔内舒张压升高，因此LVH可引起舒张功能减退。高血压病早期心脏结构功能改变，舒张功能减退约占11%。

（3）收缩功能减退

已知有LVH者比无LVH者发生心力衰竭风险高10倍，这是因为长期压力升高引起后负荷过度增高，引起血管壁增厚及心脏向心性肥厚及舒张期松弛性受损，最终出现心肌收缩力下降、心腔扩大、心室舒张末期容量增大、心室充盈压和心房压力均增高、肺静脉回流受阻、发生高血压性心脏病急性或慢性左心衰竭。

高血压性心脏病诊断标准：结合病史、体征及实验室及影像学检查，尤其是心脏彩超、心电图、放射影像学指标提示左心增大，同时需排除其他基础心脏病的可能，可考虑诊断高血压性心脏病。

33. 什么是高血压脑病？临床特征及诊断要点是什么？

高血压脑病是血压急剧升高导致一过性急性脑功能障碍综合征，成人舒张压＞140mmHg，儿童、孕妇或产妇血压＞180/120mmHg可导致发病。

（1）病因：①高血压是最主要的病因，临床上常见急进型恶性高血压引起高血压脑病。②在高血压的基础上因过劳、情绪激动、紧张、气候改变及内分泌失调等因素诱发突发性血压急剧升高。

（2）发病机制：①近来研究认为，高血压脑病的机制是，当平均动脉压迅速升至180mmHg以上时脑血流自动调节机制崩溃，出现强制性血管扩张，脑血流量增加，脑血管内压超过脑间质压使血管床外渗，迅速出现脑水肿及颅内压增高，血压骤升导致小动脉痉挛也使病情加重。②小动脉痉挛或过度调节学说认为，当血压极度迅速升高时脑血管自身调节作用加强，脑内小动脉痉挛使毛细血管床血流量减少，导致毛细血管壁坏死和通透性增加，血管内液体外渗到细胞间隙造成脑水肿，继发神经元缺血、斑点状出血和缺血性小梗死等。

（3）临床特征：①平均发病年龄为40岁，儿童和60岁以上也可发生。动脉血压升高通常发生在高血压基础上，起病时先突然出现血压急剧升高，舒张压常在140mmHg以上，平均动脉压常为150～200mmHg。②起病急骤，病情进展迅速，出现剧烈头痛、呕吐、视乳头水肿和黑矇，部分患者出现一过性失语、偏瘫、偏身麻木、听力障碍和病理反射等。③有些患者可伴颈强直和癫痫发作。④出现嗜睡或昏迷，可见烦躁、精神错乱、定向力及判断力障碍和冲动行为，个别患者出现阵发性呼吸困难。

（4）诊断要点：根据患者原发性或继发性高血压病史，可有过劳、精神紧张、激动等诱因，血压突然急剧升高，尤其舒张压升高（＞120mmHg），出现剧烈头痛、呕吐、意识障碍、偏瘫、失语和癫痫发作等一过性神经系统局灶体征，眼底可见高血压性视网膜病变，CT或MRI显示特征性顶枕叶水肿，迅速降压后症状、体征迅速消失，不遗留后遗症。

34. 什么是妊娠高血压？应做哪些评估？

妊娠高血压：指妊娠20周后首次出现高血压，收缩压≥140mmHg和（或）舒张压≥90mmHg，于产后12周内恢复正常。尿蛋白检测阴性。收缩压≥160mmHg（或）舒张压≥110mmHg为重度妊娠高血压。

妊娠高血压评估应包括：

（1）病史：了解患者妊娠前有无高血压、肾病、糖尿病及自身免疫性疾病等病史或表现，有无妊娠高血压疾病史；了解患者此次妊娠后高血压、蛋白尿等伴发症状出现的时间和严重程度；有无妊娠高血压家族史等。

（2）高血压的诊断：妊娠期高血压定义为诊室血压140/90mmHg，其中收缩压140～159mmHg和（或）舒张压90～109mmHg为非重度高血压，收缩压≥160mmHg和（或）舒张压≥110mmHg为重度高血压。

（3）蛋白尿的检测：妊娠期应依据产检规定时间检测尿蛋白或尿常规。尿常规检查应选用中段尿。可疑子痫前期孕妇应检测24小时尿蛋白定量。尿蛋白≥0.3g/24小时或尿蛋白/肌酐比值≥0.3，或随机尿蛋白出现（＋）定义为蛋白尿。应注意蛋白尿的进展性变化及排查蛋白尿与孕妇肾脏疾病和自身免疫性疾病的关系。

（4）辅助检查：妊娠高血压应注意进行下述常规检查和必要时的复查：血常规、尿常规、肝功能、肾功能、心电图、产科超声检查。尤其是对于妊娠20周后才开始进行产前检查的孕妇，注意了解和排除孕妇基础疾病及慢性高血压，必要时进行血脂、甲状腺功能、凝血功能等的检查。

35. 什么是血压波动类型？有哪些分型？临床意义是什么？

随着24小时动态血压监测技术的广泛开展，发现血压常呈现昼夜变化和波动的节律。根据昼夜波动的不同，医学界将血压分为4个血压波动类型（图4-1）。

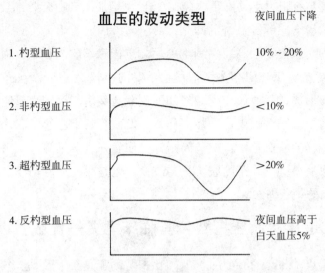

图4-1　血压波动类型

（1）杓型血压：人体血压在生理状态下24小时内存在波动，夜间睡眠时血压平均值较白天清醒活动时血压平均下降10%~15%。此为生理波动类型，称之为杓型。

（2）非杓型血压：夜间血压平均值较昼间血压平均值下降幅度<10%。此种状态可使动脉粥样硬化发生率增加。

（3）超杓型血压：夜间血压平均值较白天血压平均值下降幅度>15%。夜间血压过低，可使缺血性脑卒中发生率增加。

（4）反杓型血压：夜间血压平均值较白天血压平均值增加幅度>5%。是非杓型血压中最严重的情况。

临床意义：欧洲老年收缩期高血压试验的一项亚组分析显示，夜间收缩压水平较白天血压水平更能准确地预测心血管终点事件发生，且夜间和白天收缩压比值越高，发生心血管事件的危险就越大，暗示了正常血压昼夜节律的重要性。

36. 导致非杓型血压的因素有哪些？

正常生理状态下，夜间血压平均值较白天血压的平均值下降10%~15%，即所谓的杓型血压。但部分人由于生活习惯，如晚餐饮酒、高盐饮食、睡前大量吸烟、饮浓茶、熬夜等，致夜间交感神经兴奋性增高，引起夜间血压生理下降幅度减小，即非杓型血压。血压长期处于非杓型状态，对人体是有危害的，可导致高血压的发生，也可使原有的高血压加重，难以控制，最终引起动脉粥样硬化。

37. 什么是晨峰高血压？临床意义是什么？

起床后2小时内的收缩压平均值减去夜间睡眠时收缩压最低值（包括最低值在内1小时的平均值）≥35mmHg为晨峰高血压。

高血压患者具有阻力小动脉重构（壁/腔比例增加）和血管收缩反应性增强的特点。在此基础上，清晨交感神经系统的即刻激活引起外周血管阻力进一步升高，因此大多数高血压患者出现血压晨峰增高。病理生理学及流行病学研究显示，血压晨峰与清晨急性心血管事件的高发病率密切相关。清晨血液黏滞度最高，常存在高凝状态和低纤溶状态，易诱发血栓形成，而清晨交感神经的即刻激活又引起周围血管阻力迅速升高，增加血管壁的剪切力，加剧血管内皮功能损伤，触发血管收缩和痉挛，增加不稳定斑块破裂的风险。此外，其他心血管事件的危险指标，如心率、纤维蛋白溶解作用的活性、血小板凝聚能力、血液循环中儿茶酚胺水平的改变，也是血压晨峰与清晨心血管疾病高发病率和死亡率增加的关联因素。

38. 什么是踝臂血压指数？其临床意义是什么？

踝臂血压指数（ankle-brachial index，ABI）测定是对下肢动脉狭窄病变实用与公认的节段性血压测量；定踝及肱动脉的收缩压计算而得到ABI。

ABI=踝动脉收缩压/肱动脉收缩压。正常值≥1，<0.9为异常；<0.5为严重狭窄。

39. 什么是脉搏波传导速度（PWV）？有何临床意义？

脉搏波传导速度（pulse wave velocity，PWV）是指心脏将血液搏动性地射入主动脉，主动脉壁产生脉搏压力波，并以一定的速度沿血管壁向外周血管传导。通过测量两个动脉记录部位之间的脉搏波传导时间和距离可以计算出PWV。无创测定PWV需要选择两个在体表能够触摸到的动脉搏动点，如选择颈动脉和股动脉测定颈-股动脉PWV（cfPWV）、肱动脉和踝部动脉测定臂踝PWV（baPWV）、颈动脉和肱动脉测定上臂PWV（cbPWV）、颈动脉和桡动脉测定臂PWV（crPWV）等。

PWV能够很好地反映大动脉僵硬度，是评价主动脉硬度的经典指标。年龄和血压水平是影响PWV的重要因素。但PWV不受反射波影响。cfPWV的正常值为<9m/s，baPWV的正常参考值为<14m/s，大于该值提示全身动脉僵硬度升高。尽管已有正常值或正常参考值，但仍需进行更为深入的研究，进一步探讨PWV的临床意义。另外，降压治疗仍是目前已知最为有效地降低PWV的方法。因此，其临床应用仍有一定局限性。

40. 什么是高血压急症和高血压亚急症？

高血压急症是指原发性或继发性高血压患者在某些诱因作用下，血压突然和显著升高（一般>180/120mmHg），同时伴有进行性心、脑、肾等重要靶器官功能不全的表现。包括高血压脑病、高血压伴颅内出血（脑出血和蛛网膜下腔出血）、脑梗死、心力衰竭、急性冠状动脉综合征（不稳定型心绞痛、急性心肌梗死）、主动脉夹层、嗜铬细胞瘤危象、使用药物（安非他明、可卡因、迷幻药等）、围术期高血压、子痫前期或子痫等。

高血压亚急症是指血压显著升高但不伴急性靶器官损害。患者可以有血压明显升高造成的症状，如头痛、胸闷、鼻出血、烦躁不安等。

血压升高的程度不是区分诊断高血压急症和亚急症的标准，两者唯一的诊断区别是有无新近发生的急性进行性靶器官损害。

41. 什么是顽固性高血压？

在改善生活方式基础上应用了可耐受的、足够剂量且合理的3种降压药物（包括一种噻嗪类利尿剂）至少治疗4周后，诊室和诊室外（包括家庭血压或动态血压监测）血压值仍在目标水平之上，或至少需要4种药物才能使血压达标时，称为顽固性高血压。

42. 什么是恶性高血压？

恶性高血压属于高血压急症的一种，是指原发性或继发性高血压患者在某些诱因作用下，血压突然显著升高（一般>180/120mmHg），同时伴有进行性心、脑、肾等重要靶器官功能不全的表现。患者病情急骤发作，舒张压持续≥130mmHg，并有头痛、视物模糊，眼底出血、渗出和视乳头水肿，肾脏损害突出，持续蛋白尿、血尿与管型尿。

43. 什么是高血压危象？

高血压危象是指因紧张、疲劳、寒冷、嗜铬细胞瘤发作、突然停服降压药等诱因，小动脉发生强烈痉挛，血压急剧上升，影响重要脏器血液供应而产生危急症状。在高血压早期与晚期均可发生。危象发生时，出现头痛、烦躁、眩晕、恶心呕吐、心悸、气急及视力模糊等严重症状，以及伴有动脉痉挛（椎-基底动脉、颈内动脉、视网膜动脉、冠状动脉等）累及相应的靶器官缺血症状。

44. 什么是盐敏感型高血压？

盐敏感性高血压可定义为相对高盐摄入所引起的血压升高。盐的摄入量多少是高血压的一个重要环境因素，但在人群内个体之间对盐负荷或减少盐的摄入呈现不同的血压反应，存在盐敏感性问题。我国高血压人群中约70%是盐敏感性高血压。

盐敏感者表现有一系列涉及血压调节的内分泌及生化代谢异常，故有人把盐敏感性称为高血压的中间遗传表现型。盐敏感者循环血中的肾素活性一般比较低，但所谓非调节型（non-modulating）盐敏感者血浆肾素水平正常或升高。盐敏感者有钠及钙的代谢异常、血循环利钠激素水平的代偿性增高、交感神经系统的调节缺陷、胰岛素抗性增加、血管内皮功能的失调及肾的潴钠倾向等。

盐敏感性高血压患者主要表现为：（1）盐负荷后血压明显升高，限盐或缩容后血压降低。（2）血压的昼夜差值缩小、夜间谷变浅，多呈非杓型血压。（3）血压的应激反应增强。（4）靶器官损害出现早，如尿微白蛋白排泄量增加，左心室重量相对增大等。（5）血管内皮功能受损，血管僵硬度增加。（6）胰岛素抵抗表现。

45. 降压治疗的目的是什么？

治疗高血压的主要目的是最大限度地降低心脑血管并发症发生和死亡的总体危险，因此应在治疗高血压的同时，干预所有其他的可逆性心血管危险因素（如吸烟、高胆固醇血症或糖尿病等），并适当处理同时存在的各种临床情况。危险因素越多，其程度越严重，若还兼有临床情况，则心血管病的绝对危险就越高，对这些危险因素的干预力度也应越大。

心血管危险与血压之间的关系在很大范围内呈连续性，即便在低于140/90mmHg的所谓正常血压范围内也没有明显的最低危险阈值。因此，应尽可能实现降压达标。

46. 高血压的治疗方案有哪些？

目前公认的高血压治疗方案主要有非药物治疗、药物治疗以及器械治疗，所谓的降压治疗的"三驾马车"。非药物治疗主要通过高血压医师、护士的健康宣教及患者的积极配合来实现。药物治疗需要患者遵从医嘱、监测需要、及时复诊来完成。而对于一些难治性的高血压以及不能耐受药物治疗的高血压患者而言，器械治疗是一种新的选择方式，也是临床上正在探索的一种新的治疗高血压的方式。

47. 不同情况的高血压患者血压控制的目标值是多少？

原则上应将血压降到患者能最大耐受的水平，目前一般主张血压控制目标值至少<140/90mmHg；65岁及以上老年人的收缩压应该控制在150mmHg以下，如能耐受还可以进一步降低；伴有肾脏疾病、糖尿病或病情稳定的冠心病高血压患者治疗更宜个体化，一般可以将血压降至<130/80mmHg；脑卒中后的高血压患者一般血压目标为<140/90mmHg；处于急性期的冠心病或脑卒中患者，应按照相关指南进行血压管理；舒张压低于60mmHg的冠心病患者，应在密切监测血压的情况下逐渐实现降压达标。

48. 降压药物分哪几类？

降压药物分类：

（1）利尿剂。

（2）β受体阻滞剂。

（3）钙通道阻滞剂。

（4）血管紧张素转换酶抑制剂（ACEI）。

（5）血管紧张素 II 受体阻滞剂（ARB）。

（6）脑啡肽酶抑制剂：沙库巴曲缬沙坦（ARNI）。

（7）其他：α受体阻滞剂、肾素抑制剂等。

49. 各类降压药的作用机制是什么？

（1）利尿剂降压作用主要通过排钠，减少细胞外容量，降低外周血管阻力。

（2）β受体阻滞剂降压作用可能通过抑制中枢和周围的RAAS，以及血流动力学自动调节机制。

（3）钙通道阻滞剂降压作用主要通过阻滞细胞外钙离子经电压依赖L型钙通道进入血管平滑肌细胞内，减弱兴奋-收缩偶联，降低阻力血管的收缩反应性。钙通道阻滞剂还能减轻血管紧张素Ⅱ（AⅡ）和α_1肾上腺素能受体的缩血管效应，减少肾小管钠重吸收。

（4）ACEI降压作用主要通过抑制周围和组织的ACE，使血管紧张素Ⅱ生成减少，同时抑制激肽酶使缓激肽降解减少。具有改善胰岛素抵抗和减少尿蛋白作用。

（5）ARB降压作用主要通过阻滞组织的血管紧张素Ⅱ受体亚型AT1，更充分、有效地阻断血管紧张素Ⅱ的水钠潴留、血管收缩与重构作用。阻滞AT_1负反馈引起血管紧张素Ⅱ增加，可激活AT_2能进一步拮抗AT_1的生物学效应。

（6）ARNI降压除ARB的作用外又加入了沙库巴曲这种脑啡肽酶抑制剂的成分，同时坚固阻断RAS、抑制交感神经、利钠利尿、扩张血管等多重降压机制。

50. 常用降压药物有哪些适应证和禁忌证？（表4-6）

表4-6　常用降压药种类的临床选择

分类	适应证	绝对禁忌证书	相对禁忌证
二氢吡啶类CCB	老年高血压，周围血管病，单纯高血压，稳定型心绞痛，颈动脉粥样硬化，冠状动脉粥样硬化	无	快速型心律失常，心力衰竭
非二氢吡啶类CCB	心绞痛，颈动脉粥样硬化室上性快速心律的失常	二至三度房室传导阻滞，心力衰竭	
ACEI	心力衰竭，冠心病，左室肥厚，左心室功能不全，心房颤动预防，颈动脉粥样硬化非糖尿病肾病，糖尿病肾病，蛋白尿/微量白蛋白尿，代谢综合征	妊娠，高钾血症，双侧肾动脉狭窄	
ARB	糖尿病肾病，蛋白尿/微量白蛋白尿，冠心病，心力衰竭，左心室肥厚，心房颤动预防，ACEI引起的咳嗽，代谢综合征	妊娠，高钾血症，双侧肾动脉狭窄	
噻嗪类利尿剂	心力衰竭，老年高血压，高龄老年高血压，单纯收缩期高血压	痛风	妊娠
袢利尿剂	肾功能不全，心力衰竭		
醛固酮阻滞剂	心力衰竭，心肌梗死后	肾衰竭，高钾血症	
β受体阻滞剂	心绞痛，心肌梗死后，快速性心律失常，慢性心力衰竭	二至三度房室传导阻滞，哮喘	慢性阻塞性肺病，周围血管病，糖耐量低减，运动员
α受体阻滞剂	前列腺增生，高脂血症	体位性低血压	心力衰竭

51. 什么情况下需要联合用药?

2级高血压和（或）伴有多种危险因素、靶器官损害或临床疾患的人群，往往初始治疗即需要应用两种小剂量降压药物，如仍不能达到目标水平，可在原药基础上加量或可能需要3种，甚至4种以上降压药物。

52. 指南推荐药的高血压联合治疗方案有哪些? （图4-2）

联合治疗应采用不同降压机制的药物。我国临床主要推荐应用优化联合治疗方案是：ACE/ARB+二氢吡啶类CCB；ARB/ACEI+噻嗪类利尿剂；二氢吡啶类CCB+噻嗪类利尿剂；二氢吡啶类CCB+β受体阻滞剂。次要推荐使用的联合治疗方案是：利尿剂+β受体阻滞剂；α受体阻滞剂+β受体阻滞剂；二氢吡啶类CCB+保钾利尿剂；噻嗪类利尿剂+保钾利尿剂。3种降压药联合治疗一般必须包含利尿剂。

预防卒中：ARB优于β受体阻滞剂，钙通道阻滞剂优于利尿剂；预防心力衰竭：利尿剂优于其他类；延缓糖尿病和非糖尿病肾病的肾功能不全：ACEI或ARB优于其他类；改善左心室肥厚：ARB优于β受体阻滞剂；延缓颈动脉粥样硬化：钙通道阻滞剂优于利尿剂或β受体阻滞剂；可乐定对于戒烟有效，大剂量用于戒除药物成瘾性。

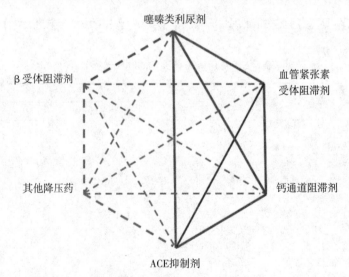

浅色实线为优先推荐：ACEI+CCB，ACEI+利尿剂，CCB+利尿剂，CCB+ARB，利尿剂+ARB浅色虚线为有用方案：利尿剂+β受体阻滞剂；深色虚线理论上可联合但缺少研究证实
深色实线为禁忌推荐：ARB+ACEI不推荐联合使用（Ⅲa）

图4-2　2013年ESC/ESH高血压治疗指南：抗高血压药物的联合治疗

53. 什么是固定剂量复方制剂（SPC）? 高血压患者使用SPC会带来哪些益处?

固定配比复方制剂：是常用的一组高血压联合治疗药物。通常由不同作用机制的两种小剂量降压药组成，也称为单片固定复方制剂。与分别处方的降压联合治疗相比，其优点是使用方便，可改善治疗的依从性，是联合治疗的新趋势。对2级或3级高血压或某些高危患者可作为初始治疗的药物选择之一。应用时注意其相应组成成分的禁忌证或可能的副作用。（1）我国传统的固定配比复方制剂包括：a.复方利血平（复方降压片）；b.复方利血平氨苯蝶啶片（降压0号）；c.珍菊降压片等，以当时常用的利血平、氢氯噻嗪、盐酸双肼屈嗪或可乐定为主要成分。此类复方制剂组成成分的合理性虽有争议，但仍在基层广泛使用。（2）新型的固定配比复方制剂：一般由不同作用机制的两种药物组成，多数每日口服1次，每次1片，使用方便，改善依从性。目前我国上市的新型的固定配比复方制剂主要包括：ACEI+噻嗪类利尿剂；ARB+噻嗪类利尿剂；二氢吡啶类钙通道阻滞剂+ARB；二氢吡啶类钙通道阻滞剂+β受体阻滞剂；噻嗪类利尿剂+保钾利尿剂等。（3）降压药与其他心血管治疗药物组成的固定配比复方制剂：有二氢吡啶类钙通道阻滞剂+他汀类、ACEI+叶酸；此类复方制剂使用应基于患者伴发的危险因素或临床疾患，需掌握降压药和相应非降压药治疗的适应证及禁忌证。

54. 高血压患者服药依从性意义是什么？

用药的依从性是指患者服药与医嘱的一致性，采用降压药治疗可有效地降低病死率和心血管病的发生率及致残率。现今降压药已能使90%以上的高血压患者的血压降至正常，主要与服用降压药的依从性有关。

老年高血压患者服药依从率为36%。影响老年高血压患者用药依从性的原因大致有以下4个方面：（1）患者对高血压认知和健康信念有关。随着年龄的增长，老年记忆力逐渐减退，认知分辨力差，缺乏自我保健意识。同时，亲属缺乏监督，使患者用药依从性降低。（2）药物不良反应。药物品种、剂型的增多，不良反应的多样化，使部分患者因惧怕药物不良反应而影响用药的依从性。（3）经济情况影响用药依从性。据估计，药物治疗占高血压治疗费用的50%～90%，各种高血压药物零售价相差至少40倍。由此可见，选择何种药物是决定直接治疗费用的重要因素。（4）医务人员的水平、医疗条件等对患者用药依从性的影响。

老年人降压药物应用的5项基本原则：（1）小剂量：初始治疗时通常采用较小的有效治疗剂量，并根据需要，逐步增加剂量。（2）长效：尽可能使用每日1次、24小时持续降压作用的长效药物，有效控制夜间和清晨血压。（3）联合：若单药治疗疗效不满意，可采用两种或多种低剂量降压药物联合治疗以增加降压效果，单片复方制剂有助于提高患者的依从性。（4）适度：大多数老年患者需要联合降压治疗，包括起始阶段，但不推荐衰弱老年人和≥80岁高龄老年人初始联合治疗。（5）个体化：根据患者具体情况耐受性个人意愿和经济承受能力，选择适合患者的降压药物。

55. 高血压患者头痛的护理措施有哪些?

（1）疼痛：头痛：①减少引起或加重头痛的因素：为患者提供安静、温暖、舒适的环境，尽量减少探视。护士操作应相对集中，动作轻巧，防止过多干扰患者。头痛时嘱患者卧床休息，抬高床头，改变体位时动作要慢。避免劳累、情绪激动、精神紧张、环境嘈杂等不良因素。向患者解释头痛主要与高血压有关，血压恢复正常且平稳后头痛症状可减轻或消失。指导患者使用放松技术，如心理训练、音乐治疗、缓慢呼吸等。②用药护理：遵医嘱应用降压药物治疗，密切监测血压变化以判断疗效，并注意观察药物的不良反应，如利尿剂可引起低钾血症和影响血脂、血糖、血尿酸代谢；β受体阻滞剂可导致心动过缓、乏力、四肢发冷；钙通道阻滞剂可引起心率增快、面部潮红、头痛、下肢水肿等；血管紧张素转化酶抑制剂主要是可引起刺激性干咳和血管性水肿。

（2）有受伤的危险：①避免受伤：定时测量患者血压并做好记录。患者有头晕、眼花、耳鸣、视力模糊等症状时，应嘱患者卧床休息，如厕或外出时有人陪伴。伴恶心、呕吐的患者，应将痰盂放在患者伸手可及处，呼叫器也应放在患者手边，防止取物时跌倒。避免迅速改变体位，活动场所应设有相关安全设施，必要时加用床栏。②直立性低血压的预防及处理：直立性低血压是血压过低的一种特殊情况，是指在体位变化时，如从卧位、坐位或蹲位突然站立（直立位）时，发生的血压突然过度下降（收缩压/舒张压下降>20/10mmHg以上，或下降大于原来血压的30%以上），同时伴有头晕或晕厥等脑供血不足的症状。a. 首先向患者讲解直立性低血压的表现，即出现直立性低血压时可有乏力、头晕、心悸、出汗、恶心、呕吐等不适症状；特别是在联合用药、服首剂药物或加量时应特别注意。b. 一旦发生直立性低血压，应平卧，且下肢取抬高位，以促进下肢血液回流。c. 指导患者预防直立性低血压的方法：避免长时间站立，尤其在服药后最初几小时；改变姿势，特别是从卧位、坐位起立时动作宜缓慢；选择在平静休息时服药，且服药后应休息一段时间进行活动；避免用过热的水洗澡或洗蒸汽浴；不宜大量饮酒。

（3）潜在并发症：高血压急症：①避免诱因：向患者讲明高血压急症的诱因，应避免情绪激动、劳累、寒冷刺激和随意增减药量。②病情监测：定期监测血压，一旦发现血压急剧升高、剧烈头痛、呕吐、大汗、视力模糊、面色及神志改变、肢体运动障碍等症状，立即通知医师。③急症护理：患者应绝对卧床休息，避免一切不良刺激和不必要的活动，协助生活护理，给予持续低浓度吸氧。对昏迷或抽搐的患者应加强护理，保持呼吸道通畅，防止咬伤、窒息或坠床。安抚患者情绪，必要时应用镇静剂。进行心电、血压、呼吸监护。迅速建立静脉通路，遵医嘱尽早应用降压药物进行控制性降压。应用硝普钠和硝酸甘油时，注意避光，并持续监测血压，严格遵医嘱控制滴速；密切观察药物的不良反应。

56. 老年高血压患者治疗及护理要点有哪些?

老年高血压患者的血压应降至150/90mmHg以下，如能耐受可降至140/90mmHg以下。对于80岁以上的高龄老年人的降压的目标值为<150/90mmHg。但目前尚不清楚老年高血压降至140/90mmHg以下是否有更大获益。

老年患者降压治疗应强调收缩压达标，同时应避免过度降低血压；在能耐受降压治疗前提下，逐步降压达标，应避免过快降压；对于降压耐受性良好的患者应积极进行降压治疗。

治疗老年高血压的理想降压药物应符合以下条件：（1）平稳、有效。（2）安全，不良反应少。（3）服药简便，依从性好。常用的5类降压药物均可以选用。对于合并前列腺肥大或使用其他降压药而血压控制不理想的患者，α受体阻滞剂也可以应用，同时注意防止直立性低血压等副作用。对于合并双侧颈动脉狭窄≥70%并有脑缺血症状的患者，降压治疗应慎重，不应过快、过度降低血压。

收缩压高而舒张压不高甚至低的ISH患者治疗有一定难度。如何处理目前没有明确的证据。参考建议：当DBP<60mmHg，如SBP<150mmHg，则观察，可不用药物；如SBP150~179mmHg，谨慎用小剂量降压药；如SBP≥180mmHg，则用小剂量降压药。降压药可用小剂量利尿剂、钙通道阻滞剂、ACEI或ARB等。用药中密切观察病情变化。

57. 直立性低血压的预防及处理措施有哪些?

直立性低血压是血压过低的一种特殊情况，是指在体位变化时，如从卧位、坐位或蹲位突然站立（直立位）时，发生的血压突然过度下降（收缩压/舒张压下降>20/10mmHg，或下降大于原来血压的30%），同时伴有头晕或晕厥等脑供血不足的症状。（1）首先向患者讲解直立性低血压的表现，即出现直立性低血压时可有乏力、头晕、心悸、出汗、恶心、呕吐等不适症状；特别是在联合用药、服首剂药物或加量时应特别注意。（2）一旦发生直立性低血压，应平卧，且下肢取抬高位，以促进下肢血液回流。（3）指导患者预防直立性低血压的方法：避免长时间站立，尤其在服药后最初几小时；改变姿势，特别是从卧位、坐位起立时动作宜缓慢；选择在平静休息时服药，且服药后应休息一段时间进行活动；避免用过热的水洗澡或洗蒸汽浴；不宜大量饮酒。

58. 高血压急症如何治疗?

处理原则：（1）及时降压，选择有效的降压药物，静脉给药，持续监测血压。（2）控制性降压：初始阶段（一般数分钟至1小时）降压的目标为平均动脉压的降低幅度不超过治疗前水平的25%；在其后2~6小时应将血压降至安全水平（一般为160/100mmHg左右）。临床情况稳定后，在之后的24~48小时逐步将血压降至正常水平。同时，针对不同的靶器官损害进行相应处理。（3）合理选择降压药：要求药物起效迅速，短时间内达到最大作用；作用持续时间短，停药后作用消失较快；不良反应较小。（4）避免使用的药物：如利血平；治疗开始时也不宜使用强力的利尿剂。

降压药物的选择：（1）硝普钠：为首选药物，能同时直接扩张动脉和静脉，降低心脏前后负荷，降压效果迅速。（2）硝酸甘油：扩张静脉和选择性扩张冠状动脉与大动脉，降低动脉压作用不及硝普钠。（3）尼卡地平：二氢吡啶类钙通道阻滞剂，降压的同时还能改善脑血流量。

59. 高血压急症如何护理？

患者应绝对卧床休息，避免一切不良刺激和不必要的活动，协助生活护理，给予持续低浓度吸氧。对昏迷或抽搐的患者应加强护理，保持呼吸道通畅，防止咬伤、窒息或坠床。安抚患者情绪，必要时应用镇静剂。进行心电、血压、呼吸监护。迅速建立静脉通路，遵医嘱尽早应用降压药物进行控制性降压。应用硝普钠和硝酸甘油时，应注意避光，并持续监测血压，严格遵医嘱控制滴速；密切观察药物的不良反应。

60. 高血压亚急症如何治疗？

治疗：高血压亚急症患者，可在24～48小时将血压缓慢降至160/100mmHg。大多数高血压亚急症患者可通过口服降压药控制，如口服CCB，ACEI，ARB和β受体阻滞剂，也可根据情况应用祥利尿剂。

61. 高血压患者饮食指导包括哪些内容？

（1）减少钠盐摄入：告知患者钠盐可显著升高血压以及高血压的发病风险，而钾盐则可对抗钠盐升高血压的作用。每日钠盐摄入量应低于6g，增加钾盐摄入，建议使用可定量的盐勺。减少味精、酱油等含钠盐调味品的使用量，减少含钠较高的加工食品，如咸菜、火腿等。

（2）限制总热量，尤其要控制油脂类的摄入量。

（3）营养均衡，适量补充蛋白质，增加新鲜蔬菜和水果，增加膳食中钙的摄入。

62. 高血压患者控制体重的临床意义是什么？

高血压患者应控制体重，避免超重和肥胖。告知患者高血压与肥胖密切相关，减轻体重可以改善降压药物的效果及降低心血管事件的风险。最有效的减重措施是控制能量摄入和增加体力活动。衡量超重和肥胖最简便和常用的生理测量指标是体重指数（BMI）和腰围，其中18.5≤BMI<24.0为正常，24.0≤BMI<28.0为超重，BMI≥28.0为肥胖；腰围主要反映中心性肥胖的程度，成年人正常腰围<90/85cm（男/女），腰围≥90/85cm（男/女）需控制体重，腰围≥95/90cm（男/女）需要减重。

高血压和肥胖是一对"好兄弟"，形影不离。"肥胖的人，皮下脂肪会增厚，使毛细血管大扩充。血液循环量相对增加。在心率正常的情况下，心搏出量会大为增加，长期负担过重就会诱发左心肥厚，血压升高。中年人发胖往往先从腹部开始，脂肪主要堆积在下腹部周围，被称为中心性肥胖。这种类型的肥胖内脏脂肪增多，在体内堆积起来，其胰岛素抵抗要比均匀性肥胖者更为严重，也更难纠正。中心性肥胖还是动脉粥样硬化的危险因素，与高血压、冠心病的发生更为密切。

此外，肥胖诱发高血压还与吃、动有关。其一，肥胖者往往会摄入高热量食物及碳水化合物，可引起交感神经兴奋，激活体内肾素–血管紧张素系统，导致血压升高。其二，胖人往往不经常运动，也会加速动脉硬化，诱发高血压。

当前中国有2亿超重人群，肥胖者6000多万人，成为高血压、高脂血症等病的源头。胖人如能早期发现血压升高，并及时进行干预，是可以逆转的。其中最重要的是改变不健康的生活方式。首先，肥胖者要多吃低能量、高纤维素食物，如绿色蔬菜、水果、豆类等，少吃甜食及高脂、高动物蛋白食物。其次，坚持长期运动，可选择小量或中等量有氧运动，不建议进行高强度运动，如仰卧起坐、快跑等，以免引起血压大幅度升高及心率增快，引起脑卒中或心绞痛发作。

63. 如何测量腰围？

腰围是临床上估计患者腹部脂肪是否过多的最简单和实用的指标。

被测量者两脚分开30～40cm，测量者将一根没有弹性、最小刻度为1mm的软尺，放在其髋骨上缘与第12肋骨下缘连接的中点（通常是腰部的自然最窄部位），沿水平方向围绕腹部1周，紧贴而不压迫皮肤，在正常呼气末测量腰围的长度，精确至1mm。

64. 为什么高血压患者要戒烟、戒酒？

吸烟是心血管事件的主要危险因素，被动吸烟也会显著增加心血管疾病危险。应根据患者吸烟的具体情况，指导患者戒烟，必要时可药物干预。同时，应指导患者限酒，不提倡高血压患者饮酒，如饮酒，则应少量：白酒、葡萄酒（或米酒）、啤酒的量分别少于50mL、100mL、300mL。

65. 如何对高血压患者进行用药指导？

（1）强调长期药物治疗的重要性，降压治疗的目的是使血压达到目标水平，从而降低脑卒中、急性心肌梗死和肾脏疾病等并发症发生及死亡的危险，因此应嘱患者长期服药。

（2）遵医嘱按时按量服药，告知有关降压药的名称、剂量、用法、作用及不良反应，并提供书面材料。

（3）不能擅自突然停药，经治疗血压得到满意控制后，可遵医嘱逐渐减少剂量。如果突然停药，可导致血压突然升高，特别是冠心病患者突然停用β受体阻滞剂可诱发心绞痛、心肌梗死等。

66. 如何对高血压患者进行运动指导？

定期的体育锻炼可增加能量消耗、降低血压、改善糖代谢等。指导患者根据年龄和血压水平及个人兴趣选择适宜的运动方式，合理安排运动量。建议每周进行3~5次、每次30分钟的有氧运动，如步行、慢跑、骑车、游泳和跳舞等。运动强度建议中等强度更有效、更安全。可选用以下方法评价中等强度：（1）主观感觉：运动中心跳加快、微微出汗、自我感觉有点累。（2）客观表现：运动中呼吸频率加快、微微喘，可以与人交谈，但是不能唱歌。（3）步行速度：每分钟120步左右。（4）运动中的心率=170-年龄。（5）在休息后约10分钟内，锻炼所引起的呼吸频率增加应明显缓解，心率也恢复到正常或接近正常，否则应考虑运动强度过大。

67. 高血压患者临床随访的意义及随访周期如何？

经治疗后血压达标者，可每3个月随访1次；血压未达标者，建议每2~4周随访1次。当出现血压异常波动或有症状，随时就诊。

68. 如何对高血压患者进行家庭血压监测指导？

家庭血压可获取日常生活状态下患者的血压信息，可帮助排除白大衣性高血压，检出隐匿性高血压，在增强患者诊治的主动参与性、改善患者治疗依从性等方面具有优点。应教会患者和家属正确的家庭血压监测方法，推荐使用合格的上臂式自动血压计自测血压，血压未达标者，建议每日早晚各测量血压1次，每次测量2~3遍，连续7日，以后6日血压平均值作为医师治疗的参考。血压达标者，建议每周测量1次。指导患者掌握测量技术，规范操作，如实记录血压测量结果，随访时提供给医护人员作为治疗参考。

69. H型高血压的定义及临床意义是什么？

研究结果显示，中国高血压患者普遍存在高同型半胱氨酸（Hcy）、低叶酸现象。伴Hcy升高（血Hcy≥10μmol/L）的高血压定义为H型高血压。叶酸缺乏和（或）Hcy/叶酸代谢途径中关键酶的缺陷或基因突变是导致血Hcy水平升高的主要原因。

中国脑卒中一级预防研究（CSPPT）表明，我国高血压患者中H型高血压比例约为80.3%。Hcy升高是心脑血管病的独立危险因素。高血压与高Hcy在导致脑卒中发病风险升高方面，具有显著的协同作用。除生活方式干预外，推荐尽可能多的摄入富含叶酸的食物，推荐含有0.8mg叶酸的固定复方制剂降压药物。

70. 高血压可以通过手术的方式治疗吗？

医师一直在探索手术治疗高血压。早在1938年，就有了外科通过切除肾动脉的交感神经来治疗高血压的手术，纳入1226例患者，降压效果明显。只是术后死亡率接近2.5%，因为安全性低，被医师放弃。几十年来，随着医学的进步、微创手术的成熟，RDN技术于2009年首次由Krumm用于治疗顽固性高血压。随着技术的进步，越来越多的高血压患者接受了经皮肾交感神经射频消融术（renal denervation，RDN）手术，并从中获益。近几年，高血压防治指南也明确提出了应用RDN技术治疗高血压。关于RDN治疗高血压机制的探索在不断深入。实验研究已奠定了RDN治疗高血压的理论基础，临床研究的入选人群也已从初期的RH患者过渡到一般高血压患者，甚至不想服药的高血压患者也作为RDN手术的适应证。更多研究的深入开展，进一步证明了RDN治疗高血压的有效性。今后研究的重点应放在如何正确选择具备RDN治疗适应证的人群，如何提高RDN的效果，以及如何寻找有效评估RDN疗效的生物标志物，从而造福更多患者。

71. RDN治疗高血压安全吗？

答案是肯定的，RDN手术是非常安全的。欧洲高血压学会（European Society of Hypertension，ESH）2021年发布的文件指出，5769例患者在RDN术后，肾动脉支架植入的年发生率只有0.2%，这一比率与非手术的高血压患者大致相当。其他的各项围术期、术后30日内以至3年内的不良事件几乎没有。因此，RDN已经显示了优良的安全性，众多学者对RDN治疗高血压的安全性也进行了实验性及荟萃分析，结果表明RDN组与对照组之间不良事件的发生率无统计学差异。不良事件包括整个治疗过程中药物或手术相关并发症，各种原因引起的死亡、肾动脉狭窄、肾动脉硬化、肾功能异常、心脑血管事件（脑卒中、心肌梗死等）、高血压急症，低血压等。且与传统的高血压治疗方式相比，RDN也不会引起肾功能下降。这表明RDN并不会增加不良事件的发生率。RDN甚至可以通过降低血压水平减少患者的尿微量白蛋白，在随访6个月后没有微量白蛋白尿的患者例数明显增加。2022年9月公布了SYMPLICITY HTN-3试验的最终报告增加了支持RDN术后至36个月安全性的全部证据。接受RDN的患者血压下降幅度更大、血压控制更好，同时RDN技术安全性良好，这为高血压的治疗又增加了一新的利器。

72. RDN手术怎么做？有哪些方式？

RDN手术和其他心脏介入手术一样，需要在有C臂机的导管室完成。一般从股动脉穿刺，置入鞘管，从鞘管送入指引导管，找到肾动脉，先完成造影检查。利用射频器械，在肾动脉内对交感神经进行消融，起到降压的作用。手术过程需要局部麻醉，消融过程不会出现明显的疼痛。目前的手术器械有Metronic Symplicity FLEX Catheter、Symplicity Spyral Catheter、中国自主研发的Symap消融导管、冷冻球囊Cryo RDN、WiseGo微孔冷盐水灌注消融导管、超声消融导管PARADISE系统等。中国自主研发的Symap消融导管一改既往的RDN盲目消融，利用不同类型的神经对刺激引起的反应不同分为阳性反应点（血压升高>5mmHg）、隐形反应点（血压升高不明显）、负反应点（血压下降）。手术只消融阳性点。这种选择性消融系统是全球唯一具有精准标测定位肾神经分布的产品，美国著名医疗器械期刊《MedTech STRATEGIST》曾对此发表长篇专栏报道。可以说中国在这项技术上世界领先。

（姜崴　吴波　郑倩茹　栗印军）

第五篇   血脂异常的临床及护理宣教

1. 什么是血脂?

血脂主要是指血浆中的甘油三酯和胆固醇(包括游离和酯化的胆固醇)。由于甘油三酯和胆固醇都是疏水性物质,不能以游离的形式存在于血浆中,必须与其他脂质如磷脂和蛋白质一起组成复合物才能在血液中被转运。这种以脂质和蛋白质组成的复合物称为脂蛋白。在临床上所测定的甘油三酯和总胆固醇(TC)是血浆中所有脂蛋白中含有的甘油三酯和胆固醇的总和。

当然,也可分别测定各类脂蛋白中的胆固醇或甘油三酯,但临床上多只通过测定脂蛋白中的胆固醇来了解血浆中该类脂蛋白的多少。例如,临床上通常测定高密度脂蛋白(HDL)中的胆固醇(HDL-C),测定或通过公式计算低密度脂蛋白(LDL)中的胆固醇(LDL-C),以了解这两类脂蛋白在血浆中的含量。

2. 什么是脂质? 有何生理功能?

脂质是人体内的中性脂肪(甘油三酯、胆固醇)和类脂(磷脂、糖脂、固醇、类固醇)的总称。在临床上,脂质则主要是指甘油三酯和胆固醇。

(1)甘油三酯(TG):是由甘油与3个脂肪酸酯化而成,其生理功能主要是参与体内的能量代谢,包括能量的产生和储存。

(2)胆固醇(C):人体内的胆固醇以两种形式存在,即游离(或非酯化)胆固醇和酯化胆固醇(即胆固醇酯)。游离胆固醇(与磷脂一起)是细胞膜的主要成分,对于稳定细胞膜的流动性起关键作用。同时,胆固醇也是合成类固醇激素和胆酸的重要原料。

3. 什么是脂蛋白? 如何对脂蛋白进行分类?

血浆的脂质与特殊蛋白质(载脂蛋白)结合而成的球状巨分子复合物称为脂蛋白。它是由两部分组成,即核心和外壳。脂蛋白的核心为不溶于水的脂质(胆固醇酯和甘油三酯);外壳是单层分子包括游离胆固醇、磷脂和载脂蛋白。由于脂蛋白外壳分子中部分具有水溶性,部分为脂溶性,所以能介于水/脂交界面,并使脂蛋白溶于血浆。血液中的脂蛋白被转运到组织各部位进行分解代谢。

由于血浆脂蛋白的组成、颗粒大小、分子质量大小、水合密度以及带电荷强度是很不均一的，利用不同的方法可将脂蛋白分为若干类。常用于血浆脂蛋白分类的方法有电泳法和超速离心法，后一种方法更常用。

（1）电泳法是利用血浆脂蛋白在电场中迁移速度不同而进行分离。影响脂蛋白在电场中迁移速率的重要因素是颗粒和电荷大小。常用的方法为琼脂糖凝胶电泳、聚丙烯酰胺凝胶电泳。通常，应用琼脂糖凝胶电泳法可将血浆脂蛋白分为 α-脂蛋白、前 β-脂蛋白、β-脂蛋白和在原点不移动的乳糜微粒。这种分类方法目前已不常用。

（2）超速离心法是根据脂蛋白在一定密度的介质中进行超速离心时漂浮速率不同而进行分离的方法。由于蛋白质的相对密度较脂类大，因而脂蛋白中的蛋白质含量越高，脂类含量越低，其密度则越大；反之，则密度低。

4. 不同类别的血浆脂蛋白有哪些物理及化学特性？

目前已认识的血浆脂蛋白有6大类，即乳糜微粒（CM）、极低密度脂蛋白（VLDL）、中间密度脂蛋白（IDL）、低密度脂蛋白（LDL）和高密度脂蛋白（HDL）。HDL又可再进一步分为两个亚组，即HDL_2和HDL_3。这5类脂蛋白的密度依次增加，而颗粒则依次变小。此外，还有一种脂蛋白是后来发现的，称为脂蛋白（a）[Lp（a）]，它的密度虽然比LDL大，而其颗粒也较LDL大。Lp（a）的化学结构与LDL很相似，仅多含1个载脂蛋白（a）。这些脂蛋白的物理、化学特性见表5-1。

表5-1　人血浆脂蛋白物理和化学特性

脂蛋白	电泳	水合密度	S_f值	分子大小（nm）	化学组成				
					FC	磷脂	蛋白质	TG	CE
乳糜微粒（CM）	原位	<0.95	>400	80~500	2	5	2	88	3
极低密度脂蛋白（VLDL）	前-β	0.95~1.006	20~400	30~80	7	18	9	54	12
中间密度脂蛋白（IDL）	β	1.006~1.019	12~20	25~30	9	19	17	22	33
低密度脂蛋白（LDL）	β	1.019~1.063	0~12	20~25	9	22	22	6	41
脂蛋白（a）[Lp（a）]	前-β	1.050~1.082	0~2	26	9	18	34	3	36
高密度脂蛋白2（HDL_2）	a	1.063~1.125	0~3.5*	10	6	28	44	4	18
高密度脂蛋白3（HDL_3）	a	1.125~1.21	3.5~9*	8	3	25	55	3	14

注：S_f值是指在温度26℃的NaCl溶液中密度为1.063超速离心24小时的漂浮系数，单位是10~13cm/s/dyn/g；FC为游离胆固醇；CE为胆固醇酯；TG为甘油三酯。

*其NaCl溶液中密度为1.20。

5. 载脂蛋白有什么生理功能？

一般认为，载脂蛋白至少有下列5个方面的功能：

（1）与脂质的亲和作用而使脂质溶于水性介质中。

（2）运转胆固醇和甘油三酯。

（3）作为脂蛋白外壳的结构成分，与脂蛋白外生物信息相联系。

（4）以配体的形式作为脂蛋白与特异受体的连接物。载脂蛋白结合到受体上是细胞摄取脂蛋白的第一步。例如，Apo B$_{100}$能被LDL受体识别，Apo E不仅能被LDL受体识别，还能被残粒受体识别。

（5）激活某些与血浆脂蛋白代谢有关的酶类。例如，Apo A I 和Apo C I 能激活卵磷脂-胆固醇酰基转移酶（LCAT），该酶催化HDL中的游离胆固醇酯化为胆固醇酯；Apo C II 则可激活脂蛋白脂酶，该酶可水解CM和VLDL中的甘油三酯。

6. 乳糜微粒是如何生成的？其代谢过程如何？

乳糜微粒（CM）是在十二指肠和空肠的黏膜细胞内合成。小肠黏膜吸收已部分水解的食物中所含甘油三酯、磷脂、脂肪酸和胆固醇后，肠壁细胞将这些物质再酯化，合成自身的甘油三酯和胆固醇酯；此外，肠壁细胞还能合成载脂蛋白如Apo B$_{48}$和Apo A I ，在高尔基体内脂质与载脂蛋白一起组装成乳糜微粒；后者经胸导管进入血液循环。流经毛细血管时，脂蛋白脂酶（LPL）水解乳糜微粒中的甘油三酯，释放出游离脂肪酸。乳糜微粒中甘油三酯被部分水解后颗粒变小，继而转变成乳糜微粒残粒。最终乳糜微粒残粒被肝细胞上Apo E受体和LDL受体摄取，并在肝细胞内被分解代谢。

7. 极低密度脂蛋白在何处生成？是如何代谢的？

极低密度脂蛋白（VLDL）是在肝脏合成。其主要原料为肝脏合成的甘油三酯和胆固醇，此外还有载脂蛋白即Apo B$_{100}$。VLDL分泌进入血液循环，其甘油三酯被脂蛋白脂酶水解，释放出游离脂肪酸，VLDL颗粒逐渐缩小，最后转化为VLDL残粒（也有人称之IDL）。

以往VLDL残粒全部经由IDL转变LDL。但近年来研究结果表明，只有50%或少于50%的VLDL转变成LDL。视动物种属不同而异，人类不到50%。其余的VLDL绝大部分被肝脏所摄取，也可能被肝外组织摄取一部分。而且，血浆中VLDL很不均一，大颗粒的、富含甘油三酯的VLDL迅速被清除，仅10%左右转变LDL；小颗粒的、含甘油三酯少的VLDL清除较慢，而且有40%左右转变成LDL。VLDL或VLDL残粒在体内的直接分解代谢是通过肝脏的LIDL受体进行。

8. 低密度脂蛋白是如何进行代谢的？

经典的脂蛋白代谢理论认为LDL完全是由VLDL经IDL在肝脏内转化而来。但新近有研究提示，肝脏可直接合成、分泌少量LDL。一般认为，大多数LDL是经由肝脏内和肝脏外的LDL受体进行代谢，占体内LDL代谢的70%~75%，其余的LDL则经由非特异性、非受体依赖性的途径进行代谢。LDL与受体结合后，LDL颗粒被吞饮，然后进入溶酶体。在溶酶体中，LDL被水解释放出游离胆固醇。游离胆固醇可渗入细胞浆膜中，被细胞膜所利用或转换成其他物质。而LDL受体则可再循环。在这个过程中，LDL向细胞提供胆固醇，同时又受到多方面的调节，其中最主要的是受LDL受体的调节。

9. 高密度脂蛋白是如何合成及代谢的?

高密度脂蛋白（HDL）主要是由肝脏和小肠合成。新生的HDL呈碟形，由磷脂、游离胆固醇和载脂蛋白（Apo A I 和Apo A II）组成。成熟的球形HDL可分为HDL_2和HDL_3。从新生的HDL颗粒形成的球形HDL是HDL_3，其密度高，胆固醇含量相对较少。随着胆固醇酯的进一步渗入，使HDL的密度降低而形成HDL_2。

HDL转运肝外组织细胞中的胆固醇，第一步是与细胞表面结合，这个过程可能是由HDL受体介导。与LDL不同，HDL与其受体结合后，并不被细胞吞饮入胞内。当HDL与其受体结合时，可产生一种信号，这种信号则诱导细胞内的游离胆固醇向细胞表面转移，最后进入HDL。

HDL颗粒中的胆固醇经血浆中胆固醇酯转运蛋白（CETP）的作用，与其他脂蛋白之间发生相互交换，即HDL中的胆固醇转运至VLDL和LDL颗粒中。

10. 高密度脂蛋白是如何完成胆固醇逆转运过程的?

所谓胆固醇逆转运就是指肝外组织细胞中的胆固醇转运到肝脏的过程。目前认为这一过程主要是由HDL完成的，由下列3个步骤组成:

（1）细胞内胆固醇的外流：周围组织的胆固醇是以游离胆固醇的形式进行转移的，胆固醇的外流可通过弥散或受体介导的方式进行。尽管胆固醇的水溶性较差，弥散也构成了胆固醇外流的一部分，这是一个被动过程。在受体介导的主动的胆固醇外流过程中，HDL与细胞上的高密度脂蛋白结合蛋白结合，激活蛋白C激酶介导的信号系统从而诱导胆固醇的外流，胆固醇从内质网转移到细胞表面。HDL的载脂蛋白如Apo A I 和Apo E决定胆固醇的结合部位，介导胆固醇的外流，胆固醇转移至前β_1HDL引起结构的改变，加速了胆固醇在细胞膜上的分解吸附。进入前β_1HDL的胆固醇就停留在前β_1HDL之中，这可能与鞘磷脂降低了胆固醇的解离速度有关。ATP结合盒转运子1（ABC1）通过利用ATP参与将脂质从细胞膜内层移至外层，从细胞膜移至HDL或Apo A I 的过程，从而对胆固醇的外流进行调节。

（2）胆固醇的酯化：卵磷脂-胆固醇酰基转移酶（LCAT）能催化游离胆固醇的酯化。酯化胆固醇比游离的胆固醇更疏水，被紧紧地包裹在HDL的中心部位，以便HDL可以摄取更多的胆固醇。酯化的胆固醇还可被再次转运出去。HDL中的胆固醇酯化是一个复杂的过程。首先，进入前β₁HDL的胆固醇，很快就出现在圆盘状HDL中。圆盘状HDL是LCAT最有效的作用底物。

（3）胆固醇的清除：HDL中胆固醇酯的清除有以下3条途径。

①间接途径：通过胆固醇酯转运蛋白（CETP）将HDL中胆固醇酯转运到富含甘油三酯的脂蛋白（乳糜微粒，极低密度脂蛋白）中；富含甘油三酯的脂蛋白连同胆固醇酯一起通过肝脏上的受体介导进入肝脏，从循环中清除。

②非选择性的摄取途径：既可摄取完整的HDL颗粒，也可摄取HDL相关的蛋白及其降解产物，如Apo A I，这条途径可能参与了大而富含Apo E的HDL的形成。

③选择性的摄取途径：只摄取HDL中胆固醇酯，而不摄取HDL的其他成分；这一途径是通过B族I型清道夫受体介导的，选择性的胆固醇摄取是很重要的，通过选择性的摄取，可将HDL胆固醇转运到肝脏及合成类固醇激素的组织，如肾上腺皮质。

11. 脂蛋白（a）是如何合成的？其代谢途径如何？

1963年，Berg在分析兔抗血清与人LDL反应时，发现部分人血清中有一种新的脂蛋白成分。这种新发现的脂蛋白电泳时位于β和前-β脂蛋白之间，当时认为这是LDL的遗传变异，Berg称之为脂蛋白（a）[Lp（a）]。后来的研究证明，Lp（a）的抗原性是由于其颗粒中含有一种特殊的蛋白质即载脂蛋白（a）[Apo（a）]。现已明确，Lp（a）就是LDL附加Apo（a）。

目前关于脂蛋白（a）的合成、代谢途径并不十分清楚。研究表明，肝脏是Apo（a）合成的主要场所。新合成的Apo（a）转运至肝细胞表面与Apo B₁₀₀进行组装成Lp（a）。这一观点在Lobentanz等关于稳定转染的HepG2细胞研究中得以肯定。组装Lp（a）需要两个步骤：第一步，Apo（a）中K4type 5~8中低亲和力的赖氨酸位点与Apo B₁₀₀对应的单个自由的半胱氨酸位点非共价结合，以及Apo（a）上K4type9的4054位上半胱氨酸位点与Apo B₁₀₀上C端4326位的半胱氨酸结合。第二步，在细胞表面的蛋白异构酶催化作用下，两个半胱氨酸位点形成分子内二硫键，Lp（a）形成后进入血液循环。

Lp（a）与LDL不一样，并不是由极低密度脂蛋白（VLDL）转化而来，也不能转化为其他脂蛋白，是一类独立的脂蛋白。但也有少数学者认为，Apo（a）与LDL装配是在血液循环中进行的。有关Lp（a）分解代谢途径了解甚少，在啮齿类动物中，肝脏是清除Lp（a）的主要场所。在人类，LDL受体仅起部分作用，因为在家族性高胆固醇血症杂合子和纯合子个体中，Lp（a）能以正常速率代谢。由于在肾脏动、静脉之间存在Lp（a）浓度差，并且肾衰患者Lp（a）浓度升高，所以有研究认为肾脏可能在Lp（a）的消除中起主要作用。

12. 什么是高脂血症？

高脂血症是指血浆中胆固醇和（或）甘油三酯水平升高。实际上是血浆中某一类或某几类脂蛋白水平升高的表现，严格说来应称为高脂蛋白血症。近年来，已逐渐认识到血浆中高密度脂蛋白-胆固醇（HDL-C）降低也是一种血脂代谢紊乱。因而，有人建议采用脂质异常血症，并认为这名称能更为全面准确地反映血脂代谢紊乱状态。

13. 血脂异常与动脉粥样硬化有怎样的关系？

心血管疾病（cardiovascular disease，CVD）是全球范围内威胁人类生命健康的最主要的慢性非传染性疾病。动脉粥样硬化性心血管疾病（atherosclerotic cardiovascular disease，ASCVD）为主的CVD（如缺血性心脏病和缺血性脑卒中等）是我国城乡居民第1位死亡原因，占死因构成的40%以上。近年来，我国ASCVD的疾病负担仍继续增加，防控工作形势严峻。

流行病学、遗传学和临床干预研究证据充分证实，低密度脂蛋白胆固醇（low-densitylipoprotein cholesterol，LDL-C）是ASCVD的致病性危险因素。新近研究还提示，其他含有载脂蛋白B（apolipoprotein B，Apo B）的脂蛋白，包括富含甘油三酯的脂蛋白（triglyceride-richlipoprotein，TRL）及其残粒，以及脂蛋白（a）[lipoprotein（a），Lp（a）]，也参与ASCVD的病理生理过程。

20世纪美国年龄标化冠心病死亡率自1968年呈现下降拐点，1980—2000年下降40%以上，其中控制危险因素的贡献占44%，贡献率最大的为总胆固醇（total cholesterol，TC）水平的降低，权重占24%。

14. 在我国血脂异常流行病学特征如何？

中国成人血脂异常患病率近年来一直维持在较高水平。2018年全国调查结果显示，≥18岁成人血脂异常总患病率为35.6%，与2015年全国调查的血脂异常患病率相比依然有所上升；其中高TC血症（TC≥6.2mmol/L）患病率的增加最为明显。与2015年的数据相比，2018年高TC血症年龄标化患病率增高近1倍（从4.9%增至8.2%）。高LDL-C血症患病率也持续上升，2018年≥18岁成人LDL-C≥4.1mmo/L的比例为8.0%，而2010年和2015年≥18岁成人LDL-C＞4.1mmol/L的比例分别5.6%和7.2%。我国儿童和青少年的高TC血症患病率也明显升高。2012年全国7个省、自治区、直辖市6～17岁儿童和青少年调查显示，5.4%的儿童和青少年有高TC血症（TC＞5.2mmol/L），较10年前升高约1.5倍，儿童中高TG和低HDL-C血症则更为常见。

15. 为什么要加强对民众血脂异常防治的宣教？

提高公众或ASCVD患者对血脂异常的知晓率、治疗率和控制率则是ASCVD一级预防、二级预防的核心策略。2012—2015年进行的调查显示，中国≥35岁成人对血脂异常的知晓率仅16.1%。对于ASCVD高危人群和患者，防治重点是提高降胆固醇药物的治疗率和LDL-C的达标率。在一级预防的ASCVD高危人群中，降脂药物的治疗率仅5.5%；在已患ASCVD人群中，降脂药物的治疗率为14.5%，LDL-C达标率仅为6.8%。此外，在全国246家医院的10456例急性冠脉综合征（acute coronary syndrome，ACS）住院患者中，采用《超高危动脉粥样硬化性心血管疾病患者血脂管理中国专家共识》的标准进行分析显示，75.1%患者为超高危患者，入院时LDL-C达标率（<1.4mmol/L）仅6.6%；在具有出院处方信息的患者中，95.1%的患者出院时仅接受他汀类药物单药治疗。最新一项9944例包括慢性冠心病、缺血性脑卒中和周围血管疾病的ASCVD患者的随访研究提示，中国ASCVD患者中26%超高危患者，LDL-C达标率仅为13%。由此可见，我国人群的血脂管理工作亟待加强。

16. 哪些人群应定期进行血脂检测？

（1）已有冠心病、脑血管病或周围动脉粥样硬化症者。

（2）有高血压、糖尿病、肥胖、吸烟者。

（3）有冠心病或动脉粥样硬化病家族史者，尤其是直系亲属中有早发性冠心病或其他动脉粥样硬化性疾病者。

（4）有皮肤黄色瘤者。

（5）有家族性高脂血症者。

（6）有生活、精神、饮食方面问题的人群：饮食不当（高热量、高胆固醇、高饱和脂肪酸类的食物）、肥胖、运动量不足、精神压力、吸烟都会导致总胆固醇、低密度脂蛋白、甘油三酯上升使高密度脂蛋白下降。

（7）患有其他一些疾病的人群：甲状腺功能减退、肾病综合征、阻塞性黄疸、女性更年期综合征等疾病，若未获得良好的控制，高脂血症将伴随终生。

（8）应用一些特殊药物的人群：有些药物可引起人体血脂代谢的紊乱，常见的药物有类固醇和避孕药。

建议正常人应该每2年检查1次血脂，40岁以上男性和绝经期后女性每年均应进行血脂检查。对于缺血性心血管病患者及其高危人群，则应每3~6个月测定1次血脂。对于因缺血性心血管病住院治疗的患者应在入院时或24小时内检测血脂。

17. 血脂异常的检测有哪些项目？

血脂异常一般是通过血液生化检查发现的，临床血脂基本检查的内容包括血液总胆固醇（TC）、甘油三酯（TG）、高密度脂蛋白-胆固醇（HDL-C）、低密度脂蛋白-胆固醇（LDL-C）。总胆固醇、甘油三酯、高密度脂蛋白-胆固醇和低密度脂蛋白-胆固醇是基本的临床常用检测项目。对于任何需要进行心血管危险性评价和给予降脂药物治疗的个体，都应进行此4项血脂检测。而血液载脂蛋白A（Apo A）、载脂蛋白B（Apo B），脂蛋白（a）I［Lp（a）I］近年来也作为临床常规监测项目。

18. 血脂检查应做哪些准备？

高脂血症导致心脑血管疾病是一个相当缓慢的过程，常常从青壮年就开始侵袭血管，早期几乎没有任何症状，常被人们忽视。所以定期检查血脂非常重要，但血脂检查结果易受许多因素的影响，为了保证化验结果的准确无误，检查前应当注意以下几点：

（1）血脂检查前被检查者应处于稳定代谢状态，至少2周保持一般饮食习惯和体重稳定。血脂水平可随一些生理及病理状态（如创伤、急性感染、发热、心肌梗死、妇女月经、怀孕等）发生变化。例如，低密度脂蛋白-胆固醇和高密度脂蛋白-胆固醇水平在急性炎症状态后暂时下降数周，但如果在发病8小时内采血，则可得到准确的结果。急性冠状动脉事件发生后低密度脂蛋白和高密度脂蛋白也会暂时下降数周，导致脂蛋白的结构或浓度改变而影响结果的准确性，所以患急性心肌梗死时，应在24小时内抽血检查。

（2）测定前24小时内不应进行剧烈体育运动及饮酒，禁食时间大于12小时。具体做法为：在采血前一天晚8点开始禁食（包括零食），可少量饮水。于次日早8～10点采取前臂静脉血，也就是应空腹12～14小时在晨间采血。采血化验前的最后一餐应注意：忌食高脂食物，不饮酒，因饮酒能明显升高血液富含甘油三酯的脂蛋白及高密度脂蛋白浓度，导致化验结果有误差。

（3）采血前不要服用影响血脂的药物，如避孕药、β受体阻滞药（如普萘洛尔）、噻嗪类利尿剂（氢氯噻嗪）、激素类药物等可影响血脂水平，导致检验的误差。如若使用影响血脂的药物（如调节血脂药、避孕药、某些降压药、激素等），应记录用药情况或尽可能停用数日或数周后采血检测。怀孕后期各项血脂都会增高，应在产后或终止哺乳后3个月检查才能反映其基本血脂水平。

（4）除卧床不起者外，采血时一般取坐位，采血前被检查者至少应坐位休息5分钟。

如果检验结果接近或超过参考值，应间隔1周，在同一家医院的实验室再次采血复查，尽量减少或避免由于实验室误差或个体变异造成的假象。在判断是否存在高脂血症或决定防治措施之前，至少应在2个月内再次或多次测定，每次至少要间隔1周。为了进一步了解血脂生物节律的差异，应在4～8周复查，若结果仍属异常，即可确诊为高脂血症。

19. 血脂异常有哪些临床表现？

高脂血症的临床表现主要包括两大方面：（1）脂质在真皮内沉积所引起的黄色瘤。（2）脂质在血管内皮沉积所引起的动脉粥样硬化，产生冠心病和周围血管疾病等。由于高脂血症时黄色瘤的发生率并不十分高，动脉粥样硬化的发生和发展则需要相当长的时间，所以多数高脂血症患者并无任何症状和异常体征发现。而患者的高脂血症则常常是在进行血液生化检验（测定血胆固醇和甘油三酯）时被发现的。

高脂血症还可出现角膜弓和脂血症眼底改变。角膜弓又称老年环,若见于40岁以下者,则多伴有高脂血症,以家族性高胆固醇血症为多见,但特异性并不很强。脂血症眼底改变是由于富含甘油三酯的大颗粒脂蛋白沉积在眼底小动脉上引起光散射所致,常常是严重的高甘油三酯血症并伴有乳糜微粒血症的特征表现。此外,严重的高胆固醇血症尤其是纯合子家族性高胆固醇血症可出现游走性多关节炎,不过这种情况较罕见,且关节炎多为自限性。明显的高甘油三酯血症还可引起急性胰腺炎,应该引起注意。

20. 世界卫生组织（WHO）如何对血脂异常进行分型？

1970年WHO建议将高脂蛋白血症分为6型,各高脂蛋白血症表型的血脂异常特征列于表5-2。

表5-2 高脂蛋白血症WHO分型法

表型	血浆4℃过夜外观	TC	TG	CM	VLDL	LDL	备注
I	奶油样上层,下层清	↑→	↑↑	↑↑	↑↑	↓→	易发胰腺炎
IIa	透明	↑↑	→	→	→	↑↑	易发冠心病
IIb	透明	↑↑	↑↑	→	↑	↑	易发冠心病
III	奶油样上层,下层混浊	↑↑	↑↑	→	↓	↓	易发冠心病
IV	混浊	↑→	↑↑	→↑	↑↑	→	易发冠心病
V	奶油样上层,下层混沌	↑	↑↑	↑	↑	↓→	易发胰腺炎

注:↑示浓度升高;→示浓度正常;↓示浓度降低。

（1）I型高脂蛋白血症:主要是血浆中乳糜微粒浓度增加所致。血浆外观呈"奶油样"顶层,下层澄清（将血浆置于4℃冰箱中过夜）。测定血脂主要是甘油三酯水平升高,而胆固醇水平则可正常或轻度增加。此型在临床上较为罕见。

（2）IIa型高脂蛋白血症:血浆中LDL水平单纯性增加。血浆外观澄清或轻混。测定血脂只有单纯性胆固醇水平升高,而甘油三酯水平则正常。此型临床上常见。

（3）IIb型高脂蛋白血症:血浆中VLDL和LDL水平均有增加。血浆外观澄清或轻混。测定血脂则胆固醇和甘油三酯水平均有增加。此型临床上相当常见。

（4）III型高脂蛋白血症:又称为异常β脂蛋白血症,主要是由于血浆中乳糜微粒残粒和VLDL残粒水平增加。其血浆外观混浊,常可见一模糊的"奶油样"顶层。血浆中胆固醇和甘油三酯浓度均明显升高,且两者升高的程度（以mg/dL为单位）大致相当。此型高脂蛋白血症在临床上很少见。

（5）IV型高脂蛋白血症:血浆中VLDL水平增加。其血浆外观可以是澄清也可呈混浊状,主要视血浆甘油三酯水平升高的程度而定,一般无"奶油样"顶层。血浆甘油三酯水平明显升高,而胆固醇水平则可正常或偏高。

（6）V型高脂蛋白血症:血浆中乳糜微粒和VLDL水平均升高。血浆外观有"奶油样"顶层，下层混浊。血浆甘油三酯和胆固醇水平均升高，但以甘油三酯升高为主。

Ⅱb型高脂蛋白血症常与Ⅳ型高脂蛋白血症相混淆，而测定LDL-C浓度对于鉴别两者很有帮助。当LDL-C>3.65mmol/L（>130mg/dL）时即为Ⅱb型高脂蛋白血症，否则为Ⅳ型高脂蛋白血症。

21. 血脂异常的简易分型方法是如何规定的?

WHO的高脂蛋白血症分型方法对指导临床上诊断和治疗高脂血症有很大的帮助，但也存在不足之处，其最明显的缺点是过于繁杂。有人建议从临床实用角度出发，可采用简易分型法，见表5-3。

表5-3　高脂血症简易分型

分　型	TC	TG	相当于WHO表型*
高胆固醇血症	↑↑		Ⅱa
高甘油三酯血症		↑↑	Ⅳ（Ⅰ）
混合型高脂血症	↑↑	↑↑	Ⅱb（Ⅲ、Ⅳ、Ⅴ）

*括号内为少见类型。

22. 什么是家族性高胆固醇血症?

许多高脂血症具有家族聚集性，有明显的遗传倾向，这些高脂血症统称为家族性高脂血症。有些家族性高脂血症的遗传基因缺陷已基本清楚，而多数家族性高脂血症的基因缺陷尚不清楚。常见的家族性高脂血症的主要遗传缺陷、临床特征及其与高脂蛋白血症表型间的关系见表5-4。

表5-4　家族性高脂血症的临床特征

常用名	基因缺陷	临床特征	表型分类
家族性高胆固醇血症	LDL受体缺陷	以胆固醇升高为主，可伴轻度甘油三酯升高，LDL-C明显增高，可有肌腱黄色瘤，多有冠心病和高脂血症家族史	Ⅱ或Ⅱb
家族性载脂蛋白B$_{100}$缺陷症	Apo B$_{100}$缺陷	以胆固醇升高为主，可伴轻度甘油三酯升高，LDL-C明显增高，可有肌腱黄色瘤，多有冠心病和高脂血症家族史	Ⅱ或Ⅱb
家族性混合型高脂血症	不清楚	胆固醇和甘油三酯均升高，VLDL和LDL都增加，无黄色瘤，家族成员中有不同型高脂蛋白血症，有冠心病家族史	Ⅱb
家族性异常β脂蛋白血症	Apo E异常	胆固醇和甘油三酯均升高，乳糜微粒和VLDL残粒以及IDL明显增加，可有掌皱黄色瘤，多为Apo EⅡ表型	Ⅲ
家族性高甘油三酯血症	LPL异常	以甘油三酯升高为主，可有轻度胆固醇升高，VLDL明显增加	Ⅳ

23. 年龄、性别与血脂水平有何关系?

人在出生时脐带血中总胆固醇、LDL-C、HDL-C和甘油三酯均较低。6个月后上升较快，青春期前上升较缓慢，成年期男、女两性血脂水平随年龄增高而继续增高，直到

50~55岁。随着年龄的增加，体重也会增加。但是，依年龄增加而伴随的胆固醇升高并非全是体重增加所致。有研究发现老年人的LDL受体活性减退，LDL分解代谢率降低，也是年龄效应的原因。老年人LDL受体活性减退的机制尚不清楚，可能是由于随着年龄的增加，胆汁酸合成减少，使肝内胆固醇含量增加，进一步抑制LDL受体的活性。现有资料表明，除体重因素外，年龄本身可使血浆胆固醇增加0.78mmol/L（30mg/dL）左右。

在50岁前，女性的血胆固醇低于男性，随后则会高于男性。这种绝经后胆固醇水平升高很可能是由于体内雌激素减少所致。已知在人类和动物中，雌激素能增加LDL受体的活性。妇女绝经后总胆固醇可增高大约0.52mmol/L（20mg/dL）。

24. 饮食对血脂水平有什么影响？

饮食对血脂的影响包括两方面：一方面是饮食的量，另一方面是食物的成分。饮食量对甘油三酯水平的影响较大，而食物的成分对血液胆固醇浓度有明确的影响。食物中胆固醇及饱和脂肪酸对血脂浓度有较大的影响。一般西方国家的人群摄入胆固醇量为每日400mg，而低胆固醇人群的摄入量为每日200mg左右。胆固醇摄入量从每日200mg增加为每日400mg，可升高血液胆固醇0.13mmol/L。其机制可能与肝脏胆固醇含量增加有关。典型的西方人所摄入的饱和脂肪酸大约为每日总热量的14%，而理想的量应为7%。一般认为，饱和脂肪酸摄入量占总热量的14%，可使血液胆固醇大约增高0.52mmol/L，其中多数为低密度脂蛋白-胆固醇。

25. 为什么要对血脂异常进行个体化危险分层？

大量观察性研究和临床试验证实LDL-C是ASCVD的致病性危险因素。然而，个体发生ASCVD风险的高低不仅取决于LDL-C水平高低，还取决于同时存在的疾病状态及其他ASCVD危险因素的数目和水平。即使对于LDL-C水平相同的个体，其他情况不同也会导致ASCVD总体风险存在明显差异，多个疾病状态或危险因素共存可显著增加ASCVD的总体风险。此外，对于已经发生ASCVD的患者，其心血管事件复发的风险也有较大差别。即使按超（极）高危的标准控制血脂、血压和血糖等危险因素后，仍可能具有较高的剩余风险。RCT已经证实风险较高的ASCVD患者从强化降LDL-C治疗中获益更显著。因此，对于已经患有ASCVD的患者也应进一步进行风险评估，从而不断完善干预措施，降低复发风险，改善患者预后。无论是对于预防ASCVD发生的一级预防，还是改善ASCVD预后的二级预防，全面评价ASCVD总体风险不仅有助于确定血脂异常患者降脂治疗的决策，也有助于临床医师针对患者风险水平制订个体化的综合治疗决策，从而最大限度地降低患者ASCVD总体风险，同时避免过度治疗造成的潜在危害。

26. 根据2023年中国血脂异常管理指南，如何对血脂异常进行危险分层？（图5-1）

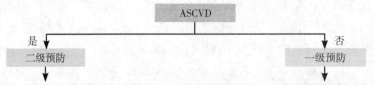

ASCVD

是 → 二级预防

否 → 一级预防

二级预防

超高危人群：发生过≥2次严重ASCVD事件或发生过1次严重ASCVD事件，且合并≥2个高危险因素

严重ASCVD事件：
（1）近期ACS病史（<1年）；
（2）既往心肌梗死病史（除上述ACS以外）；
（3）缺血性脑卒中史；
（4）有症状的周围血管病变,既往接受过血运重建和截肢。

高危险因素：
（1）LDL-C≤1.8mmo/L，再次发生严重的ASCVD事件；
（2）早发冠心病（男<55岁，女<65岁）；
（3）家族性高胆固醇血症或基线LDL-C≥4.9mmol/L；
（4）既往有CABG或PCI史；
（5）糖尿病；
（6）高血压
（7）CKD 3~4期；
（8）吸烟。

极高危人群：不符合超高危标准的其他ASCVD患者

一级预防

符合下列任意条件者，可直接列为高危人群，无需进行10年ASCVD发病危险评估：
（1）LDL-C≥4.9mmol/L 或TC ≥7.2mmo/L；
（2）糖尿病患者（年龄≥40岁）；
（3）CKD 3~4期。

↓ 不符合者，评估10年ASCVD发病危险

危险因素（个）		血清胆固醇水平分层（mmol/L）		
		3.1≤TC<4.1或 1.8≤LDL-C<2.6	4.1≤TC<5.2或 2.6≤LDL-C<3.4	5.2≤TC<7.2或 3.4≤LDL-C<4.9
无高血压	0~1	低危（<5%）	低危（<5%）	低危（<5%）
	3	低危（<5%）	中危（5%~9%）	中危（5%~9%）
有高血压	0	低危（<5%）	低危（<5%）	低危（<5%）
	1	低危（<5%）	中危（5%~9%）	中危（5%~9%）
	2	中危（5%~9%）	高危（10%）	高危（10%）
	3	高危（10%）	高危（10%）	高危（10%）

↓ 10年ASCVD发病危险为中危且年龄<55岁者，评估余生危险

具有以下任意2个及以上危险因素者，定义为ASCVD高危人群：
（1）收缩压≥160mmHg或舒张压≥100mmHg；
（2）非HDL-C≥5.2mmol/L（200mg/dL）；
（3）HDL-C<1.0mmol/L（40mg/dL）；
（4）BMI≥28kg/m²；
（5）吸烟。

注：ASCVD：动脉粥样硬化性心血管病；ACS：急性冠脉综合征；LDL-C：低密度脂蛋白胆固醇；CABG：冠状动脉旁路移植术；PCI：经皮冠状动脉介入治疗；TC：总胆固醇；CKD：慢性肾脏病；HDL-C：高密度脂蛋白胆固醇；BMI：体重指数。1mmHg=0.133 kPa。危险因素的水平均为干预前水平。危险因素包括吸烟、低HDL-C、年龄≥45/55岁（男性/女性）。<40岁的糖尿病患者危险分层参见特殊人群城尿病部分

图5-1 血脂异常的危险分层

按照是否患有ASCVD划分为二级预防和一级预防两类情况。在已诊断ASCVD的人群中，将发生过≥2次严重ASCVD事件或发生过1次严重ASCVD事件，且合并≥2个高危险因素者列为超高危人群，其他ASCVD患者列为极高危人群。在尚无ASCVD的人群中，符合如下3个条件之一者，直接列为高危人群，不需要再进行ASCVD 10年发病风险评估：（1）LDL-C≥4.9mmol/L或TC≥7.2mmol/L。（2）年龄≥40岁的糖尿病患者。（3）CKD 3~4期。不具有以上3种情况的个体（包括<40岁的糖尿病患者），在考虑是否需要降脂治疗时，应进行未来10年间ASCVD总体发病风险的评估：按照LDL-C、有无高血压及其他ASCVD危险因素个数分成21种组合，10年发病平均风险<5%、5%~9%和≥10%分别定义为低危、中危和高危。对于ASCVD10年发病风险为中危的人群，如果年龄<55

岁，则需进行ASCVD余生风险的评估。有以下任意2个或以上危险因素者ASCVD余生风险为高危：（1）收缩压≥160mmHg（1mmHg=0.133kPa）或舒张压≥100mmHg。（2）非HDL-C≥5.2mmol/L。（3）HDL-C<1.0mmol/L。（4）体重指数≥28kg/m²。（5）吸烟。

27. 什么是余生风险？如何进行评估？

ASCVD10年发病危险为中危且年龄<55岁者，评估为余生危险。具有以下任意2项及以上危险因素者，定义为高危：收缩压≥160mmHg或舒张压≥100mmHg；非HDL-C≥5.2mmol/L（200mg/dL）；HDL-C<1.0mmol/L（40mg/dL）；体重指数≥28kg/m²；吸烟。

28. 按照2023年中国血脂管理指南，不同风险等级个体LDL-C和非HDL-C目标值是如何划定的？

基于大规模临床研究的结果，为了有效降低ASCVD风险，提出了不同风险等级个体LDL-C和非HDL-C的目标值（表5-5）。

表5-5　降脂靶点目标值

风险等级	LDL-C推荐目标值（mmol/L）	推荐类别	证据等级
低危	<3.4	Ⅱa	B
中、高危	<2.6	Ⅰ	A
极高危	<1.8且较基线降低幅度>50%	Ⅰ	A
超高危	<1.4且较基线降低幅度>50%	Ⅰ	A

注：LDL-C为低密度脂蛋白胆固醇。非HDL-C目标水平=LDL-C+0.8mmol/L。

29. 为什么要根据风险等级设定血脂管理目标值？

设定ASCVD防治中血脂目标值的依据，主要来源于大规模RCT和荟萃分析的研究结果，也参考了来自孟德尔随机化研究和观察性研究的数据。尽管这些研究没有系统探索LDL-C的具体目标值，但这些研究的荟萃分析结果一致显示LDL-C降幅越大、持续时间越长，ASCVD风险下降越多。

多项他汀类药物一级预防临床研究显示，不论中危还是高危患者，与安慰剂相比，中等强度他汀类药物将LDL-C降至2.6mmol/L以下可显著降低ASCVD风险或全因死亡。极高危患者的二级预防临床研究结果表明，LDL-C降至1.8mmol/L以下，能进一步显著降低ASCVD风险。二级预防研究的荟萃分析显示，对于大剂量他汀类药物治疗后LDL-C达到1.8mmol/L以下的患者，LDL-C下降>50%进一步降低ASCVD风险，提示LDL-C下降>50%可作为强化降脂的目标。他汀类药物联合依折麦布或PCSK9单克隆抗体（PCSK9单抗）的研究显示，LDL-C降至1.4mmol/L以下可进一步降低ASCVD风险，且基线风险越高，绝对ASCVD风险下降越多。RCT的事后分析显示，即使LDL-C低于1mmol/L，ASCVD

事件降低仍与LDL-C水平呈线性负相关。

确定LDL-C治疗目标时，应考虑降脂的成本效益。一是治疗后LDL-C的绝对下降值，二是治疗对象的基线风险。根据患者不同的基线ASCVD风险制订不同的LDL-C目标，即基线风险越高，LDL-C目标值则应越低。

30. 为什么把LDL-C作为降脂治疗的首要目标？

评估ASCVD风险的常规血脂指标包括TC、LDL-C、HDL-C和TG。在绝大多数降脂干预研究中，均采用LDL-C作为观察降脂效果与ASCVD风险下降关系的指标。荟萃分析显示LDL-C每降低1mmol/L，ASCVD事件降低率20%~23%。因此，绝大多数国家或地区的血脂管理指南均推荐LDL-C作为降脂治疗的首要目标。

31. 除了LDL-C还有哪些降脂靶点？

非HDL-C是次要降脂靶点。所有含Apo B的脂蛋白颗粒都具有潜在致动脉粥样硬化作用。在TRL比例增加的情况下，如高胆固醇血症、糖尿病、代谢综合征、肥胖、极低LDL-C等，LDL-C作为首要目标存在一定的局限性，而非HDL-C代表全部致动脉粥样硬化脂蛋白颗粒中的胆固醇。有研究证实，不论是否接受他汀类药物治疗，非HDL-C较LDL-C能更好地预测ASCVD风险。虽然他汀类药物研究中关注的降脂目标是LDL-C，他汀类药物可轻度降低TG和升高HDL-C，在他汀类药物研究的荟萃分析中发现，ASCVD降低幅度与非HDL-C降低幅度的相关性较与LDL-C降低的相关性更好。此外，非HDL-C计算简单，且结果稳定，受TG波动和进餐后影响较小。非HDL-C适合作为TG轻或中度升高、糖尿病、代谢综合征、肥胖和极低LDL-C等特殊人群的降脂目标。

其他干预及管理指标：（1）Apo B：不论颗粒大小，所有致动脉粥样硬化脂蛋白颗粒均含1个分子Apo B。因此，理论上而言，Apo B检测能更准确反映，Apo B较LDL-C或非HDL-C可更好预测ASCVD风险。但目前Apo B测量尚未推广，检测成本相对较高，且相关临床干预研究的证据缺乏，主要作为糖尿病、代谢综合征、高TG、极低LDL-C患者ASCVD风险干预的次要靶点。（2）TG：是ASCVD的危险因素，危险分层时也作为ASCVD风险增强的危险因素。LDL-C达标后，TG仍高的患者，为进一步降低ASCVD风险，应同时降TG治疗。此外，严重高TG的患者，降低TG可减少胰腺炎发生风险。（3）Lp（a）：大量流行病学和遗传学研究显示，Lp（a）与ASCVD及主动脉瓣钙化密切相关，目前Lp（a）主要作为ASCVD风险增强因素降低Lp（a）的心血管结局大型临床研究正在进行中。（4）HDL-C：低HDL-C是ASCVD的独立危险因素，但通过药物治疗升高HDL-C并未能降低ASCVD风险，因此目前认为HDL-C不是血脂干预靶点。

32. 降脂治疗的策略有哪些？

降脂治疗的策略包括生活方式干预和药物治疗，见表5-6。

表5-6　降脂达标策略推荐

推荐建议	推荐类别	证据等级
生活方式干预是降脂治疗的基础	I	B
中等强度他汀类药物作为降脂达标的起始治疗	I	A
中等强度他汀类药物治疗LDL-C不能达标者，联合胆固醇吸收抑制剂治疗	I	A
中等强度他汀类药物联合胆固醇吸收抑制剂LDL-C仍不能达标者，联合PCSK9抑制剂治疗	I	A
基线LDL-C水平较高且预计他汀类药物联合胆固醇吸收抑制剂难以达标的超高危患者可直接启动他汀类药物联合PCSK9抑制剂治疗	IIa	A
不能耐受他汀类药物的患者应考虑使用胆固醇吸收抑制剂或PCSK9抑制剂	IIa	C

注：LDL-C为低密度脂蛋白胆固醇，PCSK9为前蛋白转化酶枯草溶菌素9。

33. 甘油三酯增高会使ASCVD风险增加吗？

大量流行病学研究提示TG升高与ASCVD风险增加有关。此外，孟德尔随机化研究也支持TG与冠心病呈因果关联。近期一项孟德尔随机化研究发现，当促进TG水解的LPL与参与LDL代谢的LDLR都出现基因变异，导致同样幅度Apo B变化时，其对ASCVD风险产生同样影响。这一结果提示TRL及其残粒与ASCVD的因果关联是由Apo B脂蛋白颗粒多少决定的。

34. 哪些因素会导致甘油三酯升高？

TG升高与不良生活方式及饮食密切相关，运动和控制饮食可减少肥胖及胰岛素抵抗，从而有效降低TG。饮酒是导致TG升高的非常重要的因素，TG升高的个体更需要严格限制酒精摄入。饮食成分中除限制脂肪酸的摄入外，要特别注意减少精制碳水化合物摄入，增加纤维含量丰富的低糖饮食如全谷类的粗粮摄入。

35. 降甘油三酯的药物有哪些？作用如何？

降低TG的药物主要包括烟酸类药物、贝特类药物及高纯度ω-3多不饱和脂肪酸（ω-3脂肪酸）。这3类药物均可用于严重高TG血症患者，减少胰腺炎发生（表5-7）。

表5-7　高TG的管理

推荐建议	推荐类别	证据等级
TG>5.6mmol/L时，可采用贝特类药物、高纯度ω-3脂肪酸或烟酸类药物治疗，减少胰腺炎风险	I	C
ASCVD患者及高危人群接受中等剂量他汀类药物治疗后TG>2.3mmol/L，应考虑给予大剂量IPE（2g，每日2次）以降低ASCVD风险	IIa	B
ASCVD患者及高危人群接受中等剂量他汀类药物治疗TG>2.3mmol/L，可给予高纯度ω-3脂肪酸或非诺贝特、苯扎贝特进一步降低ASCVD风险	IIb	C

注：TG为甘油三酯，ASCVD为动脉粥样硬化性心血管疾病，IPE为二十碳五烯酸乙酯。

但3类药物对ASCVD预防的临床试验结果并不一致。烟酸类药物的临床研究结果均为阴性，已不推荐作为预防ASCVD的降TG药物。贝特类药物干预研究的一级终点为中性结果，但单项研究或荟萃的分层分析结果提示，对于基线TG＞2.3mmol/L的人群，贝特类药物治疗组ASCVD风险下降接近统计学显著意义（P=0.057）。高选择性过氧化物酶增殖物激活受体α（peroxidase proliferator activated receptora，PPARa）激动剂pemafibrate显示出强效降低TG作用，其相关的临床终点研究（pemafibrate to reduce cardiovascular outcomes by reducing triglycerides in patients with diabetes，PROMINENT）纳入他汀类药物治疗后LDL-C达标且基线TG轻中度升高（200～499mg/dL）和HDL-C≤40mg/dL的糖尿病患者，随机接受安慰剂和pemafibrate治疗，结果未显示两组临床事件差异，这为贝特类药物降低TG是否降低ASCVD风险提出挑战。

ω-3脂肪酸指主要含二十碳五烯酸（eicosapentaenoic acid，EPA）和（或）二十二碳六烯酸（docosahexaenoic acid，DHA）的鱼油制剂。二十碳五烯酸乙酯（icosapent Ethyl，IPE）乙酯化的EPA。高纯度ω-3脂肪酸降低TG的临床终点研究结果存在较大差异。IPE降低心血管事件干预试验（reduction of cardiovascular events with icosapent thyl-intervention trial，REDUCE-IT）和日本二十碳五烯酸酯质干预研究（Japan eicosapentaenoic acid lipid intervention study，JELIS）显示在他汀类药物基础上联合高纯度IPE或EPA可显著降低ASCVD风险，而他汀类药物联合高纯度ω-3脂肪酸（EPA+DHA）的研究只有在荟萃分析中显示出降低ASCVD趋势。

36. 降胆固醇的药物有哪些？

这类药物的主要作用机制是抑制肝细胞内胆固醇的合成和（或）增加肝细胞LDLR，或减少肠道内胆固醇吸收，或加速LDL分解代谢。

包括：他汀类药物、胆固醇吸收抑制剂、PCSK9抑制剂、小干扰mRNA类药物（simRNA）、普罗布考、胆酸螯合剂及其他降脂药（脂必泰、多廿烷醇）等。

37. 他汀类药物作用机制是什么？有哪些作用及副作用？

他汀类药物竞争性抑制体内胆固醇合成过程中限速酶三羟甲基戊二酰辅酶A（HMG-CoA）还原酶活性，从而抑制肝细胞胆固醇的合成，继而上调其细胞表面的LDL受体，加速血浆LDL的分解代谢。主要降低血清TC和LDL-C，也在一定程度上降低TG和VLDL，轻度升高HDL-C水平。适应证为高胆固醇血症和以胆固醇升高为主的混合性高脂血症。

他汀类药物长期应用安全性良好、副作用较少，少数患者出现胃肠道反应、转氨酶升高、肌肉疼痛、血清肌酸激酶升高，极少严重者横纹肌溶解而致急性肾衰竭。他汀类与其他调脂药（如贝特类、烟酸等）合用时应特别小心；不宜与环孢菌素、雷公藤、环磷酰胺、大环内酯类抗生素以及吡咯类抗真菌药（如酮康唑）等合用。儿童、孕妇、哺乳期妇女和准备生育的妇女不宜服用。

38. 胆固醇吸收抑制剂的作用机制是什么？有哪些作用及副作用？

作用机制：胆固醇吸收抑制剂在肠道刷状缘水平通过与尼曼匹克C1相互作用从而抑制饮食和胆汁胆固醇在肠道的吸收，而不影响脂溶性营养素的吸收，包括依折麦布和海博麦布。研究证实依折麦布与他汀类药物联合时，相较于安慰剂，LDL-C水平可进一步降低18%~20%。进一步降低终点事件的依折麦布联合辛伐他汀疗效国际试验（improved reduction of outcomes：vytorinefficacy international trial，IMPROVE-IT）表明，ACS患者在辛伐他汀基础上加用依折麦布能够进一步降低心血管事件。心脏和肾脏保护的研究（study of heart and renal protection，SHARP）显示，依折麦布和辛伐他汀联合治疗可改善CKD患者的心血管预后。

依折麦布的推荐剂量10mg/d，可晨服或晚上服用，其安全性和耐受性良好。轻度肝功能不全或轻至重度肾功能不全患者均无须调整剂量，危及生命的肝衰竭极为罕见。不良反应轻微，且多为一过性，主要表现为头疼和消化道症状。与他汀类药物联用也可发生转氨酶增高和肌痛等不良反应，禁用于妊娠期和哺乳期。

另一种胆固醇吸收抑制剂海博麦布是近期上市的国产一类新药，其作用机制、用法和降脂疗效等与依折麦布相似。

39. 什么是PCSK9抑制剂？其作用机制是什么？

前蛋白转化酶枯草溶菌素9抑制剂：PCSK9是肝脏合成的分泌型丝氨酸蛋白酶，可与LDLR结合并使其降解，从而减少LDLR对血清LDL-C的清除。通过抑制PCSK9，可阻止LDLR降解，促进LDL-C的清除。已上市的PCSK9抑制剂主要有PCSK9单抗和PCSK9小干扰RNA，即英克司兰（inclisiran）。

其作用机制系靶向作用于PCSK9蛋白。PCSK9抗体结合血浆PCSK9，减少细胞表面的LDLR分解代谢，从而降低循环LDL-C水平。PCSK9小干扰RNA是通过在肝细胞内靶向抑制PCSK9蛋白的合成，最终降低循环LDL-C水平。目前获批上市的有PCSK9小干扰RNA药物2种全人源单抗及英可司兰（inclisiran），分别是依洛尤单抗（evolocumab）和阿利西尤单抗（alirocumab）。

40. PCSK9单抗临床上有哪些制剂？治疗效果如何？

研究证实依洛尤单抗和阿利西尤单抗可显著降低平均LDL-C水平达50%~70%。主要在中国等东亚国家完成的阿利西尤单抗治疗急性冠脉综合征心血管结局评估研究（alirocumab efficacy and safety vs ezetimibe in high cardiovascular risk patients with hypercholesterolemia and on maximally tolerated statin in China，India，and Thailand，ODYSSEY EAST）对615例心血管高危伴有高脂血症患者随机给予阿利西尤单抗或依折

麦布治疗6个月，其LDL-C分别降低56%和20.3%（P＜0.0001）。ODYSSEY EAST中国亚组分析显示第24周，阿利西尤单抗组达到LDL-C＜1.81mmol/L（85.3%比42.2%）和＜1.42mmol/L（70.5%比17.0%）的患者比例显著高于依折麦布组（P均＜0.001）。在中国完成的研究中，发现接受阿托伐他汀背景治疗的2型糖尿病合并高脂血症或混合性血脂异常患者中，依洛尤单抗可显著降低LDL-C和其他致动脉粥样硬化脂质成分，耐受性良好，对血糖指标无显著影响。依洛尤单抗和阿利西尤单抗对绝大多数患者包括HeFH以及具有残留LDLR功能的HoFH患者均有效，受体缺陷型HoFH者对治疗反应不佳。依洛尤单抗还可降低TG水平26%，升高HDL-C水平9%，阿利西尤单抗也有类似效果。依洛尤单抗和阿利西尤单抗均可降低Lp（a）水平30%左右。"对风险升高的受试者进行PCSK9单抗的进一步心血管结果研究（further cardiovascular outcomes research with PCSK9 inhibition in subjects with elevated risk，FOURIER）"及"阿利西尤单抗治疗期间急性冠脉综合征后心血管结果的评估（evaluation of cardiovascular outcomes after an acute coronary syndrome during treatment with alirocumab，ODYSSEY outcomes）试验"2项结果提示，PCSK9单抗与安慰剂相比，MACE复合终点的相对风险均下降15%。

依洛尤单抗140mg或阿利西尤单抗75mg，每2周1次皮下注射，安全性和耐受性好，最常见的副作用包括注射部位发痒和流感样症状。PCSK9结合抗体对心血管高危人群认知健康影响的评估（evaluating PCSK9 influence on cognitive health in high cardiovascular risk subjects，EBBINGHAUS）试验未发现PCSK9单抗对于神经认知功能的影响。

应用PCSK9单抗后常常可将患者的LDL-C降至较低水平，有关PCSK9单抗的应用时长是临床关注的问题。最新的FOURIER开放标签扩展研究（FOURIER-open label extension，FOURIER-OLE）提示ASCVD患者应用依洛尤单抗最长达8.4年（中位5年），中位LDI-C达0.78mmol/L水平，其严重不良事件、肌肉相关事件、新发糖尿病、出血性脑卒中和神经认知事件等不良反应发生率与安慰剂组相似。

41. 小干扰RNA（siRNA）降胆固醇药物英克司兰的作用机制是什么？临床上如何应用？

小干扰RNA（siRNA）药物通过靶向"中心法则"的中心环节信使-RNA（mRNA）阻断特定的致病基因表达，从上游层面阻断PCSK9蛋白的合成，不影响原有基因的DNA序列，同时也不影响其他无法配对的mRNA。实现PCSK9 mRNA降解，PCSK9 mRNA数量下降，PCSK9蛋白合成减少，肝细胞表面LDL受体水平上调，血液LDL水平下降。

临床应用：针剂284mg/1.5mL/支，皮下注射，每次1支。采取"0-3-9"用药原则，即首次注射3个月后，补充强化注射1次，以后每半年注射1次。III期临床试验结果，可使LDL-C下降54%，中国人群LDL-C下降幅度达61%，心血管事件发生率下降25%。

42. 主要降甘油三酯的药物有哪些？作用如何？

（1）贝特类药物：贝特类药物通过激活PPARα和激活LPL而降低血清TG水平和升高HDL-C水平。常用的贝特类药物有（含缓释剂型）：非诺贝特片0.1g/次，每日3次；微粒化非诺贝特0.2g/次，每日1次；苯扎贝特0.2g/次，每日3次；苯扎贝特缓释片0.4g/次，每日1次；吉非贝齐0.6g/次，每日2次。常见不良反应与他汀类药物相似，包括肝功、肌肉和肾毒性等，血清CK和谷丙转氨酶水平升高的发生率均<1%。临床试验结果及荟萃分析提示，贝特类药物可显著降低TG和升高HDL-C，但心血管获益尚不肯定，仅有亚组特殊人群分析如TG升高合并低HDL-C血症患者提示其可改善心血管预后。

Pemafibrate是一种新型PPARα激动剂，该药通过选择性结合PPARα受体调控PPARα的表达，从而降低血清TG水平。用于治疗成人高TG血症。推荐剂量为每次0.1～0.2mg，每日2次。Pemafibrate的大规模国际多中心RCT以心血管结局为主要终点的Ⅲ期临床试验PROMINENT研究因未获得预期结果提前终止，推测可能与其同时升高LDL-C（12.3%）和Apo B（4.8%）有关。

（2）高纯度ω-3脂肪酸：ω-3脂肪酸通过减少TG合成与分泌及TG掺入VLDL、和增强TG从VLDL颗粒中清除来降低血清TG浓度。研究显示，ω-3脂肪酸（4g/日）可使TG2.3～5.6mmol/L和≥5.6mmol/L的患者的TG水平分别降低20%～30%和≥30%，且不同成分的ω-3脂肪酸产品降低TG的疗效相似，临床主要用于治疗高TG血症。ω-3脂肪酸羧酸制剂（含DHA和EPA），ω-3脂肪酸乙酯化制剂（含DHA和EPA，及只含EPA的IPE），均被美国食品药品监督管理局（Food and Drug Administration，FDA）批准用于严重高TG血症（≥5.6mmol/L）成人患者。

REDUCE-IT研究结果显示，IPE 4g/d可在他汀类药物基础上进一步降低MACE相对风险达25%。美国FDA已批准IPE用于降低ASCVD的适应证，目前申请在中国上市。一项荟萃分析提示、包含EPA以及DHA的ω-3脂肪酸也可降低心血管事件，但获益程度不如IPE。最新他汀类药物联合EPA二级预防疗效评价随机试验（randomized trial for evaluation in secondary prevention efficacy of combination therapy-statin and EPA，RESPECT-EPA）提示，对于慢性稳定型冠心病患者，他汀类药物联合高度纯化EPA（1.8g/d）降低主要终点MACE的作用差异接近具有统计学意义（$P=0.055$），但对次要终点冠状动脉事件复合风险的降低作用差异具有统计学意义（$P=0.031$），提示EPA具有一定的冠状动脉血管保护作用。

（3）烟酸类药物：烟酸类药物大剂量时具有降低TC、LDL-C和TG以及升高HDL-C的作用。降脂作用与抑制脂肪组织中激素敏感酶活性、减少游离脂肪酸进入肝脏和降低VLDL分泌有关。最常见的不良反应是颜面潮红，其他有皮肤瘙痒、皮疹、肝脏损害、高尿酸血症、高血糖、棘皮症和消化道不适等，慢性活动性肝病、活动性消化性溃疡和严重痛风者禁用。2项关于烟酸类药物的大型RCT（一项是用缓释烟酸类药物，另一项是用烟酸类药物加拉罗皮兰）均未显示心血管获益，且不良反应增加。

43. 有哪些新型降脂药物？其作用机制如何？（表5-8）

表5-8　新型降脂药物

新药名称	降脂靶点	主要降脂机制	适应证（或拟批）
Bempedoic acid	ATP柠檬酸裂解酶	抑制胆固醇合成	HeFH，ASCVD
Evinacumab	血管生成素样蛋白3	促进VLDL和LDL代谢	≥12岁HoFH
Volanesorsen	Apo C Ⅲ	促进CM与VLDL代谢	≥18岁FCS
Pelacarsen	Apo（a）	减少Lp（a）生成	伴Lp（a）升高的ASCVD

注：ATP为三磷酸腺苷，Apo为载脂蛋白，VLDL为极低密度脂蛋白，LDL为低密度脂蛋白，CM为乳糜微粒，Lp（a）为脂蛋白（a），HeFH为杂合子型家族性高胆固醇血症，ASCVD为动脉粥样硬化性心血管疾病，HoFH为纯合子型家族性高胆固醇血症，FCS为家族性乳糜微粒综合征。

44. 降脂药物需要联合应用吗？联合降脂时有哪些注意点？

降脂药物联合应用是血脂异常干预策略的基本趋势，主要目的是提高脂血症达标率，进一步降低ASCVD风险，减少降脂药物的不良反应发生率。目前可选择的主要联合应用方案见表5-9。

表5-9　降脂药物的联合应用

联合策略[a]	适用情况	血脂降幅或MACE	安全性关注点
他汀类药物+胆固醇吸收抑制剂	单药LDL-C不达标	LDL-C 50%~60%	常规监测
他汀类药物+PCSK9抑制剂	单药LDL-C不达标	LDL-C≈75%	常规监测
他汀类药物+胆固醇吸收抑制剂+PCSK9抑制剂	双联LDL-C不达标	LDL-C≈85%	常规监测
他汀类药物+高纯度IPE 4g/d	LDL-C达标、TG2.3~5.7mmol/L	MACE风险降低25%	心房颤动、出血
他汀类药物+非诺贝特或ω-3脂肪酸	LDL-C达标、TG2.3~5.7mmol/L	MACE风险降低	肾功能、心房颤动、出血
贝特类药物+ω-3脂肪酸	单药TG≥5.7mmol/L	TG 60.8%~71.3%	常规监测
贝特类药物+烟酸类药物	单药TG≥5.7mmol/L	缺乏数据	常规监测
ω-3脂肪酸+烟酸类药物	贝特类药物不耐受，且单药TG>33% TG≥5.7mmol/L		常规监测

注：[a]联合策略中的他汀类药物均指中等强度他汀药物，ω-3脂肪酸均指医用处方级，剂量4g/d。PCSK9为前蛋白转化酶枯草溶菌素9，IPE为二十碳五乙酯，LDL-C为低密度脂蛋白胆固醇，TG为甘油三酯，MACE为主要不良心血管事件。

45. 如何筛查家族性高胆固醇血症患者？

FH的主要临床特征血浆LDL-C水平显著升高、早发冠心病，且二者均具有家族聚集性。国际上较为常用的成人HeFH临床诊断标准包括荷兰脂质临床网络标准、英国Simon Broome标准等。我国可采用中国FH专家共识关于FH诊断和复查的标准（图5-2），或源自国人FH队列的中国FH简化标准，该标准与Simon Broome标准、荷兰脂质临床网络标准均有相似的敏感度和特异度。尽早发现和确诊以尽早启动和终身坚持降胆固醇治疗是FH

患者预防心血管并发症的根本治疗措施。值得指出的是，FH的基因诊断除常规LDLR、Apo B、PCSK9和LDLRAP1基因检测外，还可扩大进行溶酶体酸脂肪酶、信号转导衔接蛋白1、ApoE、ABCG5和ABCG8等基因检测，有助于诊断和鉴别诊断。

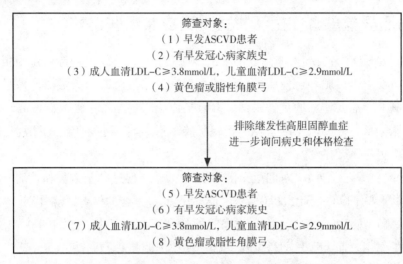

筛查对象：
（1）早发ASCVD患者
（2）有早发冠心病家族史
（3）成人血清LDL-C≥3.8mmol/L，儿童血清LDL-C≥2.9mmol/L
（4）黄色瘤或脂性角膜弓

排除继发性高胆固醇血症
进一步询问病史和体格检查

筛查对象：
（5）早发ASCVD患者
（6）有早发冠心病家族史
（7）成人血清LDL-C≥3.8mmol/L，儿童血清LDL-C≥2.9mmol/L
（8）黄色瘤或脂性角膜弓

图5-2　中国FH专家共识关于FH诊断和复查的标准

46. 血脂异常患者在饮食方面应做哪些调整？

（1）减少胆固醇的摄取：饮食中胆固醇的量从每日200mg增加到400mg，血中胆固醇浓度可升高0.13mmol/L，因此要控制摄入含胆固醇、饱和脂肪酸较多的动物性食物，如猪脑、蛋黄、猪肝、松花蛋、鳗鱼、蟹黄、猪腰子、鱼子、对虾、奶油、肥肉等，对于有冠心病、血脂异常、身体肥胖的人，食用后容易使冠状动脉发生粥样硬化。

（2）减少米、面等主食的摄入：这类食物中含有大量淀粉，经消化后转化为人体所需的葡萄糖，这些糖类在肝脏合成过多的脂类，造成体内脂肪堆积和血脂增高。每日食用1个鸡蛋，并不会引起血液胆固醇含量的明显增高。

（3）增加植物油摄入：一般植物油含不饱和脂肪酸较多，如亚油酸、亚麻酸、花生四烯酸等。不饱和脂肪酸能降低血液胆固醇水平，并能防止血栓形成，对防治动脉粥样硬化有利。

（4）多吃新鲜蔬菜及水果：蔬菜、水果中含有植物固醇，能抑制食物胆固醇的吸收，还含有丰富的维生素C，也有降低胆固醇的作用。

（5）限制热量：人体的肝脏能将糖类转变成脂肪，所以不吃荤而饭量很大的人也会发胖，故凡超重的人及血液中甘油三酯水平高者，应限制膳食的总热量。

（6）少吃甜食：多吃甜食会使人发胖，也会造成血液胆固醇及甘油三酯水平升高，继而会引起动脉粥样硬化和冠心病的发生。

（7）忌晚餐时间太晚及过量：忌偏食，提倡混合饮食，以广泛吸收维生素及微量元素。维生素C、维生素B$_6$、维生素B$_{12}$、泛酸、硫酸锌对预防和治疗冠心病有辅助作用。

在全谷类，豆类及坚果中，含有铬、锰，能预防动脉硬化。碘能防止脂质在动脉壁上沉淀，多吃海带对预防冠心病有好处。大蒜、洋葱等有良好的降血脂作用。因此，切忌挑食及只吃加工精致的食品。

47. 血脂异常患者在生活方式方面应做哪些调整？

（1）肥胖：肥胖会引起人体内分泌紊乱，使血脂代谢失调，而导致血中胆固醇浓度升高的一个重要原因。肥胖可使血中胆固醇和低密度脂蛋白的合成增加，易引起血中胆固醇浓度升高。但需要注意的是，虽然肥胖者的血脂水平相对正常人群偏高，但并非都必然出现血脂异常。因为血脂的变化不仅受肥胖因素影响，还与年龄、性别、饮食、职业、性格、疾病等因素有关。

（2）运动：适当运动可增加脂蛋白脂肪酶的活性，促进乳糜微粒和甘油三酯水解，使甘油三酯的水平下降。因此，提倡结合自身情况制订适当的体育锻炼计划。

（3）饮酒：流行病学资料显示，少至中等量饮酒（每日饮酒少于50～75mL），对心血管有保护作用。而大量长期过量饮酒，易使体内脂蛋白脂肪酶的活性下降，导致极低密度脂蛋白分解代谢减慢，血中极低密度脂蛋白浓度升高。另外，嗜酒还可使肝脏受损，令肝脏合成高密度脂蛋白的能力下降，血中高密度脂蛋白浓度降低，最终促进动脉粥样硬化的形成。故饮酒宜适量。

（4）吸烟：烟草中含有多种致病因子，诸如尼古丁、一氧化碳、焦油以及其他一些含苯类的有毒物质等。对血脂代谢影响明显的主要有尼古丁和一氧化碳。这些致病因子对血脂代谢的主要不良影响如下：①对血液胆固醇的影响：吸烟者血液胆固醇水平通常比不吸烟者高10%～15%。②对血液甘油三酯的影响：烟草中所含的尼古丁可刺激交感神经，增加儿茶酚胺的分泌，使血中游离脂肪酸增多，从而促使血液甘油三酯含量增高。③对血液低密度脂蛋白的影响：烟草中的一氧化碳使血中低密度脂蛋白容易被氧化，从而导致动脉粥样硬化的发生。④对血液高密度脂蛋白的影响：吸烟者血液中高密度脂蛋白的平均水平比不吸烟者低0.18mmol/L，吸烟与血液高密度脂蛋白水平呈负相关，其原因可能与一氧化碳损伤肝细胞，导致肝细胞合成高密度脂蛋白的能力下降有关。综上所述，吸烟可使血液胆固醇、甘油三酯水平升高，高密度脂蛋白水平降低，同时促使低密度脂蛋白被氧化，这些都是动脉粥样硬化形成的危险因素。

（5）药物：某些药物在进行临床治疗的同时还应关注药物对血脂代谢的不利影响。主要包括：噻嗪类利尿剂（氢氯噻嗪）、β受体阻滞药（如普萘洛尔）、避孕药、胺碘酮、糖皮质激素和促肾上腺皮质激素、雷尼替丁等药物。

48. 血脂异常患者为什么要积极控制其他疾病？

积极控制其他疾病：（1）高血压：高血压的发生和发展与高脂血症密切相关，而高脂血症也常合并高血压，两者呈因果关系。（2）脂肪肝：膳食中的脂类主要为脂肪，被人体吸收后，主要在肝脏内形成甘油三酯，其与载体蛋白等合成极低密度脂蛋白，由肝细胞分泌入血而转运至肝外组织，供其他组织器官摄取和利用。肝脏合成甘油三酯的量超过其合成和分泌极低密度脂蛋白的能力，甘油三酯便积存于肝脏中。若在肝内蓄积超过肝重的5%时，即可称脂肪肝。所以脂肪肝患者各型同血脂均可见，关系最为密切的是高甘油三酯血症。（3）糖尿病：糖尿病是由于机体胰岛素绝对缺乏或胰岛素作用不足而引起血糖异常升高的疾病。胰岛素不仅掌管血糖的高低，它还是我们身体内脂肪和蛋白质代谢的主要调控因素。所以在糖尿病患者中，由于胰岛素的生物调节作用障碍，常伴有脂质代谢的紊乱，出现脂质代谢的异常，最常见的表现就是甘油三酯升高和高密度脂蛋白下降。众所周知，糖尿病本身并不可怕，可怕的是它的并发症。而并发症的发生与动脉粥样硬化密切相关。因为动脉粥样硬化直接导致血管腔狭窄，血流减少甚至闭塞。在动脉硬化的进程中，高脂血症是直接帮凶，因为过高的低密度脂蛋白直接沉积在细胞内及血管壁上，促进并加速动脉粥样硬化的形成，导致各种并发症的发生，所以糖尿病伴发高脂血症的防治特别重要。（4）目前认为肾病综合征时，低蛋白血症所致的胶体渗透压降低和（或）尿内丢失一种调节因子而引起肝脏对胆固醇、甘油三酯及脂蛋白的合成增加。再者，肾病综合征时脂蛋白脂酶活性降低，致使脂类清除障碍。同时，在实验性肾病综合征发现溶血脂酰基转移酶活性增加，此酶可催化溶血卵磷脂乙酰化为卵磷脂，使血中磷脂升高。如此导致了肾病综合征的高脂血症。（5）胆石症：我国人群胆石症发生率显著增高，而与之对应的是，血液胆固醇平均值呈同步上升。胆石症有胆固醇结石、胆色素结石以及混合性结石3种，而以含胆固醇的混合性结石最常见。因此，胆固醇代谢异常一直被认为是形成胆囊结石的一个重要因素。限制形成高胆固醇的因素可减少胆囊结石的形成。因此，在胆囊结石的防治研究中，积极纠正血脂代谢的异常，尤其是血液总胆固醇的代谢异常，对预防胆囊结石的发生具有重要意义。

（姜崴　粟印军　张春震）

第六篇　冠心病的护理

1. 冠心病的概念？

冠状动脉粥样硬化性心脏病（coronary atherosclerotic heart disease）指冠状动脉粥样硬化使血管腔狭窄或阻塞，导致心肌缺血缺氧或坏死而引起的心脏病，简称冠心病（coronary heart disease，CHD）。

动脉粥样硬化（atherosclerosis）是因动脉内膜积聚的脂质外观呈黄色粥样而得名。其特点是受累动脉的病变从内膜开始，先后有脂质积聚、纤维组织增生和钙质沉着，并有动脉中层的逐渐退变和钙化，在此基础上继发斑块内出血、斑块破裂及局部血栓形成。

2. 冠心病的病因有哪些？

本病病因尚未完全明确。研究表明，本病是多种因素作用于不同环节所致的冠状动脉粥样硬化，这些因素也称为危险因素。主要危险因素包括：

（1）年龄、性别：本病多见于40岁以上人群，49岁以后发病明显增加，但近年来发病年龄有年轻化趋势。女性发病率较低，与雌激素的抗动脉粥样硬化的作用有关，故女性在绝经期后发病率迅速增高。

（2）血脂异常：脂质代谢异常是动脉粥样硬化最重要的危险因素。总胆固醇（total cholesterol，TC）、甘油三酯、低密度脂蛋白胆固醇（LDL-C）或极低密度脂蛋白胆固醇增高，高密度脂蛋白胆固醇减低，载脂蛋白A降低、载脂蛋白B增高，脂蛋白（a）增高都被认为是危险因素，目前最肯定的是LDL-C的致动脉粥样硬化作用。在临床实践中，降低LDL-C水平是治疗的靶目标。

（3）高血压：血压增高与本病密切相关。60%～70%的冠状动脉粥样硬化患者有高血压，高血压患者患冠心病的概率增高3～4倍。可能由于高血压时内皮细胞损伤，LDL-C易进入动脉壁，并刺激平滑肌细胞增生，引起动脉粥样硬化。

（4）吸烟：吸烟者的发病率和病死率增高2～6倍，且与每日吸烟的支数成正比。被动吸烟也是危险因素。吸烟者前列环素释放减少，血小板易在动脉壁黏附聚集；使血中的HDL-C降低、TC增高，易致动脉粥样硬化。烟草中的尼古丁可直接作用于冠状动脉和心肌，导致动脉痉挛和心肌损伤。

（5）糖尿病和糖耐量异常：糖尿病患者发病率比非糖尿病者高出数倍，且病变进展迅速。糖尿病者多伴有高甘油三酯血症或高胆固醇血症，如同时伴有高血压，则动脉粥样硬化的发病率明显增高。糖尿病患者还常有凝血因子Ⅶ增高及血小板功能增强，加速血栓形成并引起动脉管腔闭塞。近年来研究认为，胰岛素抵抗和动脉粥样硬化的发生有密切关系，2型糖尿病患者常有胰岛素抵抗和高胰岛素血症伴发冠心病。

其他危险因素包括：①肥胖。②家族史。③A型性格。④口服避孕药。⑤不良饮食习惯，如进食过多的高热量、高动物脂肪、高胆固醇、高糖饮食等。

3. 冠心病临床分为几种类型?

根据病理解剖和病理生理变化，本病有不同的临床分型。1979年WHO曾将本病分为隐匿型或无症状性冠心病、心绞痛、心肌梗死、缺血性心肌病、猝死5型。近年趋于根据发病特点和治疗原则将本病分为慢性冠脉疾病（chronic coronary artery disease, CAD）或称慢性缺血综合征（chronic ischemic syndrome, CIS）和急性冠脉综合征（acute coronary syndrome, ACS）两大类。前者包括稳定型心绞痛、隐匿型冠心病和缺血性心肌病。后者包括不稳定型心绞痛（unstable angina, UAP）、非ST段抬高型心肌梗死（non-ST-segment elevation myocardial infarction, NSTEMI）、ST段抬高型心肌梗死（ST-segment elevation my-ocardial infarction, STEMI），也有将冠心病猝死包括在内。

4. 稳定型心绞痛的概念是什么?

稳定型心绞痛（stable angina pectoris），也称稳定型劳力性心绞痛，是在冠状动脉狭窄的基础上，由于心肌负荷的增加而引起心肌急剧的、暂时的缺血与缺氧的临床综合征。本病的临床重要特征是在数月内，疼痛发作的程度、频率、持续时间、性质和诱因无明显变化。

5. 稳定型心绞痛的病因及发病机制是什么?

正常情况下，冠状动脉血流具有很大的储备力量，机体在剧烈体力活动、情绪激动时，对氧的需求增加，冠状动脉适当扩张，血流量增加（可增加6~7倍），达到供求平衡。当冠状动脉粥样硬化致冠脉狭窄或部分闭塞时，其血流量减少，对心肌的供血量相对固定。在休息时尚能维持供需平衡，可无症状；在劳累、情绪激动、饱餐、寒冷等情况下，心脏负荷突然增加，心率加快、心肌张力和心肌收缩力增加等致使心肌耗氧量增加，而狭窄冠状动脉的供血却不能相应增加以满足心肌对血液的需求时，即可引起心绞痛。

产生疼痛感觉的直接因素，可能是在缺血、缺氧的情况下，心肌内积聚过多的代谢产物，如乳酸、丙酮酸、磷酸等酸性物质，或类似激肽的多肽类物质，刺激心脏内自主神经传入纤维末梢，经第1~5胸交感神经节和相应的脊髓段，传至大脑，产生疼痛感觉。这种痛觉反映在与自主神经进入水平相同脊髓段的脊神经所分布的区域，即胸骨后及两臂的前内侧与小指，尤其是在左侧，产生相应部位放射痛。

6. 稳定型心绞痛的临床表现有哪些？

症状：以发作性胸痛为主要临床表现，典型疼痛的特点为：

（1）部位：主要在胸骨体之后，可波及心前区，手掌大小范围，界限不很清楚，常放射至左肩、左臂内侧达环指和小指，或至颈、咽或下颌部。

（2）性质：胸痛常为压迫、发闷或紧缩性，也可有烧灼感，但不像针刺或刀割样锐性痛，偶伴濒死感。有些患者仅觉胸闷而非胸痛。发作时，患者往往不自觉地停止正在进行的活动，直至症状缓解。

（3）诱因：体力劳动、情绪激动、饱餐、寒冷、吸烟、心动过速、休克等均可诱发。疼痛多发生于劳累或情绪激动的当时，而不是在其之后发生。

（4）持续时间：疼痛一般持续数分钟至10余分钟，多为3~5分钟。

（5）缓解方式：一般在停止原来诱发症状的活动后即可缓解；舌下含服硝酸甘油等硝酸酯类药物也能在几分钟内缓解。

体征：平时一般无异常体征。心绞痛发作时，患者可出现表情焦虑、出冷汗、心率增快、血压升高，心尖部听诊有时出现第四或第三心音奔马律；可有暂时性心尖部收缩期杂音，是乳头肌缺血以致功能失调引起二尖瓣关闭不全所致。

7. 根据加拿大心血管病学会（CCS）分级，可将心绞痛严重程度分为几级？

根据加拿大心血管病学会（CCS）分级，可将心绞痛严重程度分为4级（表6-1）。

表6-1 心绞痛严重程度分级

分级	分级标准
I级	一般日常活动不引起心绞痛，用力、速度快、长时间的体力活动引起发作
II级	日常体力活动稍受限，饭后、情绪激动时受限更明显
III级	日常体力活动稍受限，以一般速度在一般条件下平地步行1km或上一层楼即可引起心绞痛发作
IV级	轻微活动即可引起心绞痛，甚至休息时也有发作

8. 稳定型心绞痛的健康指导中如何做到病情监测？

教会患者及家属心绞痛发作时的缓解方法，胸痛发作时应立即停止活动或舌下含服硝酸甘油。如服用硝酸甘油不缓解，或心绞痛发作比以往频繁、程度加重、疼痛时间延长，应立即到医院就诊，警惕心肌梗死的发生。不典型心绞痛发作时可能表现为牙痛、上腹痛等，为防止误诊，可先按心绞痛发作处理并及时就医。告知患者应定期复查心电图、血压、血糖、血脂、肝功能等。

9. 急性冠脉综合征的概念是什么？

急性冠脉综合征（ACS）是一组由急性心肌缺血引起的临床综合征，主要包括不稳定型心绞（UAP）、非ST段抬高型心肌梗死（NSTEMI）和ST段抬高型心肌梗死（STEMI），UAP和NSTEMI又统称非ST段抬高急性冠脉综合征（non-ST-segment elevation acute coronary syndrome，NSTE-ACS）。动脉粥样硬化不稳定斑块破裂导致冠状动脉内急性血栓形成，被认为是大多数ACS发病的主要病理基础。

10. 不稳定型心绞痛/急性非ST段抬高型心肌梗死的概念是什么？

不稳定型心绞痛指介于稳定型心绞痛和急性心肌梗死之间的临床状态，包括除稳定型劳力型心绞痛之外的初发型、恶化型劳力性心绞痛和各种自发性心绞痛。若不稳定型心绞痛伴有血清心肌坏死标志物升高，即可确立非ST段抬高型心肌梗死的诊断。UAP/NSTEMI的病因和临床表现相似但程度不同，其主要区别在于缺血是否严重到使得心肌损伤所产生的心肌坏死标志物足以被检测到。

11. 不稳定型心绞痛/急性非ST段抬高型心肌梗死的发病机制是什么？

UA/NSTEMI病理机制为不稳定的粥样硬化斑块破裂或糜烂基础上血小板聚集、并发血栓形成冠状动脉痉挛、微血管栓塞导致急性或亚急性心肌供氧减少和缺血加重。虽然也可因劳力负荷诱发，但劳力负荷终止后胸痛并不能缓解。其中，NSTEMI常因心肌严重的持续性缺血导致心肌坏死，病理上出现局灶性或心内膜下心肌坏死。

12. 不稳定型心绞痛/急性非ST段抬高型心肌梗死的诱因是什么？

（1）心肌氧耗增加：感染、甲状腺功能亢进、心律失常。

（2）冠状动脉血流减少：低血压。

（3）血液携氧能力下降：贫血、低氧血症。

13. 不稳定型心绞痛/急性非ST段抬高型心肌梗死的临床表现有哪些？

（1）症状：NSTE-ACS典型临床症状表现为胸骨后压榨性疼痛，并且向左上臂（双上臂或右上臂少见）、颈或下颌放射，症状可为间歇性或持续性。其临床特点包括：长时间（>20分钟）静息性心绞痛；新发（最近1个月内发生的）心绞痛，表现为自发性心绞痛或劳力性心绞痛（CCS Ⅱ级或Ⅲ级）；过去稳定型心绞痛最近1个月内症状加重，且具有至少CCS Ⅱ级的特点（恶化性心绞痛）；心肌梗死后1个月内发生的心绞痛。

（2）体征：体检时能听到一过性第三心音或第四心音，以及由于二尖瓣反流引起的一过性收缩期杂音，不具有特异性，但是详细的体格检查可发现潜在的加重心肌缺血的危险因素，并成为判断预后非常重要的依据。

14. 急性冠脉综合征患者发生胸痛时护理要点是什么？

（1）休息：发病12小时内应绝对卧床休息，保持环境安静，限制探视，并告知患者和家属，卧床休息及有效睡眠可以降低心肌耗氧量和交感神经兴奋性，有利于缓解疼痛，以取得合作。

（2）饮食护理：拟行急诊PCI或CABG的患者暂禁食，有恶心、呕吐等肠道症状者也应禁食，其他患者在起病后4~12小时给予流质饮食，逐步过渡到低饱和脂肪、低胆固醇清淡饮食，要求饱和脂肪占总热量7%以下，胆固醇<200mg/d，提倡少量多餐。

（3）氧疗护理：低氧血症（$SpO<90\%$或$PaO<60mmHg$）时给予氧疗。

（4）止痛治疗的护理：遵医嘱给予吗啡或哌替啶止痛，注意有无呼吸抑制等不良反应。给予硝酸酯类药物时监测血压变化，维持收缩压在100mmHg以上。

15. 急性ST段抬高型心肌梗死（STEMI）的概念是什么？

STEMI是指急性心肌缺血性坏死，为在冠状动脉病变的基础上发生冠状动脉血供急剧减少或中断，使相应心肌严重而持久的急性缺血导致心肌细胞死亡。临床表现有持久的胸骨后剧烈疼痛、发热、白细胞计数和血清心肌坏死标志物增高以及心电图进行性改变；可发生心律失常、休克或心力衰竭，属于ACS的严重类型。

16. 急性ST段抬高型心肌梗死病因及发病机制？

本病的基本病因是冠状动脉粥样硬化（偶为冠状动脉栓塞、炎症、先天性畸形、痉挛和冠状动脉口阻塞所致），造成一支或多支血管管腔狭窄和心肌供血不足，而侧支循环尚未充分建立。一旦血供急剧减少或中断，使心肌急性缺血达20~30分钟或以上，即可发生STEMI。其发病机制多数是不稳定冠脉粥样硬化斑块破溃，继而出血或管腔内血栓形成，使血管腔完全闭塞，少数情况是粥样斑块内或其下发生出血或血管持续痉挛，也可以使冠状动脉完全闭塞。

促使粥样斑块破溃出血及血栓形成的诱因有：①晨起6时至12时交感神经活性增加，机体应激反应增强，心肌收缩力、心率、血压增高，冠状动脉张力增高。②饱餐特别是进食大量高脂饮食后，血脂增高，血黏度增高。③重体力活动、情绪过分激动、寒冷刺激、血压剧升或用力排便时，左心室负荷明显加重，心肌需氧量猛增。④休克、脱水、出血、外科手术或严重心律失常，使心排出量骤降，冠状动脉灌流量锐减。

17. 急性ST段抬高型心肌梗死发病的先兆有哪些？

50%～80%的患者在发病前的数日有乏力、胸部不适、活动时心悸、气急、烦躁、心绞痛等前驱症状，以新发生心绞痛或原有心绞痛加重最为突出。心绞痛发作较以往频繁、性质较剧烈、持续时间长，硝酸甘油疗效差，诱发因素不明显。心电图示ST段一过性明显抬高或压低，T波倒置或增高，即不稳定型心绞痛情况。及时发现、处理心肌梗死先兆，可使部分患者避免发生STEMI。

18. 急性ST段抬高型心肌梗死发病症状有哪些？

症状：

（1）疼痛：为最早出现的最为突出的症状，多数发生于清晨，疼痛的性质和部位与心绞痛相似，但程度更剧烈，多伴有大汗、恐惧及濒死感，持续时间可达数小时或数日，休息或服用硝酸甘油不缓解。部分患者疼痛可向上腹部放射而被误诊为急腹症或因疼痛向下颌、颈部、背部放射而误诊为其他疾病。少数患者无疼痛，一开始即表现为休克或急性心力衰竭。

（2）全身症状：一般在疼痛发生后24～48小时后出现，表现为发热、心动过速、白细胞增高和血沉加快，由坏死物质吸收所引起。体温升高至38℃左右，很少超过39℃，持续1周。

（3）胃肠道症状：疼痛剧烈时常伴有恶心、呕吐、上腹胀痛，与迷走神经受坏死心肌刺激和心排出量降低组织灌注不足等有关，肠胀气也不少见，重者可出现呃逆。

（4）心律失常：见于75%～90%的患者，多发生在起病1～2日，24小时内最为多见。各种心律失常中以室性心律失常最多，尤其是室性期前收缩，如室性期前收缩频发（每分钟5次以上）成对出现或呈非持续室性心动过速，多源性或落在前一心搏的易损期时（R on T），常为室性颤动的先兆。室颤是AMI早期，特别是患者入院前的主要死因。下壁AMI易发生房室传导阻滞及窦性心动过缓；前壁AMI易发生室性心律失常，如发生房室传导阻滞表明梗死范围广泛，情况严重。

（5）低血压和休克：疼痛发作期间血压下降常见，但未必是休克。如疼痛缓解而收缩压仍低于80mmHg，且患者表现烦躁不安、面色苍白、皮肤湿冷、脉细而快、大汗淋漓、少尿、神志迟钝，甚至晕厥者则为休克表现。一般多发生在起病后数小时至1周内，约20%患者会出现，主要为心源性休克，为心肌广泛坏死、心排出量急剧下降所致。

（6）心力衰竭：发生率为32%～48%，主要为急性左心衰竭，可在起病最初几日内发生，或在疼痛、休克好转阶段发生，为AMI后心肌收缩力显著减弱或不协调所致。表现为呼吸困难、咳嗽、发绀、烦躁等症状，重症可发生肺水肿，随后可发生颈静脉怒张、肝大、水肿等右心衰表现。右心室AMI者可一开始就出现右心衰竭表现，伴血压下降。

体征：心浊音界可正常或轻至中度增大；心率多增快，也可减慢；心尖部第一心音减弱，可闻第四心音（心房性）奔马律；可有各种心律失常；10%~20%患者在起病后第2~3日出现心包摩擦音，为反应性纤维性心包炎所致；也有部分患者在心前区可闻及收缩期杂音或咔喇音，为二尖瓣乳头肌功能失调或断裂所致；除AMI早期血压可增高外，几乎所有患者都有血压下降。

19. 急性ST段抬高型心肌梗死的并发症有哪些？

（1）乳头肌功能失调或断裂（dysfunction or rupture of papilary muscle）：二尖瓣乳头肌因缺血、坏死等使收缩功能发生障碍，造成二尖瓣脱垂及关闭不全。总发生率可高达50%。轻者可以恢复；重者见于下壁心肌梗死、乳头肌整体断裂、左心衰竭，迅速发生急性肺水肿，在数日内死亡。

（2）心脏破裂（rupture of the heart）：少见，常在起病1周内出现。多为心室游离壁破裂，造成心包积液引起急性心脏压塞而猝死。偶有室间隔破裂，可引起心力衰竭和休克而在数日内死亡。

（3）栓塞（embolism）：发生率1%~6%，见于起病后1~2周。如为左心室附壁血栓脱落所致，则引起脑、肾、脾或四肢等动脉栓塞。由下肢静脉血栓脱落所致，则产生肺动脉栓塞，大块肺栓塞可导致猝死。

（4）心室壁瘤（cardiac aneurysm）：简称室壁瘤，主要见于左心室，发生率5%~20%。较大的室壁瘤体检时可见左侧心界扩大，超声心动图可见心室局部有反常搏动，心电图示ST段持续抬高。室壁瘤可导致心力衰竭、栓塞和室性心律失常。

（5）心肌梗死后综合征（post-infarction syndrome）：发生率为10%，于STEMI后数周至数月内出现，可反复发生。表现为心包炎、胸膜炎或肺炎，有发热、胸痛等症状，可能为机体对坏死组织的过敏反应。

20. 急性ST段抬高型心肌梗死心电图的特征性改变有哪些？

STEMI的特征性心电图表现为ST段弓背向上型抬高（呈单相曲线）伴或不伴病理性Q波、R波减低（正后壁心肌梗死时，ST段变化可以不明显），常伴对应导联镜像性ST段压低。但STEMI早期多不出现这种特征性改变，而表现为超急性T波（异常高大且两支不对称）改变和（或）ST段斜直型升高，并发展为ST-T融合，伴对应导联的镜像性ST段压低。

21. 急性ST段抬高型心肌梗死心电图动态演变过程有哪些？

（1）在起病数小时内可无异常或出现异常高大两肢不对称的T波，为超急性期改变。

（2）数小时后，ST段明显抬高，弓背向上，与直立的T波连接，形成单向曲线；数小时至2日内出现病理性Q波，同时R波减低，为急性期改变（图6-1，图6-2）。Q波在

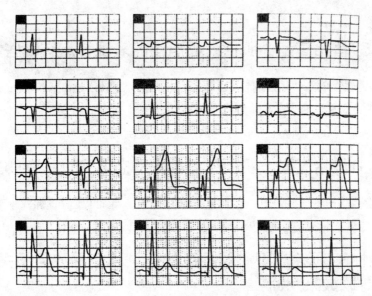

图示V$_3$、V$_4$导联QRS波群呈qR型，ST段明显抬高；V$_2$导联QRS波群呈qRs型，ST段明显抬高；V$_5$导联QRS波群呈qR型，ST段抬高；V$_1$导联ST段也抬高

图6-1 急性前壁心肌梗死的心电图

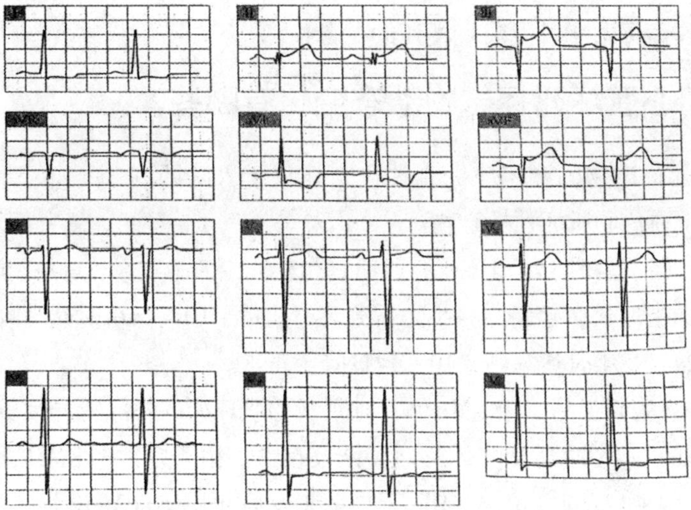

图示Ⅲ、aVR导联QRS波群呈Qr型，Q波深、宽，ST段抬高；Ⅱ导联QRS波群呈qRsr型，ST段抬高；Ⅰ、aVL导联ST段压低，T波倒置。此外，V$_1$、V$_2$导联S波深；V$_5$、V$_6$导联R波高，ST段压低，T波低双相，尚有左心室肥大和劳损

图6-2 急性下壁心肌梗死的心电图

3~4日稳定不变，此后70%~80%永久存在。

（3）如果早期不进行治疗干预，抬高的ST段可在数日至2周内逐渐回到基线水平，T波逐渐平坦或倒置，为亚急性改变。

（4）数周至数月后，T波呈V形倒置，两支对称，为慢性期改变。T波倒置可永久存在，也可在数月至数年内逐渐恢复。

22. 非ST段抬高型心肌梗死心电图的表现特点有哪些?

（1）无病理性Q波，有普遍性ST段压低≥0.1mV，但aVR导联（有时还有V_1导联）ST段抬高，或有对称性T波倒置，为心内膜下MI所致。

（2）无病理性Q波，也无ST段的变化，仅有T波倒置变化。

23. 非ST段抬高型心肌梗死心电图动态演变过程有哪些?

先是ST段普遍压低（除aVR，有时V_1导联除外），继而T波倒置加深呈对称型；ST段和T波的改变持续数日或数周恢复。

24. 急性ST段抬高型心肌梗死的定位和范围如何根据出现特征性改变的导联数来判断?

STEMI的定位和范围可根据出现特征性改变的导联数来判断：$V_1 \sim V_3$示前壁MI；$V_3 \sim V_5$导联示局限前壁MI；V_3导联示广泛前壁MI；Ⅱ、Ⅲ、aVF导联示下壁MI；Ⅰ、aVL导联示高侧壁MI；$V_7 \sim V_8$导联示正侧壁MI；Ⅱ、Ⅲ、aVF导联伴右胸导联（尤其是V_4R）ST段抬高，可作为下壁MI并发右室梗死的参考指标。

25. 血清心肌坏死标志物动态变化有哪些?

对心肌坏死标志物的测定应综合评价，建议于入院即刻、2～4小时、6～9小时、12～24小时测定血清心肌坏死标志物。

（1）心肌肌钙蛋白I（cTnI）或心肌肌钙蛋白T（cTnT）的增高是诊断心肌坏死最特异和敏感的首选指标，在起病2～4小时后升高，cTnI于10～24小时达高峰，7～10日降至正常，cTnT于24～48小时达高峰，10～14日降至正常。

（2）肌酸激酶同工酶（CK-MB），对判断心肌坏死的临床特异性较高，在起病后4小时内增高，16～24小时达高峰，3～4日恢复正常。由于首次STEMI后肌钙蛋白将持续升高一段时间（7～14日），CK-MB适于早期（<4小时）STEMI诊断和再发MI诊断。连续测定CK-MB还可判定溶栓治疗后梗死相关动脉开通，此时CK-MB峰值前移（14小时以内）。

（3）肌红蛋白，有助于早期诊断，但特异性较差，于起病后2小时内即升高，12小时内达高峰，24～48小时恢复正常。

曾沿用多年的急性心肌梗死心肌酶测定，包括肌酸激酶（CK）、天门冬氨酸氨基转移酶（AST）、乳酸脱氢酶（LDH），其特异性及敏感性均远不如上述心肌坏死标志物，但仍有参考价值。三者在心肌梗死发病后6～10小时开始升高，按序分别于12小时、24小时及2～3日达高峰，又分别于3～4日、3～6日及1～2周回降至正常。

26. 急性ST段抬高型心肌梗死治疗要点是什么？

早期、快速并完全地开通梗死相关动脉是改善STEMI患者预后的关键。建立区域协同救治网络和规范化胸痛中心是缩短FMC至导丝通过梗死相关动脉时间的有效手段。

治疗原则是尽早使心肌血液再灌注，以挽救濒死的心肌，防止梗死面积扩大和缩小心肌缺血范围，保护和维持心脏功能，及时处理严重心律失常、泵衰竭和各种并发症，防止猝死，注重二级预防。

27. 急性ST段抬高型心肌梗死溶栓疗法的适应证有哪些？

（1）发病12小时以内，预期FMC至PCI时间延迟大于120分钟，无溶栓禁忌证。

（2）发病12~48小时仍有进行性缺血性胸痛和至少2个胸前导联或肢体导联ST段抬高＞0.1mV，或血流动力学不稳定的患者，若无直接PCI条件，溶栓治疗是合理的。

（3）计划进行直接PCI前不推荐溶栓治疗。

（4）ST段压低的患者（除正后壁心肌梗死或合并aVR导联ST段抬高）不应采取溶栓治疗。

（5）STEMI发病超过12小时，症状已缓解或消失的患者不应给予溶栓治疗。

28. 急性ST段抬高型心肌梗死溶栓疗法的禁忌证有哪些？

绝对禁忌证：包括出血性脑卒中病史，6个月内发生过缺血性脑卒中、中枢神经系统损伤、肿瘤或动静脉畸形，近1个月内有严重创伤/手术/头部损伤、胃肠道出血，已知原因的出血性疾病（不包括月经来潮），明确、高度怀疑或不能排除主动脉夹层，24小时内接受非压迫性穿刺术（如肝脏活检、腰椎穿刺）。

相对禁忌证：包括6个月内有短暂脑缺血发作、妊娠或产后1周、严重未控制的高血压（＞180/110mmHg）、晚期肝脏疾病、感染性心内膜炎、活动性消化性溃疡、长时间或有创复苏。

29. 急性ST段抬高型心肌梗死溶栓成功的指标有哪些？

溶栓开始后60~90分钟密切监测临床症状、心电图变化。可根据下列指标判断溶栓是否成功：

（1）胸痛缓解或消失。

（2）抬高的ST段回降≥50%。

（3）出现再灌注性心律失常，如加速性室性自主心律、室速、窦性心动过缓、房室传导阻滞或束支传导阻滞突然改变或消失。

（4）14小时以内。也可根据冠状动脉造影直接判断溶栓是否成功。

30. 急性ST段抬高型心肌梗死溶栓治疗如何进行配合与护理？

（1）协助评估患者是否有溶栓禁忌证。

（2）溶栓前先检查血常规、出凝血时间和血型。

（3）迅速建立静脉通路，遵医嘱应用溶栓药物，注意观察有无不良反应。①过敏反应：表现为寒战、发热、皮疹等。②低血压：收缩压低于90mmHg。③出血：包括皮肤、黏膜出血，血尿、便血、咯血、颅内出血等，一旦出血，应紧急处理。

31. 急性ST段抬高型心肌梗死溶栓的并发症有哪些？

（1）出血：①轻度出血：皮肤、黏膜、肉眼及显微镜下血尿、小量咯血、呕血等（穿刺或注射部位少量瘀斑不作为并发症）。②重度出血：大量咯血或消化道大出血，腹膜后出血等引起失血性低血压或休克，需要输血者。③危及生命部位的出血：颅内、蛛网膜下腔、纵隔内或心包出血。

（2）再灌注性心律失常：如室速、室颤、房室传导阻滞等。

（3）一过性低血压及其他的过敏反应：多见于SK或rSK等。

（4）较少见的并发症：脾破裂、主动脉夹层撕裂和胆固醇性栓塞（braunwald）。

32. 对急性冠脉综合征患者如何进行心律失常潜在并发症的观察和护理？

针对急性冠脉综合征患者，我们要及时发现心率及心律的变化，在ACS溶栓治疗后24小时内易发生再灌注性心律失常，特别是在溶栓治疗即刻至溶栓后2小时内应设专人床旁心电监护。发现频发室性期前收缩，成对出现或呈非持续性室速，多源性或RonT现象的室性期前收缩及严重的房室传导阻滞时，应立即通知医师，遵医嘱使用利多卡因等药物，警惕室颤或心搏骤停、心源性猝死的发生。监测电解质和酸碱平衡状况，因电解质紊乱或酸碱平衡失调时更容易并发心律失常。

33. 对急性心肌梗死患者进行监护时，有哪些常用监测指标？其正常值是多少？其临床意义是什么？

监护常用监测指标：观察心率、血压、血氧饱和度、呼吸、有无心律失常。

（1）心率：正常值60～100次/min。临床意义：通过心率及心电图波形的监测可以及时发现异常的、危险的心律失常。

（2）血氧饱和度（SPO_2）：正常值95%～100%。临床意义：间接反映患者动脉氧分压（PaO_2）的高低，从而了解组织的氧供情况。

（3）无创血压（NIBP）：正常值：收缩压90～139mmHg，舒张压60～89mmHg。临床意义：反映脏器的供血及冠状动脉的灌注情况。

（4）呼吸：正常值16~20次/min。临床意义：增快或减慢均提示可能发生呼吸功能障碍。

34. 使用监护仪的注意事项有哪些？

（1）放置电极片时应注意避开伤口、除颤、心脏按压、心电图胸前导联的位置。

（2）安放电极前用乙醇清洁皮肤，胸部多毛应剃毛，电极片必须牢固紧贴皮肤。

（3）密切观察心电波形，及时处理干扰波和电极脱落，正确设置报警界限，不能关闭报警声音。

（4）定期观察患者粘贴电极片处的皮肤，观察有无皮肤发红、瘙痒等过敏反应，1~2日更换电极片及位置或电极片松动随时更换。

（5）更换体位时要保护好导联线。对躁动的患者。应该固定好电极和导线，避免电极脱落和导线打折缠绕。

（6）袖带缠绕位置适当，保证记号"Φ"正好位于肱动脉上，松紧适宜，以能放入一指为宜。长时间监测血压，注意更换肢体，同时注意观察肢体血运情况。

35. 使用低分子肝素应注意什么？

低分子肝素应采取皮下注射，禁忌肌肉注射。一般在脐旁6cm脐周皮下注射，避开伤口及硬结。注射前针头向下，药液匀速，将空气弹至药液上方，无须排气。注射时需捏起皮肤，垂直进针（预充式药液进针后无须抽吸回血），注射后少量空气进入针腔，起到封堵药液外流的作用。注射完毕，先拔针再立即用棉签局部垂直按压1~2分钟，不可用力在注射部位按摩，以免造成注射部位皮下出血。经常更换注射部位，切忌在一个部位反复注射。

36. 对急性冠脉综合征患者如何进行救治知识宣教？

应通过健康教育和媒体宣传，使公众了解ACS的早期症状。教育患者在发生疑似心肌梗死症状（胸痛）时尽早拨打"120"急救电话，及时就医，避免因自行用药或长时间多次评估症状而延误治疗。有条件时应尽可能提前经远程无线系统或微信等将心电图传送到相关医院，并在10分钟内确诊。应在公众中普及心肌再灌注治疗知识，以减少签署手术知情同意书时的延误，最大限度地提高心肌再灌注效率。

37. 对急性冠脉综合征患者如何评估康复训练的适应证？

住院期间开始康复的指征包括：过去的8小时内没有新的或再发胸痛；肌钙蛋白水平无进一步升高；没有出现新的心衰失代偿先兆（静息呼吸困难伴湿性啰音）；过去8小时内没有新的明显的心律失常或心电图动态改变；静息心率50~100次/min；静息血压90~150/60~100mmHg；血氧饱和度＞95%。

38. 急性冠脉综合征患者活动时如何进行监测?

住院患者运动康复和日常活动指导必须在心电、血压监护下进行。避免或停止运动的指征: 运动时心率增加>20次/min; 舒张压≥110mmHg; 与静息时比较收缩压升高>40mmHg, 或收缩压下降>10mmHg; 明显的室性或房性心动过速; 二度或三度房室传导阻滞; 心电图有ST段动态改变; 存在不能耐受的症状, 如胸痛、心悸、气短、头晕等。

39. 冠心病患者发生便秘有何危险?

心肌梗死患者发生便秘, 由于患者用力排便可导致屏气, 从而使腹压增高, 动、静脉内压力增高, 心脏负荷加重, 增加心肌耗氧量, 导致心肌缺血加重、心律失常, 严重的可导致猝死。用力排便也可发生脑血管破裂而造成脑出血等。便秘还可造成腹胀、腹痛、烦躁不安而加重心脏负担, 易诱发再发心肌梗死、动脉瘤或室壁瘤的破裂。

40. 如何保证冠心病患者排便通畅?

合理饮食, 及时增加富含纤维素的食物（如水果、蔬菜）的摄入; 无糖尿病者每日清晨给予蜂蜜20mL加温开水同饮; 适当腹部按摩（按顺时针方向）以促进肠蠕动。一般在患者无腹泻的情况下常规应用缓泻药, 以防止便秘时用力排便导致病情加重。床边使用坐便器比床上使用便盆更为舒适, 可允许患者床边使用坐便器, 排便时应提供隐蔽条件, 如屏风遮挡。一旦出现排便困难, 应告知医护人员, 可使用开塞露或低压盐水灌肠。

41. 如何指导患者重建正常的排便习惯?

指导患者选择适合自己的排便时间, 理想的排便时间是进食后（早餐后）效果最好, 因进食可以刺激大肠的蠕动从而引起排便反射。每日固定在此时间排便, 并坚持下去, 不要随意使用缓泻剂及灌肠等方法。

42. 冠心病患者进餐时应注意什么?

（1）要规律进食, 坚持早餐吃好、午餐吃饱、晚餐少吃的原则, 食物应多样化, 荤素搭配, 不要偏食。

（2）食物不要过精, 应适当进食粗粮, 每周进食2~3次粗粮, 以促进肠蠕动, 防止便秘发生。

（3）宜摄入低热量、低脂、低胆固醇、低盐饮食, 同时不要吃过于甜腻的食物。

（4）切勿暴饮暴食, 宜少食多餐, 每日以7~8分饱为宜, 以免增加心脏负担。

43. 冠心病二级预防ABCDE原则是什么?

指导冠心病患者牢记以下5项原则。ABCDE源自每个英文单词的首字母, 释义见表6-2。

表6-2　冠心病二级预防ABCDE原则

代号	释义
A	vaspirin（阿司匹林或联合氯吡格雷、噻氯匹定）抗血小板聚集 anti ~ anginal therapy抗心绞痛治疗，如硝酸酯类制剂
B	β受体阻滞剂 blood pressure control控制血压
C	cholesterol lowing控制血脂水平 cigarette quitting戒烟
D	diet control控制饮食 diabetes treatment治疗糖尿病
E	exercise鼓励有计划的、适当的运动锻炼 education患者及其家属教育，普及有关冠心病知识

44. 对急性冠脉综合征患者如何进行疾病知识指导?

告知患者ACS的疾病特点，树立终身治疗的观念，积极做到全面综合的二级预防，即冠心病二级预防ABCDE原则（表6-3），遵从营养、运动、精神心理、用药、戒烟限酒五方面的要求，保持乐观、平和的心态，降低再发心血管事件和猝死风险，尽早恢复体力和回归社会，获得正常或者接近正常的生活状态。

表6-3　冠心病二级预防ABCDE原则

代号	释义
A	aspirin（阿司匹林或联合氯吡格雷，噻氯匹定）抗血小板聚集 anti-anginal therapy抗心绞痛治疗，如硝酸酯类制剂
B	β受体阻滞剂 blood pressure control控制血压
C	cholesterol lowing控制血脂水平 cigarette quitting戒烟
D	diet control控制饮食 diabetes treatment治疗糖尿病
E	exercise鼓励有计划的、适当的运动锻炼 education患者及其家属教育，普及有关冠心病知识

45. 对急性冠脉综合征患者如何进行用药指导?

ACS患者因用药多、长期用药和药品贵等，往往用药依从性低。需要采取形式多样的健康教育，指导患者严格遵医嘱服药，列举不遵医行为导致严重后果的病例，让患者认识到遵医嘱用药的重要性。告知药物的用法、作用和不良反应，并教会患者定时测脉搏、血压，发护嘱卡或个人用药手册，定期电话随访，提高其用药依从性。若胸痛发作频繁、程度较重、时间较长，服用硝酸酯制剂疗效较差时，提示急性心血管事件，应及时就医。

46. 对急性冠脉综合征患者如何进行心力衰竭潜在并发症的观察和护理？

ACS患者在起病最初几日，甚至在梗死演变期可发生心力衰竭，特别是急性左心衰竭。应严密观察患者有无呼吸困难、咳嗽、咳痰、少尿、低血压、心率加快等，听诊肺部有无湿性啰音。避免情绪激动、饱餐、用力排便等可加重心脏负担的因素。必要时做好有创血流动力学监测，一旦发生心力衰竭，则按心力衰竭进行护理。

47. 稳定型心绞痛发生胸痛时用药的护理措施有哪些？

（1）心绞痛发作时给予舌下含服硝酸甘油（嚼碎后含服效果更好），用药后注意观察患者胸痛变化情况，如服药后3~5分钟仍不缓解可重复使用。对于心绞痛发作频繁者，可遵医嘱给予硝酸甘油静滴，应使用微量泵控制滴速，以防低血压发生。部分患者用药后出现面部潮红、头部胀痛、头晕、心动过速、心悸等不适，应告知患者是由于药物所产生的血管扩张作用导致，以解除顾虑。

（2）应用他汀类药物时，应严密监测转氨酶及肌酸激酶等生化指标，及时发现药物可能引起的肝功能损害和疾病。采用强化降脂治疗时，应注意监测药物的安全性。

48. 如何消除急性冠脉综合征患者的恐惧心理？

（1）简要解释病情及治疗方案：医护人员简要解释ACS的疾病特点与治疗配合要点，说明不良情绪会增加心肌耗氧量而不利于病情的控制。

（2）环境介绍：向患者说明CCU的良好诊疗条件和先进技术，告知患者其病情的任何变化都在医护人员的严密监护之下，患者可以安心休息，有不舒适及时告知医护人员即可。

（3）心理支持：允许患者表达内心感受，给予目光交流、肢体接触、语言安慰等心理支持手段，鼓励患者战胜疾病的信心。医护人员工作应紧张有序，给患者以信赖感，避免忙乱而带给患者不安全感。妥善安排探视时间，给予亲情抚慰。

（4）减少干扰：将监护仪的报警声尽量调低，医护人员应轻声细语，以免影响患者休息，增加患者的心理负担。烦躁不安者可肌注地西泮使患者镇静。

49. 急性冠脉综合征患者的护理目标包括哪些？

（1）患者主诉疼痛程度减轻或消失。

（2）能主动参与制订活动计划并按要求进行活动。主诉活动耐力增强，活动后无不适反应。

（3）能配合采取预防便秘的措施，不发生便秘。

（4）心律失常、休克、心衰等被及时发现和处理，不发生猝死。

50. 急性冠脉综合征患者病史护理评估包括哪些?

（1）本次发病特点与目前病情：评估患者此次发病有无明显的诱因，胸痛发作的特征，尤其是起病的时间、疼痛剧烈程度、是否进行性加重，有无恶心、呕吐、乏力、头晕、呼吸困难等伴随症状，是否有心律失常、休克、心力衰竭的表现。

（2）患病及治疗经过：评估患者有无心绞痛发作史，患者患病的起始时间，患病后的诊治过程，是否遵从医嘱治疗，目前用药及有关的检查等。

（3）危险因素评估：包括患者的年龄、性别、职业；有无家族史；了解患者有无肥胖、血脂异常、高血压、糖尿病等危险因素；有无摄入高脂饮食、吸烟等不良生活习惯，是否有充足的睡眠，有无锻炼身体的习惯；了解工作与生活压力情况及性格特征等。

（4）心理-社会状况：ACS患者胸痛程度异常剧烈，患者可有濒死感，或行紧急溶栓、介入治疗，由此产生恐惧心理。由于ACS使患者活动耐力和自理能力下降，生活上需要照顾；患者入院后住CCU，需面对一系列检查和治疗，加上对预后的担心、对工作与生活的顾虑等，患者易产生焦虑。

51. 急性冠脉综合征患者身体护理评估包括哪些?

（1）全身状态：观察患者的精神意识状态，尤其注意有无面色苍白、表情痛苦、大汗或神志模糊、反应迟钝甚至晕厥等表现。观察患者的体温、脉搏、呼吸、血压有无异常及其程度。

（2）心脏听诊：注意心率、心律、心音的变化，有无奔马律、心脏杂音及肺部啰音等。

52. 冠状动脉如何走行与分布?

右冠状动脉系统：右冠状动脉（right coronary artery，RCA）起源于主动脉根部的右冠状窦外前侧中上部窦脊下1cm处，然后沿主动脉根部与主肺动脉干之间的房室沟向右后下走行，在心外膜下的右侧房室沟脂肪层下向左前上方发出第一分支至肺动脉圆锥，称为圆锥支。向右后上方发出第二分支至右心房和窦房结，称为窦房结支。并在右心室前壁处向前下方发出第三分支至右室前壁，称为右室支，然后右冠状动脉绕过右心室房室结支，在后室间沟中部向左后发出分支至左室后壁，称左室后侧支。右冠状动脉沿后室间沟下行至心尖的最终分支，称后降支。

左冠状动脉系统：左冠状动脉（left coronary artery，LCA）发自升主动脉根部的左冠状窦内，沿主肺动脉基底部后方和左心耳之间的左房室沟内走行，分支前2~3cm长的一段称左冠状动脉主干。然后行至左心耳下方分为二支，一支沿前室间沟向左前下行走至心尖，称为左前降支（left anterior descending artery，LAD）。另一支沿左房室沟向左后下延伸至左室后壁及下壁，称为左旋支（left circumflex artery，LCX）。左前降支沿前室间沟向左前下行至心尖。约2/3的人，左前降支跨越心尖到达后室间沟，与右冠状动脉的后降支末端吻合。左前降支在沿前室间沟向左前下走行的过程中，向右内下发出5～10条分支至心室间隔的前2/3部位，这些分支称为间隔支或中隔支。间隔支中，以第一间隔支比较而且重要，其他间隔支比较细小。前降支向左外下方发出1～3条分支至左心室前壁及侧壁，称为对角支。并依据发出的早晚顺序分别称第1、第2……对角支。个别人从左前降支近端发出一支走行至肺动脉圆锥，并和右冠状动脉的圆锥支相吻合者，称为左圆锥支。左旋支沿左房室间沟向左后下延伸至后室间沟。左旋支的变异比较大，约40%的人，从左旋支发出第一支至窦房结，称为窦房结支。约60%的人，从左旋支发出第一支沿左室左侧外缘和外角支平行走行至左室侧壁，称为钝缘支。左旋支在分出第一分支后2～4cm处分出一支走行至左心室后侧壁部者，称为左室后侧支。左旋支主干沿后室间沟下行移行于后降支，止于左心室心尖部，约10%的人后降支发自左旋支，粗大且绕过心尖和右冠状动脉的后降支吻合者，称为左冠优势型。约90%的人，其后降支来自右冠状动脉，称为右冠优势型。

53. 什么是心肌血运重建？

心肌血运重建是指供应心肌血流灌注的冠状动脉因各种疾病发生管腔狭窄和阻塞，而使心肌供血终止或减少后，医师用药物或非药物的治疗手段使阻塞的冠状动脉再次开通，从而使心肌血流再次恢复正常。药物性心肌血运重建指急性心肌梗死发生后12～24小时，用溶栓药物以使血栓阻塞的冠状动脉再次开通。非药物性心肌血运重建包括冠状动脉介入治疗（也称经皮心肌血运重建术）和冠状动脉搭桥治疗（也称外科心肌血运重建术），这两种治疗方法的目的都是使冠状动脉血流灌注恢复正常。

54. 艾伦试验（Allen test）的步骤有哪些？

艾伦试验是检查桡、尺动脉侧支血供的方法，要求所有经桡动脉行冠状动脉造影或PCI术的患者术前均应常规行此项检查。

方法步骤如下：

（1）检查者用双手拇指同时按压患者桡动脉和尺动脉。

（2）让患者用力反复握拳和张开数次至手掌变白。

（3）松开尺动脉的压迫，继续保持压迫桡动脉，观察手掌供血恢复情况，如果手掌颜色（血供）在10秒内恢复正常，表明尺、桡动脉侧支循环良好，即为艾伦试验阳性。如果手掌血供未在10秒内恢复正常，则提示尺、桡动脉侧支循环不佳，一旦桡动脉于术后发生闭塞，则手掌供血将会受到影响，因而不建议用桡动脉。

55. 指导稳定型心绞痛患者改变生活方式的意义及方法有哪些?

生活方式的改变是冠心病治疗的基础。应指导患者:

（1）合理膳食。宜摄入低热量、低脂、低胆固醇、低盐饮食;多食蔬菜、水果和粗纤维食物,如芹菜、糙米等;预防便秘;避免暴饮暴食,注意少量多餐。

（2）戒烟限酒。

（3）适量运动。运动方式应以有氧运动为主,每日30分钟,注意运动的强度和时间因病情和个体差异而不同。

（4）心理平衡。调整心态,减轻精神压力,逐渐改变急躁易怒性格,保持心理平衡。可采取放松技术或与他人交流的方式缓解压力。

56. 对急性冠脉综合征患者"活动耐力下降"如何进行康复训练适应证评估?

评估进行康复训练的适应证:住院期间开始康复的指征包括:过去的8小时内没有新的或再发胸痛;肌钙蛋白水平无进一步升高;没有出现新的心衰代偿先兆（静息呼吸困难伴湿性啰音）;过去8小时内没有新的明显的心律失常或心电图动态改变;静息心率50~100次/min;静息血压90~150mmHg/60~100mmHg;血氧饱和度>95%。

57. 对急性冠脉综合征患者"活动耐力下降"如何进行合理运动重要性的解释?

目前主张早期运动,实现早期康复。应向患者讲明活动耐力恢复是一个循序渐进的进程,既不能操之过急,过早或过度活动,也不能因担心病情而不敢活动。急性期卧床休息可减轻心脏负荷,减少心肌耗氧量,缩小梗死范围,有利于心功能的恢复。病情稳定后应逐渐增加活动量,可促进侧支循环的形成,提高活动耐力。适宜的运动能降低血中胆固醇浓度和血小板聚集率,减缓动脉硬化和血栓形成,避免再发AMI,也能辅助调整AMI后患者的情绪,改善睡眠和饮食,增强其康复信心,提高生活质量,延长存活时间。

58. 冠状动脉介入治疗术后常见的负性效应如何观察与护理?

（1）急性冠状动脉闭塞:多表现为血压下降、心率减慢或心率增快、心室颤动、心室停搏而死亡。应立即报告手术医师,尽快恢复冠脉血流。

（2）穿刺血管并发症:①桡动脉穿刺主要并发症:A.桡动脉闭塞:术中充分抗凝、术后及时减压能有效预防桡动脉闭塞和PCI术后手部缺血。B.前臂血肿:术后穿刺局部压迫时应注意确定压迫血管穿刺点,观察术侧手臂有无肿胀不适,一旦发生血肿,应标记血肿范围,再次确认有效压迫,防止血肿扩大。C.骨筋膜室综合征:为严重的并发症,较少发生。当前臂血肿快速进展引起骨筋膜室压力增高至一定程度时，可导致桡、尺动脉受压，进而引发手部缺血、坏死，出现此类情况时，应尽快行外科手术治疗。②股动脉穿刺主要并发症：A.穿刺处出血或血肿：经股动脉穿刺者，采取正确压迫止血方法（压迫动脉不压迫静脉）后，嘱患者术侧下肢保持伸直位，咳嗽及用力排便时压紧穿刺点，观察术区有无出血、渗血或血肿；必要时予以重新包扎并适当延长肢体制动时间。B.腹膜后出血或血肿：常表现为低血压、贫血貌、血细胞比容降低＞5%，腹股沟区疼痛、腹痛、腰痛、穿刺侧腹股沟区张力高和压痛等，一旦诊断应立即输血等处理，否则可因失血性休克而死。C.假性动脉瘤和动-静脉瘘：多在鞘管拔除后1～3日形成，前者表现为穿刺局部出现搏动性肿块和收缩期杂音，后者表现为局部连续性杂音，一旦确诊应立即局部加压包扎，如不能愈合可行外科修补术。D.穿刺动脉血栓形成或栓塞：可引起动脉闭塞产生肢体缺血，术后应注意观察双下肢足背动脉搏动情况，皮肤颜色、温度、感觉改变，下床活动后肢体有无疼痛或跛行等，发现异常及时通知医师；静脉血栓形成或栓塞可引起致命性肺栓塞，术后应注意观察患者有无突然咳嗽、呼吸困难、咯血或胸痛，需积极配合给予抗凝或溶栓治疗。若术后动脉止血压迫和包扎过紧，可使动、静脉血流严重受阻而形成血栓。

（3）尿潴留：多由经股动脉穿刺后患者不习惯床上排尿而引起。护理措施：①术前训练床上排尿。②做好心理疏导，解除床上排尿时的紧张心理。③诱导排尿：听流水声、吹口哨、温水冲洗会阴部等。④以上措施均无效时可行导尿术。

（4）低血压：多为拔除鞘管时伤口局部加压后引发血管迷走反射所致。备好利多卡因，协助医师在拔除鞘管前局部麻醉，减轻患者疼痛感。备齐阿托品、多巴胺等抢救药品，连接心电、血压监护仪，除颤仪床旁备用，密切观察心率、心律、呼吸、血压变化，及早发现病情变化。迷走反射性低血压常表现为血压下降伴心率减慢、恶心、呕吐、出冷汗，严重时心跳停止。一旦发生应立即报告医师，并积极配合处理。此外，静滴硝酸甘油时用微量泵控制速度，并监测血压。

（5）造影剂不良反应：少数患者注入造影剂后出现皮疹、畏寒甚至寒战，经使用地塞米松后可缓解。也可发生急性肾损伤，严重过敏反应罕见。术后经静脉或口服补液，可起到清除造影剂、保护肾功能和补充容量的双重作用。术前应评估患者有无肾功能受损的高危因素存在，如高龄、本来就有肾功能下降等，目前推荐在术前3～12小时开始静脉使用生理盐水进行水化，观察尿量应达到75～125mL/h以上。伴有慢性心衰者水化过程中需警惕诱发急性肺水肿。

（6）心肌梗死：由病变处急性血栓形成所致。故术后要注意观察患者有无胸闷、胸痛症状，并注意有无心肌缺血的心电图表现和心电图的动态变化情况。

59. 急性冠脉综合征患者护理效果评价内容有哪些？

（1）患者主诉疼痛症状消失。

（2）能叙述限制最大活动量的指征，参与制订并遵循活动计划，活动过程中无并发症，主诉活动耐力增强。

（3）能配合采取预防便秘的措施，未发生便秘。

（4）避免或纠正了诱发因素，心律失常、低血压、心衰得到及时发现与处理，未发生猝死。

（5）情绪稳定，恐惧减轻，能积极配合治疗和护理。

60. 如何对急性冠脉综合征患者的照护者进行指导？

ACS是心源性猝死的高危因素，应教会家属心肺复苏的基本技术以备急用。指导家属要鼓励和支持患者，创造一个良好的身心休养环境，生活中避免对其施加压力，当患者出现紧张、焦虑或烦躁等不良情绪时，应予以理解并进行疏导，必要时争取患者工作单位和同事的支持。

61. 急性ST段抬高型心肌梗死的诊断标准是什么？

急性ST段抬高型心肌梗死的诊断标准，必须至少具备下列3条标准中的2条：（1）缺血性胸痛的临床表现。（2）心电图的动态演变。（3）血清心肌坏死标志物浓度的动态改变。

对老年人，突然发生严重心律失常、休克、心力衰竭而原因未明，或突然发生较重而持久的胸闷或胸痛者，应考虑本病的可能，并先按急性ST段抬高型心肌梗死来处理。

62. 急性心肌梗死患者IABP的有效指征有哪些？

临床表现为：患者神志清醒、尿量增加、中心静脉压和左心房压在正常范围内、升压药物剂量大幅度减少甚至完全撤除，反搏时可见主动脉收缩波降低而舒张波明显上升是反搏辅助有效的有力根据。

63. 硝酸酯类药物的药理作用有哪些？

硝酸酯类药物的主要作用是松弛血管平滑肌产生血管扩张的作用，该药对静脉的扩张作用明显强于对动脉的扩张作用。周围静脉的扩张可降低心脏前负荷，动脉的扩张可减轻心脏后负荷，从而减少心肌耗氧量。硝酸酯类药物还可直接扩张冠状动脉，增加心肌血流，预防和解除冠状动脉痉挛，对于已有严重狭窄的冠状动脉，硝酸酯类药物可通过扩张侧支血管增加缺血区血流，改善心内膜下心肌缺血，并可预防左心室重塑。常用的硝酸酯类药物包括硝酸甘油、硝酸异山梨酯和5-单硝酸异山梨醇酯。

64. 冠心病患者非药物治疗的方法有哪些？

（1）介入治疗：经皮冠状动脉介入治疗术PCI。

（2）主动脉-冠状动脉旁路移植手术（CABG）：通过选取患者自身的大隐静脉作为旁路移植材料，一端吻合在主动脉，另一端吻合在病变的冠状动脉段的远端；或游离内乳动脉与病变冠状动脉远端吻合，引流主动脉的血液以改善病变冠状动脉所供血心肌的血流供应。

（3）运动锻炼疗法：合理的运动锻炼有利于提高运动耐量，减轻症状。根据病情建议心绞痛患者每日有氧运动30分钟，每周运动不少于5日。

（4）增加型体外反搏（enhanced external counterpulsation，EECP）：能降低患者心绞痛发作频率，改善运动负荷试验中的心肌缺血情况，能使75%~80%的患者症状获得改善。对于药物治疗难以奏效又不适宜血管重建术的难治性慢性稳定型心绞痛可试用。

（5）其他治疗：高压氧治疗增加全身的氧供应，可使顽固的心绞痛得到改善，但疗效不易巩固。

65. 冠心病患者氧气吸入的意义是什么？

低氧血症（$SpO_2<90\%$或$PaO_2<60\%$）时给予吸氧。以增加心肌氧的供应，减轻心肌缺血和缓解疼痛。

66. 心源性晕厥的定义是什么？

心源性晕厥（cardiogenic syncope）系因心排出量骤减、中断或严重低血压而引起脑供血骤然减少或停止而出现的短暂意识丧失，常伴有肌张力丧失而跌倒的临床征象。

近乎晕厥指一过性黑矇，肌张力降低或丧失，但不伴有意识丧失。一般心脏供血暂停3秒以上即可发生近乎晕厥；5秒以上可发生晕厥；10秒可出现抽搐，称阿-斯综合征。

67. 心源性晕厥常见的病因是什么？

心源性晕厥的常见的原因包括严重的心律失常（如病窦综合征、房室传导阻滞、室性心动过速）和器质性心脏病（如严重的主动脉瓣狭窄、梗阻性肥厚型心肌病、急性心肌梗死、急性主动脉夹层、心脏压塞、左心房黏液瘤）。晕厥发作时先兆症状常不明显。持续时间甚短。大部分晕厥的患者预后良好，反复发作的晕厥系病情严重和危险的征兆。

68. 促使动脉粥样硬化斑块破溃出血及血栓形成的诱因有哪些？

（1）晨起6时至12时交感神经活性增加，机体应激反应增强，心肌收缩力、心率、血压增高；冠状动脉张力增高。

（2）饱餐特别是进食过量的高脂肪饮食后，血脂增高、血黏度增高。

（3）重体力活动后、情绪过分激动、寒冷刺激、血压剧升或用力排便时，左心室负荷明显加重，心肌需氧猛增。

（4）休克、脱水、出血、外科手术或严重心律失常，使心排出量骤降，冠状动脉灌流量锐减。

69. 急性心肌梗死发生心脏破裂有哪几种类型？心脏破裂有哪些易患因素？

类型：（1）游离壁破裂。（2）室间隔穿孔。（3）乳头肌断裂。

易患因素：梗死面积较大（如急性广泛前壁心肌梗死）、心率增快、血压偏高、用力排便、剧烈咳嗽、情绪激动、活动过多、高龄、女性等。

70. 稳定型心绞痛患者血运重建治疗PCI或CABG如何选择？

PCI或CABG的选择需要根据冠状动脉病变情况、患者对开胸手术的耐受程度和患者的意愿等综合因素而定。但是，对全身情况能耐受开胸手术的患者、左主干合并2支以上冠脉或多支血管病变合并糖尿病者，首选CABG。

71. 急性ST段抬高型心肌梗死引起的泵衰竭按Killip分级法共分为几级？标准是什么？

根据有无心力衰竭表现及其相应的血流动力学改变严重程度，急性心肌梗死引起的心力衰竭按Killip分级可分为4级（表6-4）。

表6-4　Killip分级

分级	特点
Ⅰ级	无明显的心力衰竭
Ⅱ级	有左心衰竭，肺部啰音<50%肺野
Ⅲ级	肺部啰音>50%肺野，可出现急性肺水肿
Ⅳ级	心源性休克，有不同阶段和程度的血流动力学障碍

72. 稳定型心绞痛发作时的治疗有哪些？

（1）休息：发作时立即休息，一般患者停止活动后症状即逐渐消失。

（2）药物治疗：宜选用作用较快的硝酸酯制剂，这类药物除可扩张冠状动脉、增加冠状动脉血流量外，还可扩张外周血管，减轻心脏负荷和减少心肌耗氧量，从而缓解心绞痛。常用药物：①硝酸甘油：0.5mg舌下含服，1~2分钟显效，约30分钟后作用消失；每隔5分钟可重复1次，但一般连续服用不超过3次；还可采用喷雾剂，每次0.4mg，15分钟内不超过1.2mg。主要的不良反应包括头痛、面色潮红、低血压，首次服用时应注意防止发生直立性低血压。②硝酸异山梨酯：5~10mg舌下含化，2~5分钟见效，作用维持2~3小时。

（赵冬云　金娜　粟印军）

第七篇　心血管病介入治疗术前和术后的护理

1. 什么是冠状动脉造影术？

冠状动脉造影术（coronary arterial angiography，CAG）可以提供冠状动脉病变的部位、性质、程度、范围、侧支循环状况等的准确资料，有助于选择最佳治疗方案判断预后，是目前认为的临床诊断冠心病的金标准。

2. 冠状动脉造影适应证有哪些？

（1）药物治疗效果不好，估计要做血运重建的心绞痛患者；患者的心绞痛症状不严重，但其他检查提示多支血管病变、左主干病变。

（2）不稳定型心绞痛（如新发生的心绞痛、梗死后心绞痛、变异型心绞痛），急性心肌梗死患者等。

（3）冠心病的诊断不明确，需要做冠状动脉造影明确诊断，如不典型的胸痛，无创检查的结果模棱两可。

（4）难以解释的心力衰竭或室性心律失常。

（5）拟进行其他较大手术而疑诊冠心病的患者，包括心电图异常（Q波、ST-T改变）、不典型心绞痛和年龄>65岁的患者；拟行心脏手术的患者，如年龄>50岁应常规行冠状动脉造影。

3. 冠状动脉造影方法有哪些？

是用特制订型的心导管经桡动脉、股动脉或肱动脉送到主动脉根部（目前最常选用经桡动脉途径），分别插入左、右冠状动脉口，注入对比剂使冠状动脉及其主要分支显影。

4. 冠状动脉血流TIMI分级是如何界定的？

评定冠状动脉再灌注血流一般用TIMI（thrombolysis in myocardial infarction）试验所提出的分级标准，见表7-1。

表7-1　TIMI分级

TIMI分级	判断标准
0级	无血流灌注，闭塞血管远端无血流
Ⅰ级	造影剂部分通过。冠状动脉狭窄远端不能完全充盈
Ⅱ级	冠状动脉狭窄远端可完全充盈，但显影慢，造影剂消除也慢
Ⅲ级	冠状动脉远端造影剂完全而且迅速充盈和消除，同正常冠状动脉血流

5. 冠状动脉斑块及钙化积分评估方法是如何划定的？

根据影像学资料评估CAP患者冠状动脉斑块大小及性质，见表7-2。

表7-2　冠状动脉钙化Agatston积分表

斑块性质	CT值
脂质斑块	CT值<60HU
纤维斑块	CT值60~<130HU
钙化斑块	CT值≥130HU

应用Agatston积分计算公式（钙化密度赋分×钙化面积），先根据病变CT值进行赋分（130~<200HU为1分，200~<300HU为2分，300~<400HU为3分，≥400HU为4分），然后与钙化面积相乘，最后将各冠状动脉的评分相加得到评分结果，分值越高，心血管疾病发生风险越高。

6. 什么是经皮冠状动脉介入治疗？

经皮冠状动脉介入治疗（percutaneous coronary intervention，PCI）是用心导管技术疏通狭窄甚至闭塞的冠状动脉管腔，从而改善心肌血流灌注的方法。

7. 经皮冠状动脉介入治疗包括哪些？

包括经皮冠状动脉腔内成形术（percutaneous transluminal coronary angioplasty，PTCA），经皮冠状动脉内支架植入术（percutaneous intracoronary stent implantation），冠状动脉内旋切术、旋磨术和激光成形术。

8. 经皮冠状动脉介入治疗适应证有哪些？

（1）稳定型心绞痛：左主干病变直径狭窄>50%；前降支近段狭窄≥70%；伴左心室功能减低的2支或3支病变；心肌核素等检测方法证实缺血面积大于左心室面积的10%；任何血管狭窄≥70%伴心绞痛，且优化药物治疗无效；有呼吸困难或慢性心力衰竭，且缺血面积大于左心室10%，或存活心肌血供由狭窄≥70%的血管供应者。

（2）不稳定型心绞痛、非ST段抬高型心肌梗死。

（3）介入治疗后心绞痛复发，血管再狭窄的患者。

（4）急性ST段抬高型心肌梗死：①直接PCI：发病12小时以内急性ST段抬高型心肌梗死；院外心搏骤停复苏成功的STEM患者；合并心源性休克、急性严重心力衰竭，无论是否时间延迟；发病时间超过12小时，临床和（或）心电图仍存在进行性缺血证据。②补救性PCI：溶栓治疗后仍有明显胸痛，抬高的ST段无明显降低，冠状动脉造影显示TIMI 0～Ⅱ级血流者。③溶栓治疗后PCI：溶栓后应尽早将患者转运至有PCI条件的医院，在溶栓后2～24小时常规行冠状动脉造影术并对梗死相关血管血运重建治疗。

9. 经皮冠状动脉介入治疗术前护理包括哪些？

（1）向患者及家属介绍手术的方法和意义、手术的必要性和安全性，以解除思想顾虑和精神紧张，必要时手术前晚遵医嘱给予口服镇静剂，保证充足的睡眠。

（2）指导患者完成必要的实验室检查（血尿常规、血型、出凝血时间、血电解质、肝肾功能）、X线胸片、超声心动图等。

（3）根据需要行双侧腹股沟及会阴部或上肢、锁骨下静脉穿刺术区备皮及清洁皮肤。穿刺股动脉者训练患者术前进行床上排尿。指导患者衣着舒适，术前排空膀胱。

（4）穿刺股动脉者检查两侧足背动脉搏动情况并标记，以便于术中、术后对照观察。

（5）术前不需禁食，术前一餐饮食以六成饱为宜，可进食米饭、面条等，不宜喝牛奶、吃海鲜和油腻食物，以免术后卧床出现腹胀或腹泻。

10. 经皮冠状动脉介入择期或急诊手术术前口服抗血小板聚集药物的时间如何确定？

（1）择期PCI者术前口服阿司匹林和氯吡格雷或替格瑞洛。

（2）对于行急诊PCI或术前6小时内给药者，遵医嘱服用负荷剂量的阿司匹林（300mg）和氯吡格雷（300mg）或替格瑞洛（180mg）。

11. 对经皮冠状动脉介入治疗术前服用华法林的患者如何术前指导？

对于已经服用华法林的患者，术前通常无须停用华法林，但需要查INR。使用新型口服抗凝药的患者，急诊PCI无须中断。而择期PCI可考虑术前停药，停药时间取决于使用的药物和肾功能（通常术前停药12～24小时，达比加群酯经肾脏清除率较高，肾功能不全患者需要考虑延长停药时间），均无须桥接治疗。

12. 对经皮冠状动脉介入手术拟行股动脉穿刺者，术前指导有哪些内容？

（1）行为指导：①深吸气～屏气～咳嗽练习，其要领是用胸腔用力咳嗽，其目的是便于术中配合术者，促进对比剂从冠状动脉的排出。②卧位排便练习和卧位躯体平移练习，对于经股动脉路径PCI的患者，术前进行排便练习和躯体平移练习有助于减少PCI术后尿潴留和出血并发症的发生。

（2）术前宣教和心理护理：向患者及家属介绍手术的方法和意义、手术的必要性和安全性，以解除思想顾虑和精神紧张，必要时手术前晚遵医嘱给予口服镇静剂，保证充足的睡眠。

13. 经股动脉穿刺行经皮冠状动脉介入手术术后如何观察与护理穿刺部位？

（1）经股动脉穿刺进行冠状动脉造影术后，可即刻拔除鞘管。

（2）接受PCI治疗的患者因在术中追加肝素，需在拔除鞘管之前常规监测活化部分凝血激酶时间（APTT），APTT降低到正常值的1.5～2.0倍范围内，可拔除鞘管。

（3）常规压迫穿刺点15～20分钟后，若穿刺点无活动性出血，可进行制动并弹力绷带加压包扎6小时。

14. 经桡动脉穿刺行经皮冠状动脉介入手术术后如何观察与护理穿刺部位？

经桡动脉穿刺：术后可立即拔除鞘管，对穿刺点局部压迫4～6小时后，可去除加压弹力绷带。目前我国开始使用专门的桡动脉压迫装置进行止血，有气囊充气式的，也有螺旋式的，使用此种止血方法时，保持腕部制动即可，痛苦相对较小。但是，桡动脉压迫装置具体的压迫时间、压迫力量、减压时间间隔、每次减压程度等尚未完全统一。一般术后使用压迫器压迫2～4小时后开始减压，气囊充气式压迫器每2小时缓慢抽气1～2mL，螺旋式压迫器每2小时旋转按钮放松1圈，注意边减压边观察，若发现渗血，及时适当还原压力，直至止血，必要时报告手术医师，给予重新压迫。经桡动脉穿刺者除急诊外，如无特殊病情变化，不强调严格卧床休息，但仍需注意病情观察。

15. 经皮冠状动脉介入手术术前交接内容有哪些？

（1）身份确认：姓名、性别、年龄、科室、术前诊断、拟施手术名称、血型。

（2）生命体征：意识状态、体温、脉搏、血压、脉搏、疼痛、过敏史、是否存在跌倒/坠床风险。

（3）术前准备：术区准备、静脉通路、手术前用药情况、手术标识。

（4）携带物品：影像资料、手术中用药。

（5）特殊事项：患者是否有义齿等。

16. 经皮冠状动脉介入手术术后并发症有哪些？

（1）急性冠状动脉闭塞。（2）穿刺血管并发症：①桡动脉穿刺主要并发症：a.桡动脉闭塞；b. 前臂血肿；c. 骨筋膜室综合征。②股动脉穿刺主要并发症：a. 穿刺处出血或血肿；b. 腹膜后出血或血肿；c. 假性动脉瘤和动静脉瘘；d. 穿刺动脉血栓形成或栓塞。（3）低血压。（4）对比剂不良反应。（5）心肌梗死。（6）尿潴留。

17. 经皮冠状动脉介入手术术后如何做健康指导？

（1）日常活动要劳逸结合，避免情绪激动，防止着凉，预防感冒。

（2）坚持服用抗凝药物，定期测定凝血时间和凝血酶原时间及白细胞与血小板等。

（3）低脂饮食，少食多餐，戒烟，戒酒。

（4）出院随访。术后1个月、3个月、6个月门诊随诊。定期复查心电图、血脂、血糖。

（5）6～9个月后复查冠状动脉造影，心前区如有不适应及时就诊。

18. 经皮冠状动脉介入手术术后为什么要多饮水？饮水量多少为宜？

冠脉造影及介入治疗后应该多饮水，有利于对比剂的排出，一般术后6～8小时饮水1000～2000mL或进食汤类，术后2～5小时尿量＞500mL为宜。

19. 冠状动脉支架植入术后服用双联抗血小板药物有哪些注意事项？

定期监测血小板、出凝血时间的变化。严密观察有无出血倾向，如伤口渗血、牙龈出血、鼻出血、血尿、血便、呕血等。

20. 什么是艾伦试验？

即同时按压桡、尺动脉，嘱患者连续伸屈5指至掌面苍白时松开尺侧，如10秒内掌面颜色恢复正常，提示尺动脉功能好，可行桡动脉介入治疗。拟行桡动脉穿刺者，术前要进行艾伦试验。

21. 经皮冠状动脉介入手术术后生活护理有哪些？

设法满足患者的需要，为患者创造一个安静、舒适的医疗环境。饮食方面宜以低盐、低脂饮食，进食不可过饱、少量多餐，以免加重心脏负担。因患者卧床致消化功能减退及不习惯床上排便等造成的排便困难，可反射影响心率和动脉血流量引起意外，因此排便困难者除应用缓泻剂，鼓励患者多吃水果、蔬菜外，排便时还应观察床旁心电图及血压变化，以确保患者安全。术后鼓励多饮水，一般为6～8小时饮水1000～2000mL，以便使注入体内的对比剂通过肾脏排泄。同时注意观察患者尿量。

22. 经皮冠状动脉介入手术术后心理护理有哪些？

由于冠心病患者心理压力大，存在焦虑与恐惧心理，应对患者多做安慰解释工作，讲解有关医疗知识，并根据患者的年龄、职业、文化水平等差异进行相应的心理护理，以帮助患者消除焦虑、恐惧心理，对精神过度紧张者可适量应用镇静剂。

23. 经桡动脉穿刺行经皮冠状动脉介入手术术后如何预防桡动脉闭塞？

术中充分抗凝、术后及时减压能有效预防桡动脉闭塞和PCI术后手部缺血。

24. 经桡动脉穿刺行经皮冠状动脉介入手术术后预防前臂血肿观察要点有哪些？

经桡动脉穿刺者注意观察术区加压包扎是否有效，松紧度是否得当，监测桡动脉搏动情况，观察术侧手臂有无肿胀不适，一旦发生血肿，应标记血肿范围，再次确认有效压迫，防止血肿扩大。对于局部血肿及淤血者，出血停止后可用50%硫酸镁湿敷或理疗，以促进血肿和淤血的消散和吸收。

25. 经股动脉穿刺行经皮冠状动脉介入手术术后如何预防穿刺处出血或血肿？

经股动脉穿刺者，采取正确压迫止血方法（压迫动脉不压迫静脉）后，嘱患者术侧下肢保持伸直位，咳嗽及用力排便时压紧穿刺点，观察术区有无出血、渗血或血肿；必要时予以重新包扎并适当延长肢体制动时间。

26. 什么是假性动脉瘤和动静脉瘘？

假性动脉瘤是指动脉穿刺后血液通过血管壁裂口进入血管周围组织并为组织所包裹而形成的与动脉相通的瘤腔。在收缩期时，动脉血液可经异常通道（瘤颈部）进入瘤腔，舒张期瘤腔内血液可回流至动脉内。假性动脉瘤常发生于经股动脉穿刺后，而桡动脉径路也可发生，临床表现为局部疼痛、搏动性包块伴有震颤和血管杂音，可进行性增大压迫周围神经、出现感染甚至是瘤体破裂。

动静脉瘘是指动、静脉之间存在持续的异常通道，动脉血可分流至静脉。PCI时，如穿刺针同时穿透并行的股动脉和股静脉且使两者之间产生一个通道，则可在术后发生动静脉瘘。临床表现为：腹股沟穿刺部位疼痛、包块形成，听诊可闻及连续性吹风样血管杂音甚至是震颤。动静脉瘘形成可有不断增大和破裂的危险，需要积极处理。

27. 经皮冠状动脉介入手术术后出现假性动脉瘤和动–静脉瘘如何观察与护理？

假性动脉瘤和动–静脉瘘，多在鞘管拔除后1~3日形成，前者表现为穿刺局部出现搏动性肿块和收缩期杂音，后者表现为局部连续性杂音，一旦确诊应立即局部加压包扎，如不能愈合可行外科修补术。

28. 经股动脉穿刺行经皮冠状动脉介入手术术后出现动脉血栓形成或栓塞时如何观察与护理？

穿刺股动脉血栓形成或栓塞，可引起动脉闭塞产生肢体缺血，术后应注意观察双下肢足背动脉搏动情况，皮肤颜色、温度、感觉改变，下床活动后肢体有无疼痛或跛行等，发现异常及时通知医师；静脉血栓形成或栓塞可引起致命性肺栓塞，术后应注意观察患者有无突然咳嗽、呼吸困难、咯血或胸痛，需积极配合给予抗凝或溶栓治疗。若术后动脉止血压迫和包扎过紧，可使动、静脉血流严重受阻而形成血栓。

29. 经皮冠状动脉介入手术术后出现尿潴留时的护理措施有哪些？

多由经股动脉穿刺后患者不习惯床上排尿而引起。
（1）术前训练床上排尿。（2）做好心理疏导，解除床上排尿时的紧张心理。（3）诱导排尿，如听流水声、吹口哨、温水冲洗会阴部等。（4）以上措施均无效时可行导尿术。

30. 经皮冠状动脉介入手术术后发生低血压如何观察与护理？

多为拔除鞘管时伤口局部加压后引发血管迷走反射所致。备好利多卡因，协助医师在拔除鞘管前局部麻醉，减轻患者疼痛感。备齐阿托品、多巴胺等抢救药品，连接心电、血压监护仪，除颤仪床旁备用，密切观察心率、心律、呼吸、血压变化，及早发现病情变化。迷走反射性低血压常表现为血压下降伴心率减慢、恶心、呕吐、出冷汗，严重时心跳停止。一旦发生应立即报告医师，并积极配合处理。此外，使用硝酸酯类药物时用微量泵控制速度，并监测血压。

31. 经皮冠状动脉介入手术术后出现对比剂不良反应如何观察与护理？

少数患者注入对比剂后出现皮疹、畏寒甚至寒战，经使用地塞米松后可缓解。也可发生急性肾损伤，严重过敏反应罕见。术后经静脉或口服补液，可起到清除对比剂、保护肾功能和补充容量的双重作用。术前应评估患者有无肾功能受损的高危因素存在，如高龄、肾功能不全等，推荐在术前3～12小时开始静脉使用生理盐水进行水化，观察尿量。伴有慢性心衰者水化过程中需观察呼吸情况，听诊肺部，警惕诱发急性肺水肿。

32. 经皮冠状动脉介入手术术后出现急性心肌梗死应如何观察与护理？

由罪犯血管或非罪犯血管急性血栓形成所致。故术后要注意观察患者有无胸闷、胸痛等症状，并注意有无心肌缺血的心电图表现和心电图的动态变化情况。

33. 经皮冠状动脉介入手术术后出院指导有哪些？

有效控制冠心病的各种危险因素，遵医嘱继续服用降压、降糖、调脂及抗血栓治疗等，以巩固PCI的疗效，预防再狭窄发生。PTCA术后半年内约30%的患者发生再狭窄，药物洗脱支架植入后半年内再狭窄率低于10%，其中局部血栓形成和栓塞是重要原因。因此强调患者应终身服用阿司匹林，植入支架者还需联合应用氯吡格雷或替格瑞洛。植入支架数目越多，越要重视坚持抗血栓治疗。定期门诊随访，定期监测出凝血时间等。

34. 什么是主动脉内球囊反搏？其工作原理是什么？

主动脉内球囊反搏（intra-aortic balloon pump，IABP）装置由球囊导管和驱动控制系统两部分组成。目前使用的是双腔球囊导管，除与球囊相连的管腔外，还有一个中心腔，可通过压力传感器监测主动脉内的压力。驱动控制系统由电源、驱动系统、监测系统、调节系统和触发系统等组成。触发模式包括心电触发、压力触发、起搏信号触发和内触发。

工作原理：主动脉内球囊通过与心动周期同步充放气，达到辅助循环的作用。在舒张早期主动脉瓣关闭后瞬间立即充盈球囊，大部分血流逆行向上，升高主动脉根部压力，增加冠状动脉的血流灌注，使心肌的供血量增加；小部分血流被挤向下肢及肾脏，轻度增加外周灌注。在等容收缩期主动脉瓣开放前瞬间快速排空球囊，产生"空穴"效应，降低心脏后负荷、左心室舒张末期容积和室壁张力，减少心脏做功及心肌氧耗，增加心排出量。

35. 主动脉内球囊反搏术适应证有哪些？

（1）急性心肌梗死伴心源性休克。（2）急性心肌梗死伴机械并发症如急性二尖瓣反流、乳头肌功能不全、室间隔穿孔。（3）难治性不稳定型心绞痛。（4）难以控制的心律失常。（5）顽固性左心衰竭伴心源性休克。（6）血流动力学不稳定的高危PCI患者（如左主干病变、严重多支病变或重度左心室功能不全等）。（7）冠状动脉旁路手术和术后支持治疗。（8）心脏外科术后低心排出量综合征。（9）心脏移植的支持治疗。

36. 主动脉内球囊反搏术禁忌证有哪些?

（1）重度主动脉瓣关闭不全。（2）主动脉夹层动脉瘤或胸主动脉瘤。（3）脑出血或不可逆的脑损害。（4）严重的主动脉或髂动脉血管病变。（5）凝血功能异常。

37. 主动脉内球囊反搏术方法是什么?

在无菌操作下，经股动脉穿刺送入IABP球囊导管至降主动脉起始下方1~2cm处，确定位置后缝合固定IABP球囊导管，经三通接头将导管体外端连接反搏仪，调整各种参数后开始反搏。

38. 主动脉内球囊反搏术前护理有哪些?

（1）协助医师根据病情向患者及家属交代IABP的必要性和重要性，介绍手术大致过程及可能出现的并发症，争取尽早实施IABP术，以免错过最佳抢救时机。

（2）检查双侧足背动脉、股动脉搏动情况并做标记；听诊股动脉区有无血管杂音。完善血常规及血型、尿常规、出凝血时间等相关检查，必要时备血。

（3）股动脉穿刺术区备皮。给予留置导尿，建立静脉通路，以备术中急用。

（4）术前常规遵医嘱给予抗血小板聚集药物与地西泮等镇静药物。

（5）备齐术中用物、抢救物品、器械和药品。

39. 主动脉内球囊反搏术后护理有哪些?

（1）患者卧床休息，肢体制动，插管侧大腿弯曲不应超过30°，床头抬高也不应超过30°，以防导管打折或移位。协助做好生活护理和基础护理，定时协助患者翻身、拍背，减少坠积性肺炎及压力性损伤的发生。对意识不清患者还应注意做好安全护理。

（2）每小时使用肝素盐水冲洗测压管道，以免血栓形成，注意严格无菌操作；每小时检查穿刺局部有无出血和血肿情况；每小时观察患者足背动脉搏动情况，注意观察皮肤的温度和患者自我感觉情况。

（3）持续监测并记录患者生命体征、意识状态、尿量、心排出量、心排血指数（心脏指数）、心电图变化（主要是反搏波形变化情况）、搏动压力情况等，观察循环辅助的效果，如出现异常及时通知医师。

（4）仔细观察及发现反搏有效的征兆。反搏有效的临床表现为患者神志清醒、尿量增加、中心静脉压和左心房压在正常范围内、升压药物剂量大幅度减少甚至完全撤除，反搏时可见主动脉收缩波降低而舒张波明显上升是反搏辅助有效的最有力证据。

（5）遵医嘱进行血、尿等实验室检查，及时报告医师检查结果。

（6）血流动力学稳定后，根据病情逐渐减少主动脉内球囊反搏比率，最后停止反搏，进行观察。每次变换频率间隔应在1小时左右，停止反搏后带管观察的时间不可超过

30分钟，以免发生IABP球囊导管血栓形成。

40. 主动脉内球囊反搏术后并发症有哪些？

（1）下肢缺血。（2）主动脉破裂。（3）感染。（4）出血、血肿。（5）气囊破裂而发生空气栓塞。

41. 主动脉内球囊反搏术后并发症如何观察与护理？

（1）下肢缺血：可出现双下肢疼痛、麻木、苍白或水肿等缺血或坏死的表现。较轻者应使用无鞘的IABP球囊导管或插入IABP球囊导管后撤出血管鞘管；严重者应立即撤除IABP球囊导管。

（2）主动脉破裂：表现为突然发生的持续性撕裂样胸痛、血压和脉搏不稳定甚至休克等不同表现。一旦发生，应立即终止主动脉内球囊反搏，撤出IABP球囊导管，配合抢救。

（3）感染：表现为局部发热、红、肿、化脓，严重者出现败血症。严格无菌操作和预防性应用抗生素可控制其发生率。

（4）出血、血肿：股动脉插管处出血较常见，可压迫止血后加压包扎。

（5）气囊破裂而发生空气栓塞：气囊破裂时，导管内出现血液，反搏波形消失，应立即停止反搏，更换气囊导管。

42. 主动脉内球囊反搏术后导管内发生回血的护理措施有哪些？

（1）发现回血，及时冲洗，恢复压力袋压力。

（2）出现冲洗不通畅，及时用注射器回抽中心腔，如果回抽不成功，用肝素帽封闭中心腔，弃用，观察外周血压。

（3）如果发现有反搏压低平且反搏管（即氦气通道）内有回血的发生，应考虑球囊的破裂，应立即通知医师行撤管。

43. 什么是对比剂肾病？

对比剂肾病（contrast-induced nephropathy，CIN）：在无其他原因，血管内使用对比剂后产生的急性肾功能下降。具体表现为：使用对比剂后48～72小时，血清肌酐水平上升44μmol/L，或比根本血清肌酐水平上升25%。

44. 怎么预防对比剂肾病？

（1）术前进行危险因素评估：CIN发生前往往存在某些危险因素，具有这些危险因素者属于易致CIN的高危人群。相关危险因素有：循环功能不全、低血容量、严重感染、严重创伤、肾脏疾病、糖尿病及高龄患者等。

（2）术前肾功能评估：对已有肾功能不全的患者应当进行全面的肾功能评价。同时选择合适的对比剂，如选用非离子低渗性对比剂（碘克沙醇等）。

（3）尽量减少对比剂的用量，准确记录对比剂的用量。

（4）造影前后水化治疗：目前认为对CIN有较好的预防效果的方法是水化治疗。容量不足会增加对比剂毒性，故静脉补液可以用来预防高危患者发生CIN，但高危患者此法不能完全避免CIN的发生。目前所普遍采用的补液方法于造影前3～12小时，以1～2mL/（kg·h）开始输注生理盐水。对于中重度肾功能减退，特别是那些合并糖尿病的患者，应于术前12小时静脉滴注0.9%的生理盐水，术后持续6小时。

（5）透析治疗：必要时造影后透析治疗1次，以帮助对比剂尽快排出，同时有助于防止心力衰竭、肺水肿的发生。一旦发生急性肾衰竭，应尽快进行透析治疗。

（6）避免造影时患者存在血容量不足及脱水状态，避免同时应用肾损害药物。

（7）可以预防性使用钙通道阻滞剂、N-乙酰半胱氨酸等药物。

45. 对比剂肾病的护理有哪些？

（1）术前进行危险因素及肾功能评估，对评估的结果特别是患者的血清肌酐、尿素氮等做到心中有数，高度关注CIN的高危人群。

（2）术前水化疗法，通过给予水化可以增加体内水的排泄，从而减少肾小管的重吸收，减轻对比剂对肾小管细胞损害等。故要在术前为患者详细讲解水化疗法的作用以及必要性，避免部分患者因惧怕术后卧床排尿而不愿多饮水。造影前准备不少于1000mL的温开水，于造影前2小时内分次喝完，必要时静脉补液，达到导管室上手术台前排尿。

（3）根据患者的肾功能情况选择合适的对比剂，对已有肾功能损害的患者，最好使用碘克沙醇。同时准确记录对比剂的用量，对于已有危险因素的冠脉多支病变患者，视对比剂的用量分次进行介入手术。

（4）术后回到病房，立即遵医嘱静脉滴注生理盐水或林格液500mL，用输液泵控制滴速2mL/（kg·h），缓慢滴入，同时准备不少于1000mL的温开水，嘱患者分次小量喝，争取晚上睡觉前喝完。老年患者记忆力差，护士应加强巡视，密切观察患者的尿量和喝水情况。如发现尿量较少，立即嘱患者适当增加喝水量，保证24小时尿量不少于2000mL。

（5）监测尿常规及肾功能，确保CIN的早期诊断。CIN主要发生于接触对比剂后的24～72小时，故术后72小时内应对患者加强巡视，倾听主诉，观察患者是否出现水肿、尿少、乏力等非少尿型急性肾衰竭症状。准确记录24小时出入量，必要时进行心电，血压监测。术后每日留取标本检测肾功能情况，降至接近正常后停止监测，若血肌酐Scr较基线增加>44.2μmol/L或>25%或尿量<1500mL/24小时，及时通知医师，使患者得到早期的明确诊断。

（李毅 赵冬云 栗印军）

第八篇 心血管病介入治疗术中护理配合及特殊器械的护理管理

1. 什么是数字减影血管造影（DSA），有什么功能？

数字减影血管造影（dgital subtraction angiography，DSA）是将注入对比剂前后拍摄的两帧X线图像经数字化输入图像计算机，通过减影、增强和再成像过程来获得清晰的纯血管影像，同时实时地显现血管影。DSA具有对比度分辨率高、检查时间短、对比剂用量少，浓度低、患者X线吸收量明显降低以及节省胶片等优点，在血管疾患的临床诊断中，具有十分重要的意义。

2. 高压注射器的功能原理是什么？应用时注意什么？

高压注射器是放射诊疗系统中的辅助设备，在一定时间内，通过经皮穿刺进入血管或经人体原有孔道，将足够量的高浓度X线造影剂快速、准确地注射到检查部位，可以对病变部位进行诊断性造影与治疗。在对心脏和主动脉等大血管造影时，尤其是对主动脉造影及逆行性动脉造影时，要求在短时间内注入大剂量的对比剂，以保证对比剂不会立刻被血液稀释，从而获得质量良好的造影图像。为此，临床上必须借助于高压注射器。

高压注射器的注意事项：

（1）注射器出现故障时，应立即断开与患者连接的注射器管路，避免造成伤害。

（2）准备注射前须确保管路中没有空气。

（3）注射过程中如管路中有阻塞或泄漏，应立即断开与患者连接的注射器管路，避免造成伤害。

3. 血管内超声显像（IVUS）的术中护士如何配合？如何管理维护机器？

血管内超声显像（intravenous ultrasound，IVUS）是通过导管技术将微型超声探头送入血管腔内，显示血管横截面图像，从而提供在体血管腔内影像。IVUS能够精确测定管腔、血管直径以及判断病变严重程度及性质，在提高对冠状动脉病变的认识和指导介入治疗方面起了非常重要的作用。是无创性的超声技术与有创性的心导管技术相结合，为临床的诊断与治疗提供可靠依据。

IVUS术中的护理配合：

（1）患者进行心理护理，减少紧张情绪，以便配合医师操作。

（2）术中备好各种急救药品。

（3）遵医嘱给予抗凝剂。

（4）开启超声导管或其他一次性耗材时注意无菌操作。

（5）必要时给予患者低流量吸氧。

（6）术中医师给冠状动脉血管扩张剂时，注意观察患者的动态血压变化。

（7）如需注射罂粟碱时，护士要注意观察，常见的不良反应有头痛、面色潮红、胸部不适、呼吸困难、出现Ⅰ度或Ⅱ度房室传导阻滞。可遵医嘱对症处理。

（8）当IVUS导管送至高度狭窄的部位或较细的血管时，会造成短暂缺血。这时应严密观察患者的生命体征，当患者临床症状加重或有明显的血流动力学变化时，应及时向医师汇报并做好急救准备。

IVUS的日常维护：

（1）每日使用设备前，首先检查机器是否正常运转，有无错误提示，做好记录并排除。

（2）严格执行正确的开关机程序，应用超声导管时动作轻柔，避免弯曲，防止损伤超声导管。

（3）注意仪器的散热和通风，每月检查清洗1次机器的通风过滤装置，防止杂质和灰尘被吸入机器里面，造成机器通风散热不良而烧坏机器。

（4）信息量较大时及时对图像信息进行保护，以防丢失。及时删除无用图像释放内存。

4. 光学相干断层成像（OTC）的术中护士如何进行护理配合？如何进行机器管理维护？

光学相干断层成像（optical coherence tomography，OCT）是继X线、CT、MRI和超声诊断技术之后又一新的医学断层成像方法。它结合先进的光学技术，利用近红外光和超敏感探测技术及计算机图像处理技术，获得血管内微观结构的断层图像。

OCT的术中护理配合：

（1）术前对患者做好解释工作，以便配合好医师操作。

（2）注射器出现故障时，应立即断开与患者的连接，必要时给予患者低流量吸氧。

（3）备好各种急救药品。

（4）配好术中使用的液体：肝素盐水、复方氯化钠溶液。

（5）由于OCT在成像过程中会短时间、人为阻断冠状动脉血流，护士应严密观察患者的生命体征，特别是心电图和血压的变化。

（6）注意备好除颤器，专人看护。

OCT的日常维护：

（1）仪器要有专人负责清洁工作，尤其是对连接口处，检查结束后盖好保护帽，确保下次正常使用。

（2）要注意仪器的散热和通风，每月要检查清洗1次机器的通风过滤装置，保证机器的通风散热。

（3）机器要做到定期强制性维护保养、检修，若发现使用故障及时报修，确保正常使用。

5. 主动脉内球囊反搏机（IABP）的功能原理是什么？其适应证与禁忌证有哪些?

主动脉内球囊反搏（intra-aortic balloon pump，IABP）原理：

（1）主动脉内气囊通过与心动周期同步的放气，达到辅助循环的作用。

（2）在舒张早期主动脉瓣关闭后立即充气球囊，大部分血流逆行向上升高主动脉根部压力，增加冠状动脉血流灌注，使心肌的供血量增加；小部分血流被挤向下肢和肾脏，轻度增加外周灌注。

（3）在等容收缩期主动脉瓣开放前瞬间快速排空气囊，产生"空穴"效应，降低心脏后负荷、左心室舒张末期容积和室壁张力，减少心脏做功及心肌氧耗量，增加心排出量。

适应证：

（1）急性心肌梗死伴心源性休克。

（2）急性心肌梗死伴机械并发症，如二尖瓣反流、乳头肌功能不全、室间隔穿孔等。

（3）难治性不稳定型心绞痛。

（4）难以控制的心律失常。

（5）顽固性左心衰竭伴心源性休克。

（6）血流动力学不稳定的高危PCI患者（如左主干病变、严重的多支病变或重度左心室功能不全等）。

（7）冠状动脉旁路手术和术后支持治疗。

（8）心脏外科手术后低心排综合征。

（9）心脏移植支持治疗。

禁忌证：

（1）重度的主动脉瓣关闭不全。

（2）主动脉夹层动脉瘤或胸主动脉瘤。

（3）脑出血或不可逆的脑损伤。

（4）严重的主动脉或髂动脉血管病变。

（5）凝血功能异常。

6. 术中应用主动脉内球囊反搏机（IABP）时护士应如何配合？

（1）遵医嘱从患者的外周静脉处给予肝素，已肝素化的患者可不用给。

（2）开启IABP导管，同时将压力套装正确连接，建议肝素盐水压力袋的压力保持在250～300mmHg，可顺利排空压力延长管内的空气。

（3）持续按压力调零键2秒进行压力调零，然后将压力传感器与患者相通。如果使用的是光纤球囊导管系统，该系统可以在血管穿刺成功后导管进入患者体内自动进行动脉血压调零，并且每2小时自动压力校准。此时护士只需将导管系统的光纤末端按正确的方向插入IABP机器上的传感器输入接口即可。

（4）当医师成功放置好球囊后，护士在台下将球囊延长管连接于主动脉内球囊反搏泵上。

（5）将球囊预充氦气，然后按开始键。此时可根据动脉压力波形调整充放气时相。开始可用1∶2频率进行充放气调整，满意后可转为1∶1频率反搏。触发方式可设置为心电图触发，这是最常用的触发方式，以迅速上升的R波起始段作为QRS波的标志，自动计算出舒张期开始后主动脉瓣关闭的时刻，按时启动球囊充气。当选好触发模式后，一定要将选择项面板上球囊充盈处（MAX）选项调至最大。

（6）IABP操作中护士随时观察患者的生命体征，可根据心率和血压的变化及时向医师汇报，注意有无并发症的出现。

（7）球囊应被置放于降主动脉，其尖端通常位于左锁骨下动脉远侧。可根据X线透视下或床旁胸部正位片，确定球囊位置是否合适。

（8）当IABP出现报警时，护士可以根据显示屏提供的帮助信息，获得及时准确的报警原因和处理方法。

7. 主动脉内球囊反搏机（IABP）如何进行日常管理维护？

（1）IABP在不使用时，要定期充电（每日至少1次，每次充电时间大于12小时），可延长机内蓄电池寿命。每月要开机1次，检验机器运转是否正常。

（2）患者撤机后清洁心电图导联线、压力导线、电源线并放回原处，避免打折破损。

（3）定期清洁机身，注意防尘。每3～6个月进行机器系统维护。

8. 心脏起搏器工作原理是什么？临时起搏器适应证有哪些？

心脏起搏器是一种医用电子仪器，它通过发放一定形式的电脉冲，刺激心脏，使之激动和收缩，即模拟正常心脏的冲动形成和传导，以治疗由于某些心律失常所致的心脏功能障碍。

适应证：

（1）严重病态窦房结综合征、房室传导阻滞伴明显血流动力学障碍及出现严重脑缺血临床症状者。

（2）具备永久心脏起搏器植入指征，而需行心脏临时起搏器过渡者。

（3）在急性下壁心肌梗死患者行急诊PCI治疗时，因血管打通后，心肌氧自由基暴发、钙离子负荷超载、微电流折返及房室结动脉损伤等而发生心肌再灌注损伤，表现为心率下降或严重的房室传导阻滞及血压下降者。

（4）快慢综合征或慢快综合征患者出现应用抗心律失常药物矛盾时。

（5）原因不明突发严重房室传导阻滞患者（如服用安眠药过量）。

（6）长QT间期合并多形性室性心动过速者。

（7）需要应用超速起搏终止的室性心动过速。

（8）心肺复苏抢救治疗中。

9. 临时起搏器植入术时护士应如何配合?

（1）严格执行无菌操作规程，铺无菌台、打开无菌敷料包及器械包，准备无菌物品包括：注射器、无菌手套、纱布、6F股动脉鞘套件、临时起搏电极等。

（2）协助医师穿无菌手术衣，消毒皮肤，铺无菌单，罩无菌机套。

（3）监测生命体征，无有创动脉血压监测情况下，采用无创血压监测。

（4）在插入电极跨过三尖瓣环时，会发生频发的室性期前收缩或短阵室性心动过速，甚至诱发心室颤动，应严密监测心电图变化，除颤器处于备用状态。

（5）待电极送到右心室满意位置后，将电极尾端与台下起搏器脉冲发生器进行连接，并确保连接部位紧密、牢靠，注意不要污染无菌操作区。开始配合术者进行起搏阈值测试，起搏频率一般设定为70～80次/min，视实际情况增或减。电压先从5V起，逐步降低幅度直至不能夺获为止，这一临界数值即为起搏阈值（正常值≤1.0V），为确定稳定性，可重复测试2～3次，最后选择的起搏电压应为起搏阈值的2～3倍。必要时测试感知灵敏度，一般选择2.0～2.5mV。为取得较高安全性及有效性，除电压、感知灵敏度数值设置在较宽安全范围内之外，临时起搏器脉宽设置较高，一般为1.0ms。起搏输出电压一般设定在4～5V。

（6）检查电极稳定性，嘱患者深呼吸或咳嗽，严密监测心电图，看有无无效起搏及膈肌刺激现象。

（7）加强术中巡视，确保整个手术过程中外周静脉通路处于通畅状态，关注患者的感受，了解患者术中疼痛情况及其他不适主诉，并做好安慰解释帮助患者顺利完成手术，密切监测生命体征变化，如神志、心率、心律、呼吸、血压，如有变化及时报告医师。

（8）协助术者用4.0不可吸收线将电极固定于穿刺部位的皮肤上，固定3~4个点，在上面覆盖菌纱布，再用弹力绷带适当固定，并妥善放置起搏器及连接线，防止牵拉导致电极移位。

（9）准确记录术中护理记录，内容包括：患者状态，术前及术后心率、心律，生命体征、起搏设定频率，起搏阈值，感知灵敏度等。

（10）打印有效起搏心电图一份，连同电极导管条形码粘贴单一同存放于患者病历中以备核查。

10. 冠状动脉旋磨机的工作原理是什么？术中护士如何配合？

冠状动脉旋磨术是采用带有钻石颗粒旋磨头的导管在冠状动脉血管内用机器带动旋磨头以135000~180000转/分的高转速，选择性地去除纤维化或钙化严重的动脉硬化斑块，而遇有弹性的血管组织，高速旋转的旋磨头会自动弹开，即旋磨头不切割有弹性的组织和正常冠状动脉。

术中的护理配合：

（1）准备经皮冠状动脉介入治疗（PCI）术中使用的导管材料。

（2）配合术者选择旋磨术的旋磨导管、旋磨导丝、旋磨头。选择旋磨导管时，按病变血管直径由小直径旋磨头酌情增大，术前应将导管材料准备齐全以备术中更换。推进器是与旋磨导管连接使用，与导管对接部分非常精细，开启包装时应避免损伤。

（3）连接机器电源，接好脚踏板连线及氮气连接管，打开机器开关，旋钮指示为准备状态。

（4）连接氮气瓶压力表，打开氮气瓶顶部大阀门即总开关，检查气压瓶主表气压显示>7MPa后打开副气压表，调节减压阀到输出压力为0.65~0.75MPa。

（5）检查Dynaglide功能。踩下在脚阀上的圆形转化键，主机上绿灯应该闪亮，再踩圆形转化键绿灯应该熄灭，说明气瓶的压力是足够的。

（6）冲洗液（加压输液袋）的准备。可以常规在盐水中单纯加入肝素10~20U/mL。遵医嘱可同时加入硝酸甘油（4μg/mL）和（或）维拉帕米（10μg/mL）。常用袋装盐水每袋500mL加入5000U肝素及5mL硝酸甘油，术中冲洗时可以在抗凝的同时减少血管的局部痉挛。

（7）拆开已选定旋磨导丝、旋磨头导管及推进器，保持无菌递台上。台上助手把推进器中气泵管及双色光缆转速连线递出，护士分别连接在旋磨主机不同插孔中。再将推进器中冲洗输液管接在已准备好的加压输液袋上，准备旋磨时随时冲洗。加压盐水袋压力为200~300mmHg，以备术中稳定灌注。

（8）将旋磨脚踏控制开关递与术者，置放于影像机器控制脚踏板的右侧由术者控制体外试转，要在旋磨头放入指引导管前完成。护士配合将机器转速（导管直径≤2.0mm）调至135000~180000转/分，或遵医嘱调整转速。

（9）旋磨开始后护士要随时读出旋磨转速及旋磨时间。术者需要随时知道旋磨的机器速度及旋磨时间，每次5~15秒。

（1）术中监测动脉压力变化，如遇压力突然升高（＞150/100mmHg）或降低（＜90/50mmHg）时，立即与术者沟通，随时准备使用药物恢复血压至正常状态后继续完成手术。

（2）监测术中心电图变化，如有心动过缓、心律失常、ST段升高或降低等出现时，要及时通知术者准备好用药及临时起搏导管。

（3）旋磨时机器发出高转速刺耳噪声，影响术者与患者沟通，护士要尽量站在患者容易对话的地方，随时询问患者自觉症状，观察病情变化。

（4）旋磨结束后配合台上术者调整机器为低转速，将旋磨导管缓慢退出冠状动脉血管。

（5）准备好主动脉内球囊反搏（IABP）机器及导管材料。

11. 压力导丝技术测量血流储备分数（FFR）时，护士应如何配合手术？注意事项是什么？

血流储备分数（fractional flow reserve，FFR）是指冠状动脉存在狭窄的情况下，该冠状动脉所供心肌区域能获得的最大血流与同一区域在正常情况下所能获得的最大血流之比。此参数可较准确地反映狭窄病变对血管功能的影响程度。

护士配合注意事项：

（1）术前护士对患者做好解释工作，以便配合好医师操作。

（2）必要时给予患者低流量吸氧。

（3）备好各种急救药品。

（4）腺苷/ATP的使用：当压力导丝到达靶病变时，可给予适量的腺苷/ATP，然后再进行血流储备分数（FFR）的测量。给药方法可分为冠状动脉给药和静脉给药两种：①冠状动脉给药：a. 腺苷的规格是90mg/30mL，取0.4mL腺苷加入30mL生理盐水中，配制成为1mL=40μg的剂量。b. 三磷酸腺苷二钠（ATP）的规格是20mg/2mL，取2mL ATP加入500mL生理盐水，配制成为1mL=40μg的剂量。临床上一般在测量左侧冠状动脉血流储备分数时常用每次60g（1.5mL），测量右侧冠状动脉血流储备分数时常用每次40g（1mL）。②静脉给药：a. 取15mL腺苷（90mg/30mL）加入30mL生理盐水（适用于微量泵）。b. ATP的静脉给药：取4m LATP（20mg/2mL）加入36mL生理盐水（适用于微量泵）。

12. 血栓抽吸系统在冠脉系统的应用范围及使用时的注意事项？

血栓抽吸系统运用了伯努利原理，配合不同型号的导管，能有效清除血栓，快速开通血管，恢复血流。术中宜先清除动脉内血栓，再采用球囊成形术或支架植入术。

注意事项：

注意吸栓时间的掌握，防止肾损害。因为负压作用下，红细胞容易被破坏，分解出的少量血红蛋白和珠蛋白结合，迅速被肝脏降解，但当血红蛋白超过珠蛋白结合能力时，自肾小球滤出，其量超出肾小管的重吸收能力，出现血红蛋白尿。主要措施是水化和碱化尿液。术前3～6小时至术后24小时，静脉输注生理盐水1～1.5mL/（kg·h），可酌情静脉输入5%碳酸氢钠。

13. 导管室常备的碘对比剂有哪些？

对比剂又称为造影剂，目前冠状动脉介入中常用的非离子型造影剂有：碘帕醇、碘海醇、碘普罗胺、碘克沙醇等。其中碘帕醇、碘海醇、碘普罗胺同归于低渗性造影剂，碘克沙醇则是等渗性非离子型造影剂，与低渗性造影剂相比，对血管内皮、红细胞、血小板均有很好的保护作用，对这些器官的作用接近于生理盐水。因此碘克沙醇较少引起患者的不适和疼痛，在高危患者中使用，其肾损害的发生率及心血管系统疾病的发生率明显降低。

14. 碘对比剂是否需要进行过敏试验？

有多中心临床研究证实，小剂量碘过敏试验，无助于预测离子型和非离子型造影剂是否发生过敏反应。因此，不建议对患者进行常规的过敏试验，除非产品说明书注明特别要求。

15. 导管室常用抗血小板药物有哪些？

抗血小板药物是PCI的关键辅助药物之一，PCI治疗在解决冠脉狭窄同时，会导致局部血管的内皮损伤，内皮下胶原暴露，进而局部血小板黏附、聚集、激活，血管内血栓形成。因此抗血小板治疗在PCI围术期至关重要。常用的抗血小板药按其作用机制分为3类：（1）抑制血小板花生四烯酸的药物，如阿司匹林。（2）特异性抑制血小板活化ADP受体的药物，如氯吡格雷和替格瑞洛。（3）血小板膜糖蛋白（GP）受体阻滞剂，如替罗非班。各种不同抗血小板药物分别作用于血小板激活的不同环节。

16. 导管室常用抗凝药物有哪些？

抗凝血药物是一类干扰凝血因子、抑制凝血过程某个环节而阻滞血液凝固的药物，各类药物由于作用在凝血过程的不同环节、不同部位，其作用机制也不一样。常用的抗凝药物有：（1）肝素：抗凝血酶III常用的凝血酶抑制剂，是导管室中最为常用的抗凝血药物。（2）比伐芦定：与凝血酶催化位点和阴离子外结合位点发生特异性结合，直接抑制凝血酶的活性，从而抑制凝血酶所催化和诱导的反应，其作用是可逆的。比伐芦定主要作为抗凝剂用于成人择期经皮冠状动脉介入治疗（PCI）。

17. 导管室常备的止血药有哪些?

止血药是指能促使出血停止或减少出血的药物。通常出血分别是由于血管壁、血小板的量和（或）质、血液凝固的异常及纤溶亢进等诸因素异常引起的。由于引起出血的原因不同，致使止血药物各异，它们分别通过影响其中1个或几个异常出血因素而达到止血的目的。根据药物止血机制不同，重点介绍以下几类：（1）促进血液凝固的药物，如维生素K、鱼精蛋白、纤维蛋白原、凝血酶原复合物、酚磺乙胺等。（2）抑制纤维蛋白溶解的药物，如氨甲苯酸、氨基己酸、氨甲环酸和抑肽酶等。（3）其他止血药，如局部止血药可吸收性明胶海绵、凝血酶等。

18. 导管室常备的抗心绞痛药有哪些?

（1）硝酸甘油：属于有机硝酸盐类抗心绞痛药，基本作用是松弛平滑肌。最小有效量的硝酸甘油即可明显扩张静脉血管，而减少回心血量，降低心脏的前负荷，减少心肌耗氧量。稍大剂量的硝酸甘油也可显著舒张动脉血管，降低动脉压，扩张冠状动脉，增加缺血区血液灌注。

（2）硝酸异山梨酯（异舒吉）：主要的药理作用为松弛血管平滑肌，继而引起外周动脉和静脉扩张，特别对后者有效。静脉扩张可促进外周血液聚集，减少静脉回流，使心室末端舒张压和肺毛细血管楔压（前负荷）降低。松弛小动脉平滑肌，可降低系统血管阻力、动脉收缩压和平均动脉压（后负荷）。硝酸异山梨酯还可扩张冠状动脉。

19. 导管室常备抗休克药有哪些?

抗休克药物是泛指对休克具有防治作用的多种药物的统称，科学、合理地应用血管活性药物是治疗休克的关键。

（1）肾上腺素：对α、β受体均有激动作用，加强心肌收缩力，心率加快，皮肤、黏膜、内脏血管收缩，血压升高，支气管平滑肌松弛，血糖升高，代谢加强。注意事项：对于服用β受体阻滞剂的患者，在使用含有本药的局麻药时，可发生肢端组织缺血、坏死，因此在使用前需停用β受体阻滞剂3日；与洋地黄合用时，可增强本药对心血管的作用，引起心律失常；与降糖药合用时，可减弱口服降糖药及胰岛素作用。

（2）去甲肾上腺素：直接激动血管的α1和α2受体，引起全身皮肤/黏膜血管显著收缩，使外周血管阻力增加，血压上升。其次使骨骼肌、肠系膜、肝、肾血管收缩，从而增加心、脑等器官的血流灌注。去甲肾上腺素可使冠状动脉扩张，与其小剂量时能增加心肌收缩力和心排出量的作用有关。去甲肾上腺素有弱激动心脏β受体作用，从而使心肌收缩力增强，心率加快，心排出量增加。注意事项：在用药过程中应监测血压和尿量。不应较长时间应用，如必须应用应定期更换输液部位；如皮肤苍白或已出现缺血性表现，除局部使用血管扩张剂浸润注射外，应尽快局部热敷并给予普鲁卡因封闭；停药时应逐渐减量，骤然停药可致血压突然下降；本药不宜与碱性药物配伍注射，以免失效或升压作用减弱。

（3）多巴胺：小剂量时（每分钟按体重0.5~2μg/kg），主要作用于多巴胺受体，使肾及肠系膜血管扩张，肾血流量及肾小球滤过率增加，尿量及钠排泄量增加；中等剂量（每分钟按体重2~10μg/kg），直接激动β受体，对心肌产生正性应力作用，使心肌收缩力及心搏量增加；大剂量时（每分钟按体重大于10μg/kg）激动α受体，增加周围血管阻力，肾血管收缩，肾血流量及尿量反而减少。由于心排出量和周围血管阻力均增加，故使收缩压与舒张压均增高。注意事项：剂量过大时可出现心动过速、心绞痛、呼吸困难、头痛；与碱性药配伍易失活；与麻醉药氟烷、环丙烷等合用易致心律失常；与单胺氧化酶抑制剂并用可延长和增强本药作用；与胍乙啶、三环类药合用可增加多巴胺效应，引起高血压、心律失常；与吩噻嗪类合用可阻断心、肾、肠系膜多巴胺受体。

（4）间羟胺：主要通过直接兴奋α受体起作用，较去甲肾上腺素作用为弱但较持久，使血管收缩，血压升高，也可兴奋心脏β₁受体，增强心肌收缩力，增加脑、肾和冠状动脉血流量，对低血压及休克患者可增加心排出量；对肾血管的收缩作用较弱，故很少引起少尿、无尿等肾衰竭症状。注意事项：升压速度过快、过猛可致急性肺水肿、心律失常；静脉滴注时药液外渗，可引起局部血管严重收缩，导致局部组织红肿硬结甚至坏死。

20. 导管室常备的抗心律失常药物有哪些？

抗心律失常药通过改变心肌细胞的电生理特性，使心律失常发作减少消失。通常治疗快速性心律失常的药物可有以下4类：（1）阻滞快速钠通道，发生膜稳定作用，如利多卡因、普罗帕酮。（2）β肾上腺素能受体阻滞剂，如美托洛尔、普萘洛尔。（3）阻断钾通道，延长动作电位时程，延长复极，常用有胺碘酮。（4）阻断慢性钙通道，如维拉帕米。治疗缓慢型心律失常的常备药物有：（1）阿托品：为M胆碱受体阻滞剂，能解除迷走神经对心脏的抑制作用，加快窦性心律，促进房室结传导。（2）异丙肾上腺素：为β受体激动剂，兴奋心脏β受体可使心脏收缩力增强，心率加快，传导加速，对心脏正常起搏点的作用强于异位起搏点。需要注意的是几乎所有的抗心律失常药均有引起新的心律失常或使原有心律失常加重的可能性，应用时应注意。

21. 导管室常备的抗敏药有哪些？

变态反应的各种症状是由过敏递质引起的，特别是组胺，所以抗组胺类药物组成了抗过敏药物的大部分。此外，抗过敏药物还包括过敏递质阻释剂、钙盐、脱敏制剂、糖皮质激素等。常备有：（1）盐酸苯海拉明：为H1受体阻滞剂，能竞争性抑制H1受体介导的反应，从而消除过敏症状，但不能阻断组胺的释放。其作用强度不如异丙嗪，维持时间也较短。有显著镇静作用，还有止吐、抗胆碱和局麻等作用。（2）糖皮质激素：可减轻充血，抑制炎症细胞，降低毛细血管通透性，抑制组织损伤的修复，减轻结缔组织的病理增生，从而减低炎症反应；本类药物可缓解过敏反应及自身免疫性疾病的症状，大剂量能抑制抗体的产生，对抗异体器官移植的排异反应；增强心脏收缩力，增加心血管对肾上腺素的反应，用于治疗中毒性休克、低血容量休克及心源性休克等。（3）钙剂：在机体内有广泛的生理作用，能降低毛细血管通透性，增加管壁致密度，使渗出液减少，故有消炎、消肿和抗过敏作用。

22. 导管室常备的强心利尿剂有哪些？

（1）毛花苷C注射液（西地兰）：正性肌力作用，增加心肌收缩力，减慢心率、延缓房室传导。主要用于心力衰竭、急性心功能不全或慢性心功能不全急性加重的患者，也可用于控制伴快速心室率的心房颤动。注意事项：过量时，可有恶心、食欲不振、头痛、心动过缓、黄视等不良反应；有蓄积性，可能引起恶心、食欲不振、头痛、二联律等中毒现象；严重心肌损害及肾脏功能不全者慎用；禁与钙注射剂合用；近期用过其他洋地黄类强心药者慎用；钾低者慎用。

（2）呋塞米（速尿）：抑制肾小管的髓袢升支髓质部及升支皮质部对NaCl的重吸收。该药利尿作用为强效利尿剂，用于治疗心、肝、肾等疾病引起的水肿；也可用于治疗急性肺水肿、脑水肿、急性肾衰竭和高血压等疾病。注意事项：大量利尿导致电解质丢失，可有低Na^+、低K^+、低Ca^{2+}，长期使用本药可发生低氯性碱中毒；大剂量快速静脉注射本品可出现暂时性听力障碍。

23. 导管室常备的镇静止痛药有哪些？

（1）地西泮：具有抗焦虑、镇静、催眠、抗惊厥、抗癫痫及中枢性肌肉松弛作用。导管室中常用于由于心理恐惧而引起的精神紧张、焦虑的患者。一般术前给予肌肉注射10mg或进入导管室后静脉缓慢注射3～5mg，必要时给予10mg静脉注射。注意事项：常见的有嗜睡、乏力、运动失调、偶见低血压等，长期应用可致耐受性和依赖性；青光眼，重症肌无力患者慎用；肾功能不良者慎用，老年人剂量减半。

（2）咪达唑仑：抗焦虑、镇静、催眠、抗惊厥及肌肉松弛的作用。导管室中常用于电复律以及植入式心脏复律除颤器（ICD）植入术中的诱导麻醉，一般给予咪达唑仑3～5mg静脉注射，注射开始后5分钟进入睡眠状态后开始开始进行治疗及相关操作。注意事项：静脉注射过快可对呼吸功能产生影响，所以在静脉注射的过程缓慢注射，尤其对于老年患者更为注意。同时给予血氧饱和度监测，增加吸氧流量至4～6L/min，最好配合面罩吸氧，准备好气管插管，简易呼吸器等抢救器械及耗材。

（3）盐酸吗啡：具有明显的镇痛、镇静、抗焦虑、欣快感，诱导睡眠、抑制咳嗽中枢和呼吸中枢。吗啡为目前解除急性心肌梗死疼痛的首选药物，它不仅能达到止痛和镇静的作用，而且还能扩张周围血管、降低血压、减慢心率、减少心脏作功。注意事项：

在导管室中最常用的给药方法是静脉注射，吗啡具有增强迷走神经张力的作用，导致心动过缓、房室传导阻滞、恶心、呕吐等现象，可注射阿托品对抗。

（4）盐酸哌替啶：哌替啶是阿片受体激动剂，药理作用与吗啡相似，具有镇痛、抑制呼吸的作用，但较吗啡效力弱。对于治疗心源性哮喘可取代吗啡。注意事项：哌替啶过量可致瞳孔散大心动过速、幻觉、血压下降、呼吸抑制、昏迷、肌肉挛缩甚至惊厥，解救方法同吗啡中毒；哌替啶成瘾性比吗啡小，但持续应用也可成瘾。

24. 心脏介入手术器械铺台时注意什么？

为了术中使用方便操作，通常选用2个手术器械车相连作为手术平台，每台手术开始前巡回护士需洗手，戴口罩、帽子、手套，进行手术前开台准备工作。手术时通常手术车摆放在术者后面，右侧器械车为放置常规手术器械包，左侧器械车为放置手术衣包。铺台时面向器械车，可用手先将最外面包布打开后调整直角，铺向器械车右侧及上、下外缘，再将左侧手术衣包布打开调整直角铺向左侧器械车最外缘，使左、右两侧边缘台面上已为无菌区域，再将器械包移至右侧治疗车中间。用无菌持物长钳把内层无菌布单分别向左、右、上、下铺设，成为完整无菌平台。用无菌持物钳夹一个换药碗及消毒皮钳放置于左侧治疗车上，倒入消毒液以备助手消毒皮肤使用，然后分别将麻药杯放在台面上，以存放术中用药，再分别将另外3个换药碗依大小次序放置于右侧治疗平台的上方，分别倒入2碗肝素盐水，另一个备PCI或其他造影时存放造影剂使用。随后将各类消毒手术衣包、敷料包打开，外展，根据手术需要将物品或无菌器械递放置于台上。

25. 心脏介入手术器械台上药品需准备哪些？如何配制？

（1）肝素盐水：无菌0.9%肝素盐水用于术中冲洗导管、导丝、鞘管及穿刺针，预防术中血栓发生。每500mL生理盐水加入肝素钠注射液2000U（0.32mL），每台手术约使用1000mL左右肝素盐水。

（2）硝酸甘油：在冠状动脉造影及治疗中，经导管直接注射硝酸甘油可以缓解冠脉血管痉挛现象，不但可以鉴别诊断，同时可以缓解因导管材料刺激而引起血管痉挛，影响血流灌注缓解心绞痛等情况。常规使用每1mL含100μg硝酸甘油。配制方法：术前准备时将每支5mg/mL的硝酸甘油注射液放入台上药杯中，加入49mL生理盐水，稀释后为每1mL含硝酸甘油100μg。

（3）局部麻醉药：常规使用1%的利多卡因进行局部麻醉，配制方法：把2%利多卡因10mL放入台上药杯内，术者准备时加入生理盐水10mL稀释，配为浓度为1%，局部麻醉使用。射频消融及起搏器植入术常规准备2%利多卡因20mL，以同样方法稀释加入生理盐水20mL配为浓度为1%作为局部麻醉药使用。

26. 心脏介入手术不同术区如何进行消毒铺巾?

消毒区域:(1)股动脉、股静脉穿刺入径:消毒区域为双侧腹股沟,上至平脐线,下至膝关节上10cm,沿双侧腹股沟穿刺中心点放射性向外侧及上下顺序涂刷后,更换碘伏纱布循环2~3次消毒。(2)桡动脉穿刺入径:多为右手穿刺,消毒区域为桡动脉穿刺点上至前臂,下至五指尖及指缝间,先令患者手心向上沿穿刺点向外及上下依次涂刷,后令患者手背向上依次涂刷,反复2~3次。(3)起搏器消毒区域:常规选择左侧或右侧锁骨下静脉穿刺后,为心房、心室起搏电极植入的入径。消毒区域上起耳缘下方,颈部外侧,下至胸部乳头平线,手术侧外缘至肩部,因有时血管走行不畅或血管变异可调换到对侧安装,因此最好两侧全部消毒。起搏器安置术属于有创手术,所以消毒区域更加严格。

铺巾:皮肤消毒后,把用过的消毒碗钳传递给台下护士后,进行无菌手术区铺巾。股动脉、股静脉穿刺时左右腹股沟均为手术区,先拿1条消毒治疗巾将会阴部遮盖,然后将消毒时折小的治疗巾在无菌治疗台上展开,长形对折为双层,3块长方形治疗巾对角铺在手术区,沿腹股沟内侧斜形对铺为三角形;桡动脉穿刺时先用无菌治疗巾包裹手指,手臂放平后进行有序消毒,辅消毒巾,斜形对铺为三角形,暴露术野,最后将大孔单以穿刺点为中心上下铺展。患者全部遮盖,将面部露出,如有锁骨下穿刺时要将大孔单上孔与左侧或右侧手术区对齐,铺巾后整个台面上已全部无菌。

27. 心脏介入手术诊疗时连接监护仪时注意什么?

心脏各项介入手术均需多角度X线投照显影,冠脉造影及PCI时要在影像中观察分析冠脉血管病变,因此心电监护连接导联时导联线必须避开心脏投照影像区域,并保证不妨碍术者操作。监护时多选用四肢导联,导联线摆放在患者左侧床边。监护时将电极片分别粘贴在左侧上下肢体的内侧位置并连接导联线,连接导联线即可。调整监护导联排除干扰,如果射频消融需12导联心电图监护时,再将胸导联V_1~V_6分别粘贴于胸标准位置并连接导联线。调整12导联体表心电图并排除干扰。

28. 心脏介入手术中监测血氧饱和度时注意什么?

血氧饱和度是反映呼吸循环功能的一个重要生理参数,以便及时评价血氧饱和度的状态,尽早地发现低氧血症的患者,从而更有效地预防或减少缺氧所致的意外死亡。如果在测量过程中患者肢体的被测部位出现剧烈活动,将会影响到规则脉动信号的提取,从而使测量无法进行。当患者的末梢循环严重不畅时,如休克患者,将会导致被测部位动脉血流减少,使测量不准或无法测量。当外界有强光照射到血氧探头上时,可能会使光电接收器的工作偏离正常范围,导致测量不准确,因此血氧探头应尽量避免强光照射。涂指甲油或同侧手臂测量血压时,会导致血氧饱和度测量困难。

29. 术中有创动脉压力监测如何连接？注意事项有哪些？

介入手术中动脉压监测连接应当尽可能使导管、连接管、传感器系统简单化，将连接管长度和连接开关数目降低到最小限度，使传出的动脉压为最佳动态图形。目前使用的压力监测系统多为手术台上三连三通直接连接导管尾部，其后顺序排列为第一通连接测压连接管，第二通连接测压系统加压冲洗液，第三通连接对比剂。手术开始前由护士把一次性压力传感器无菌包装拆开，同三连三通等材料递于无菌手术台上。由台上术者或者助手将连接管及输液管的另一端分别递于台下护士，接过后保持无菌，分别将其连接在传感器带有三通的前端，再将输液器插入加压冲洗液中，即可连续冲洗测量系统，使整个系统中无气泡存留，以免压力波形传导时衰减。测压装置的延长管不宜长于100cm，直径应大于0.3cm，防止压力衰减。传感器位置应平于腋中线水平，过高或过低均可影响动脉压读数。

30. 有创动脉压力曲线的特点及意义是什么？

在正常压力波形中，正常动脉压力波分为升支、降支和重搏波。升支表示心室快速射血进入主动脉，至顶峰为收缩压，正常值为100~140mmHg；降支表示血液经大动脉流向外周，当心室内压力低于主动脉时，主动脉瓣关闭与大动脉弹性回缩同时形成重搏波。而后动脉内压力继续下降至最低点，为舒张压，其正常值为60~90mmHg。从主动脉到周围动脉随着动脉管径和血管弹性的降低，动脉压力波形也随之变化，表现为升支逐渐陡峭，波幅逐渐增加。因此股动脉的收缩压比主动脉高，下肢动脉收缩压比上肢高，舒张压所受的影响较小，监测中观察到不同部位的动脉平均压应该是比较接近的。收缩压是克服各脏器的临界关闭压，保证血液供应。舒张压反映维持心脏冠状动脉灌注压。平均动脉压是心动周期的平均血压；与心排出量和体循环血管阻力有关系，是反映人体各脏器组织灌注是否良好的重要指标。

31. 心脏介入治疗术中影响有创动脉压力的因素有哪些？

导致动脉压力降低的常见因素（<90/60mmHg）：（1）迷走神经张力过高，如情绪过于紧张。（2）患者晕针。（3）操作时导管插入冠脉过深。（4）血管主干病变，开口狭窄。（5）急性心肌梗死、冠脉内急性血栓。（6）冠脉穿孔、心包压塞。（7）急性过敏性休克。

导致动脉压力增高的常见因素（>160/100mmHg）：（1）患者本身长期高血压、术前未服降压药。（2）情绪紧张。（3）术中憋尿。（4）急性左心衰竭。

32. 心脏介入治疗术前准备工作有哪些？

（1）认真查对病历，了解患者姓名、年龄及各种检查结果，如生化、凝血、感染五项、冠脉CT片等。

（2）向患者讲解术中注意事项，消除恐惧心理，减轻心理负担。指导患者进行呼吸、闭气、咳嗽的训练，使患者情绪稳定，保证配合手术顺利进行。帮助患者平卧于介入诊疗床上，连接心电监测，连接吸氧管，建立静脉通路。

（3）备好术中台上常规用药如：硝酸甘油、利多卡因、肝素盐水等。

（4）无菌盆内放入配好的肝素盐水用于术中冲洗各种导管。

（5）准备无菌手术操作台，提供术中所用物品、手术器械、动脉鞘管、三连三通、环柄注射器、高压连接管、造影导管、造影导丝、压力传感器、无菌手套等。

（6）协助术者穿好无菌手术衣，戴无菌手套。

（7）协助术者给患者手术部位进行皮肤消毒，铺无菌手术单。

（8）介入诊疗床的影像增强器、操作手柄、铅屏风等可能与患者和术者在术中接触的一切物品需用特制的无菌塑料罩套好。

（9）为术者连接肝素盐水、对比剂、连接压力传感器并测零点。

33. 心脏介入治疗术中如何进行手术配合？

术中要保持各种管路及药物输注的通畅。遵医嘱根据患者体重给予肝素化，手术超过1小时提醒医师追加肝素1000～2000U。对比剂超过300mL时，提醒医师。监测护士术中要密切监测患者的血压、心律、心率、动脉压力波形的变化，球囊支架扩张的时间、压力数据。若压力曲线异常要及时提醒手术医师，必要时停止操作，待压力恢复后再进行。巡回护士术中要密切观察患者术中的主诉、神志、生命体征的变化及有无过敏反应，准确记录介入手术部位、手术步骤、手术开始和结束时间、抗凝剂使用的时间、剂量、手术参与者、术中消耗材料。及时、准确、有效地为台上手术医师提供各种专用器械（各种导管、导丝、球囊、支架），熟练操作各种监测仪器、调节各种仪器的参数。迅速准确完成医师下达的医嘱并配合医师处理突发的事件。

34. 心脏介入治疗术中发生无复流现象时如何进行护理配合？

冠脉无复流是指冠脉行球囊扩张或支架置入后狭窄解除，且无血管痉挛、夹层、血栓形成等机械性阻塞因素存在，但即刻造影却显示冠脉前向血流急性减少（TIMI血流<2级）的现象。

护理配合：

（1）高危患者无复流现象的器械预防：远段保护装置对静脉桥病变介入治疗和急性心肌梗死直接PCI的冠脉无复流具有预防作用。血栓抽吸导管对急性心肌梗死直接PCI出现无复流也具有预防和治疗作用。

（2）药物预防：备好硝酸甘油、肝素、维拉帕米、腺苷、替罗非班等药物，预防冠脉无复流现象的发生。斑块旋磨术中持续地经旋磨导管滴注肝素盐水，也有助于减少无复流现象的发生。

（3）药物治疗：冠脉内注射钙通道阻滞剂是目前主要的治疗方法，如地尔硫䓬，其他的血管扩张剂如腺苷、罂粟碱、硝普钠等也可解除微循环痉挛，对抗无复流。血小板GPIIb/Ⅲa受体阻滞剂，如替罗非班也可用来治疗ACS无复流现象。

（4）循环支持：对于低血压者，可遵医嘱立即静脉注射间羟胺，同时遵医嘱给予多巴胺持续静脉滴注。尤其是出现缓慢性心律失常患者，可遵医嘱静脉注射阿托品维持有效心率，必要时行临时心脏起搏，对于上述方法仍无法维持血压稳定者，推荐IABP辅助。

35. 心脏介入治疗术中发生冠脉气体栓塞时如何护理配合？

冠脉气体栓塞是指PCI过程中不慎将空气注入冠脉内面引起远端血管的血流阻断，是严重并发症之一，如注入气体量较少，患者对缺血耐受性尚可，则多无临床症状。当注入1mL以上气栓时，多可导致患者血压降低、胸痛、意识丧失甚至是死亡，心电图可表现为ST-T改变和心律失常。

护理配合：

（1）冠脉气体栓塞的发生主要与导管-三联三通-注射器系统未充分回吸、排气有关，因此是可预防的。术前护士应协助术者将连接系统中气体完全排出；术中应及时更换造影剂，以避免将空气吸入注射器中。

（2）冠脉气体栓塞发生后，护士应协助观察患者的临床表现和心电图，检测压力的变化，可嘱患者连续做咳嗽动作加速气体和造影剂的排空。

（3）有临床症状的患者，给予氧气吸入，同时准备好急救药品和相应仪器。有低血压者和（或）心率减慢者，可遵医嘱给予血管活性药物（多巴胺、阿托品）静脉注射，有心搏骤停者，可进行心肺复苏和主动脉内球囊反搏以维持血流动力学稳定。

36. 心脏介入治疗术中发生支架脱载时如何进行护理配合？

支架脱载是指在PCI过程中，支架在尚未成功释放到靶病变部位之前从支架输送系统上脱落下来，随血流掉落在冠脉内或外周血管中，可能导致冠脉血栓形成和心肌梗死、脑栓塞甚至死亡。

护理配合：

（1）特殊器械的准备：支架脱载后，导管室护士快速准备好直径较小的球囊，多采用直径1.5mm球囊，因其通过外径较小。导管室应常规准备300cm的长冠脉交换导丝、异物抓取器等抓取器械。

（2）协助术者回收脱载支架：可采用小球囊穿过支架后扩张，然后将扩张的球囊和支架回撤至鞘管内或撤出体外。如小球囊回收支架失败，而导管室也缺乏现成的抓取器械，则可利用长冠脉交换导丝和5F多功能造影导管自制一个圈套器。

（3）如无法回收支架，则可将支架原位压扁并植入另一支架加以覆盖。

（4）在处理支架脱载的同时，护士应密切观察患者的血压和心电图变化，并适时追加肝素抗凝。

37. 心脏介入治疗术中出现高血压时的护理措施有哪些?

心脏介入手术开始前或术中患者出现血压升高的情况经常发生。临床长期高血压患者、合并肾动脉狭窄患者、老年患者更容易出现血压升高，当患者症状明显时必须使用药物控制才能进行手术。多数患者由于对介入手术恐惧、顾虑较多，精神紧张，手术前一天晚上睡眠欠佳等心理原因引发血压升高。

护理措施：

（1）评估导致血压升高的原因，给予对症处理。

（2）必要时给予持续低流量吸氧。

（3）询问患者有何不适，协助尿潴留患者排尿，对于自主排尿有困难者，必要时行导尿术。

精神紧张患者，予以心理疏导，讲解手术过程，及时解答患者的疑虑，如果焦虑严重者，可遵医嘱术前给予基础麻醉用药。

如有恶心、呕吐等症状时，将患者头偏向一侧，防止呕吐物引起误吸。遵医嘱给予止吐药物，巡回护士要注意保护X线发射器，避免呕吐物渗入机器内，造成机器损坏。

可舌下含服硝苯地平或静脉输入硝酸甘油等药物，用药过程中，注意观察血压变化情况，防止血压骤然急速下降。

38. 心脏介入治疗术中出现低血压时的护理措施有哪些?

在心脏介入手术中，任何原因导致血压降低时，护士都要遵医嘱配合医师给予及时、快速、准确地处理，避免更严重的事件发生。此时应分秒必争，时间就是生命。术中应严密观察患者的神志、表情、心律、心率、血压、心电图等，倾听患者主诉，如有变化，立即查找原因，及时处理。

护理措施：

（1）发现血压降低时首先观察冠状动脉造影，是否有导管深插、超选、球囊阻塞血管等情况，及时移除导管、球囊，恢复血流灌注即可。如导管选择不当，护士及时协助更换导管。

（2）必要时应遵医嘱迅速准确给予升压药物。常用药物：多巴胺、阿托品、盐酸肾上腺素、间羟胺等。

（3）术前需选择条件较好的血管建立静脉通路，以备术中抢救使用。术中如需用多巴胺，应另建一条静脉通路，避免应用多巴胺后血管痉挛，无法快速补液、用药。

（4）如有必要，可行主动脉内球囊反搏（IABP）辅助循环。护士备好IABP机器及耗材。

39. 心脏介入治疗术中出现心律失常时如何进行护理配合？

在危重及急性心肌梗死PCI介入治疗时，开通罪犯血管后出现再灌注心律失常。多见阵发性室上性心动过速、加速性室性心动过速、非阵发交界性心动过速，严重的出现室性心动过速、心室颤动。急性心肌梗死患者发生心律失常可以是预后不良的预测因素，护士密切配合观察血管开通后再灌注的心律变化，做好各种抗心律失常药物使用的准备是十分重要的。护士应心中有数，减少紧张和慌乱。当急性心肌梗死罪犯血管开通时，密切观察心率、心律及血压改变，随时准备使用以下相关药物及时按照医嘱实施治疗：

（1）抽吸利多卡因、阿托品、多巴胺必要时遵医嘱使用。

（2）右冠状动脉梗死时，静脉加速补充液体，增加灌注改善循环。

（3）准备好除颤器，必要时使用临时起搏导管。

40. 心脏介入治疗术中发生急性心力衰竭如何进行护理配合？

心脏介入术中患者由于本身心功能较差或由于手术操作等原因，如突发急性心力衰竭，患者表现为心率加快、不能平卧、咳嗽咳粉红色泡沫痰、血氧饱和度下降、听诊肺部满布湿性啰音。患者主诉呼吸困难，有窒息感，大汗烦躁。

护理措施：

（1）做好心电监测：持续监测心电、血压、血氧饱和度，密切观察心律、心率、血压变化。保持静脉通路通畅，遵医嘱及时准确用药。

（2）吸氧：纠正缺氧对保护心脏功能，减少缺氧性器官功能损害有重要意义。应给予持续高流量吸氧，如血氧饱和度仍持续<90%，应更换为面罩吸氧。保持呼吸道通畅，必要时给予吸痰。

（3）控制液体入量：容量超负荷可能会加重心源性呼吸困难。立即调整输液速度严格控制入量。

（4）将患者头部垫高，如患者需要采取半坐卧位，如果有股动静脉鞘，要注意股动脉或股静脉穿刺，防止鞘管打折。

（5）及时记录用药、观察效果。应用呋塞米后协助患者排尿时，注意防止污染手术区域。

（6）准备好主动脉内球囊反搏仪及导管，必要时协助术者行主动脉内球囊反搏术。

（7）做好患者心理护理：安慰患者以稳定患者情绪，护士各项操作应忙而不乱，分工有序，以增强患者安全感，降低交感神经兴奋性有利于减轻呼吸困难。

41. 心脏介入治疗术中发生心绞痛如何进行护理配合？

由于患者术前病情未有效控制、冠状动脉内形成血栓或者操作中将血栓带入冠状动脉、导管刺激而引起冠状动脉痉挛、注射对比剂时间较长、球囊扩张或者支架球囊扩张等其他造成冠状动脉血流阻断的情况，导致冠状动脉介入术中突然出现的心绞痛。

护理措施：

（1）排查原因，必要时给予鼻导管吸氧，增加心肌供氧。

（2）遵医嘱舌下含服硝酸甘油或静脉输入硝酸甘油，并观察症状有无缓解。

（3）可由术者经冠状动脉内注射硝酸甘油100～200μg，监测患者生命体征、心电图的变化，及时向术者反馈。

（4）如持续疼痛，可遵医嘱给予吗啡3～5mg静脉注射或侧管滴入。

（5）询问患者主诉，给予心理安慰。

42. 心脏介入治疗术中发生心源性休克时如何进行护理配合？

介入术中由于患者自身疾病，如左主干严重病变或三支血管复杂病变或术者的原因，引起心源性休克；另外，术中冠状动脉穿孔所致心脏压塞、冠状动脉急性闭塞、外周动脉夹层、破裂出血、冠状动脉无复流、心肌梗死后再灌注损伤导致电风暴合并恶性心律失常，也可导致心源性休克。

护理措施：

（1）立即抗休克处理，保持静脉通路通畅，遵医嘱给予扩容药，如右旋糖酐-40等。

（2）遵医嘱给予血管活性药物，如多巴胺等。

（3）患者取平卧位，给予鼻导管高流量吸氧或氧气面罩吸氧。

（4）严密观察血压、心率、心律、呼吸及血氧饱和度，随时准备气管插管和使用呼吸机辅助呼吸。

（5）准备IABP机器，及时准确供给导管材料，根据患者身高选择IABP球囊。球囊放置到位连接IABP机器，按需调节反搏频率。

（6）做好抢救护理记录。

43. 心脏介入治疗术中室颤与心搏骤停时如何进行紧急救护？

心室颤动在心脏介入的任何一项手术中发生都是最为严重的恶性心律失常。急性心肌梗死和危重患者的PCI术中发生率更高，所以护士配合监护和抢救是十分重要的。在手术进程中如心电图监护出现连续室早应立即提示术者处理，否则一旦出现短阵或持续室速、QRS波形宽大而不规则，几秒即会转为心室颤动，继而发生心搏骤停——介入术中最严重的并发症。

护理急救措施：

（1）心电图出现异常立即提示术者，迅速将体内引起刺激的导管材料撤离血管，尽快改善心肌血流灌注或防止机械再刺激。

（2）患者有意识时，嘱其用力咳嗽，起震动胸廓的作用，帮助心脏规律运动。

（3）患者意识不清时，立即心肺复苏，协助术者胸外按压可以帮助转复。

（4）护士把术前抽吸好的抢救药品（阿托品、间羟胺、利多卡因等）摆好置于操作便捷处，遵医嘱即时使用。

（5）迅速准备快速除颤，暴露患者胸部，涂好导电膏，预防除颤时皮肤灼伤；遵医嘱进行电除颤，观察转复心律。

（6）准备IABP机器、临时起搏器及相关导管等，必要时配合使用。

（7）配合继续手术治疗的各项准备工作，及时补充导管材料、支架等。

44. 心脏介入治疗术中发生心脏压塞时如何护理？

急性心脏压塞可以发生在电生理射频消融时电极导管误入并损伤冠状静脉窦，左心耳壁薄张力低的部位；临时起搏导管放置在右心室较薄部位；PCI中常见原因是冠状动脉穿孔，一般发生在选择使用硬度较高的指引导丝，做完全性血管闭塞时；偶尔发生球囊扩张时段破裂以及球囊型号选择超过参考血管直径、高压释放支架、支架后高压扩张、旋切、旋磨、激光成形术等时。这些原因造成冠脉穿孔后，使部分造影剂和血液渗入心包，引发了术中急性心脏压塞的发生。如不能及时发现救治，则危及生命。急性心脏压塞发生时患者症状是血压降低、心悸、憋气、烦躁等，超声心动图发现心包积液阴影区，X线透视心脏收缩运动减弱。

一旦确定诊断采取护理措施，包括：

（1）遵医嘱立即静脉注射抢救药物，阿托品、多巴胺维持正常心率、血压，同时补充液体，鼻导管高流量吸氧6~8L/min。

（2）立即心包穿刺，为台上提供6F动脉鞘，猪尾导管或双腔、三腔静脉引流管，穿刺针及50mL注射器。

（3）配合X线透视指引，造影剂指示下进行心包穿刺，成功后协助固定引流导管，记录穿刺后抽出的血液量及性状。

（4）备好临时起搏器，必要时使用。

（5）若冠脉穿孔封堵处理时，准备覆膜支架。

（6）准备鱼精蛋白，中和肝素。

（7）安抚患者，与家属及时沟通病情，规避医疗风险。

（8）准确及时书写术中记录。

45. 心脏介入治疗术中发生碘对比剂急性过敏反应时如何急救护理？

（1）轻度反应：立即停止注药，安慰患者，根据症状可给予止吐药、H1或H2受体阻滞剂，必要时肌注地塞米松、抗组胺类药物，多在短时间内治愈。

（2）中度反应：表现较危重，虽多较短暂，但仍应及时处理。除采取上述措施外，将患者处头低足高位、吸氧、观察患者的血压、脉搏和心率变化。如血压下降合并心动过缓，遵医嘱用0.125~0.15mg异丙肾上腺素缓慢注射；如血压下降伴呼吸困难可用氨茶碱0.125g静脉注射。此类反应如出现喉头水肿、喉痉挛、支气管痉挛及肺水肿时，应及时给予肾上腺素0.5~1.0mg皮下注射，地塞米松20mg静推，异丙嗪25mg肌内注射。

（3）重度反应：立即停止检查，并根据病情采取以下措施：①遵医嘱静脉注射大剂量水溶性皮质类固醇，如甲泼尼龙琥珀酸钠，所有病例均立即静脉注射500mg（4岁以下的儿童250mg），于2~3分钟注完；危重症可再追加剂量至30mg/kg，同时及早补充血容量。②给氧，必要时正压给氧。③出现循环衰竭和休克时，应静脉注射周围血管加压药、注射血液代用品以补充血容量，持续监测心率及血压。④出现心脏停搏患者，立即进行胸外心脏按压及人工呼吸。⑤出现肺水肿时，静脉注射呋塞米等利尿剂。⑥对于重度荨麻疹患者，除注射皮质类固醇外，可注射抗组胺药，也可给予钙剂（使用强心苷的患者慎用）。⑦对于哮喘发作患者，可缓慢静脉注射茶碱制剂。

总之，对重度过敏反应的患者，要及早进行抗过敏、抗休克处理，同时通知麻醉科配合抢救，保持呼吸道通畅，必要时可行气管插管或气管切开，呼吸、循环停止者立即进行心肺复苏，出现心室颤动时及时电除颤，以帮助患者尽快度过危险期，降低死亡率。

46. 心脏介入治疗术中发生血管迷走神经反射如何进行护理配合？

（1）一旦患者发生迷走神经反射立即通知医师紧急处理。

（2）适量减轻穿刺点按压或绷带加压力量。

（3）吸氧，改善循环灌注不足引起的机体缺氧状态。

（4）遵医嘱应用血管活性药物，如多巴胺、阿托品、肾上腺素等。

（5）患者如出现恶心、呕吐，立即去枕平卧、头偏向一侧，防止呕吐物引起呛咳和窒息。

（6）持续心电监护，严密监测患者的心率、血压及观察面色、神志等。

（7）安慰患者，缓解其紧张、焦虑情绪，消除导致迷走神经反射的其他诱因。

（8）做好病情的动态观察及记录，协助医师完成手术。

47. 心脏介入治疗术中发生血管内医源性异物时如何进行护理配合？

一旦造影检查确认介入手术器材断裂并遗留于血管内，需立即配合医师进行紧急处理：

（1）安抚患者，嘱患者切勿移动。

（2）备好穿刺鞘、抓捕器或取异物网篮、导管、导丝等手术用物；抢救药品和物品呈备用状态。

（3）严密观察患者意识及生命体征变化，尤其注意有无肺栓塞、心律失常或肢体缺血等症状，做好病情的动态观察并及时、准确记录。

（4）如无法用介入方法取出，则应采取创伤较小的处理办法，如将异物移到接近体表部位，再经外科手术将其取出。

（5）取出异物后应检查异物的完整性，重新透视检查有无残存物。

48. 什么是经导管主动脉瓣置换术（TAVR）？TAVR有哪些适应证和禁忌证？

经导管主动脉瓣置换术（TAVR）是一种微创的瓣膜置换术，将人工心脏瓣膜输送至主动脉瓣位置，从而完成人工瓣膜植入，恢复瓣膜功能。

适应证：

（1）重度主动脉狭窄，超声心动图示跨主动脉瓣平均压力差≥40mmHg，或主动脉瓣口面积<1.0cm^2，或有效主动脉瓣口面积<0.5cm^2。

（2）患者有症状，如气促、胸痛、晕厥、NYHA心功分级Ⅱ级以上，且该症状明确为主动脉瓣狭窄所致。

（3）解剖学上适合TAVR，根据瓣膜钙化程度、主动脉瓣环内径及高度、冠状动脉开口高度、入径血管内径等评估适合。

（4）积极治疗主动脉瓣狭窄后的预期寿命超过12个月。

（5）外科手术极高危（无年龄要求），或者中、高危且年龄≥70岁。

同时符合以上所有条件者为TAVR的绝对适应证。另外，外科术后人工生物退化也是TAVR的绝对适应证。

禁忌证：

（1）左心室内血栓。

（2）左心室流出道梗阻。

（3）入径或者主动脉根部解剖形态不适合TAVR（如冠状动脉堵塞风险高）。

（4）积极治疗主动脉瓣狭窄后的预期寿命小于12个月。

49. 心脏起搏器起搏的种类有哪些？

（1）心室按需（VVI）型起搏器：电极置于心室。起搏器按规定的周长或频率发放脉冲起搏心室，如有自身的心搏，起搏器能感知自身的心搏的QRS波，起抑制反应，并重整脉冲发放周期，避免心律竞争。但此型起搏器只保证心室起搏节律而不能保证房室顺序收缩，因而是非生理性的。

（2）心房按需（AAI）型起搏器：电极置于心房。起搏器按规定的周长或频率发放脉冲起搏心房，并下传激动心室，以保持心房和心室的顺序收缩。如有自身的心房波动，起搏器能感知自身的P波，起抑制反应，并重整脉冲发放周期，避免心房节律竞争。

（3）双腔（DDD）型起搏器：心房和心室均放置电极。如自身心率慢于起搏器的底线频率，导致心室传导功能障碍，则起搏器感知P波触发心室起搏（呈VVD工作方式）如心房的自身频率过缓，但房室传导功能是好的，则起搏器起搏心房，并下传心室（呈AAI工作方式），此种起搏器能保持心房和心室的顺序收缩。

（4）频率自适应（R）起搏器：起搏器的起搏频率能根据机体对心排出量的要求而自动调节适应，起搏频率加快，则心排出量相应增加，满足机体生理需要。具有频率自适应的VVI起搏器，称为VVIR型；具有频率自适应的AAI型起搏器，称为AAIR型；具有频率自适应的DDD的起搏器，称为DDDR型。

（5）ICD、CRT-P、CRT-D：即植入型心律转复除颤器（ICD）和心脏再同步治疗的起搏器（CRT-P）以及可提供除颤治疗及心脏再同步治疗的起搏器（CRT-D）。ICD具备除颤、复律、抗心动过速起搏及抗心动过缓起搏等功能。CRT目前主要用于纠正双室收缩不同步引发的心力衰竭。

50. 心脏起搏器电极植入位置有哪些？

（1）植入式心脏起搏：适用于所有需长期起搏的患者。①单腔起搏：将电极导线从头静脉、腋静脉、锁骨下静脉或颈内静脉跨越三尖瓣送入右心室内嵌入肌小梁中，脉冲发生器多埋藏在胸壁胸大肌表面，而非皮下组织中。②双腔起搏：一般将心房起搏电极导线顶端置于右心房，心室起搏电极置于右心室。③三腔起搏：如行双房起搏则左房电极放置在冠状窦内，如行心脏同步治疗（双心室）时，左室电极经过冠状窦放置在左室侧壁冠状静脉处。

（2）临时心脏起搏：采用电极导线经外周静脉（常用股静脉或锁骨下静脉）送至右心室，电极接触到心内膜，起搏器置于体外。放置时间不能太久，一般不能超过1个月，以免发生感染。

51. 永久起搏器植入术术前需要准备的药物有哪些？

（1）常规类：利多卡因（局麻药）、地西泮（镇静药）、止血药等。

（2）急救类：抗快速及缓慢性心律失常药、升压药、强心药、抗休克药、抗心绞痛药、抗心力衰竭药、抗过敏药等。

52. 心脏起搏器电极导线植入的途径有哪些？

起搏电极导线植入有两种基本途径：一种是经心外膜途径，需要全麻和外科手术；另一种是经静脉途径送电极导线进入心内膜（临床上常选用此方法），只需局部麻醉。经静脉途径包括静脉切开、静脉穿刺或两种方法结合使用。临床上常用的是锁骨下静脉和头静脉。心房电极放置于右心房心耳处，心室电极放置于右心室心尖部或流出道。起搏器囊袋位置应选择在患者优势手对侧，紧贴胸大肌表面，而不应在皮下组织内，否则会引起脂肪液化、造成皮肤出血、破溃、坏死和起搏器外露，囊袋大小应可容纳起搏器，太小表面组织张力过大，太大会引起起搏器移动和翻转。

53. 永久起搏器植入术如何进行护理配合？

（1）协助患者平卧于检查床上，裸露上半身，连接肢导联心电图，将血压计袖带束缚于起搏器植入侧的对侧上肢，监测血氧饱和度，建立静脉通路，对于有胸闷气短患者，给予鼻导管低流量持续吸氧。

（2）严格执行无菌操作规程，铺无菌台、打开无菌敷料包及起搏器器械包，并将注射器、无菌手套、输液器、相关导管耗材的包装袋充分打开，无菌面对向操作台，逐一递予术者。

（3）在插入电极跨过三尖瓣环时，会发生频发的室性早搏或短阵室性心动过速，甚至诱发心室颤动，应严密监测心电图变化。除颤器处于备用状态。

（4）待电极送到心室或心房满意位置后，用一条无菌测试导线与台下起搏器测试分析仪进行连接，台上一端与起搏电极尾端连接，另一端与起搏器分析仪正负极连接，进行各项参数测试。

（5）检查电极稳定性，嘱患者深呼吸或咳嗽，严密监测心电图，检查是否有无效起搏及膈肌刺激现象。必要时重新调整电极位置，直到各项所测参数符合要求为止。

（6）加强术中巡视，重视患者主诉，时刻监测生命体征变化，如神志、心率、心律、呼吸、血压等，如有变化及时报告术者。

（7）准备4.0不可吸收线，协助术者固定电极和皮肤缝合。最后在缝合处上面覆盖无菌纱布，再用弹力绷带适当加压固定，捆绑。术后沙袋加压伤口6小时，防止血肿形成。

（8）及时书写术中护理记录，如患者一般状态、记录术前及术后心率、心律、呼吸、血压等。记录术中所测各项参数，包括起搏器型号、电极型号、起搏频率、起搏阈值、阻抗、感知灵敏度等数值，描记术后有效起搏心电图，并将起搏器及电极条形码粘贴于记录单上。

54. 永久起搏器植入术术中参数测试时注意什么？

参数测试是起搏器植入术术中非常重要且必不可少的程序，是确保术后起搏器正常工作的先决条件。在测试时注意操作不要污染无菌区。测试参数包括：（1）起搏频率：一般设定为超过基础心率20%，保证完全夺获（一般设定为70~80次/min），视实际情况增减。（2）起搏电压（阈值）：先从5V起降，逐步降低幅度直至不能夺获为止，这一临界数值即为起搏阈值，为确定稳定性，可重复测试2~3次（正常值：在脉宽0.42ms条件下，心房≤1.0V，心室≤0.5V）。（3）阻抗：是指起搏系统中电流流动的阻力大小，单位：欧姆（Ω）。包括导线的导体的电阻、电极的电阻以及电极极化所产生的电阻。在完全起搏（完全夺获），并将起搏电压调至5V的条件下进行测试（正常值：心房或心室500~1200Ω）。（4）感知灵敏度（P波、R波高度）：测试该项数值时，对于因窦房结病变需植入起搏器的患者要格外小心，因在测试该数值时，起搏器测试仪是不起搏的，因此为避免在测试起搏阈值时对窦房结产生抑制现象，突然停止起搏时导致阿-斯综合征发作，在测试P波、R波高度时，要先逐渐降低起搏频率，直至恢复自身心律后，再逐渐升高感知灵敏度数值，待仪器上感知显示灯熄灭，起搏显示灯亮起一刻的感知灵敏度数值即为所要测到的数值（即P波、R波高度）（正常值：P波≥2.5mV，R波≥5.0mV）。目前，临床常使用临时起搏器（兼具起搏分析功能）作为起搏分析测试仪。

55. 永久/临时起搏器植入术中发生并发症时如何护理配合？

起搏器电极导管经静脉送入心内膜过程中，会划破心肌，造成心脏穿孔、心脏压塞或将插管路径中生长的血栓划掉，随血流阻塞肺及脑等器官，引发急性肺栓塞及脑栓塞，而导致突发呼吸、循环及中枢神经系统意外，出现意识丧失、血压下降、心跳、呼吸停止等紧急并发症，因此巡回护士要严密观察患者生命体征变化，工作要有预见性，一旦出现危急情况，应立即准确无误配合实施抢救。

（1）若发生心脏穿孔、心脏压塞等危急重症，并出现严重的血流动力学障碍，患者表现烦躁，心率、血压下降，意识丧失，甚至呼吸、心跳停止，立即通知麻醉科、心脏外科做好急救准备，同时立即配合现场紧急抢救，将升压药、抗心律失常药配好备用。如需心包穿刺时，立即将心包穿刺针、6F导管鞘、导引钢丝、猪尾造影管等备齐备用。

（2）若出现呼吸障碍，吸出口腔内异物，保持呼吸道通畅，必要时简易呼吸器辅助呼吸，行气管插管。

（3）准备好临时起搏器。

（4）电除颤，采用非同步电除颤，首次除颤如果是双向波除颤器则功率设置为200J，如失败，可多次使用。同时给予胺碘酮150mg稀释后静脉缓慢注射，或静脉注射利多卡因。

（5）配血、输血、输液，对症治疗。

（6）严密观察患者病情变化，及时书写术中记录。

56. 什么是心脏电生理检查？

心脏电生理检查是目前评价心脏电生理功能的金标准，主要用于诊断和治疗各种类型的心律失常。心律失常的原因有很多，有些是由于心脏本身的结构或功能异常所致，有些是由于外界因素或全身疾病的影响所致。心脏电生理检查可以帮助临床医师找出心律失常的类型、起源和发病机制，从而制订合适的治疗方案。

57. 如何进行心脏电生理检查？

心脏电生理检查的基本原理是利用输送到患者心脏内部的导管和电极来测量和刺激患者的心脏使其产生电学活动。在进行心脏电生理检查之前，医师首先会在局部麻醉下为患者进行动、静脉穿刺，随后将导管沿着动、静脉血管推送到心腔内。导管上有多个电极，可以记录不同部位的心腔内电图，也可以通过发出电刺激来改变患者心脏的收缩节律。医师会根据不同的诊治目的，选择不同的导管和电极类型，最终找到患者心律失常的原因。

58. 什么是射频消融术？

射频消融术（radio frequency catheter ablation，RFCA）是利用电极导管在心腔内某一部位释放射频电流而导致局部心内膜及心内膜下心肌凝固坏死，达到阻断快速心律失常异常传导束和起源点的介入性技术。射频电流是一种正弦波形，是频率为300～750kHz的交流电流。

59. 经导管射频消融术可治疗哪些心律失常？

（1）房室折返型心动过速（预激综合征）。

（2）房室结折返型心动过速。

（3）心房扑动（房扑）。

（4）房性心动过速（房速）。

（5）室性期前收缩（室早）。

（6）室性心动过速（室速）。

（7）心房颤动（房颤）。

60. 射频消融术需要准备哪些仪器设备？

（1）X线影像设备。

（2）心脏程控刺激仪。

（3）多导生理记录仪。

（4）电极导管。

（5）消融仪。

（6）除颤器。

（7）ACT设备。

（8）X线防护设备。

（9）救护设备如心包穿刺包。

61. 射频消融术需要哪些药品的准备？

（1）诱发试验类：异丙肾上腺素、腺苷或三磷酸腺苷（ATP）、维拉帕米、阿托品。

（2）常规类：利多卡因（局麻药）、肝素（抗凝药）、芬太尼（止痛剂）、力月西或地西泮（镇静抗焦虑药）、氟马西尼、纳洛酮（拮抗镇痛镇静药）、鱼精蛋白（止血药）、造影剂。

（3）急救类：抗快速及缓慢性心律失常药、升压药、强心药、抗休克药、抗心绞痛止吐药等药物。

62. 射频消融术中常用药品的配备及使用方法？

（1）局部麻醉：利多卡因与生理盐水1∶1稀释。

（2）房颤射频消融术：静脉注射米达唑仑（力月西）1mg镇静；生理盐水50mL+芬太尼0.5mg持续泵入15mL/h镇痛；阿托品1mg备用（迷走反射时静脉注射）；氟马西尼原液静脉注射拮抗米达唑仑（力月西）催醒。

（3）房颤冷冻消融术：生理盐水50mL+芬太尼0.5mg+米达唑仑（力月西）20mg持续泵入15mL/h镇静镇痛；备用阿托品1mg（迷走反射时静脉注射）。

（4）肝素盐水：500mL，4袋（消融导管灌注、标测导管灌注、可调弯鞘管灌注）。

（5）诱发心律失常：异丙基肾上腺素1mg+生理盐水500mL备用。

63. 射频消融术中需要重点关注哪些指标？

（1）生命体征：血压、心率、心律、呼吸频率、血氧饱和度。

（2）消融参数：消融导管头端阻抗、消融导管头端压力、消融导管头端温度。

（3）每次消融持续时间、消融指数（AI、LSI）。

64. 射频消融术中常用导管的准备有哪些？

（1）消融导管类：1根，三维消融导管，三维6孔冷盐水导管，三维6孔冷盐水压力感应导管，三维56孔冷盐水压力感应导管。

（2）标测导管类：1~4根，二级、四级、十级、二十级、环形（十级），星型（二十级），心内超声导管（复杂手术）1根。

（3）通路类：穿刺鞘（针）1~2个（SL-1），6F、8F短鞘若干，使用10F超声导管则需要另备11F短鞘。

（4）其他配件：体表参考电极（三维专用）1个，冷盐水灌注管路（冷盐水消融导管）1个，标测/消融导管连线，若干条。

65. 射频消融术中如何进行护理配合?

（1）严格执行无菌操作规程，铺无菌台、打开无菌敷料包及器械包，并将注射器、无菌手套、输液器、三通板、指环注射器等相关导管耗材逐一递予手术台上，协助抽吸相关药品（利多卡因、肝素等）。

（2）协助术者穿无菌手术衣，消毒皮肤，铺无菌单，罩无菌机套。

（3）连接心电监测系统。严密监测患者血压、呼吸、血氧、心率、心律等变化，密切观察有无迷走反射、心脏压塞、心脏穿孔、房室传导阻滞或其他严重心律失常等并发症，并积极协助医师进行处理。

（4）因手术术中用药物或发放射频电能可引起不适，且术中时间较长，做好解释工作，告知患者这些属正常反应以消除患者紧张情绪。观察患者神志变化，耐心询问患者耐受程度，帮助患者顺利配合手术，如有变化及时报告术者，确保手术过程顺利。

（5）及时书写术中护理记录，内容包括：患者一般状态，生命体征，用药，有效消融放电时所使用功率、温度、阻抗、使用肝素时间、量，ATC数值等。

（6）对术中所用导管耗材，将条形码保留下来，进行逐一粘贴，以备术后核查。

66. 射频消融术术中发生紧急并发症如何进行护理配合?

在术中一旦发生严重的并发症，如出现呼吸、循环及中枢神经系统意外，出现心跳、呼吸停止的严重事件，应立即报告术者并及时配合实施抢救。

（1）保持呼吸道通畅：吸出口腔异物，托起下颌；进行气管插管，呼吸器辅助呼吸（或立即通知麻醉医师到场协助完成）。

（2）心肺复苏：立即胸外心脏按压。必要时采用非同步电除颤，如果是双向波除颤器则功率设置为200J，可多次使用。

（3）准备临时心脏起搏：放置临时起搏电极。

（4）复苏药物：肾上腺素为首选，每次0.5~1mg；胺碘酮可治疗快速性心律失常；阿托品可降低迷走神经张力；呼吸兴奋剂包括尼可刹米、洛贝林；升压药包括多巴胺、间羟胺（阿拉明）；纠正酸中毒药物为碳酸氢钠；低分子右旋糖苷可扩充血容量。

67. 房颤冷冻消融术前需要准备哪些仪器设备?

（1）X线影像设备。

（2）心脏程控刺激仪。

（3）多导生理记录仪。

（4）电极导管。

（5）消融仪。

（6）除颤器。

（7）ACT设备。

（8）X线防护设备。

（9）救护设备，如心包穿刺包。

68. 房颤冷冻消融术前需要准备哪些药品？

（1）利多卡因。

（2）芬太尼/舒芬太尼。

（3）米达唑仑。

（4）阿托品。

（5）肝素盐水。

（6）泛影葡胺注射液。

（7）伊布利特。

（8）硫酸镁。

（9）盐酸甲氧氯普胺注射液。

（10）抢救药物及其他，按心导管室设置常规准备。

69. 房颤冷冻消融术中常用药品的配备及使用方法？

（1）局部麻醉：利多卡因与生理盐水1∶1稀释。

（2）冷冻消融术：生理盐水50mL+芬太尼0.5mg+米达唑仑（力月西）20mg持续泵入15mL/h镇静镇痛；备用阿托品1mg（迷走反射时静脉注射）。氟马西尼静脉注射拮抗米达唑仑催醒（必要时）。

（3）肝素盐水，500mL，4袋（消融系统灌注）。

（4）伊布利特1mg稀释后10分钟内泵入（转律时使用）。

70. 房颤冷冻消融术中需要重点关注哪些指标？

（1）生命体征：血压、心率、心律、呼吸频率、血氧饱和度。

（2）消融温度。

（3）TTI：冷冻消融开始至PVI（肺静脉隔离）的时间。

（4）冷冻消融时间和次数。

（5）复温时间。

71. 房颤冷冻消融术中常用的电生理导管有哪些？

（1）Flexcath Advance可调弯导管鞘。

（2）冷冻球囊导管。

（3）Achieve环形标测导管。

72. 房颤射频消融术中如何进行护理配合？

（1）核对患者信息。

（2）连接监护仪，测量术前生命体征。

（3）配备术中所用各种药品。

（4）监测患者术中生命体征。

（5）测量ACT。

73. 介入术中患者常见心理状态及护理措施有哪些？

患者进入导管室陌生的环境后，由于各种监护仪器、影像设备、导管针具、手术人员等因素无形中都会对患者产生心理压力，造成多种多样的心理反应，这些心理特点都会给手术带来负性效应。导管室的护士应及时掌握患者的心理特点，适时给予心理疏导，排除和缓解患者的各种负性心理，使接受介入诊疗术的患者身心得到完全放松，处于接受手术的最佳生理和心理状态。

常见的心理问题及护理措施如下：

（1）紧张、恐惧心理：护士应热情接待患者进入导管室，及时打开照明灯，调整好导管室内的温、湿度。协助患者脱衣、上手术台、输液或进行心电、血压监护等过程中，边工作、边简要介绍导管室的环境，增加患者对导管室护士的依从感和信赖感，消除陌生环境带来的紧张情绪。护士可采用让患者放松地平卧于检查床上、缓慢深呼吸等动作，以分散患者的注意力，并主动询问患者有无不适，针对患者不同的心理状态，采取支持性、启发性的心理护理。手术开始后，护士应及时向患者大概介绍手术过程，告之可能会有的不适感觉，如注射造影剂时会有身体烘热感，属于正常反应，不必紧张。指导患者如何与医护配合，如冠状动脉造影过程中告诉患者何时需用力咳嗽，可促进造影剂排出，避免冠状动脉缺血出现胸闷、心绞痛等症状，以利于消除手术神秘感。护士与患者交流，语言要轻松易懂，并鼓励患者将自身不适随时反馈给术者，以消除患者因紧张、恐惧所导致的不良心理反应。导管室内的医护人员在术中要保持安静，器械轻拿轻放，医护人员之间不谈论与手术无关的事情。遇到意外情况时更应沉着冷静，护士要积极应对问题的发生，切忌惊慌失措、大声喊叫，避免因消极暗示而造成患者心理的恐慌。

（2）羞怯心理：由于患者需裸露身体平卧于手术台上，在术者面前暴露胸部、阴部等隐私部位，尤其女性患者羞怯心理更为严重。针对患者这种心理，医务人员应给予理解及配合，做到最小范围的暴露，以保护患者的自尊心，同时向患者做必要的解释，解除不必要的顾虑。护士帮助患者正确摆放手术体位，分散患者的注意力，如在协助患者脱去内裤前，及时覆盖毛毯或棉被尽量减少隐私暴露时间。护士在消毒、输液等操作中应动作轻柔，根据年龄、文化背景及心理素质的不同，采取不同的方式和方法，及时进行心理疏导和交流。同时，医护人员应态度和蔼，举止端庄，力争使患者以最佳心理状态接受诊治。

（3）期待、悲观心理：由于患者长期被疾病缠身，且药物治疗又未达到满意效果，迫切希望通过心脏介入诊疗彻底治愈病痛。多数患者对介入诊疗技术缺乏正确的认识、期望值过高，会提出不切实际、过于理想化的治疗要求，而一旦病情不适合做介入手术时，患者的情绪便会一落千丈，出现极端的消极悲观情绪，对疾病治疗失去信心。患者多表现为叹气、顾虑重重、反复询问病情等。医护人员要帮助患者建立合理的认知态度，及时分析患者的心理状态，防止情绪波动给手术带来的负性效应。由于介入诊疗时患者是局部麻醉，对手术的进程非常关注，术中患者会全力倾听和猜测手术的进展情况。所以，医护人员不要面对患者议论病情，医护之间谈论病情尽量用专业术语。即使是严重病变不能进行介入诊疗时，应与患者家属交代，不能在患者面前议论。护士应随时观察患者的精神状态，注意观察患者的面部表情，适时给予患者心理支持，使手术顺利进行。

（田丽　李赛　赵冬云　金言　栗印军）

第九篇　肺血栓栓塞症及介入治疗的临床与护理

1. 什么是肺血栓栓塞症？肺栓塞就是肺血栓栓塞症吗？

肺血栓栓塞症（pulmonary thromboembolism，PTE）是肺栓塞的最常见类型。肺栓塞（pulmonary embolism，PE）是各种栓子阻塞肺动脉或其分支为发病原因的一组疾病或临床综合征。当栓子为血栓时，称为肺血栓栓塞症。

2. 肺血栓栓塞症（PTE）与深静脉血栓（DVT）之间的关系是什么？

引起PTE的血栓主要来源于深静脉血栓（deep venous thrombosis，DVT）。PTE与DVT是一种疾病过程在不同部位、不同阶段的表现，两者合称为静脉血栓栓塞症（venous thromboembolism，VTE）。

3. PTE的来源有哪些？其主要来源是什么？

PTE由来源于下腔静脉径路，上腔静脉径路或右心腔的血栓引起，其中大部分血栓来源于下肢深静脉，特别是从腘静脉上端到髂静脉的下肢近端深静脉（占50%～90%）。近年来，由于颈内静脉和锁骨下静脉内插入或留置导管及静脉内化疗的增加，使来源于上腔静脉径路的血栓较以前增多。

4. 发生PTE的原发性危险因素有哪些？

原发性危险因素：主要由遗传变异引起，包括V因子突变、蛋白C缺乏、蛋白S缺乏和抗凝血酶缺乏等，以40岁以下的年轻患者无明显诱因反复发生DVT和PTE为特征。

5. 发生PTE的继发性危险因素有哪些？

继发性危险因素是指后天获得的易发生DVT和PTE的病理生理改变、医源性因素及患者自身因素。例如，创伤和（或）骨折、脑卒中、心力衰竭、急性心肌梗死、恶性肿瘤、外科手术，植入人工假体、中心静脉插管、妊娠及产褥期、口服避孕药、因各种原因的制动（如长期卧床、长途航空或乘车旅行和高龄等），这些因素可单独存在，也可同时存在并发挥协同作用。

6. 何种独立危险因素可诱发PTE？

高龄是独立的危险因素可诱发PTE。

7. 肺血栓栓塞症引起哪些血流动力学的改变？

（1）肺动脉压升高：肺血管阻塞后，机械阻塞及由此诱发的血管收缩可使肺血管阻力增加、肺动脉压升高。

（2）右心功能不全：由于肺动脉压升高导致右心室后负荷增加所致。

（3）低血压休克：由于右心功能不全、右心室压力升高使室间隔左移，导致左心室充盈减少、心排出量下降所致。

（4）右心室心肌缺血：是PTE急性期的重要病理生理改变。由于主动脉内低血压和右心室压力升高，使冠状动脉灌注压降低，导致心肌尤其是右心室内膜下心肌处于低灌注状态，同时右心室后负荷增加使右心室耗氧量增加，两者相互作用导致心肌损害，进一步可形成恶性循环，最终导致死亡。

8. 肺血栓栓塞症（PTE）患者一定会出现肺梗死（PI）吗？

肺组织接受肺动脉、支气管动脉和肺泡内气体弥散三重氧供，故PTE患者很少出现PI，只有当患者同时存在心肺基础疾病或病情严重影响到肺组织的多重氧供时，才会导致肺梗死（pulmonary infarction，PI）。

9. PTE患者为何会出现呼吸功能不全？

主要是由于血流动力学改变所致，包括：

（1）心排出量降低导致混合血氧饱和度下降。

（2）栓塞部位血流减少和非栓塞区血流增加导致通气/血流比例失调。

（3）右心房压升高超过左心房压，使功能性闭合的卵圆孔重新开放，导致心内右向左分流。

（4）栓塞部位肺泡表面活性物质分泌减少，肺泡萎陷，呼吸面积减小。同时肺顺应性下降使肺体积缩小，导致肺不张。

（5）由于各种炎症介质和血管活性物质释放引起毛细血管通透性增高，间质和肺泡内液体增多或出血，累及胸膜可出现胸腔积液。

（6）远端小栓子可能造成局部的出血性肺不张，引起局部肺泡出血可伴发胸膜炎或胸腔积液。

10. 什么是慢性血栓栓塞性肺动脉高压？

急性PTE后血栓未完全溶解，出现血栓机化，致使肺血管管腔狭窄甚至闭塞，导致肺血管阻力增加，肺动脉压力进行性增高，继而出现右心室肥厚甚至右心衰竭。

11. 什么是肺梗死三联征？

当呼吸困难、胸痛和咯血同时出现时称为肺梗死三联征。

12. PTE的临床常见症状有哪些？

PTE的临床特点包括症状缺乏特异性和症状多样性，可以从无症状、隐匿到血流动力学不稳定甚至猝死。常见症状包括：

（1）不明原因的呼吸困难：多于栓塞后即刻出现，尤在活动后明显，为PTE最常见的症状，约81%的患者存在呼吸困难。

（2）胸痛：包括胸膜炎性胸痛或心绞痛样胸痛。

（3）晕厥：可为PTE的唯一或首发症状。

（4）烦躁不安、惊恐甚至濒死感：由严重呼吸困难和剧烈胸痛所致。

（5）咯血：常为小量咯血，大咯血少见。急性PTE时，咯血主要反映局部肺泡的血性渗出，并不意味病情严重。

（6）咳嗽：早期为干咳或伴有少量白痰。

13. 如何根据症状区分高危、中危、低危的急性肺血栓栓塞症？

（1）高危（大面积）PTE（massive PTE）：以休克和低血压为主要表现，收缩压<90mmHg或与基线值相比，下降幅度≥40mmHg，持续15分钟以上。须排除新发生的心律失常、低血容量或感染中毒症所致的血压下降。

（2）中危（次大面积）PTE（non-massive PTE）：血流动力学稳定，但存在RVD的影像学证据和（或）心脏生物学标志物升高为中危组。根据病情严重程度，可将中危PTE再次分层。中高危：右心功能不全和心脏生物学标志物升高同时存在；中低危：单纯存在右心功能不全或心脏生物学标志物升高。

（3）低危（非大面积）PTE：血流动力学稳定不存在且无右心功能不全和心脏生物学标志物升高的PTE。

14. 血浆D-二聚体测定对肺血栓栓塞症的临床诊断意义？

血浆D-二聚体（D-dimer）测定可作为PTE的初步筛选指标，急性PTE时D-dimer升高，但对PTE无诊断价值。若含量低于500μg/L，可基本排除急性PTE。

15. 肺血栓栓塞症患者的心电图会有何变化？

大多数PTE患者可出现非特异性心电图异常，以窦性心动过速最常见。当有肺动脉及右心压力升高时，可出现$V_1 \sim V_4$ ST段异常和T波倒置、$S_1Q_{III}T_{II}$征（即Ⅰ导联出现明显的S波，Ⅲ导联出现Q波且T波倒置）等，观察到心电图的动态改变要比静态异常更具临床意义。

16. 肺血栓栓塞症临床可能性评估的意义是什么？

根据临床情况进行临床可能性评估可以提高诊断PTE的准确性。目前已经研发出多种明确的临床预测评分，最常用的包括：简化Wells评分、修订版Geneva评分量表等（见表9-1）。

表9-1　肺血栓栓塞症的常用临床预测评分表

简化Wells评分	计分	修订版Geneva评分[a]	计分
PTE或DVT病史	1	PTE或DVT病史	1
4周内制动或手术	1	1个月内手术或骨折	1
活动性肿瘤	1	活动性肿瘤	1
心率（次/min）		心率（次/min）	
≥100	1	75～94	1
咯血	1	≥95	2
DVT症状或体征	1	咯血	1
其他鉴别诊断的可能性低于PTE	1	单侧下肢疼痛	1
临床可能性		下肢深静脉触痛及单侧下肢水肿	1
低度可能	0～1	年龄>65岁	1
高度可能	≥2	临床可能性	
		低度可能	0～2
		高度可能	≥3

注：PTE：肺血栓栓塞症；DVT：深静脉血栓形成；[a]：修订版Geneva评分三分类法：0～1分为低度可能，2～4分为中度可能，≥5分为高度可能。

17. 何种检查是肺血栓栓塞症的首选检查方法？

肺动脉造影（CTPA）是确诊PTE的首选检查方法。可以直观地显示肺动脉内血栓形态、部位及血管堵塞程度，对PTE诊断的敏感性和特异性均较高，且无创、便捷，目前已成为确诊PTE的首选检查方法。

18. 溶栓治疗适应于哪些情况？

溶栓治疗可迅速溶解部分或全部血栓，恢复肺组织灌注，降低PTE患者的病死率和复发率。急性高危PTE患者如无溶栓禁忌，推荐溶栓治疗。急性非高危PTE患者，不推荐常规溶栓治疗，建议先给予抗凝治疗，并密切观察病情变化，一旦出现临床恶化，且无溶栓禁忌，建议给予溶栓治疗。溶栓的时间窗一般为14日以内，但若近期有新发PTE征象可适当延长。溶栓应尽可能在PTE确诊的前提下慎重进行，但对有明确溶栓指征的患者宜尽早开始溶栓。

19. 溶栓治疗的禁忌证有哪些？

溶栓治疗的主要并发症为出血，以颅内出血最为严重，发生率1%～2%，发生者近半数死亡。因此，用药前应充分评估出血的危险性，溶栓治疗的绝对禁忌证：结构性颅内疾病、出血性脑卒中病史、3个月内缺血性脑卒中、活动性出血、近期脑或脊髓手术、近期头部骨折性外伤或头部损伤出血倾向（自发性出血）；相对禁忌证：收缩压＞180mmHg、舒张压＞110mmHg、近期非颅内出血、近期侵入性操作、近期手术、3个月以上缺血性脑卒中、口服抗凝治疗（如华法林）创伤性心肺复苏、心包炎或心包积液、糖尿病视网膜病变、妊娠、年龄＞75岁。

20. PTE有哪些治疗要点？

对高度疑诊或确诊PTE的患者，应进行严密监护，监测呼吸、心率、血压、静脉压、心电图及动脉血气的变化。患者应卧床休息，保持大便通畅，避免用力，以免促进深静脉血栓脱落。必要时可适当使用镇静、止痛、镇咳等对症治疗；呼吸循环支持；抗凝治疗；溶栓治疗；肺动脉导管碎解和抽吸血栓；肺动脉血栓摘除术；放置腔静脉滤器；慢性血栓栓塞性肺动脉高压的治疗。

21. 抗凝治疗的常用药物有哪些？

目前应用的抗凝药物主要分为胃肠外抗凝药物和口服抗凝药物。胃肠外抗凝药物：肝素、低分子肝素、磺达肝癸钠、阿加曲班、比伐卢定；口服抗凝药物主要包括两种：华法林、新型口服抗凝药（达比加群酯、利伐沙班、阿哌沙班）。

22. 溶栓治疗常用的药物有哪些？

尿激酶（urokinase，UK）、链激酶（SK）、重组组织型纤溶酶原激活剂（recombinant tissue type plasminogen activator，rt-PA）。

23. 肺血栓栓塞症患者如何保证供氧？

当患者突然出现呼吸困难、胸痛时，需立即通知医师，并且要安慰患者，抬高床头，协助患者取舒适体位。在持续监测和评估患者其他表现的同时要做好给氧、动脉血气分析和进行相关辅助检查的准备。主要护理措施包括：

（1）休息：包括生理和心理两方面。活动、呼吸运动加快、心率加快、情绪紧张和恐惧均可增加氧气消耗，加重缺氧。因此，患者应绝对卧床休息，抬高床头或取半卧位，指导患者进行深慢呼吸，并通过采用放松术等方法减轻恐惧心理，降低耗氧量。

（2）给氧：患者有呼吸困难时，应立即根据缺氧严重程度选择适当的给氧方式和吸入氧浓度进行给氧治疗，以提高肺泡氧分压（PaO_2）。对于轻中度呼吸困难的患者可采用鼻导管或面罩给氧，对于严重呼吸困难的患者可能需要机械通气。

24. 肺血栓栓塞症患者为何要进入重症监护病房？

肺血栓栓塞症患者病情危重，需要严密监测。出现呼吸浅促、动脉血氧饱和度降低、心率加快等表现，提示呼吸功能受损、机体缺氧。患者可出现烦躁不安、嗜睡、意识模糊、定向力障碍等脑缺氧的表现。患者可有颈静脉充盈、肝大、肝颈静脉回流征阳性、下肢水肿及静脉压升高等右心功能不全的表现。当较大的肺动脉栓塞后，可使左心室充盈压降低、心排出量减少，因此需严密监测血压和心率的改变。肺动脉栓塞时可导致心电图的改变，当监测到心电图的动态改变时，有利于肺栓塞的诊断。溶栓治疗后如出现胸前导联T波倒置加深可能是溶栓成功，右室负荷减轻和急性右心扩张好转的表现。另外，严重缺氧的患者可导致心动过速和心律失常，需严密监测患者的心电图改变。

25. 在护理溶栓患者过程中，护士要重点观察哪种并发症的发生？如何开展护理工作？

溶栓治疗的主要并发症是出血，最常见的出血部位为血管穿刺处，严重的出血包括腹膜后出血和颅内出血，后者发生率为1%～2%，一旦发生，预后差，约半数患者死亡。因此，对溶栓治疗患者应采取以下措施：

（1）密切观察出血征象，如皮肤青紫、血管穿刺处出血过多、血尿、腹部或背部疼痛、严重头疼、神志改变等。

（2）严密监测血压，当血压过高时及时报告医师进行适当处理。

（3）给药前宜留置外周静脉套管针，以方便溶栓过程中取血监测，避免反复穿刺血管。静脉穿刺部位压迫止血需加大力量并延长压迫时间。

（4）用尿激酶或链激酶溶栓治疗后，应每2～4小时测定1次凝血酶原时间（PT）或活化部分凝血活酶时间（APTT），当其水平降至正常值的2倍时重新开始规范的抗凝治疗。

26. 肺血栓栓塞症患者使用抗凝治疗过程中护士如何进行护理？

（1）肝素：在开始治疗后的最初24小时内每4～6小时监测APTT，达到并维持正常值的1.5～2.5倍。达到稳定治疗水平后，改为每日监测APTT。肝素治疗可能会引起肝素诱导的血小板减少症（HIT）。HIT的发生率较低，一旦发生，常比较严重，对于HIT高风险患者，建议在应用肝素的第4～14日（或直至停用肝素），至少每隔2～3日行血小板计数检测。如果血小板计数下降＞基础值的50%和（或）出现动静脉血栓的征象，应停用肝素，并改用非肝素类抗凝药。

（2）华法林：华法林的疗效主要通过监测INR是否达到并保持在治疗范围进行评价，因此，在治疗期间需定期监测INR。在INR未达到治疗水平时需每日监测，INR达标之后可以每1～2周检测1次，推荐INR维持在2.0～3.0，稳定后可以每4～12周检测1次。华法林的主要不良反应是出血。发生出血时用维生素K拮抗。应用华法林治疗的前几周还可能引起血管性紫癜，导致皮肤坏死，需注意观察。

27. 口服华法林患者饮食方面要注意什么？

因维生素K主要来源的叶绿醌能通过华法林非敏感途径生成维生素K还原形式，抵消华法林的抗凝作用。因此，富含维生素K的食物，如菠菜、花茎甘蓝、芽甘蓝、动物肝脏、酸奶酪、蛋黄、大豆油、唐莴苣、鱼肝油、胡萝卜、海藻类、芜菁叶、豆奶、绿茶等，这些食物可明显降低华法林的抗凝作用。

28. 肺血栓栓塞症患者急性期如何避免再栓塞？

患者除绝对卧床外，还需避免下肢过度屈曲，一般在充分抗凝的前提下卧床时间为2～3周；保持大便通畅，避免用力，以防下肢血管内压力突然升高，使血栓再次脱落形成新的危及生命的栓塞。

29. 肺血栓栓塞症患者恢复期如何避免再栓塞？

需预防下肢血栓形成，如患者仍需卧床，下肢须进行适当的活动或被动关节活动，穿抗栓袜或气压袜，不在腿下放置垫子或枕头，以免加重下肢循环障碍。

30. 肺血栓栓塞症患者为什么要观察双下肢循环？护士如何观察？

因为肺血栓栓塞症和下肢深静脉血栓密切相关，多数肺血栓栓塞症患者会合并下肢深静脉血栓，表现为下肢疼痛、肿胀、浅静脉曲张、皮肤色素沉着。

由于下肢深静脉血栓形成以单侧下肢肿胀最为常见，因此需测量和比较双侧下肢周径，应准确测量并记录双下肢周径，同时观察肢体皮肤颜色、温度、感觉、运动功能及双侧足背动脉搏动情况。

下肢周径的测量方法见图9-1，双侧下肢周径差＞1cm有临床意义。检查是否存在Horman征阳性（轻轻按压膝关节并取屈膝、踝关节急速背曲时出现腘窝部、腓肠肌疼痛）。

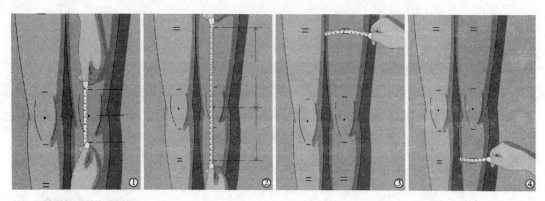

附：下肢周径测量步骤图解

①标记髌骨上缘和下缘，量取髌骨中点。②标记髌骨中点向上15cm和髌骨中点向下10cm。③皮尺上缘置于髌骨中点向上15cm处，测量肢体周径并标记皮尺下缘。④皮尺下缘置于髌骨中点向下10cm处，测量肢体周径并标记皮尺上缘

图9-1　下肢周径测量步骤图解

31. 肺血栓栓塞症患者出现低血压如何进行护理？

当患者心排出量减少出现低血压甚至休克时，应按医嘱给予静脉输液和升压药物，记录液体出入量，当患者同时伴有右心功能不全时尤应注意液体出入量的调整，平衡低血压需输液和心功能不全需限制液体之间的矛盾。

32. 护士如何运用人文关怀的方式减轻肺血栓栓塞症患者的焦虑情绪？

首先护士要评估焦虑程度，针对患者焦虑程度采取适当的措施。增加患者的安全感，当患者突然出现严重的呼吸困难和胸痛时，医护人员需保持冷静，避免引起紧张慌乱的气氛而加重患者的恐惧心理；其次护士应尽量陪伴患者，告诉患者目前的病情变化，让患者确信目前的治疗能够帮助缓解症状，用患者能够理解的词句和方式解释各种设备、治疗措施和护理操作，并采用非言语性沟通技巧，如抚摸、握住患者的手等可增加患者的安全感，减轻其恐惧。当病情剧变时，亲人的陪伴可有效地降低患者的焦虑和恐惧心理。因此，在不影响抢救的前提下，可允许家属陪伴患者。鼓励患者充分表达自己的情感：应用适当的沟通技巧促使患者表达自己的担忧和疑虑；最后按医嘱：适当使用镇静、止痛、镇咳等相应的对症治疗措施，注意观察疗效和不良反应。

33. 护理人员如何对肺血栓栓塞症患者进行疾病预防指导？

（1）对存在DVT危险因素的人群，应指导其避免可能增加静脉血流淤滞的行为：如长时间保持坐位特别是坐时跷二郎腿以及卧床时膝下放置枕头；穿束膝长筒袜；长时间站立不活动等。长途旅行应每1~2小时站起来走动一下。

（2）对于卧床患者应鼓励其进行床上肢体活动，不能自主活动的患者需进行被动关节活动，病情允许时需协助早期下地活动和走路。不能活动的患者，将腿抬高至心脏以

上水平，可促进下肢静脉血液回流。

（3）卧床患者可利用机械作用（如穿加压弹力抗栓袜、应用下肢间歇序贯加压充气泵等）促进下肢静脉血液回流。

（4）指导患者适当增加液体摄入，防止血液浓缩。由于高脂血症、糖尿病等疾病可导致血液高凝状态，应指导患者积极治疗原发病。

（5）对于血栓形成高危患者，应指导其按医嘱使用抗凝制剂，防止血栓形成。

34. 针对卧床患者如何帮助患者学会自我监测？

向患者介绍DVT和PTE的表现。对于长时间卧床的患者，若出现一侧肢体疼痛、肿胀，应注意DVT发生的可能；如突然出现胸痛、呼吸困难、咳血痰等表现时应注意PTE复发的可能性，需及时告诉医护人员或及时就诊。

35．护理人员如何对肺血栓栓塞症患者进行出院后的用药指导？

由于PTE的复发率较高，出院后常需要继续口服华法林进行抗凝治疗，因此需进行以下几方面的指导：（1）按医嘱服用华法林，不可擅自停药。（2）定期测量INR，如INR低于1.5或高于2.5需及时就诊。（3）应选用软毛牙刷刷牙，男性剃须应使用电动剃须刀，以减少出血风险。（4）出血的表现，一旦观察到出血应立即到医院复诊。（5）没有医师处方不能服用阿司匹林以及其他非处方药物。（6）随身携带"服用抗凝药物"的标签。

36. 急性肺栓塞介入治疗的目的是什么？

急性PTE介入治疗的目的是清除阻塞肺动脉的栓子，以利于恢复右心功能并改善症状和（或）以提高生存率。

37. 肺血栓栓塞症介入治疗的主要方法是什么？

经导管碎解和抽吸血栓，或同时进行局部小剂量溶栓。包括经导管溶栓（catheter-directed thrombolysis，CDT）、机械碎栓术（利用导丝、球囊、猪尾导管等碎栓）、血栓祛除术（采用Indigo抽吸系统、AngioJet机械抽吸装置、AngioVac血栓祛除装置、Flowtriever系统等清除血栓）等。

38. 肺血栓栓塞症介入治疗的适应证有哪些？

肺血栓栓塞症诊治与预防指南（2018）推荐意见，急性高危PTE或伴临床恶化的中危PTE，若有肺动脉主干或主要分支血栓，并存在高出血风险或溶栓禁忌，或经溶栓或积极的内科治疗无效，在具备介入专业技术和条件的情况下，可行经皮导管介入治疗。

39. 肺血栓栓塞症介入治疗的禁忌证有哪些?

（1）有出血和易出血的病变。

（2）中枢神经系统障碍。

（3）最近有外伤、手术、分娩、活检、胸腹腔穿刺或动脉造影等。

（4）妊娠、严重高血压、肝肾功能不全或凝血系统异常。

（5）左心系统血栓或细菌性心内膜炎。

此外肺血栓栓塞症诊治与预防指南（2018）推荐意见，低危PTE不建议导管介入治疗。

40. 肺血栓栓塞症介入术后病情观察内容有哪些?

（1）术后监测血压、脉搏、呼吸、血氧饱和度；观察氧疗效果，注意血气分析、凝血常规、尿量、D-二聚体的动态变化。

（2）观察咳嗽、咳痰、胸闷、气促、胸痛的情况，术后患者持续胸闷、血氧饱和度低于正常，应注意有无胸腔积液等情况。胸部剧痛者可遵医嘱给予吗啡、哌替啶等镇静药，但对于有循环衰竭的患者应慎用。

41. 肺血栓栓塞症介入术后穿刺部位易出现什么情况? 有何注意事项?

术后观察穿刺部位是否出现渗血或血肿/瘀斑、假性动脉瘤、动静脉瘘。这是由于术中穿刺损伤、加压包扎不当、抗凝治疗、血管壁弹性差、过度活动等因素造成。

术后嘱患者保持肢体伸直位制动4~6小时，绝对卧床12~24小时。如留置静脉导管或鞘管时，肢体制动时间需延长至拔管后6~12小时。手术后6小时内若需更换体位，指导患者用手按压穿刺部位向健侧转身。如术后穿刺点渗血增加应报告医师重新加压包扎，并延长术肢制动时间。非急性血肿者48小时后可局部热敷、理疗，促进血肿吸收和瘀斑消散。若局部有搏动性肿块，观察生命体征变化及包块有无增大，必要时可行血管超声检查以鉴别单纯血肿和假性动脉瘤、动静脉瘘。

42. 肺血栓栓塞症介入治疗穿刺后的静脉血栓形成与什么因素相关?

穿刺后的静脉血栓形成主要原因有：滤器置入鞘较粗、下肢深静脉血栓、高脂血症、自身免疫性疾病、恶性肿瘤患者血液高凝状态等。当患者穿刺部位疼痛、穿刺侧肢体肿胀或原有下肢深静脉血栓患者肢体肿胀、压痛症状和体征加重，应予以制动，行双侧肢体的超声检查。

43. 肺血栓栓塞症介入术后穿刺侧肢体应如何观察及护理？

观察穿刺侧肢体皮肤颜色、温度、感觉、运动功能、足背动脉搏动。若出现足背动脉搏动减弱或消失、肢端发凉、感觉麻木，提示绷带包扎过紧，造成下肢动脉供血不足，立即通知医师给予相应处理。必要时抽出几块纱布，减轻包扎压力，继续动态观察肢体循环情况，症状未缓解者需警惕股动脉血栓形成，必要时可行血管超声检查。

44. 肺血栓栓塞症介入术后留置溶栓导管的注意事项有什么？

（1）妥善固定留置导管，确保导管连接紧密，三通开关处于关闭状态（图9-2）。对于躁动，不配合的患者采取预防保护措施，必要时使用约束带或戴约束手套。

（2）保持穿刺部位敷料清洁、干燥，如有潮湿、污染、松动时要及时更换。正压接头5~7日更换1次、三通3日更换1次，如有回血立即更换。更换时检查连接是否牢固，确认没有松脱。溶栓期间更换输液时，应先关闭三通再更换液体，避免血液反流入导管或鞘管内形成血栓。

（3）观察并记录导管置管时间、导管末端位置等，注意是否有脱出、堵塞、打折、受压等情况。

（4）注意监测体温，观察患者有无寒、发热等全身感染征象和血常规变化。对体温骤升，伴有寒战、血白细胞增高等，而临床又无其他原因可以解释者，提示有导管感染的可能性，应立即报告医师考虑是否需要拔除导管，拔管后需行细菌学培养及药敏试验，据此给予有效的抗感染治疗。

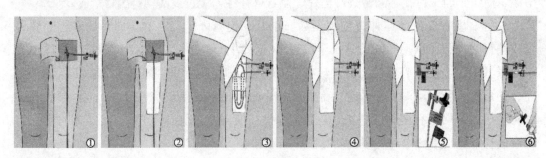

附：导管/鞘管固定方法图解
①透明敷料无张力固定穿刺部位。②大腿上方粘贴弹力绷带，溶栓导管置于弹力绷带上。③穿刺部位上方无菌纱布覆盖，弹力绷带"8"字交叉固定，外露导管在弹力绷带上方"环型"绕圈，弹力绷带横向固定。④导管上方用纵行弹力绷带固定。⑤粘贴管道标识。⑥经导管/鞘管输液泵用药时，三通末端使用带螺旋接口的输液器

图9-2　导管/鞘管固定方法图解

45. 肺血栓栓塞症介入治疗的并发症有哪些？

包括远端栓塞、肺动脉穿孔、肺出血、心包填塞、心脏传导阻滞或心动过缓、溶血、肾功能不全以及穿刺相关并发症。

46. 肺血栓栓塞症介入术后如何避免出现出血，如果出现出血现象，如何处理？

用药前应了解患者既往有无出血性病史，各项护理操作动作轻柔，避免机械性损伤；皮下注射抗凝药物应采用改良注射法，轮换选择注射部位，避免皮下瘀斑的产生。溶栓期间定期查凝血功能及血小板计数，如血小板计数值低于50×10^9/L、凝血活酶时间延长至对照值的2.5倍以上、纤维蛋白原低于1g/L时应暂停用药，停止溶栓，治疗时凝血酶原时间应维持在正常值的1.5～2.5倍为宜。

注意观察患者有无鼻出血、皮肤黏膜出血、口腔出血、黑便、静脉输液时穿刺部位有无渗血；观察有无头痛、喷射状呕吐、视神经盘水肿、肢体活动受限等颅内出血现象，一旦发现应立即报告医师，及时对症处理。若发生严重出血，如大量咯血或消化道大出血，腹膜后出血及颅内、脊髓、纵隔内或心包出血等，应立即停止抗凝溶栓，遵医嘱输血或输冷沉淀。

47. 肺血栓栓塞症介入术后因应用尿激酶、碘对比剂，出现迟发性过敏反应的表现是什么？如何应对？

尿激酶、碘对比剂都可引起过敏反应，绝大多数在5～15分钟发生，即速发型过敏反应；极少数患者的过敏反应发生于相关操作后24小时至1周以上，称为迟发型过敏反应。常表现为皮肤反应（瘙痒、斑丘疹、荨麻疹）、神经性水肿和发热。

要注意倾听患者主诉，观察皮肤有无皮疹，颜面、口唇有无水肿，尤其眼睑部。如果出现迟发型过敏反应，嘱患者勿抓破皮肤，以免感染，并遵医嘱决定是否给予抗过敏治疗。

48. 下腔静脉滤器植入术的适应证与禁忌证有哪些？

适应证：

（1）绝对适应证：

①已经发生有症状的PE或下腔静脉及髂、股、腘静脉急性血栓形成的有下述情况之一者：a. 存在抗凝治疗禁忌证者；b. 抗凝治疗过程中发生出血等并发症；c. 充分的抗凝治疗后仍复发PE和各种原因不能达到充分抗凝者。

②有症状的PE，同时存在急性下肢DVT者。

③髂、股静脉或下腔静脉内有游离漂浮血栓或大量急性血栓。

④诊断为易栓症且反复发生PE者。

⑤急性下肢DVT，欲行经导管接触性溶栓治疗（CDT）和经皮机械性血栓清除术（PMT）者。

（2）相对适应证：主要为预防性滤器置入，选择须谨慎。

①严重创伤，伴有或可能发生急性下肢DVT，包括：a.闭合性颅脑损伤；b.脊髓损伤；c.下肢多发性长骨骨折或骨盆骨折等。

②临界性心肺功能储备伴有急性下肢DVT。

③慢性肺动脉高压伴高凝血状态。

④血栓形成高危因素患者，如肢体长期制动、重症监护患者。

⑤老龄、长期卧床伴高凝血状态。

禁忌证：

（1）绝对禁忌证：①慢性下腔静脉血栓，下腔静脉重度狭窄者。②下腔静脉直径超过所备用滤器的最大适用直径。

（2）相对禁忌证：①严重的大面积PE，病情凶险，已生命垂危者。②伴有菌血症或毒血症。③未成年人。

49. 肺血栓栓塞症患者植入下腔静脉滤器后，如何避免出现下腔静脉阻塞？下腔静脉阻塞的临床表现是什么？如何处理？

当滤器内拦截血栓或滤器内血栓形成时，可造成急慢性下腔静脉阻塞，进而导致患肢下肢深静脉血栓复发或/和对侧下肢深静脉血栓形成，临床表现为患肢肿胀突然加重和（或）对侧肢体肿胀、腹壁浅静脉曲张或者发生不明原因腹痛不适。

若发现下腔静脉阻塞临床表现，立即报告医师，必要时急诊行下腔静脉造影准备治疗。可采用导管溶栓、导管吸栓及机械性药物血栓清除等方法清除血栓后回收滤器。

50. 下腔静脉滤器植入的相关并发症有哪些？

（1）穿刺通路并发症：包括穿刺部位的血肿、出血、动静脉瘘、感染、通路血栓形成等，尤其是动静脉瘘应及时修补。

（2）滤器植入部位疼痛：偶有术后腰部胀痛、个别患者有放射性疼痛，多数患者数小时后会耐受或逐渐减轻。

（3）滤器移位：滤器移位大多无临床症状，至右心可引起心律失常，主要是由于下腔静脉直径过大，对滤器选择不恰当所致。当滤器严重移位时，可采用介入或外科手术方法取出滤器。

（4）滤器断裂：不常见，大多数滤器片段相对固定，不会引起严重并发症，无须特殊处理，可在规范抗凝的情况下定期随访，一旦发生严重并发症，需急诊手术治疗。

（5）慢性下腔静脉穿孔：常发生于伞形滤器，极少发生慢性出血。评估滤器支脚有可能穿透腹主动脉、肠壁时，须尽快行滤器回收，必要时外科手术治疗。

（6）下腔静脉阻塞：滤器造成的静脉血栓形成是下腔静脉血栓形成的常见病因之一。

（7）滤器倾斜：常发生于伞形滤器，主要是由于滤器设计缺陷及释放操作不当造成的。滤器早期拦截血栓后血流冲击也可导致滤器倾斜，如随访中发现滤器倾斜建议及早行下腔静脉造影，明确血栓并尽早处理。滤器倾斜易导致下腔静脉穿孔及血栓拦截率降低等并发症。

（8）发生肺血栓栓塞症（PE）：滤器植入后发生症状性PE主要是由于抗凝不足引起滤器顶部的血栓脱落所致。另外，滤器倾斜引起的滤器拦截效果下降也是滤器置入后发生PE的一个重要原因。少见的情况是下腔静脉变异，滤器置入位置不佳所致。发生PE后在有效抗凝的情况下寻找可能的病因，必要时在适当部位置入第二枚滤器。

（9）其他：大量置入滤器必然会产生各种各样的并发症，临床随访监控是减少或早期发现并发症的最有效手段。在血栓清除或血栓可控后，早期回收可大幅度减少下腔静脉滤器植入的并发症。

51. 下腔静脉滤器取出术的适应证与禁忌证有哪些？

适应证：

（1）临时性滤器或可取出滤器。

（2）滤器置入时间未超过说明书所规定的期限。

（3）造影证实腘、股、髂静脉和下腔静脉内无游离漂浮的血栓及新鲜血栓或经治疗后上述血管内血栓消失。

（4）预防性滤器置入后，经过其他治疗已不需要滤器保护的患者。

禁忌证：

（1）永久性滤器置入后。

（2）可取出滤器置入时间已超过说明书所规定的期限。

（3）造影证实腘、股、髂静脉和下腔静脉内仍有游离漂浮的血栓或较多新鲜血栓。

（4）滤器取出钩已穿通下腔静脉壁，CT静脉血管造影（CTV）证实，强行取出可能会导致下腔静脉严重损伤者。

（毕爱萍　孔岩　田丽　栗印军）

第十篇　心肌疾病、辩膜性心脏病、心包疾病、常见儿童心肌病的临床及护理

1. 什么是心肌病?

心肌疾病是由不同病因引起的心肌病变导致心肌机械和（或）心电功能障碍。其主要临床特点是心脏扩大或心肌肥厚，最终导致心功能不全和（或）心律失常。临床上心肌病的诊断首先需要除外心脏瓣膜病、冠状动脉粥样硬化性心脏病、高血压性心脏病、肺源性心脏病、先天性心血管病以及甲状腺功能亢进性心脏病等疾病。

2. 心肌病如何分类?

《2023年欧洲心脏病学会心肌病指南》根据形态学和功能学特征，将心肌病分为肥厚型心肌病（hypertrophic cardiomyopathy，HCM）、扩张型心肌病（dilated cardiomyopathy，DCM）、非扩张型左心室心肌病（non-dilated leftventricular cardiomyopathy，NDLVC）、致心律失常性右心室心肌病（arrhythmogenic right ventricularcardiomyopathy，ARVC）和限制型心肌病（restrictivcardiomyopathy，RCM）5种主要类型。

DCM为一种异质性心肌病，临床表现以左心室收缩功能障碍和（或）心室扩张为主要特征，可引起心力衰竭、心律失常和猝死。

为了弥补定义的局限性并进一步与DCM区分，指南在2016年ESC心肌与心包工作组立场声明的基础上对疾病类型进行了更新。取代之前提出的低动力型非扩张型心肌病（hypokinetic non-dilated cardiomyopathy，HNDC），新指南具体定义了NDLVC，即正常心肌出现非缺血性左心室瘢痕或被脂肪组织替代（伴或不伴有局部或广泛室壁运动异常），或原发性孤立性左心室运动减弱而不伴有瘢痕形成。

NDLVC主要包括无左心室扩张的DCM、致心律失常性左心室心肌病（arrhythmogenic left ventricular cardiomyopathy，ALVC）、左心室受累为主的ARVC及致心律失常性DCM（通常不符合ARVC的诊断标准）。尽管形态学和功能学上的差异，NDLVC的遗传背景与DCM和ARVC的存在重叠，且目前指南循证的NDLNC患者管理推荐与DCM患者并无太大的区别，但既往的分类往往无法涵盖这些部分的心肌病患者，因此这样的分型补充了这些患者的管理问题（表10-1）。

表10-1　心肌病的分型及定义

类型	流行病学	定义	影像学表现	LGE
HCM	成人患病率0.20% 儿童发病率 0.002%~0.005% 儿童患病率0.029%	任何心肌节段的左心室室壁厚度≥15mm；室壁厚度≥13mm，有家族史、基因遗传发现和（或）心电图异常	左心室壁厚度增加 整体收缩功能正常，轻度下降，舒张功能通常下降，在肥厚部位的心肌应变和应变率通常会降低 左心房增大，二尖瓣反流可见SAM现象 在静息、Valsalva动作和站立时进行左心室流出道梗阻评估	心肌纤维化LGE的分布和严重程度可以提示具体的诊断及预后，有助于区分HCM和运动相关的生理性肥厚 HCM的纤维化常在肥厚区域和右心室前/后插入部呈心肌中层斑片状LGE
DCM	成人患病率 0.036%~0.4% 儿童发病率 0.003%~0.006% 儿童患病率0.026% 婴幼儿发病率 0.038%~0.046%	存在左心室扩张和收缩功能障碍，（LVEF<50%），排除冠心病及高血压/瓣膜病等异常负荷左心室。根据心脏超声心动图测量时，成人男性左心室舒张末期内径>58mm，女性>52mm；男性左心室舒张末容积指数≥75mL/m²，女性≥62mL/m²	左心室扩张和舒张功能障碍的相应影像学发现心室整体和或局部的功能减弱，LVEF<50% 室壁变薄 继发性瓣膜关闭不全 组织多普勒和斑点跟踪等技术可检测亚临床心肌功能障碍	不同LGE的分布和严重程度可以提示具体的诊断和后（LMNA突变：室间隔中LGEDSP、FLNC突变：环状LGE；心肌炎：心外膜下LGE；结节病：斑片状LGE；肌营养不良，广泛下外侧壁LGE）
NDLVC	未知	左心室大小正常，存在非缺血性左心室瘢痕或脂肪替代心肌，伴或不伴整体或局部室壁运动异常，或无瘢痕的孤立性左心室运动功能减退，排除高血压、瓣膜病或冠心病等异常负荷条件；左心室收缩功能障碍定义左心室射血分数<50%	非缺血性瘢痕组织或脂肪组织替代心肌 左心室收缩功能正常或下降不同致病基因和病因，形态学改变不同，部分与DCM重合	非缺血性心肌纤维化，LGE分布的程度和模式可为潜在病因学提供线索（如心肌炎后形式的外膜分布、结节病中的斑片状分布、肌营养不良病中的广泛下外侧分布等）
ARVC	成人患病率0.078% 在婴儿期和幼儿期罕见，有待在儿童和青少年中确定	进行性心肌萎缩，有心室心肌被纤维脂肪替代，伴或不伴左心室心肌受累	右心室收缩功能下降，任一心室中存在的纤维脂肪替代迹象	根据受累情况LGE表现不同
RCM	属罕见病，儿童发病率0.0003%	病因构成复杂，由心室壁硬度增加引起的心室出现限制性生理改变	限制性充盈受限，左心室舒张功能障碍 对应性心房增大 左心室收缩功能正常或下降	根据病因及受累情况LGE表现不同

注：HCM为肥厚型心肌病，DCM为扩张型心肌病，NDLVC为非扩张型左心室心肌病，ARVC为致心律失常性右心室心肌病，RCM为限制型心肌病，LVEF为左心室射血分数，SAM为二尖瓣前叶收缩期前移，LGE为钆剂延迟强化，LMNA为核纤层蛋白A/C，DSP为桥粒斑蛋白，FLNC为细丝蛋白C。

3. 肥厚型心肌病的病因是什么?

本病为常染色体显性遗传，具有遗传异质性，约60%的成年心肌病患者可检测到明确的致病基因突变。目前已发现至少18个疾病基因和500种以上变异，约占HCM病例的50%，其中最常见的基因突变是β-肌球蛋白重链与肌球蛋白结合蛋白C的编码基因。

4. 肥厚型心肌病有何症状及体征?

症状：不同类型患者的临床表现差异较大，半数患者可无症状或体征，尤其是非梗阻型患者。临床上以梗阻型患者的表现较为突出。一些患者可长期无症状，而有些患者首发症状就是猝死。儿童或青年期确诊的HCM患者症状更多、预后更差。症状与左心室流出道梗阻、心功能受损、快速或缓慢型心律失常等有关，主要包括劳力性呼吸困难、胸痛、心悸、晕厥。

体征：

（1）心脏轻度增大。

（2）梗阻性HCM患者在胸骨左缘第3、4肋间可闻及喷射性收缩期杂音，心尖部也常可闻及收缩期杂音。

（3）增加心肌收缩力或减轻心脏后负荷的措施，如应用正性肌力药物、含服硝酸甘油、瓦尔萨尔瓦（Valsalva）动作或取站立位均可使杂音增强。

（4）使用β受体拮抗药、取蹲位等可使杂音减弱。

5. 肥厚型心肌病的治疗要点有哪些?

治疗旨在通过减轻流出道梗阻、改善心室顺应性、防治血栓栓塞事件、识别高危猝死患者，从而改善症状、减少并发症和预防猝死。

（1）药物治疗：药物治疗是基础。β受体拮抗药是梗阻性HCM的一线治疗用药，可改善心室松弛，增加心室舒张期充盈时间。非二氢吡啶类钙通道阻滞药也具有负性变时和减弱心肌收缩力作用，可用于不能耐受β受体拮抗药的患者。由于担心出现心动过缓和低血压，一般不建议两药合用。当出现心力衰竭时需要采用针对性处理。胺碘酮能减少阵发性心房颤动发作。除非禁忌，患者一般需要口服抗凝药治疗。避免使用增强心肌收缩力的药物（如洋地黄）及减轻心脏负荷的药物（如硝酸甘油）以免加重左室流出道梗阻。

（2）非药物治疗：室间隔部分心肌切除术适用于药物治疗无效、心功能Ⅲ～Ⅳ级、存在严重流出道梗阻（静息或运动时流出道压力阶差大于50mmHg）的患者。无水乙醇化学消融术是经冠状动脉间隔支注入无水乙醇造成该供血区域心室间隔心肌坏死，从而减轻左心室流出道梗阻。对于有双腔起搏适应证的患者，选择最佳的房室起搏间期并放置右心室心尖部起搏可望减轻左心室流出道梗阻；ICD能有效预防猝死。

6. 肥厚型心肌病有哪些并发症？猝死的主要危险因素包括哪些？其预后如何？

（1）心律失常：这是常见的并发症，其中室性心律失常和心房颤动最为重要，需要治疗。（2）心内膜炎发生率比较低，是由于血液中的细菌黏附在心脏内血流紊乱处，如主动脉瓣、二尖瓣等。（3）心脏传导阻滞，可发生在窦房结和房室结，经常遇见，也是影响药物治疗的因素。（4）猝死：少数肥厚型心肌病患者会发生猝死，其前可能没有任何征兆。系统评价可能有助于识别这类高危患者。

肥厚型心肌病患者发生猝死的主要危险因素有：心搏骤停史、自发性持续性室速、猝死家族史、不明原因晕厥、左室壁厚度≥30mm、异常的运动后血压反应、非持续性自发性室速。

HCM预后差异很大，是青少年和运动猝死最主要的一个原因，少数进展为晚期心衰，另有少部分出现心房颤动和栓塞。不少患者症状轻微，预期寿命可接近常人。

7. 肥厚型心肌病患者如何进行护理宣教？

肥厚型心肌病有家族遗传倾向，故有该病的家族史者应注意定期到医院检查。如出现气促、乏力、心前区疼痛、晕厥，宜尽早到医院就诊。对确诊为肥厚型心肌病的患者，宜避免劳累，预防呼吸道感染，戒烟酒，保持良好心境，定期到医院复查，保护或改善心功能，提高生活质量。多数患者经治疗，病程可维持数十年，预后尚好。不宜参加剧烈体育运动，以免发生猝死等意外。如出现严重呼吸困难，平卧时加重，大汗淋漓，可能为严重心功能不全，应让患者取坐位或半卧位，向医疗急救中心打电话求助或以最安全、平稳、快速的交通工具送往附近医院。

8. 什么是扩张型心肌病（DCM）？其病因及发病机制是什么？

扩张型心肌病（dilated cardiomyopathy，DCM）是一类以左心室或双心室扩大伴收缩功能障碍为特征的心肌病。心室收缩功能减退，伴或不伴充血性心力衰竭。室性或房性心律失常多见。

病因与发病机制未明，可能的病因包括遗传、感染、非感染性炎症、中毒、内分泌和代谢紊乱、精神创伤等。

（1）遗传：25%～50%的DCM病例有基因突变或家族遗传背景，遗传方式主要为常染色体显性遗传。

（2）感染：病原体直接侵袭和由此引发的慢性炎症和免疫反应是造成心肌损害的机制。以病毒最常见，常见的病毒有柯萨奇病毒B、ECHO病毒、脊髓灰质炎病毒、流感病毒、腺病毒等。部分细菌、真菌、立克次体和寄生虫等也可以引起心肌炎症并发展为DCM。

（3）炎症：如肉芽肿性心肌炎见于结节病和巨细胞性心肌炎。多种结缔组织病如多肌炎和皮肌炎、系统性红斑狼疮、系统性血管炎等均可累及心肌，引起获得性DCM。

（4）其他：嗜酒是我国DCM的常见病因之一，围产期心肌病也是临床较常见的心肌病。

9. 扩张型心肌病有何症状及体征?

症状：起病隐匿，早期可无症状。临床主要表现为：

（1）活动时呼吸困难和运动耐量下降，随着病情加重可出现夜间阵发性呼吸困难和端坐呼吸等左心衰竭症状。

（2）逐渐出现食欲下降、腹胀及下肢水肿等右心衰竭症状。

（3）当合并心律失常时可表现为心悸、头晕、黑矇，甚至猝死。

（4）持续顽固低血压往往是DCM晚期的表现。

（5）发生栓塞时可表现为相应脏器受累的表现。

体征：心界扩大，听诊心音减弱，可闻及第三心音或第四心音，心率快时呈奔马律，有时可于心尖部闻及收缩期杂音。心衰时可见肺循环和体循环淤血的体征。

10. 扩张型心肌病的心电图有哪些特点?

心电图改变缺乏诊断特异性。可见R波递增不良、室内传导阻滞，QRS波增宽常提示预后不良。严重的左心室纤维化还可出现病理性Q波。常见ST段压低和T波倒置。可见各类期前收缩、非持续性室速、心房颤动等多种心律失常同时存在。

11. 扩张型心肌病的诊断标准是什么?

临床上以超声心动图为DCM的诊断标准。

（1）左室舒张末内径（LVEDD）>5.0cm（女性）和>5.5cm（男性）。

（2）LVEF<45%和（或）左室缩短速率（FS）<25%。

（3）LVEDD>2.7cm/m^2 [体表面积（m^2）=0.0061×身高（cm）+0.0128×体重（kg）−0.1529]。

特发性DCM：符合DCM的上述诊断标准，排除任何引起心肌损害的其他疾病。有条件的单位建议尽可能行病因诊断。

家族遗传性DCM：符合DCM的诊断标准，依据在一个家系中包括先证者在内有2个或2个以上DCM患者，或在DCM患者的一级亲属中有不明原因的35岁以下猝死者。

获得性DCM的诊断：

（1）感染/免疫性DCM：符合DCM的诊断标准；有心肌炎病史或心肌活检证实存在炎症浸润、检测到病毒RNA的持续表达、血清免疫标志物抗心肌抗体等。

（2）酒精性心肌病的诊断标准：符合DCM的诊断标准；长期过量饮酒（WHO标

准：女性>40g/d，男性>80g/d，饮酒5年以上）；既往无其他心脏病病史；早期发现戒酒6个月后DCM临床状态得到缓解。

（3）围产期心肌病的诊断标准：符合DCM的诊断标准；妊娠最后1个月或产后5个月内发病。

（4）心动过速性心肌病的诊断标准：符合DCM的诊断标准；慢性心动过速发作时间超过每日总时间的12%~15%以上，包括窦房折返性心动过速、房性心动过速、持续性交界性心动过速、房扑、房颤和持续性室性心动过速等；心室率多在160次/min以上，少数可能只有110~120次/min，与个体差异有关。

12. 扩张型心肌病如何治疗？

治疗旨在阻止基础病因介导的心肌损害，阻断造成心力衰竭加重的神经-体液机制，控制心律失常，预防栓塞和猝死，提高生活质量和延长生存时间。

（1）病因治疗：应积极寻找病因，给予相应治疗，如控制感染、严格限酒或戒酒、治疗相应的内分泌疾病或自身免疫病，纠正液体负荷过重及电解质紊乱，改善营养失衡等。

（2）防治心力衰竭：在疾病早期虽已出现心脏扩大但尚未出现心衰症状的阶段即开始积极的药物干预治疗，包括β受体拮抗药、ACEI、ARB或ARNI，可减缓心室重构及心肌进一步损伤，延缓病变发展。随病程进展，患者出现心衰临床表现，应按慢性心衰诊治指南进行治疗。

（3）抗凝治疗：血栓栓塞是DCM常见的并发症，对于已有心房颤动、已有附壁血栓形成或有血栓栓塞病史的患者须长期口服华法林或新型口服抗凝药进行治疗。

（4）心律失常和心源性猝死的防治：植入型心律转复除颤器（ICD）预防心源性猝死的适应证包括有持续性室速史或有室速、室颤导致的心搏骤停史，LVEF≤35%，NYHA心功能分级Ⅱ~Ⅲ级，预期生存时间>1年且有一定生活质量。

（5）心脏移植治疗：扩张型心肌病患者常较年轻，若无其他系统疾病，心脏移植可延长生命，手术死亡率10%~25%。移植成功者，第1、3和5年存活率为80%、60%~70%和52%。

13. 扩张型心肌病有哪些并发症？患者的预后如何？

并发症包括：心力衰竭、胸腔积液、心律失常、心源性猝死、动脉栓塞。

本病的病程长短不等，充血性心力衰竭的出现频度较高，预后不良。确诊后5年生存率约50%，10年生存率约25%。死亡原因多为心力衰竭、严重心律失常。近年来，由于治疗手段的进步，患者存活率已明显提高。

14. 限制型心肌病有哪些临床特征？

限制型心肌病（restrictive cardiomyopathy，RCM）以单侧或双侧心室充盈受限和舒张容量下降为特征，但收缩功能和室壁厚度正常或接近正常。以心脏间质纤维化增生（increased interstitial fibrosis）为其主要病理变化，即心内膜及心内膜下有数毫米的纤维性增厚，心室内膜硬化，扩张明显受限。本病可为特发性或与其他疾病如淀粉样变性，伴有或不伴有嗜酸性粒细胞增多症的心内膜心肌疾病并存。多见于热带和温带地区，我国仅有散发病例。以发热、全身倦怠为初始症状，白细胞增多，特别是嗜酸性粒细胞增多较为特殊。以后逐渐出现心悸、呼吸困难、水肿、肝大、颈静脉怒张、腹腔积液等心力衰竭症状。其表现酷似缩窄性心包炎，有人称之为缩窄性心内膜炎。

15. 心肌病患者有哪些常见护理问题及措施?

（1）疼痛：与肥厚心肌需氧增加而供血供氧不足有关。

①疼痛评估：评估疼痛的部位、性质、程度、持续时间、诱因及缓解方式，注意血压、心率、心律及心电图变化。

②疼痛护理：胸痛发作时立即停止活动，卧床休息；安慰患者，解除紧张情绪；遵医嘱使用β受体拮抗药或钙通道阻滞药，注意有无心动过缓等不良反应；不宜用硝酸酯类药物。

③避免诱因：嘱患者避免激烈运动、突然屏气或站立、持重、情绪激动、饱餐、寒冷刺激，戒烟酒，防止诱发心绞痛。

（2）活动耐力下降：与病毒性心肌炎引起的心肌受损、并发心律失常或心力衰竭有关。①休息与活动：病毒性心肌炎急性期应以卧床休息为主，限制体力活动直至完全恢复，向患者解释急性期适当休息可减轻心脏负荷，减少心肌耗氧，有利于心功能的恢复，防止病情加重或转为慢性病程。患者症状消失、血液学指标等恢复正常后方可逐渐增加活动量。协助患者满足生活需要。保持环境安静，限制探视，减少不必要的干扰，保证患者充分的休息和睡眠时间。②活动中监测：病情稳定后，与患者及家属一起制订并实施每日活动计划，严密监测活动时心率、心律、血压变化，若活动后出现胸闷、心悸、呼吸困难、心律失常等，应停止活动，以此作为限制最大活动量的指征。③心理护理：病毒性心肌炎患者中青壮年占多数，患病常影响患者日常生活、学习或工作，从而易产生焦急、烦躁等情绪。应向患者说明本病的演变过程及预后，使患者安心休养。告诉患者体力恢复需要一段时间，不要急于求成，当活动耐力有所增加时，应及时给予鼓励。对不愿活动或害怕活动的患者，应给予心理疏导，督促患者完成耐力范围内的活动量。

（3）潜在并发症：心力衰竭、心律失常。

心肌病患者并发心力衰竭时，按心力衰竭的护理内容进行护理。对重症/暴发性病毒性心肌炎患者，急性期应严密心电监护直至病情平稳。注意心率、心律、心电图变化，密切观察有无心衰症状或体征，同时准备好抢救仪器及药物，一旦发生严重心律失常或急性心力衰竭，立即配合急救处理。

16. 心肌病患者的健康指导有哪些?

（1）疾病预防指导HCM患者的一级亲属应接受心电图、超声心动图检查和基因筛查，以协助早期诊断。

（2）饮食指导：病毒性心肌炎患者应进食高蛋白、高维生素、清淡易消化饮食，尤其是补充富含维生素C的食物（如新鲜蔬菜、水果），以促进心肌代谢与修复。戒烟酒及刺激性食物。心肌疾病患者一旦发生心力衰竭，应注意低盐饮食。

（3）活动指导DCM患者一般按心功能分级进行活动。HCM患者应避免竞技性运动或剧烈的体力活动，避免情绪激动、持重或屏气用力等，减少晕厥和猝死的危险。有晕厥病史或猝死家族史者应避免独自外出活动，以免发作时无人在场而发生意外。病毒性心肌炎患者急性期应限制体力活动直至完全恢复，一般为起病后至少6个月无并发症者可考虑恢复学习或轻体力工作适当锻炼身体，增强机体抵抗力，6个月至1年内避免剧烈运动或重体力劳动、妊娠等。

（4）用药指导：DCM患者应遵医嘱服用β受体阻断药、ACEI、ARB或ARNI类药物，以减缓心室重构及心肌进一步损伤。HCM患者坚持服用β受体阻断药或钙通道阻滞药，以提高存活年限。说明药物的名称、剂量、用法，教会患者及家属观察药物疗效及不良反应。

（5）病情监测指导：教会患者自测脉率、节律，发现异常或有胸闷、心悸等不适及时就诊。定期门诊复查心电图、超声心动图等。患者有猝死风险者，应教会家属CPR技术。

17. 什么是心肌炎? 其病因有哪些?

心肌炎（myocarditis）是心肌的炎症性疾病。

多种病毒可能引起心肌炎，柯萨奇B组病毒、ECHO病毒、脊髓灰质炎病毒等为常见病毒，尤其是柯萨奇B组病毒为最常见致病原因，占30%～50%。此外，流感、风疹、单纯疱疹、肝炎病毒、HIV等也能引起心肌炎。

18. 病毒性心肌炎的发病机制有哪些?

（1）病毒直接作用，造成心肌损害。（2）病毒介导的免疫损伤（主要是T淋巴细胞介导）。此外还有多种细胞因子和NO等介导的心肌损害及微血管损伤。这些变化均可损害心脏组织结构和功能。

19. 病毒性心肌炎有哪些症状及体征?

症状：取决于病变的广泛程度与部位。重者可出现心源性休克甚至猝死，轻者几乎无症状。好发于年轻人，但任何年龄均可发病。

病毒性心肌炎绝大部分以心律失常为主诉或首见症状就诊。多数患者在发病前1～3周有病毒感染前驱症状，如发热、全身倦怠感和肌肉酸痛，或恶心、呕吐、腹泻等消化道症状。随后出现胸痛、心悸、胸闷、呼吸困难、水肿，甚至晕厥、猝死。

体征：常有心律失常，以房性或室性期前收缩及房室传导阻滞最为多见。心率可增快且与体温不相称。听诊可闻及第三、第四心音或奔马律，部分患者心尖部可闻及收缩期吹风样杂音。心衰患者可有肺部湿性啰音、颈静脉怒张、肝大、心脏扩大、下肢水肿等体征。重者可出现血压降低、四肢湿冷等心源性休克体征。

20. 病毒性心肌炎的心电图有哪些特点？

感染后3周内可能出现下列心律失常或心电图改变，尤其是室性心律失常和房室传导阻滞等。但对心肌炎的诊断既缺乏特异性也缺乏敏感性。

（1）窦性心动过速、房室传导阻滞、窦房传导阻滞或束支阻滞。（2）多源、成对室性期前收缩，自主性房性或交界性心动过速，阵发或非阵发性室性心动过速，心房或心室扑动或颤动。（3）两个以上导联ST段呈水平型或下斜型下移≥0.05mV或ST段异常抬高或出现异常Q波。

21. 急性病毒性心肌炎的实验室检查有哪些参考指标？其诊断标准是什么？

血沉增快、C反应蛋白阳性；心肌损伤标志物检查可有心肌肌酸激酶（CK-MB）及肌钙蛋白增高。

病毒性心肌炎的诊断主要为临床诊断，根据典型的前驱感染史、相应的临床表现、心电图和心肌标志物增高等证据，应考虑此诊断。确诊有赖于心内膜心肌活检。

若患者有阿-斯综合征发作、心力衰竭、心源性休克、持续性室性心动过速伴低血压等在内的1项或多项表现，可诊断为重症病毒性心肌炎。若仅在病毒感染后3周内出现少数期前收缩或轻度T波改变，不宜轻易诊断为急性病毒性心肌炎。

22. 如何对病毒性心肌炎进行治疗？

（1）避免运动：急性期应限制体力活动直至完全恢复，一般为起病后6个月。

（2）对症治疗：血流动力学不稳定者应尽快入住ICU，对于伴有心源性休克或严重心室功能障碍的急性/暴发性心肌炎病例，可能需要心室辅助装置或体外膜氧合器（ECMO）来作为心脏移植或疾病恢复的过渡。血流动力学稳定的心衰患者应使用利尿剂、ACEI、ARB或ARNI、醛固酮受体拮抗药。出现快速性心律失常者，可选用抗心律失常药物；高度房室传导阻滞或窦房结功能损害时，可考虑使用临时心脏起搏治疗。

（3）免疫调节治疗：疱疹病毒感染者可使用阿昔洛韦、更昔洛韦等；干扰素治疗可清除左心室功能障碍者的肠道病毒和腺病毒染色体。

（4）其他治疗：应用促进心肌代谢的药物，如三磷酸腺苷、辅酶A等。

23. 心肌炎患者的预后如何？

心肌炎的临床结局和预后决定于病因、临床表现和疾病阶段。约50%的急性心肌炎病例在2～4周恢复，约25%的病例发展为持续的心功能障碍，12%～25%的病例会急剧恶化或者死亡或者进展为需要心脏移植的晚期DCM。

24.《2023年欧洲心脏病学会心肌病指南》强调病因学诊断及全程管理，有哪些主要观点？

心肌病可发生于各个年龄阶段，随着流行病学研究及循证证据的更新，发现心肌病实际上比既往认为的更为常见，患者管理通常需要精准的诊断及治疗。指南中强调，病因治疗是心肌病的治疗根本；对心脏形态和功能表型进行仔细、系统的评估是心肌病诊断中的第一步，这对患者症状缓解和对因治疗至关重要。

此外，指南强调应重视各个心肌病不同的临床阶段，儿童、青少年和成人心肌病存在不同的病因及病史，应考虑全生命周期的心肌病管理。对病因学的评估，指南建议采用临床疾病主要表型作为初始的形态学诊断，并结合相关指南及共识中的诊断路径寻找心肌病的潜在病因。此外，部分临床症状（心力衰竭或心律失常相关）、偶然发现异常情况可对病因诊断、预后评估或诊断后家庭筛查提供重要指导。

25.《2023年欧洲心脏病学会心肌病指南》推荐对心肌病患者应做哪些项目的评估？

心肌病的多模态影像学评估正确选择及应用影像学技术可在患者的动态随访及预后评估中提供价值，对指导心肌疾病诊治及辅助临床决策至关重要。影像技术的选择取决于临床需求，是形态和功能表型判断，还是病情状况、病程进展阶段评估。

超声心动图具有无创性和普及性的优点，是目前广泛使用的初步诊断及随访的主要成像工具，其中经胸超声心动图是最常用的成像方式，可提供有效左心室和右心室心肌整体和节段的解剖结构功能、瓣膜功能、流出道动态阻塞、肺动脉高压或心包积液等信息。

心脏磁共振（cardiac magnetic resonance，CMR）结合T1/T2及钆延迟强化（late gadoliniumenhancement，LGE）对于每种主要心肌病表型的诊断：疾病进展监测和风险分层具有重要价值。CMB（CMR）对于超声心动图图像质量欠佳的左心室心尖和前侧壁、室壁瘤和血栓检测具有优势，并且在检测肌节蛋白基因变异患者的细微心肌组织学特征疾病标志物（如心肌隐窝、乳头肌异常）方面较为敏感。

对于超声心动图成像不充分且有CMR禁忌证的疑诊心肌病患者，指南建议应考虑进行心脏增强CT检查，以排除先天性或获得性冠状动脉疾病而导致的心肌异常。

核素扫描在多种心肌疾病的诊断中，特别是在淀粉样变性及炎症性心肌病中，可提供特异性的诊断及排除依据。

基因检测及家系筛查对心肌病诊断的重要性。新指南同时强调了基因检测和象系筛查在心肌病诊治中的重要性，详细地列出了心肌病相关基因，尤其是猝死高风险基因。指南建议对心肌病先证者进行基因检测，为心肌病患者本人的病因诊断、预后及治疗提供依据，为其亲属（不论有无症状）的风险及疾病管理提供指导。

心肌活检在心肌病诊断中的应用指导。心内膜心肌活检（endomyocardial biopsy，EMB）是心肌炎、炎症性心肌病、浸润性心脏病等诊断的金标准，可以直观地对心肌组织进行炎症细胞的免疫组化定量和病毒基因组鉴定。对于不明原因的心力衰竭和疑似巨细胞心肌炎、嗜酸性粒细胞心肌炎、血管炎和结节病的患者，可明确提供自身免疫性疾病诊断的依据。

心肌病患者的风险评估。建议将危险因素和伴随疾病的识别和管理作为心肌病患者管理的一个重要组成部分。在评估HCM的SCD风险方面，新指南推荐使用SCD风险预测工具（成人：HCM Risk-SCD，儿童及青少年：HCM Risk-Kids）来定期评估HCM患者的SCD风险。

26.《2023年欧洲心脏病学会心肌病指南》对心肌病的治疗有哪些推荐?

病因诊断和治疗对缓解症状至关重要，如溶酶体贮积病（法布里病）使用酶替代治疗及小分子药物伴侣可有效控制疾病进展；转甲状腺素蛋白型心肌淀粉样变的患者应接受氯苯唑酸治疗；轻链型心脏淀粉样变的治疗基于潜在的血液系统疾病，通过化疗或自体干细胞移植进行治疗。

在HCM合并LVOTO的患者中，当接受最佳药物治疗后仍然存在症状时，可在β受体阻滞剂/非二氢吡啶类钙通道阻滞剂联合使用的基础上，考虑应用心肌肌球蛋白ATP酶抑制剂玛伐凯泰。

另外，对于充分药物治疗后仍有症状的患者，临床中也可采用侵入方式治疗，包括室间隔切除术（Morrow手术）、室间隔酒精或射频消融术或其他改良方法的室间隔减容术等。

27. 什么是心脏瓣膜病?

心脏瓣膜病（valvular heart disease）是由于炎症、黏液样变性、退行性改变、先天畸形、缺血性坏死、创伤等原因引起的单个或多个瓣膜结构（包括瓣叶、瓣环、腱索或乳头肌）的功能或结构异常，导致瓣膜口狭窄和（或）关闭不全的一类心脏病。其中以二尖瓣受累最为常见，其次是主动脉瓣。

28. 什么是风湿性心脏瓣膜病?

风湿性心脏瓣膜病（rheumatic valvular heart disease）简称风心病，是由于A组乙型溶血性链球菌感染所致，其致病机制与继发于链球菌感染后异常免疫反应有关。主要累及40岁以下人群，2/3的患者为女性。临床上以二尖瓣最常受累，其次为主动脉瓣，有效控制和预防风湿热活动，是延缓病情进展和恶化的重要措施之一。目前我国风湿性心脏瓣膜病随着生活和医疗水平的提高，人群患病率正有所下降，但仍然是最常见的心脏瓣膜病。随着我国人口老龄化程度加深，老年退行性瓣膜病也受到极大的关注，其以主动脉瓣膜病变最为常见，其次是二尖瓣病变。

29. 什么是二尖瓣狭窄? 其病因是什么?

二尖瓣狭窄（mitral stenosis）是一种二尖瓣无法正常开放导致的心脏瓣膜病，由于瓣膜交界粘连、瓣叶游离缘粘连、腱索粘连融合等病变导致二尖瓣开放受限，瓣口面积减少。

二尖瓣狭窄最常见的致病原因是风湿热。急性风湿热后，至少需2年形成明显二尖瓣狭窄。约半数患者无急性风湿热史，但多有反复发生咽峡炎或扁桃体炎史。单纯二尖瓣狭窄约占风心病的25%，二尖瓣狭窄伴关闭不全占40%，主动脉瓣常同时受累。

30. 二尖瓣狭窄的发病机制是什么? 如何判断狭窄程度?

正常人的二尖瓣瓣口面积为$4 \sim 6cm^2$，当瓣口面积减少至$1.5 \sim 2cm^2$（轻度狭窄）时，左心房压力升高，左心房代偿性扩张及肥厚以增强收缩。当瓣口面积减少到$1 \sim 1.5cm^2$（中度狭窄）甚至减少至$1cm^2$以下（重度狭窄）时，左房压力开始升高，使肺静脉和肺毛细血管压力相继增高，导致肺顺应性降低，临床上出现劳力性呼吸困难，称左房失代偿期。由于左房压和肺静脉压升高，引起肺小动脉反应性收缩，最终导致肺小动脉硬化，肺动脉压力增高。重度肺动脉高压使右心室后负荷增加，右心室扩张肥厚，三尖瓣和肺动脉瓣关闭不全，导致右心衰竭，称右心受累期。

31. 二尖瓣狭窄患者有哪些症状?

患者一般在瓣口面积减少到$1.5cm^2$以下，即中度狭窄时出现临床症状。临床表现主要由左心衰竭引起，最终发展为全心衰竭。重度狭窄者常呈"二尖瓣面容"，口唇及双颧发绀。

（1）呼吸困难：是最常见的早期症状，劳累、精神紧张、感染、性活动、妊娠或心房颤动为其诱因。多先有劳力性呼吸困难，随狭窄加重，出现夜间阵发性呼吸困难和端坐呼吸。

（2）咳嗽：常见，尤其在冬季明显。表现在卧床时干咳，可能与支气管黏膜淤血水肿易引起慢性支气管炎，或左心房增大压迫左主支气管有关。

（3）咯血：可表现为痰中带血或血痰。突然咯大量鲜血，是由于严重二尖瓣狭窄，左心房压力突然增高，肺静脉压力增高，支气管静脉破裂出血所致。粉红色泡沫样痰为急性肺水肿的特征。

（4）其他症状：左心房显著扩大、左肺动脉扩张压迫左喉返神经可引起声音嘶哑，压迫食管可引起吞咽困难；右心衰竭时可出现食欲减退、腹胀、恶心等消化道淤血症状。

32.二尖瓣狭窄患者心脏听诊有哪些典型特征？什么是Graham-Steell杂音？

心前区隆起，心尖部可触及舒张期震颤，心界于第3肋间向左扩大。心尖部S_1亢进，呈拍击性，在胸骨左缘3、4肋间至心尖内上方可闻及开瓣音，若瓣叶失去弹性则亢进的S_1位、呼吸末及活动后杂音更明显。出现肺动脉高压时，可闻及肺动脉瓣区第二心音亢进或伴分裂。

Graham-Steell杂音：由于肺动脉扩张引起相对性肺动脉瓣关闭不全，胸骨左缘第2~4肋间闻及递减型舒张早中期叹气样杂音，沿胸骨左缘向在三尖瓣区传导，吸气时增强，称为Graham-Steell杂音。该杂音可见于任何原因导致的肺动脉瓣相对关闭不全。

33.二尖瓣狭窄的实验室及其检查辅助检查有何改变？其心电图特点是什么？

（1）X线胸片检查：轻度二尖瓣狭窄时，X线表现可正常。中、重度狭窄，左心房显著增大时，心影呈梨形（二尖瓣型心脏）。

（2）超声心动图检查：为明确和量化诊断二尖瓣狭窄的可靠方法。M型超声示二尖瓣前叶活动曲线EF斜率降低，双峰消失，前后叶同向运动，呈"城墙样"改变。二维超声心动图可显示狭窄瓣膜的形态和活动度，测量瓣口面积。彩色多普勒血流显像可实时观察二尖瓣狭窄的射流。经食管超声心动图有利于左心房附壁血栓的检出。

左心房增大，可出现"二尖瓣型P波"，P波宽度＞0.12秒，伴切迹（图10-1）。QRS波群示电轴右偏和右心室肥厚。

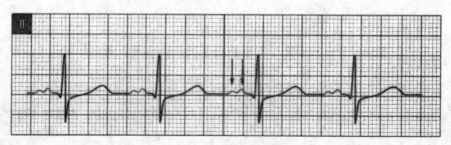

图10-1　二尖瓣型P波

34. 二尖瓣狭窄如何诊断及治疗?

结合病史寻找病因,根据临床表现及心尖区有舒张中晚期隆隆样杂音伴X线或心电图示左心房增大,一般可诊断二尖瓣狭窄,超声心动图检查可确诊。

(1)一般治疗:①有风湿活动者,应给予抗风湿治疗。风湿热反复发作与风心病恶化有关,因此特别重要的是预防风湿热复发,对于既往有风湿热发作或有风心病征象的患者,应进行预防链球菌感染的二级预防。②呼吸困难者应减少体力活动,限制钠盐摄入,口服利尿剂,避免和控制诱发急性肺水肿的因素,如急性感染、贫血等。③无症状者,避免剧烈体力活动,定期(6~12个月)复查。

(2)介入和手术治疗:为治疗本病的有效方法。当二尖瓣口有效面积<1.5cm^2,伴有症状,尤其症状进行性加重时,应用介入或手术方法扩大瓣口面积,减轻狭窄。如果肺动脉高压明显,即使症状轻,也应及早进行干预。包括经皮球囊二尖瓣成形术、闭式分离术、直视分离术和人工瓣膜置换术等。

35. 二尖瓣狭窄有哪些并发症? 并发症如何治疗?

(1)心房颤动:急性心房颤动伴快速心室率时可先静脉注射毛花苷C注射液,若效果不满意,可静脉注射地尔硫䓬或艾司洛尔;如出现肺水肿、休克、心绞痛或晕厥时,应立即电复律。

慢性心房颤动:①如心房颤动病程<1年,左心房直径<60mm,无高度或完全性房室传导阻滞和病态窦房结综合征,可行电复律或药物转复,成功恢复窦性心律后需长期口服抗心律失常药物,预防或减少复发。复律之前3周和成功复律之后4周需服抗凝药物(华法林)预防栓塞。②如患者不宜复律,或复律失败,或复律后不能维持窦性心律且心室率快,则可口服β受体拮抗药,控制静息时的心室率在70次/min左右,日常活动时的心率在90次/min左右。如心室率控制不满意,可加用地高辛,每日0.125~0.25mg。③如无禁忌证,长期服用华法林。

(2)急性肺水肿:①避免使用以扩张小动脉为主、减轻心脏后负荷的血管扩张剂,应选用扩张静脉系统、减轻心脏前负荷为主的硝酸酯类药物。②正性肌力药物对二尖瓣狭窄引起的肺水肿无益,仅在心房颤动伴快速心室率时可静脉注射毛花苷C,以减慢心室率。

(3)预防栓塞:有栓塞史或超声检查示左心房附壁血栓者,如无抗凝禁忌证,应长期服用华法林,以预防血栓形成和栓塞事件的发生,尤其是脑动脉栓塞的发生。

36. 什么是二尖瓣关闭不全?

二尖瓣关闭不全(mitral incompetence)是由于二尖瓣的自身结构组织发生受损,导致在左心室收缩过程中,无法完全闭合,最终会使得血液反向流入左心房,使左心房负荷和左心室舒张期负荷增加，从而引起一系列血流动力学变化。二尖瓣包括4个成分：瓣叶、瓣环、腱索和乳头肌，其中任何一个发生结构异常或功能失调，均可导致二尖瓣关闭不全。二尖瓣关闭不全常与二尖瓣狭窄同时存在，也可单独存在。

37. 二尖瓣关闭不全的病因有哪些？发病机制是什么？

风湿性损害是最为常见的原因，风湿性炎症引起瓣叶僵硬、变性、瓣缘卷缩、连接处融合及腱索融合缩短，使心室收缩时两瓣叶不能紧密闭合。其他病因包括二尖瓣脱垂、瓣环病变、乳头肌功能异常、腱索断裂等，其中腱索断裂是非风湿性单纯性二尖瓣关闭不全的重要病因。

慢性二尖瓣反流时，左室对慢性容量负荷过度的代偿为左室舒张末期容量增大，根据Frank-Starling机制使左室心搏量增加。心肌代偿性离心性扩大和肥厚，更有利于左室舒张末期容量的增加。此外，左室收缩期将部分血液排入低压的左房，室壁应力下降快，有利于左室排空。因此，在代偿期可维持正常心搏量多年。慢性二尖瓣反流时，左房顺应性增加，左房扩大，同时扩大的左房和左室在较长时间内适应容量负荷增加，使左房压和左室舒张末压不致明显上升，故肺淤血暂不出现。但持续严重的过度负荷，终致左室心肌衰竭。左室舒张末压和左房压明显上升，肺淤血出现，继而导致肺动脉高压和右心衰竭，最终导致全心衰竭。

38. 二尖瓣关闭不全有哪些症状及体征？

轻度二尖瓣关闭不全者可终身无症状，严重反流时有心排出量减少，首先出现的突出症状是疲乏无力，肺淤血的症状如呼吸困难出现较晚。随着病情的发展，可表现为腹胀、食欲缺乏、肝淤血肿大、水肿和胸腹腔积液等右心衰竭的症状，与此相反，左心衰竭的症状有所减轻。心尖搏动呈高动力型，向左下移位。第一心音减弱，心尖区可闻及全收缩期高调一贯型吹风样杂音，向左腋下和左肩胛下区传导，可伴震颤。右心衰竭时有颈静脉怒张、肝颈静脉回流征阳性、肝大和双下肢水肿等体征。

39. 二尖瓣关闭不全的并发症有哪些？

（1）心房颤动。（2）急性肺水肿。（3）感染性心内膜炎。（4）体循环栓塞。

40. 二尖瓣关闭不全如何诊断及治疗？

主要诊断依据为心尖区典型收缩期杂音伴X线或心电图提示左心房、左心室增大，超声心动图检查有确诊价值。

内科治疗包括预防风湿活动和感染性心内膜炎，针对并发症治疗，对于合并左室功能不全的继发性二尖瓣反流，心衰药物治疗是主要的手段。内科治疗包括瓣膜修补术和人工瓣膜置换术、心内科经导管二尖瓣置换手术（TMVR）。内科治疗一般为术前过渡措施，外科治疗为恢复瓣膜关闭完整性的根本措施。

41. 什么是主动脉瓣狭窄？

主动脉瓣狭窄（aortic stenosis）指主动脉瓣病变引起主动脉瓣开放受限、狭窄，左室到主动脉内的血流受阻。风湿性主动脉瓣狭窄大多伴有关闭不全或二尖瓣病变血流受阻。风湿性主动脉瓣狭窄大多伴有关闭不全或二尖瓣病变。

42. 主动脉瓣狭窄引起心肌缺血的机制是怎样的？为何会引起晕厥？

严重主动脉瓣狭窄引起的心肌缺血。其机制为：

（1）狭窄的主动脉瓣口限制每搏量，心室收缩压升高、射血时间延长、左心室壁增厚等使心肌氧耗量增加。

（2）左心室肥厚，心肌毛细血管密度相对减少。

（3）舒张期心腔内压力增高，压迫心内膜下冠状动脉。

（4）左心室舒张末压升高致舒张期主动脉–左心室压差降低，减少冠状动脉灌注压。

晕厥发生机制：正常成人主动脉瓣口面积$3.0 \sim 4.0 cm^2$，当瓣口面积减少50%时，收缩期仍无明显跨瓣压差；当瓣口面积$\leqslant 1.0 cm^2$时，左室收缩压明显升高，跨瓣压差显著。主动脉瓣狭窄使左室射血阻力增加，左室向心性肥厚，室壁顺应性降低，引起左室舒张末压进行性升高，因而使左房后负荷增加，左房代偿性肥厚。最终因心肌缺血和纤维化等导致左心衰竭，心排出量减少，可引起头晕、黑矇和晕厥等脑缺血的表现。

43. 主动脉瓣狭窄的症状有哪些？什么是三联征？

呼吸困难、心绞痛和晕厥为典型主动脉瓣狭窄常见的三联征。

（1）呼吸困难：劳力性呼吸困难见于95%的有症状患者，常为首发症状；进而可发生夜间阵发性呼吸困难、端坐呼吸和急性肺水肿，由左心室后负荷增加导致左心衰竭引起。

（2）心绞痛：见于60%的有症状患者，是重度主动脉瓣狭窄患者最早出现也是最常见的症状。常由运动诱发，休息后缓解。主要由心肌缺血引起，原因为左心室壁增厚，心室收缩压升高和射血时间延长，增加心肌耗氧量；左心室舒张末压升高致舒张期主动脉–左心室压差降低，减少冠状动脉灌注压。

（3）晕厥：见于1/3的有症状患者，多发生于直立、运动中或运动后即刻，少数在休息时发生，由于脑缺血引起。

44. 主动脉瓣狭窄的体征有哪些？

心尖搏动相对局限、持续有力，呈抬举样心尖搏动。主动脉瓣第一听诊区可闻及粗糙而响亮的收缩期喷射性杂音，听诊在胸骨右缘第1～2肋间最为清楚，并向颈动脉传导，常伴震颤。第一心音正常，第二心音常为单一性，严重狭窄者呈逆分裂。肥厚的左心房强有力收缩产生明显的第四心音。动脉脉搏上升缓慢、细小而持续（细迟脉）。严重主动脉瓣狭窄者，同时触诊心尖部和颈动脉，可发现颈动脉搏动明显延迟。在晚期，收缩压和脉压均下降。

45. 主动脉瓣狭窄如何治疗？

（1）内科治疗：包括预防感染性心内膜炎和风湿热复发。如有频发房性期前收缩，应予抗心律失常药物预防心房颤动，一旦出现应及时转复为窦性心律。应用β-受体阻滞剂可控制心绞痛发生。心力衰竭者宜限制钠盐摄入，可小心应用洋地黄和利尿剂，但过度利尿可发生直立性低血压；不使用小动脉扩张剂，以防血压过低。

（2）介入和外科治疗：人工瓣膜置换术是治疗成人主动脉瓣狭窄的主要方法，适应证为重度狭窄伴心绞痛、晕厥或心力衰竭症状的患者，其远期预后比二尖瓣病变和主动脉瓣关闭不全的换瓣效果好。近年来，经导管主动脉瓣置换术（transcatheter aortic valve replacement，TAVR）在一些不适合外科手术的高危患者中疗效和安全性获得肯定；对于适合使用生物瓣膜的患者，应根据是否存在症状、患者的年龄和预期寿命、干预指征、预测的手术风险、解剖学等因素来决策选择外科主动脉瓣置换还是经导管主动脉瓣置换。经皮球囊主动脉瓣成形术，临床应用范围局限，主要适用对象为高龄、有心力衰竭等手术高危的患者。如果介入治疗后预期生存时间＞12个月且生活质量可接受，TAVR是任何年龄段有症状、手术风险高或有手术禁忌患者的首选；如果TAVR术后预期生存时间＜12个月或预期生活质量改善有限，共同决策后建议采取姑息治疗。

46. 什么是主动脉瓣关闭不全？其病因及发病机制是什么？

主动脉瓣关闭不全（aortic incompetence）是由于主动脉瓣本身病变和（或）主动脉根部疾病所致。约2/3的主动脉瓣关闭不全为风心病所致。由于风湿性炎性病变使瓣叶纤维化、增厚、缩短、变形，影响舒张期瓣叶边缘对合，可造成关闭不全。

主动脉瓣反流引起左心室舒张末容量增加，使每搏容量增加和主动脉收缩压增加，而有效每搏血容量降低。左心室扩张，不至于因容量负荷过度而明显增加左心室舒张末压。左心室心肌重量增加使心肌氧耗增多，主动脉舒张压降低使冠状动脉血流减少，两者引起心肌缺血、缺氧，促使左心室心肌收缩功能降低，直至发生左心衰竭。

47. 主动脉瓣关闭不全有哪些症状和体征？

（1）症状：早期可无症状。最先的症状表现为与心搏量增多有关的心悸、心前区不适、头部动脉强烈搏动感等。晚期可出现左心室衰竭的表现。常有体位性头晕，心绞痛发作较主动脉瓣狭窄时少见，晕厥罕见。

（2）体征：心尖搏动向左下移位，呈抬举样心尖搏动。胸骨左缘第3、4肋间可闻及高调叹气样舒张期杂音，坐位前倾和深呼气时易听到。重度反流者，常在心尖区听到舒张中晚期隆隆样杂音（Austin-Flint杂音），其产生机制被认为系严重的主动脉瓣反流使左心室舒张压快速升高，导致二尖瓣处于半关闭状态和主动脉瓣反流血液与左心房流入的血液发生冲击、混合，产生涡流而形成的杂音。可见周围血管征。

48. 主动脉瓣关闭不全有哪些并发症？

感染性心内膜炎、室性心律失常、心力衰竭、心源性猝死。

49. 主动脉瓣关闭不全如何治疗？

预防感染性心内膜炎、风湿活动，左心室功能有减低的患者应限制体力活动，左心室扩大但收缩功能正常的患者，应用ACEI等扩血管药物，可延迟或减少主动脉瓣手术的需要。无症状且左心室功能正常患者不需要内科治疗，但应该进行及时的随访。人工瓣膜置换术或主动脉修复术为严重主动脉瓣关闭不全的主要治疗方法。

50. 周围血管征包括哪些表现？

（1）脉压差增大：收缩压增高但一般不超过160mmHg，同时舒张压降低，多在60mmHg以下。

（2）水冲脉：典型的慢性主动脉瓣关闭不全患者的脉搏呈强有力的骤升骤降的特点。

（3）毛细血管搏动征：在中至重度主动脉瓣关闭不全患者中易于见到，令患者伸开手指，轻压指端，可见指甲下有红-白交替出现的毛细血管搏动征象。

（4）枪击音（pistol shot sound）及Duroziez征：中至重度主动脉瓣关闭不全患者，由于脉压差增大，将听诊器体件置于股动脉处，可听到"Ta～Ta～"的与心脏搏动一致的声音称为枪击音。如果听诊器体件轻压股动脉，可以听到收缩期和舒张期双重杂音，称为Duroziez征。

（5）点头征（De Musset征）：重度主动脉瓣关闭不全时，可见患者头部与心动周期一致的规律性点头运动。

（6）上下肢压差加大（Hill征）：正常人下肢腘动脉收缩压较上肢肱动脉收缩压高10～20mmHg，而主动脉瓣关闭不全时，可高出60mmHg或更多，称为Hill征。

51. 心瓣膜病患者有哪些常见护理问题及措施？

（1）如出现发热，可能与风湿活动、并发感染有关。①病情观察：测量体温，根据体温升高程度决定测量频次，注意热型，以协助诊断。观察有无风湿活动的表现，如皮肤环形红斑、皮下结节、关节红肿及疼痛不适等。体温超过38.5℃时给予物理降温或遵医嘱给予药物降温，半小时后测量体温并记录降温效果。②休息与活动：卧床休息，限制活动量，以减少机体消耗。协助生活护理，出汗多的患者应勤换衣裤、被褥，防止受凉。待病情好转，实验室检查正常后再逐渐增加活动。③饮食：给予高热量、高蛋白、高维生素的清淡易消化饮食，以促进机体恢复。④用药护理：遵医嘱给予抗生素及抗风湿药物治疗。苄星青霉素又称长效青霉素，是由青霉素的二苄基乙二胺盐与适量缓冲剂及助悬剂混合制成。使用前询问青霉素过敏史，常规青霉素皮试注射后注意观察过敏反应和注射局部的疼痛、压痛反应。阿司匹林可导致胃肠道反应、牙龈出血、血尿、柏油样便等不良反应，应饭后服药并观察有无出血。

（2）潜在并发症：心力衰竭。①避免诱因：积极预防和控制感染，纠正心律失常，避免劳累和情绪激动等诱因，以免发生心力衰竭。②心力衰竭的观察与护理：监测生命体征，评估患者有无呼吸困难、乏力、食欲减退、少尿等症状，检查有无肺部湿性啰音、肝大、下肢水肿等体征。一旦发生则按心衰进行护理。

（3）潜在并发症：栓塞。①评估栓塞的危险因素：阅读超声心动图报告，注意有无心房、心室扩大及附壁血栓；心电图有无异常，尤其是有无心房颤动；是否因心力衰竭而活动减少、长期卧床。②休息与活动：左房内有巨大附壁血栓者应绝对卧床休息，以防栓子脱落造成其他部位栓塞。病情允许时应鼓励并协助患者翻身、活动下肢及用温水泡脚或下床活动，防止下肢深静脉血栓形成。③遵医嘱用药：如抗心律失常、抗血小板聚集的药物，预防附壁血栓形成和栓塞。④栓塞的观察与处理：密切观察有无栓塞征象，一旦发生，立即报告医师，给予抗凝或溶栓等处理。

52. 心瓣膜病患者应给予哪些指导?

（1）疾病知识指导：告知患者及家属本病的病因和病程进展特点，并定期门诊复查。有手术适应证者告知患者尽早择期手术，以免失去最佳手术时机。为避免病情加重，一旦发生感染应尽快就诊；在拔牙、内镜检查、导尿术、分娩、人工流产等手术操作前应告知医师有关病史，便于预防性使用抗生素，防止发生感染性心内膜炎。

（2）用药指导：告知患者遵医嘱坚持用药的重要性，指导用药方法。

（3）生活指导：尽可能改善居住环境中潮湿、阴暗等不良条件，保持室内空气流通、温暖、干燥，阳光充足。日常生活中适当锻炼，加强营养，提高机体抵抗力，预防风湿活动。注意防寒保暖，避免与上呼吸道感染、咽炎患者接触，预防感染。避免重体力劳动、剧烈运动或情绪激动而加重病情。

（4）心理指导：鼓励患者树立信心，做好长期与疾病作斗争以控制病情进展的思想准备。育龄妇女，病情较重不能妊娠者，做好患者及其配偶的思想工作。

53. 什么是心包疾病? 如何分类?

心包疾病是由感染、肿瘤、代谢性疾病、尿毒症、自身免疫病、外伤等引起的心包病理性改变。

按病程分类：

（1）急性：病程<6周，包括纤维素性、渗出性（浆液性或血性）心包炎。

（2）亚急性：病程6周～3个月，包括渗出性～缩窄性、缩窄性包心炎。

（3）慢性：病程>3个月，包括缩窄性、渗出性、粘连性（非缩窄性）。

按病因分类：

（1）感染性：病毒性、化脓性、结核性、真菌性、其他。

（2）非感染性：急性心肌梗死、尿毒症、肿瘤、黏液腺瘤、胆固醇、乳糜性、外伤、主动脉夹层、放射性、急性特发性、结节病等。

（3）过敏性或免疫性：风湿性、血管炎性、药物等。

54. 急性心包炎的病因有哪些？

急性心包炎（acute pericarditis）为心包脏层和壁层的急性炎症性疾病。常见病因为病毒感染，其他包括细菌、自身免疫病、肿瘤、尿毒症、急性心肌梗死后反应性心包炎、主动脉夹层、胸壁外伤及心脏手术后。有些患者无法明确病因，称为特发性急性心包炎或急性非特异性心包炎。

55. 急性心包炎的临床症状及体征有哪些？

症状：

（1）胸痛：常见于纤维蛋白渗出期，位于胸骨后及心前区，可放散至颈部、左肩、左臂，性质尖锐，与呼吸运动有关，咳嗽、深呼吸、变换体位或吞咽时加重，坐位前倾缓解。

（2）呼吸困难：伴心包积液时最突出的症状。

（3）全身症状：发热、乏力、消瘦等。

（4）心脏压塞：如气促、心悸、大汗等，严重时可伴休克。

体征：①心包摩擦音：是急性心包炎最具诊断价值的典型体征，因炎症使变得粗糙的壁层与脏层心包在心脏活动时相互摩擦而发生，呈抓刮样粗糙的高频音。多位于心前区，以胸骨左缘第3、4肋间最为明显，坐位时身体前倾、深吸气或将听诊器胸件加压更易听到。心包摩擦音可持续数小时、数日甚至数周，当积液增多将两层心包分开时，摩擦音即可消失。②心包积液：心浊音界向两侧扩大；心尖搏动弱且位于心浊音界内或不能扪及；心音低钝遥远；大量积液时可有Ewart征；影响静脉回流时可有体循环淤血体征。

56. 急性心包炎的治疗措施有哪些？

急性心包炎的治疗包括对原发疾病的病因治疗、解除心脏压塞以及对症治疗，应用抗生素、抗结核药物、化疗药物等。

患者宜卧床休息，直至胸痛消失与体温消退。胸痛时给予非甾体抗炎药如阿司匹林、吲哚美辛（消炎痛）或布洛芬等镇痛剂，必要时可使用吗啡类药物或左侧星状神经节封闭。

风湿性心包炎时应加强抗风湿治疗，一般用肾上腺皮质激素较好；结核性心包炎时应尽早开始抗结核治疗，并给予足够的剂量和较长的疗程，直至结核活动停止后1年左右再停药。

如出现心脏压塞症状，应进行心包穿刺放液，如渗液继续产生或有心包缩窄表现，应及时做心包切除，以防止发展为缩窄性心包炎；化脓性心包炎时应选用足量对致病菌有效的抗生素，并反复心包穿刺抽脓，如疗效不显著，即应及早考虑心包切开引流，如发现心包增厚，则可做广泛心包切除；非特异性心包炎症状难控制时肾上腺皮质激素可能有效，如反复发作也可考虑用秋水仙碱治疗或心包切除。

57. 急性心脏压塞有哪些症状和体征?

（1）症状：患者最突出的症状是呼吸困难，也可因压迫气管、食管而产生干咳、声音嘶哑及吞咽困难，还可出现上腹部疼痛，严重者心排出量显著下降，可造成急性循环衰竭甚至休克。

（2）体征：心尖搏动减弱，心脏叩诊浊音界向两侧增大，皆为绝对浊音区，心音弱而遥远，脉搏可减弱或出现奇脉；积液量大时可于左肩胛骨下出现浊音，听诊闻及支气管呼吸音，称心包积液征，又称尤尔特（Ewart）征；大量心包积液患者收缩压降低，而舒张压变化不大，脉压变小；大量心包积液影响静脉回流，可出现体循环淤血的表现，如颈静脉怒张、肝大、肝颈静脉回流征阳性、腹腔积液及下肢水肿等。

（3）心脏压塞：短期内出现大量心包积液可引起急性心脏压塞，表现为窦性心动过速、血压下降、脉压变小和静脉压明显升高。如果心排出量显著下降，可造成急性循环衰竭和休克。如果体液积聚较慢，则出现亚急性或慢性心脏压塞，产生体循环静脉淤血征象，表现为颈静脉怒张，库斯莫尔（Kussmaul）征（吸气时颈静脉充盈更明显），还可出现奇脉。

58. 如何对心脏压塞进行处理?

急性心脏压塞必须紧急处理，治疗的原则为迅速降低心包腔内压力，维持心室的充盈压，同时治疗原发病。

（1）应用正性肌力药如多巴胺、多巴酚丁胺等以增强心肌收缩力、维持血压。

（2）降低心包腔内压力：行心包穿刺术、心包切开术，迅速排除积液以缓解压塞症状。

（3）改善血流动力学：可在心包腔内减压前或减压的同时快速静脉补液。如快速静脉滴注生理盐水、右旋糖酐、血浆或输血，通过扩充血容量，增加中心静脉压与回心血量，以维持一定的心室充盈压。

59. 什么是缩窄性心包炎？其临床表现有哪些症状和体征？

缩窄性心包炎（constrictive pericarditis）是指心脏被致密厚实的纤维化或钙化心包所包围，使心室舒张期充盈受限而产生一系列循环障碍的疾病。

常见症状为劳力性呼吸困难，主要与心排出量降低有关。可伴有疲乏、活动耐力下降、上腹胀满或疼痛等症状。体征有心率增快、脉压变小、颈静脉怒张、肝大、腹腔积液、下肢水肿等；可见Kussmaul征。心脏体检可见心浊音界正常或稍大，心尖搏动减弱或消失，心音减弱，可出现奇脉和心包叩击音。

60. 心包疾病患者有哪些常见护理问题及措施？

（1）气体交换受损：与心包积液、肺或支气管受压有关。①呼吸监测：观察患者呼吸困难的程度，有无呼吸浅快、发绀，监测动脉血气分析结果。②一般护理：协助患者取舒适卧位，如半卧位或坐位。保持环境安静，限制探视，注意病室的温度和湿度，避免患者受凉，以免发生呼吸道感染而加重呼吸困难。患者衣着应宽松，以免妨碍胸廓运动。遵医嘱用药，控制输液速度，防止加重心脏负荷。胸闷气急出现低氧血症者给予氧气吸入。疼痛明显者给予止痛药，以减轻疼痛对呼吸功能的影响。

（2）疼痛：胸痛与心包炎症有关。①评估疼痛情况：如患者疼痛的部位、性质及其变化情况，是否可闻及心包摩擦音。②休息与卧位：指导患者卧床休息，勿用力咳嗽、深呼吸或突然改变体位，以免引起疼痛加重。③用药护理：遵医嘱给予非甾体类解热镇痛剂，注意观察患者有无胃肠道反应、出血等不良反应。若疼痛加重，可应用吗啡类药物。应用抗菌、抗结核、抗肿瘤等药物治疗时做好相应观察与护理。

61. 心包穿刺术的适应证和禁忌证有哪些？基本操作要点有哪些？并发症有哪些？

（1）欧洲心脏病协会（ESC）2015年心包疾病诊断及治疗指南建议心包穿刺适应证：

Ⅰ类：心包填塞，心脏超声显示舒张期心包积液>20mm，可疑为化脓性或结核性心包积液。

Ⅱa类：心脏超声显示舒张期心包积液10~20mm，但为了诊断明确或除外化脓性、结核性心包炎，可疑肿瘤性心包积液。

Ⅱb类：心脏超声显示舒张期心包积液<10mm，但为了诊断以除外化脓性或结核性、肿瘤性心包炎。

（2）禁忌证：择期心包穿刺应避免以下情况：①患者烦躁不安，不能配合。②未经纠正的凝血障碍，如：有出血倾向、接受抗凝治疗、血小板<5万/mm³。③无心胸外科医师作为后盾以备可能需急诊开胸抢救。④心包积液未肯定或积液量甚少。⑤心包积液位于心后。⑥主动脉夹层破裂入心包是心包引流的禁忌证。因心包穿刺后主动脉内压升高，导致加重出血和使动脉夹层延展的危险，应立即采取外科修补主动脉并术中行心包引流手术。

但对于急性心包填塞者，前3种情况是属于相对禁忌证，因为此时心包穿刺放液是抢救患者生命的最重要措施。

（3）基本操作：心包穿刺前应先做超声波检查确定穿刺的部位和方向，并将穿刺针与绝缘可靠的心电图机的胸导联电极相连接进行监护。还可预防性地使用阿托品，避免迷走性低血压反应。穿刺的常用部位有两处：

胸骨剑突与左肋缘相交的尖角处，针尖向上、向左、略向后，指向肩胛下角，穿刺时患者采取半卧位，此穿刺点对少量渗液者易成功，不易损伤冠状血管，引流通畅，且不经过胸膜腔，故特别适用于化脓性心包炎以免遭污染。

左侧第五肋间心浊音界内侧1~2cm，针尖向后向内推进，指向脊柱，穿刺时患者应取坐位。操作应注意无菌技术，针头推进应缓慢，如觉有心脏搏动，应将针头稍向后退，抽液不宜过快过多。

（4）并发症：①刺破心脏或致冠状动脉撕裂，引起心包积血或填塞加重，主要特点是抽取的血液为鲜红色，静置可凝固。②血管迷走性反射：表现为面色苍白、血压下降、心动过缓，甚至心搏骤停，晕厥，大多是穿刺针通过心包壁层反射引起。③心律失常：可有室早、房早、房速、室速、心动过缓、心搏骤停等。④损伤邻近脏器或组织导致气胸或血气胸、腹腔脏器损伤。⑤急性肺水肿：多由于抽液过多、过快引起。⑥气体栓塞：操作不当致气体进入心包腔或误穿所致。

62. 心包穿刺术时如何进行护理配合？

（1）术前护理：备齐物品，向患者说明手术的意义和必要性，进行心理护理；询问患者是否有咳嗽，必要时给予镇咳治疗；保护患者隐私，并注意保暖；操作前开放静脉通路，准备好急救药品；进行心电、血压监测；术前需行超声检查，以确定积液量和穿刺部位，并对最佳穿刺点做好标记。

（2）术中配合：嘱患者勿剧烈咳嗽或深呼吸；严格无菌操作，抽液过程中随时夹闭胶管，防止空气进入心包腔；抽液要缓慢，每次抽液量不超过1000mL，以防急性右室扩张，一般第1次抽液量不宜超过200mL，若抽出新鲜血液，应立即停止抽吸，密切观察有无心脏压塞症状；术中密切观察患者的反应，如患者出现心率加快、出冷汗、头晕等异常情况，应立即停止操作，及时协助医师处理。

（3）术后护理：穿刺部位覆盖无菌纱布并固定；穿刺后2小时内继续心电、血压监测，嘱患者休息，并密切观察生命体征变化；心包引流者需做好引流管的护理，待每日心包抽液量<25mL时拔除导管；记录抽液量、颜色、性质，按要求及时送检。

63. 心包穿刺术时如何避免急性肺水肿的发生？

急性肺水肿常于心包液抽吸过快，心包快速减压时发生，心包穿刺前已快速扩容者在心包减压时尤应谨慎。当慢性心包填塞者穿刺放液时，千万不可一次迅速排空心包积液，否则会因为右心压力立即恢复正常，静脉血回流会剧增，右心室充盈和心排出量迅速增加，可能诱发肺水肿，急性右室容量超负荷也可出现急性右室衰竭。

一般穿刺抽液量第一次不能大于1000mL（建议100～200mL），需再次抽液量也不宜超过300～500mL，而且速度不宜过快，以避免发生急性肺水肿和急性右室扩张。持续引流者均衡缓慢让积液流出可降低急性右室扩张或急性肺水肿的发生，1日液体引流量可达1500～2000mL。进行性心包填塞应根据临床情况灵活处理。

64. 如何鉴别心包积液是渗出液还是漏出液？

诊断性胸腔心包穿刺可区别积液的性质。漏出液外观清澈透明，无色或浅黄色，不凝固；而渗出液外观颜色深，呈透明或浑浊的草黄或棕黄色，或血性，可自行凝固。

渗出液：比重>1.018，蛋白水平>30g/L，心包积液/血浆蛋白比>0.5，LDH>200IU/L，血浆/心包积液LDH比>0.6，葡萄糖含量低于血糖水平。

漏出液：与渗出性心包积液比较各项指标相反，蛋白含量及比重低，心包积液LDH或葡萄糖浓度相对低，葡萄糖含量等同于血糖水平（表10-2）。

表10-2 渗出液和漏出液的鉴别

评估内容	漏出液	渗出液
病因	非炎症性	炎症性
外观	浅黄、透明	不定，混浊、血性、脓性、乳糜性
比重	<1.018	>1.018
凝固	不凝固	可自凝（心包液除外）
蛋白反应	阴性	阳性
蛋白定量	<25g/L	>30g/L
葡萄糖定量	与血糖相近	常低于血糖
细胞计数	$<100 \times 10^6/L$	$>500 \times 10^6/L$
细胞分类	以淋巴、间皮细胞为主	急性感染以中性粒细胞为主 慢性以淋巴细胞为主
乳酸脱氢酶	<200IU/L	>200IU/L

65. 心包疾病患者的健康指导有哪些？

（1）日常生活指导：嘱患者注意休息，加强营养，增强机体抵抗力。进食高热量、高蛋白、高维生素、易消化饮食，限制钠盐摄入。注意防寒保暖，防止呼吸道感染。

（2）用药与治疗：指导患者坚持足够疗程药物治疗（如抗结核治疗）的重要性，不可擅自停药，防止复发，注意药物不良反，定期随访检查肝肾功能。对缩窄性心包炎患者讲明行心包切除术的重要性，解除思想顾虑，尽早接受手术治疗。术后患者仍应坚持休息半年左右，加强营养，以利于心功能的恢复。

66. 什么是感染性心内膜炎？

感染性心内膜炎（infective endocarditis，IE）为心脏内膜表面的微生物感染，伴赘生物形成。赘生物为大小不等、形状不一的血小板和纤维素团块，内含大量微生物和少量炎症细胞。瓣膜为最常受累部位。根据病程可将IE分为急性IE和亚急性IE；根据获得途径可分为社区获得性IE、医疗相关性IE（院内感染和非院内感染）和经静脉药物成瘾者IE；根据瓣膜材质可将IE分为自体瓣膜心内膜炎和人工瓣膜心内膜炎。

67. 感染性心内膜炎的病因是什么？

感染性心内膜炎的主要病原微生物是链球菌和金黄色葡萄球菌。急性者主要是由金黄色葡萄球菌引起，少数由肺炎球菌、淋球菌、A组链球菌和流感杆菌所致。亚急性者主要由甲型溶血性链球菌引起，其次为D组链球菌（牛链球菌和肠球菌）、表皮葡萄球菌等。亚急性IE：至少占2/3的病例。

68. 感染性心内膜炎有何临床表现？

（1）发热：是最常见的症状。亚急性者起病隐匿，可有全身不适、乏力、食欲下降和体重减轻等非特异性症状。可出现弛张热，一般不超过39℃，午后和晚上高热，常伴有头痛、背痛和肌肉关节痛。急性者呈暴发性败血症过程，可有寒战、高热。

（2）心脏杂音：80%~85%患者有病理性杂音，可由基础心脏病和（或）心内膜炎导致瓣膜损害所致。

（3）周围体征：多为非特异性，近年已不多见。①瘀点：可出现在任何部位，以锁骨以上皮肤、口腔黏膜和睑结膜多见。②指（趾）甲下线状出血。③Osler结节：在指（趾）垫出现的豌豆大的红或紫色痛性结节。④罗特（Roth）斑：为视网膜的卵圆形出血斑，中心呈白色。⑤Janeway损害：为手掌和足底处直径1~4mm的无痛性出血红斑。

（4）动脉栓塞：赘生物碎片脱落可导致栓塞，占20%~40%。可发生于机体的任何部位，常见于脑、心、脾、肺、肾、肠系膜和四肢。

（5）感染的非特异性症状：贫血较为常见；脾大占10%~40%。

69. 感染性心内膜炎常见的并发症有哪些？

（1）心脏并发症：心力衰竭为最常见并发症，其次可见心肌脓肿、急性心肌梗死、心肌炎和化脓性心包炎等。

（2）细菌性动脉瘤：占3%~5%，受累动脉依次为近端主动脉和脑、内脏和四肢动脉。一般见于病程晚期，多无症状。

（3）迁移性脓肿：常发生于肝、脾、骨髓和神经系统。

（4）神经系统并发症：约1/3患者有神经系统受累的表现，如出现脑栓塞、脑细菌性动脉瘤、脑出血、中毒性脑病、脑脓肿和化脓性脑膜炎等。

（5）肾脏并发症：大多数患者有肾损害，包括肾动脉栓塞和肾梗死、肾小球肾炎、肾脓肿等。

70. 为什么血培养是诊断感染性心内膜炎最重要的方法？如何采取血培养？

血培养是诊断菌血症和感染性心内膜炎的最重要方法。在近期未接受过抗生素治疗的患者血培养阳性率可高达95％以上，其中90％以上患者的阳性结果来自入院后第一日采取的标本。2周内用过抗生素或采血、培养技术不当，常降低血培养的阳性率。

对于怀疑感染性心内膜炎患者，建议立即在10分钟内采集2～3套血培养（每套血培养包括1个需氧瓶和1个厌氧瓶），每套采血量16～20mL，如果培养24小时未报阳，再采集1～2套血培养。采血量是影响血培养阳性率最重要的因素，保证足够血量可以采用双侧穿刺、每侧2瓶（需氧瓶+厌氧瓶）。对感染性心内膜炎推荐在24小时内至少进行3次穿刺采样。一般每瓶8～10mL血液，禁止过少或过多，当每瓶血液少于5mL时，可能会出现假阴性或微生物生长延迟。超过10mL时，可能会因为白细胞产生了大量的本底CO_2，而造成培养假阳性。建议选择外周静脉进行穿刺采血，除非需要诊断导管相关血流感染，否则不建议从留置的静脉或动脉导管采集血标本。切忌在静脉输液侧肢体采集血培养。如果患者输液无法停止，应在对侧肢体采集血培养标本。极特殊情况可以选择动脉穿刺采血，动脉血在污染率和检测敏感性方面与静脉血相似。使用注射器采集血液后勿换针头，直接注入血培养瓶、如果采血量充足、先注入厌氧瓶，再注入需氧瓶；如果抽血量少于推荐的血量，应优先保证需氧瓶的血量达到8mL，剩余的血液接种到厌氧瓶。使用蝶形针采血，采集过程中应保持培养瓶直立放置，位置低于患者手臂、先注入需氧瓶，再注入厌氧瓶。血液注入血培养瓶后，立即轻轻上下倾倒几次混匀，以防血液凝固，穿刺采集第2套血培养标本时应更换注射器针头或蝶形针。

71. 感染性心内膜炎的抗生素治疗原则有哪些？

（1）早期应用，在连续送3～5次血培养后即可开始治疗。

（2）足量用药，大剂量和长疗程，旨在完全消灭藏于赘生物内的致病菌，抗生素的联合应用能起到快速的杀菌作用。

（3）静脉用药为主，保持高而稳定的血药浓度。

（4）病原微生物不明时，急性者选用针对金黄色葡萄球菌、链球菌和革兰阴性杆菌均有效的广谱抗生素，亚急性者选用针对大多数链球菌（包括肠球菌）的抗生素。

（5）已分离出病原微生物时，应根据致病性微生物对药物的敏感程度选择抗微生物药物。有条件者应测定最小抑菌浓度（minmum inhibitory concentration，MIC）以判定致病菌对某种抗微生物药物的敏感程度，分为敏感（susceptible，S）、中度（intermediate，I）和耐药（resistant，R）用以指导用药。目前我国较多医院采用纸片扩散法进行敏感测定，虽不如MIC精确，但仍可供参考。

72. 感染性心内膜炎患者有哪些常见护理问题及措施？

（1）体温过高与感染有关。①发热护理高热患者卧床休息，病室的温度和湿度适宜。可采用冰袋或温水擦浴等物理降温措施，动态监测体温变化情况，每4~6小时测量体温1次并准确绘制体温曲线，判断病情进展及治疗效果。出汗较多时可在衣服与皮肤之间垫以柔软毛巾，便于潮湿后及时更换，增加舒适感，并防止因频繁更衣而导致患者受凉。评估患者有无皮肤点、指（趾）甲下线状出血、Osler结节和Janeway损害等及消退情况。②正确采集血标本：告知患者及家属为提高血培养结果的准确率，需多次采血，且采血量较多，在必要时甚至需暂停抗生素，以取得理解和配合。对于未经治疗的亚急性患者，应在第1日每间隔1小时采血1次，共3次。如次日未见细菌生长，重复采血3次后，开始抗生素治疗。已用过抗生素者，停药2~7日后采血。急性患者应在入院后3小时内，每隔1小时采血1次，共取3次血标本后，按医嘱开始治疗。本病的菌血症为持续性，无须在体温升高时采血。每次采血10~20mL，同时做需氧和厌氧培养，至少应培养3周。③饮食护理给予清淡、高蛋白、高热量、高维生素、易消化的饮食，以补充发热引起的机体消耗。鼓励患者多饮水，做好口腔护理。有心力衰竭征象的患者按心力衰竭患者饮食进行指导。④应用抗生素的护理遵医嘱应用抗生素治疗，观察药物疗效、可能产生的不良反应，并及时报告医师。告知患者抗生素是治疗本病的关键，病原菌隐藏在赘生物内和内皮下，需坚持大剂量长疗程的抗生素治疗才能杀灭。严格按时间用药，以确保维持有效的血药浓度。注意保护静脉，可使用静脉留置针，避免多次穿刺增加患者痛苦。

（2）潜在并发症：栓塞。

心脏超声可见巨大赘生物的患者，应绝对卧床休息，防止赘生物脱落。观察患者有无栓塞征象，重点观察瞳孔、神志、肢体活动及皮肤温度等。当患者突然出现胸痛、气急、发绀和咯血等症状，要考虑肺栓塞的可能；出现腰痛、血尿等考虑肾栓塞的可能；当患者出现神志和精神改变、失语、吞咽困难、肢体感觉或运动功能障碍、瞳孔大小不对称，甚至抽搐或昏迷征象时，警惕脑血管栓塞的可能；当出现肢体突发剧烈疼痛、局部皮肤温度下降、动脉搏动减弱或消失，要考虑外周动脉栓塞的可能；突发剧烈腹痛，应警惕肠系膜动脉栓塞。出现可疑征象，应及时报告医师并协助处理。

73. 感染性心内膜炎患者的健康指导有哪些？

（1）疾病预防指导：向患者和家属讲解本病的病因与发病机制、致病菌侵入途径等。嘱患者平时注意防寒保暖，避免感冒，少去公共场所，加强营养，增强机体抵抗力，合理安排休息。指导患者养成良好的口腔卫生习惯和定期牙科检查的习惯。在施行口腔手术如拔牙、扁桃体摘除术，上呼吸道手术或操作，泌尿、生殖、消化道侵入性诊治或其他外科手术治疗前，应说明自己患有心瓣膜病、心内膜炎等病史，以预防性使用抗生素。勿挤压痤疮、疖、痈等感染病灶，减少病原体入侵的机会。

（2）用药指导：告知患者早期、足量应用抗生素是治疗IE的关键，应遵医嘱用药，切勿擅自停药，一旦出现不良反应，如恶心呕吐、食欲不振及真菌感染，应及时告知医师。

（3）病情监测指导：教会患者自我监测体温变化，有无栓塞表现，定期门诊随访。

74. 儿童病毒性心肌炎的病因有哪些？

病毒性心肌炎是指病毒侵犯心肌，引起心肌细胞变性、坏死和间质炎性。主要是肠道病毒和呼吸道病毒，尤其是柯萨奇病毒$V_1 \sim V_6$型最常见，其次是埃可病毒、腺病毒、脊髓灰质炎病毒、流感和副流感病毒、单纯疱疹病毒、腮腺炎病毒、轮状病毒均可引起心肌炎。

75. 儿童病毒性心肌炎心电图有哪些改变？

呈持续性心动过速，QRS波低电压，ST段偏移，T波低平或倒置，QT间期延长，也可见各种心律失常。

76. 儿童病毒性心肌炎的病情观察要点有哪些？

（1）观察患儿的精神状态、面色、呼吸、心率，有心律失常者应给予连续心电监护。

（2）观察有无胸闷、气促、心前区不适，用指脉氧测量1分钟，注意血氧饱和度变化，必要时给予鼻导管吸氧；烦躁者可根据医嘱给予镇静剂。

（3）观察有无心衰的表现：①心率过快，婴儿心率＞160次/min，学龄儿童＞100次/min。②心音低钝。③呼吸急促，肺部密集湿性啰音。④肝肿大，肋下＞3cm。⑤水肿。如出现立即通知医师（表10-3）。

77. 儿童病毒性心肌炎发生心衰应用洋地黄类药物时，需要注意哪些内容？

（1）用药前需询问家长近期是否应用过洋地黄类药物，如用过需了解用量及用法。

（2）每次应用洋地黄类药物前必须测量脉搏或听诊心率。新生儿＜100次/min，婴幼儿＜90次/min，儿童＜80次/min，年长儿＜60次/min，需暂停用药一次并通知医师。

（3）注意洋地黄中毒的表现，最常见的表现是心律失常，其次为恶心、呕吐等胃肠

表10-3　儿童心肌炎的临床症状及发生概率

症状	概率（%）	体格检查	概率（%）
疲劳	25～70	呼吸急促	52～60
气短	33～69	心动过速	32～58
发热	31～58	外周循环衰竭	58
恶心、呕吐、腹痛	28～48	肝脏肿大	21～50
流涕	38～44	呼吸窘迫	21～47
咳嗽	17～44	心脏杂音	26
胸痛	24～42	周围动脉张力降低	16～21
呼吸困难	22～25	心脏舒张期奔马律	20
心悸	16	心源性休克	13
端坐时呼吸困难	16	水肿	7
腹泻	8～33	发绀	2

道反应。

（4）用药期间进食含钾丰富的食物，如柑橘、牛奶、菠菜、豆类等，以免出现低钾血症而增加洋地黄毒性反应。不宜与钙同时应用，以免引起洋地黄中毒。

78. 儿童病毒性心肌炎专科护理要点有哪些?

（1）急性期应卧床休息，减轻心脏负荷。

（2）建立静脉通路，严格掌握输液总量、控制输液速度，使用输液泵，避免引起肺水肿加重心力衰竭。

（3）观察神志、尿量及生命体征变化，保持呼吸道通畅，备好急救药品和抢救器械。

（4）如并发心衰时取半卧位，避免哭闹；如并发心源性休克时，取仰卧中凹位，注意保暖，观察四肢循环情况。

79. 儿童病毒性心肌炎如何指导休息与活动?

（1）急性期卧床休息，至体温正常后3～4周，向家长讲解卧床休息的必要性，卧床休息可减轻心脏负荷，减少心肌耗氧量，有利于心功能的恢复。

（2）恢复期继续限制活动量至少3个月，总休息时间不少于6个月。

（3）重症心肌炎，有合并心力衰竭应延长卧床时间，待心衰控制后再逐渐开始运动，避免体力活动，不应参加体育课。

80. 儿童病毒性心肌炎发生心力衰竭时如何配合医师抢救?

（1）卧位：并发心力衰竭、呼吸困难时，取半卧位或端坐位；并发心源性休克时，取仰卧中凹卧位；并给予保暖，观察四肢循环情况。

（2）监护：给予心电监护，出现多源性期前收缩、频发室性期前收缩、高度或完全性房室传导阻滞、心动过速、心动过缓应立即报告医师，采取紧急处理措施。

（3）用药：立即建立两条静脉通路，使用血管活性药物和扩血管药时使用输液泵控制滴速，以免血压过大波动。严格掌握输液总量及控制输液速度，避免引起肺水肿加重心力衰竭。

81. 什么是川崎病？

川崎病又称皮肤黏膜淋巴结综合征，是一种急性自限性血管炎性疾病，是引起5岁以下儿童后天获得性心脏病的最常见的原因。病因不明，可能与多种病原体感染后引起的一种免疫介导的全身性血管炎有关。

82. 川崎病的典型表现有哪些？

（1）发热：热程5日以上，退热药可短暂降温，抗生素治疗无效。

（2）皮肤表现：①皮疹，发热后出现，呈向心性、多形性、无疱疹及结痂，躯干部多见，4~5日后消退（图10-2）。②手足呈硬性水肿。③恢复期指/趾端膜状：脱皮（图10-3）。④肛周皮肤发红、脱皮。

（3）黏膜表现：眼部症状，非渗出性双眼球结膜充血；口唇症状，口唇干红、皲裂、充血，杨梅舌，口咽部黏膜弥漫性充血（图10-4）。

（4）淋巴结表现：急性非化脓性颈部淋巴结肿大（通常直径>1.5cm），单侧或双侧，质硬有触痛。

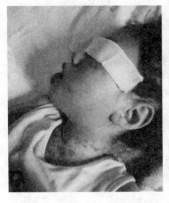
图10-2　川崎病：多形性皮疹
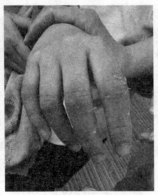
图10-3　川崎病：手指脱皮
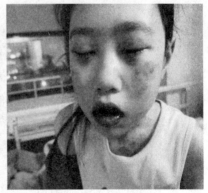
图10-4　川崎病：口唇潮红

83. 川崎病并发冠状动脉瘤的高危因素有哪些？

（1）男性。

（2）年龄>1岁。

（3）热程>16日或反复发热，白细胞>30×10^9/L；血沉>101mm/h；血沉和C反应蛋白增加大于30日；血沉和C反应蛋白反复增加。

（4）心电图异常，表现为Ⅱ、Ⅲ、aVF导联和（或）心前区导联异常Q波。

（5）心肌梗死症状体征。

84. 川崎病患儿如何进行皮肤护理？

（1）口唇皲裂，涂护唇油或液体石蜡。

（2）餐后漱口，保持口腔清洁。

（3）球结膜充血，勿用手揉眼，应用生理盐水洗每日1~2次，保持眼部清洁，预防感染。

（4）指趾端脱皮，勿强行撕拉脱皮，要用剪刀剪除，防止出血和继发感染。

（5）衣被质地柔软而清洁。

（6）便后清洁肛周，有臀红用鞣酸软膏外涂。

85. 川崎病患儿输注丙种球蛋白时应注意什么？

（1）丙种球蛋白为血液制品，贮存于2~8℃冰箱，现用现配，用药前后需用0.9%氯化钠冲管。

（2）开始时速度要慢，每分钟15滴，15分钟后调整滴速。如出现恶心、呕吐、心悸、皮疹、发热等不适，应立即停止输入并通知医师。

（3）停药9~11个月后，可疫苗接种，接种疫苗的种类和顺序无特殊要求。

86. 川崎病患儿用阿司匹林时要注意什么？

（1）阿司匹林胃肠道反应大，易在饭后服用减轻胃肠道刺激。

（2）婴幼儿可将药片磨碎或溶解后服用。

（3）用药期间要定期复查血常规、肝功能及凝血功能，观察有无出血倾向。

87. 川崎病患儿的出院指导有哪些？

（1）注意休息，避免剧烈运动。

（2）指导家长正确给予患儿服药，并在医师指导下减量至停药。

（3）定期复查心脏超声、CRP、血常规等检查。

（4）少数患者可能复发，如出现复发应及时就医。

（姜崴　关菲菲　栗印军）

第十一篇　心脏外科手术术前和术后的护理

1. 什么是体外循环?

体外循环(cardiopulmonary bypass,CPB)指将体内回心的静脉血通过特殊装置引出体外,经人工心肺机进行氧合和气体交换,经过温度调节和过滤后,再回输体内动脉,继续血液循环的生命支持技术。体外循环可暂时取代心肺功能,在心肺转流、阻断患者心脏血流的状态下,维持全身器官的血液供应和气体交换,为实施心内直视手术提供无血或少血的手术野。

2. 体外循环基本装置有哪些?

体外循环基本装置主要由人工心肺机和配件组成,包括血泵(人工心)、氧合器(人工肺)、变温器、变温水箱、回收血贮血器、滤器、管道和动静脉插管等。

3. 体外循环实施步骤有哪些?

(1)建立体外循环:由中心静脉注射肝素300～350U/kg,维持全血活化凝血时间(ACT)480～600秒。顺序插入升主动脉导管、上-下腔静脉引流管(或腔静脉-右心房引流管),并与预充好的人工心肺机管道连接。

(2)体外循环转流人工心肺机的灌注流量应根据患者体重或体表面积计算,根据手术需要实施不同体温控制技术。

(3)体外循环撤除停止转流的标准是心电图基本恢复正常,心脏充盈适度,心肌收缩有力,平均动脉压60～80mmHg,鼻咽温度36～37℃,血红蛋白浓度成人80g/L,儿童90g/L,婴幼儿110g/L,血气、电解质结果正常。

(4)体外循环中的监测:为保证体外循环期间安全,常规检测MAP(平均动脉压)并维持于50～70mmHg;通过监测CVP(中心静脉压),评估血容量高低和腔静脉引流的通畅程度;而血泵的泵压可反映主动脉插管端的阻力和通畅程度。此外,还应严密监测ACT、体温与血温、灌注流量与压力、尿量与尿色、血气分析和电解质等指标。

4. 心脏外科患者术前心理护理包括哪些内容？

（1）护士应根据患者及家庭的具体情况，给予有针对性的心理疏导。

（2）从语言、态度、行为方面与患者及家属建立信任关系，鼓励患者和家属提出问题，及时为他们解答；鼓励其说出恐惧、焦虑的内心感受。

（3）引导患者熟悉环境，参观ICU等，介绍手术相关知识，以减轻与检查、治疗、手术相关的焦虑和恐惧。

（4）安排与手术成功的患者交流，增强对手术治疗的信心。

（5）帮助家庭建立有效的沟通，缓解家庭内部的压力。

5. 心脏外科患者术前全身状况评估与准备包括哪些内容？

（1）详细评估患者的心脏病情、全身状况和并发症风险，以便制订个性化的护理计划。这包括控制血糖、保证营养、管理体重。对于有吸烟史或肥胖的患者，需要进行呼吸训练。

（2）术前检查：进行必要的化验、胸部X射线、心电图和超声心动图等检查，以评估患者的手术适应证和手术风险。

（3）皮肤准备：清洁皮肤、剪去体毛，以减少手术感染的风险。

（4）肠道准备：指导患者进食易消化食物，口服缓泻剂，以保持肠道通畅，减少术中并发症的发生。

6. 心脏外科患者术前专科护理评估包括哪些内容？

（1）不同年龄的心理评估：评估不同年龄患者接受手术的身心接受程度和认识程度。

（2）虚弱程度：按照虚弱指数评估患者状态给予对症护理。

（3）评估患者术后并发症的相关因素（房颤、谵妄、出血、压力性损伤、跌倒）。

（4）心脏功能评估：6分钟步行试验，胸片，超声心电图，听诊，BNP等血生化指标，遵医嘱服用药物，如强心、利尿以及扩血管等药物，以降低手术的风险。

（5）有无肺部基础疾病的评估：胸片，有无吸烟史，有无哮喘、慢性阻塞性肺炎（COPD）、胸廓畸形、肺结核病史，有无咳嗽、咳痰、感冒等。

（6）颈动脉超声评估：患者颈动脉内膜有无TIA（短暂性脑缺血发作），有无脑卒中病史，有无脑梗死灶。

（7）血压管理：逐渐降压至理想范围，同时兼顾器官灌注压。

（8）血糖管理：糖尿病患者围术期应用胰岛素严格控制血糖（TGC）。餐前血糖控制在4～6mmol/L；餐后理想血糖6～8mmol/L，8～10mmol/L也可以。糖化血红蛋白小于7.5%。

7. 心脏外科患者术前护理要点包括哪些内容?

（1）老年人进行虚弱指数评分；患儿注意心理安抚，可以通过讲故事、玩游戏等方式减轻他们的恐惧感；冠心病患者，观察有无胸痛症状及性质。

（2）术后配合宣教：呼吸功能训练的配合，训练有效的咳嗽和呼吸；加强对术后控制液体摄入的重要性认识；对术后抗凝必要性的认识；根据不同疾病，给予患者制订不同的宣教讲解。

（3）根据病情指导活动，避免情绪紧张，以清淡易消化饮食为主。

（4）抗凝：阿司匹林可至术晨，波立维术前3～5日停用，低分子肝素术前24小时停用；华法林必须停用；术前3日停用洋地黄类药物，因此药能减慢心率、抑制房室传导系统，影响术后心脏复跳，易发生房室传导阻滞。

（5）肥胖：术前呼吸锻炼、通便、适度节食。

（6）外周动脉闭塞：测量四肢血压。

（7）肾功能不全：给予调整肾功能的药物、低优质蛋白饮食、通便治疗，平稳控制血压保证充分的肾脏灌注，必要时积极实行床旁血滤。

（8）哮喘：β受体阻断剂的使用，控制心率与扩张支气管并举；COPD：严格戒烟、术前化痰与抗生素治疗、营养支持。

8. 心脏外科围术期监护要点有哪些?

（1）根据术前对患者全身各系统的评估，给予个体化护理监护，如术前肾功能不全，术后密切观察尿量，监测肌酐等。

（2）护士了解手术方法、如桥血管的种类、质量与数量、瓣膜置换、瓣膜成形、血管置换等；机器运转及心脏阻断时间、术中有无特殊情况及注意事项。

（3）了解患者术前心功能状态、并发症情况、基础状况。

（4）术后密切监测心率、血压、血氧、呼吸功能、酸碱平衡、血糖、液体量、引流量、尿量等。

（5）术后密切监测凝血功能，抗凝方案、神经系统护理、体位护理以及饮食的护理等。

9. 心脏外科患者术后心理护理有哪些?

（1）告知提醒：作为患者醒来第一眼看见的人"护士"，马上自我介绍并耐心介绍环境，告知患者手术已经做完，身体留置各种管路和呼吸机、监护仪等设备，消除患者恐惧心理，使其情绪平静配合治疗和护理。

（2）情绪支持与安抚：术后患者往往伴随着焦虑、恐惧和不安等情绪，需要耐心倾听患者的担忧，给予积极的情绪支持和安抚。通过解释手术过程和预后情况，帮助患者建立对治疗的信心，减轻焦虑感。

（3）疼痛管理：术后疼痛是患者面临的主要问题之一。定期评估患者的疼痛程度，及时采取适当的镇痛措施，如药物镇痛、物理疗法等，以减轻患者的疼痛感。

（4）认知行为干预：针对患者可能出现的自我怀疑、消极情绪等，采用认知行为疗法，帮助患者调整心态，树立积极的生活态度。

10. 心脏外科术后循环系统护理措施有哪些？

（1）动态监测心率、心律：每24小时描记心电图，观察ST-T有无弓背向上的T波改变和心肌缺血情况。避免因体温高、血容量不足或麻醉初醒等引起心率增快，酒石酸美托洛尔、胺碘酮、西地兰、合贝爽等控制心率。对术后常见的心律失常如窦性心动过速、窦性心动过缓、窦性停搏、窦房传导阻滞、病态窦房结综合征；房性心动过速、心房扑动以及心房颤动；室性期前收缩、室性心动过速、室扑和室颤；房室传导阻滞和室内传导阻滞等及时发现，及时汇报，及时处理。

（2）持续有创动脉血压监测：桡动脉监测、股动脉监测、足背动脉监测；术后血压过高使心肌耗氧量增加，血压过低会使心肌供血不足。术后要维持适合患者自身的血压（参考患者术前血压），对术前合并高血压患者，术后血压控制在不低于术前的20%，术后早期应充分镇静及合理应用血管扩张剂以控制高血压，注意血压不能忽高忽低。

（3）密切监测中心静脉压（central venous pressure，CVP）：CVP低，血压低，容量不足；CVP高，会影响脑、肾、胃肠道等多器官灌注，严重影响器官的灌注压和灌注流量。

（4）中心静脉血氧饱和度$ScvO_2$监测：用以反映全身氧供与氧耗的平衡$ScvO_2$正常值为65%～75%，在危重病患中，$ScvO_2$比SvO_2（混合静脉血氧饱和度）高5%～7%。

（5）评估心脏负荷和心肌收缩力：通过结合术前心脏超声，术中手术情况，术后超声，化验指标BNP，CVP，血压，评估心功能状态，需要应用正性肌力药物，目前应用最广泛的是去甲肾上腺素。去甲肾上腺素既增加心肌收缩力、扩张冠脉血管、升高体循环血压，又不引起肺血管收缩。部分血压正常但心排出量未见改善的患者，则需应用强心药。

（6）监测和记录出入液量：包括口服、静脉入液量；尿、便、呼吸道痰液、无感蒸发出液量；容量充足时，保证每小时尿量在1mL/kg。负荷过重，静脉推注或者持续泵入利尿剂，或血液透析治疗。

（7）保持各器官的充分氧供：氧气是最有效的肺血管扩张剂，改善氧供会抑制缺氧性肺血管收缩反应，增加心排出量。改善肺氧合，关注血红蛋白，是否有贫血；容量是否充足；及时纠正。

（8）LAC（乳酸）及末梢循环的监护：LAC反映体内3～6小时之前的情况，监测趋势临床意义重要，由于氧供给不够，导致乳酸上升；对末梢循环功能的观察：对称性观察，观察皮肤颜色、温度、湿度、有无发绀及动脉搏动情况，比如有无出现花斑、皮下淤血，发现尽快上报处理。

11. 心脏外科术后液体管理要点有哪些？

（1）液体管理的核心是实现个体化的平衡点，避免大出大入，相对匀速的平衡。综合考虑：静脉负荷量，口服量，出液尿、便、呼吸道痰液痰量、皮肤无感蒸发等。

（2）监测患者液体摄入和排出量，及时和医师沟通，调整输液速度和种类遵医嘱制订的方案，进行有效的液体管理。常规液体量500～1000mL/d，注意单位时间内速度，应用微量泵、输液泵输注，避免液体负荷量过重，也避免脱水。

（3）维持尿排出量在0.5～1mL/（kg·h）以上；当有效血容量不足，低心排、血氧低、酸中毒等情况时，首先表现为尿量的减少，所以必须每小时观察尿量情况。

（4）大部分心外常规术后均需限制液体量，比如存在小左室，术前心功能差等因素；特定术式、某些条件下术后不限制液体量，如二尖瓣成形术后，肥厚型心肌病避免二尖瓣前叶收缩期前向运动（systolic anterior motion，SAM），左室流出道梗阻等。

（5）对于心脏术后患者，如出现心率增快、血压下降等血容量不足的表现：

①术后当天15～20mL/（kg·24h）的液体维持量，以胶体液为主，肺毛细血管楔压（pulmonary capillary wedge pressure，PCWP）达到8～15mmHg。

②保持血细胞比容>25%，低于此值时，酌情输血。

12. 心脏外科术后有创动脉测压管护理措施有哪些？

心脏外科手术患者常规使用经桡动脉插管进行有创动脉压监测，有时也用股动脉插管压力监测，可以连续观察动脉收缩压、舒张压和平均动脉压的数值。

（1）患者改变体位应重新归零，归零时换能器置于腋中线第4肋间（右心房水平）。

（2）为保证动脉测压管的通畅，压力包的压力≥300mmHg。

（3）动脉测压管严禁打折，扭曲，进气，各个接头处要旋紧，防止脱开或渗漏，并置于治疗巾内。测压、取血、调零点等过程中严防空气进入导致气栓。

（4）定时观察穿刺肢体的血运情况（有无肿胀，颜色、温度异常，局部不宜包扎过紧，以免发生肢端坏死）。

（5）当动脉波形出现异常、低钝、消失时，考虑动脉穿刺针处是否有打折或者血栓堵塞的现象。如出现打折或血栓时，应及时拔出动脉测压管，按压5～10分钟，凝血功能异常者，应适当延长按压时间。

（6）动脉穿刺处敷料每7日更换1次，如渗血或污染随时更换。肝素盐水每日更换，如血小板低的患者需应用阿加曲班或生理盐水。

13. 心脏外科术后体温对循环的影响有哪些？

（1）低体温引起心脏负荷加重：低体温造成外周血管收缩和术后高血压，最重要的是复温时的氧耗量及二氧化碳增加，易导致高碳酸血症，儿茶酚胺释放，引起心率增加和肺动脉高压，加重心脏后负荷。研究表明手术患者体温过低，心脏意外的发生率约增加55%。

（2）低体温引起心脏功能障碍：低温可导致心肌收缩力下降，舒张功能减低，心排出量降低，心脏传导功能异常而发生心律失常，加重心脏缺血。

（3）高热引起外周血管扩张，末梢凉，血管阻力增加，有效循环血容量相对不足，心脏后负荷增加。

14. 心脏外科术后苏醒期体温管理要点有哪些？

（1）体温监测：由于患者一般在低温麻醉下手术，术后要做好保暖工作。四肢末梢循环差可用控温毯缓慢复温，使用控温毯时严格进行交接班同时注意患者皮肤色泽和温度、口唇、甲床、毛细血管和静脉充盈情况。

（2）体温管理：若体温>38℃，成人或较大的患儿可用冰袋或酒精擦浴等方式物理降温；婴幼儿体表面积小，为不影响其循环功能，可采用药物降温，但6个月以内的患儿禁用阿司匹林、吲哚美辛栓降温。若体温低于35℃，应盖好被子，特别是四肢末端。如果患者体温持续偏低，可以考虑使用电热毯或变温毯进行复温，但复温速度不宜过快，以免体温反跳。同时，使用棉被、手足套等物品进行保温。观察患者的肛温情况，一旦肛温高于36℃，应及时关闭电热毯。同时，每10~15分钟评估患者的手脚温度和肢端循环情况，以确保保暖措施的有效性。如果患者出现寒战或体温持续下降，可能是由于机体耗氧量增加或心肌缺血等原因引起的。在这种情况下，可以考虑使用抗寒战药物或调整输液输血温度等措施来缓解症状。此外，如果患者伴有伤口红肿、疼痛等症状，可能是感染所致，应在医师指导下使用抗生素等药物进行抗感染治疗。

（3）反跳性发热：低温体外循环术后2~4小时易出现反跳性发热，复温速度不可过快。体温36.5℃时，停止电热毯复温，逐渐减少盖被。为预防体温继续升高，若体温每30分钟上升超过0.5℃或体温达到38℃以上，即进行物理降温。

对于体温反跳的处理：采取综合性降温措施，头部置冰帽，以降低脑组织代谢，并注意随时更换冰帽，以确保降温效果（使用冷疗时防止冻伤）。大动脉处放置冰袋，25%~35%乙醇擦浴，在炎热夏季逐渐降低室温，或遵医嘱用冰盐水保留灌肠，使用退热药物。

（4）对于中心体温高而肢端温度低者（什么样的人容易出现这种情况？）：采用手套包裹手、脚，同时暴露上半身及大动脉处，给予乙醇擦浴和头部放置冰枕等措施，以降低中心体温。

15. 心脏外科术后应用呼吸机的护理措施有哪些?

良好的呼吸机辅助呼吸不仅可减少呼吸做功，降低氧耗，而且可提高组织氧供，减轻心脏做功，促进心肺功能的恢复。

（1）气管插管：妥善固定，定时测量气管插管距门齿的距离并做好标记，必要时镇静，防止气管插管脱出或移位。

（2）呼吸监测：密切观察呼吸频率、节律和幅度；呼吸机是否与患者呼吸同步；有无发绀，鼻翼翕动、点头或张口呼吸；检查双肺呼吸音；监测动脉血气分析，根据以上情况及时调整呼吸机参数。

（3）气道管理：保持呼吸道通畅；妥善固定导管；牙垫和气管导管应固定在一起，防止牙垫移位或滑出；确保气囊压力适中，$25\sim30cmH_2O$，以气管导管外围不漏气为准；置管期间每日进行口腔护理，保持口腔清洁湿润，减少细菌滋生；密切观察患者的呼吸、心率、血氧饱和度等生命体征，如有异常应及时处理；同时，注意观察患者的意识和精神状态，以便及时发现并处理并发症。

16. 心脏外科术后撤离呼吸机患者气道护理措施有哪些?

尽早拔除气管插管，待患者完全清醒、生命体征平稳、自主呼吸完全恢复后，可尽早拔除气管插管，其后的护理重点包括：

（1）呛咳：拔管患者可能因严重的咽喉刺激出现呛咳情况，而剧烈呛咳则可能会导致患者出现低氧血症、心律失常等情况，可以通过头偏向一侧，并给予氧气吸入和排痰等措施，有助于减少呛咳。

（2）喉头痉挛：因持续插管会造成的咽喉疼痛，以及咽喉部黏膜损伤，进而引起痉挛。如果痉挛较轻，未造成呼吸困难，一般在2~3日可自行好转，痉挛较严重者需要给予布地奈德、特布他林等药物雾化治疗，若治疗无改善，需要再行气管插管。

（3）防止误吸：持续插管会造成口腔、咽喉存在大量分泌物，若被吸入肺部会造成误吸，拔管后需要及时清理分泌物，一旦发生误吸应将患者的头偏向一侧，采取头低足高位，并使用负压引流装置吸出分泌物。

（4）气道管理：

①痰液黏稠不易咳出，可给予雾化吸入，以稀释痰液，减少痰液阻力，有利于痰液排出，同时药物进入肺泡，减少感染。方法：将口含嘴放入口中紧闭嘴唇深吸气，屏气1~2秒，再用鼻呼气，如此重复15~20分钟。

②患者采取半卧位，抬高床30°~45°，以利于肺部气体交换，并能松弛胸腹部肌肉，减轻切口疼痛。

③定时协助患者翻身、拍背，促进咳嗽和痰液的排出。拍背方法：患者取半卧位，叩击双侧肺部，手掌呈杯状，用手腕的力量从下至上、从外向内，有节律的叩击胸背

部，震荡气道。咳痰时，进行深呼吸锻炼，并在吸气末从深部咳嗽，以利于排除痰液，指导患者用双手按在胸壁切口处，以减轻切口疼痛。

④鼓励患者进行深呼吸锻炼（吹气球），以促进肺膨胀。患者深呼吸而使膈肌位置下降，改善无效腔通气，有利于胸腔积气、积液排除，保障有效通气，预防肺部感染。

17. 心脏外科术后神经系统护理措施有哪些?

（1）密切观察患者意识状态：观察患者有无嗜睡、意识模糊、表情淡漠、兴奋躁动、多语、错觉等症状。观察瞳孔大小、对光反射是否灵敏。对呼唤是否有反应，且能遵医嘱做面部运动和肢体活动者，一般没有严重的中枢神经系统损害。

（2）观察患者四肢活动及肌力：观察患者肌力是否正常、对称，观察患者感觉有无异常。

（3）观察患者自主呼吸状态，记录呼吸次数。

（4）神志不清、烦躁者应考虑脑损伤，原因包括脑血栓、气栓、脑血肿或硬膜外血肿等，也可因脑缺氧所致。若出现定位体征，则应及时通知医师，安排相应的检查，如头CT等。

（5）应用镇痛、镇静药物患者，使用Ramsay评分、Riker镇静躁动评分（SAS）、肌肉活动评分法（MAAS）等主观性镇静评分方法，了解患者的镇静深度和状态，从而确保药物使用的安全性和有效性。

（6）术后保证血压平稳，保证脑灌注、充分氧供、保证安静、减少搬动。

18. 心脏外科术后泌尿系统护理措施有哪些?

（1）术后留置尿管，每小时测尿量1次，保持尿量在 $1 \sim 2mL/$（kg·h），尿量减少时应找出原因，及时处理。

（2）观察尿色变化、有无血红蛋白尿等。发生血红蛋白尿者，给予高渗性利尿或静脉滴注5%碳酸氢钠碱化尿液，防止血红蛋白沉积在肾小管导致肾功能损害。

（3）考虑急性肾损伤时，协助医师完成各项检查；待结果回报调整治疗方案，严格记录出入水量，密切监测水电解质紊乱和酸碱失衡。

（4）如出现急性肾衰竭失代偿，应尽早考虑床旁血滤治疗。

19. 心脏外科术后消化系统护理措施有哪些?

（1）没有基础的胃肠道疾病前提下，术后出现胃肠道问题，优先排除心功能因素。

（2）术后常规留置胃管，注意观察胃液颜色及量，经胃管给水给药物，记录胃残余量。

（3）抬高床头30°，严格掌握吸痰和进食时机的问题，防止胃肠道反流。

（4）鼻饲喂养：持续灌注法代替间断推注法、鸡尾酒喂养方法。营养液分为高能量型、好吸收型，适合糖尿病患者应用型。

（5）腹胀：机械通气并发症之一引起的腹胀，因自主呼吸强吸入气体多；同时也可能是早期右心功能不全的表现，肠道淤血，要及时抽出胃内气体；麻醉药物对术后患者胃肠道功能的抑制作用也引起腹胀。

（6）腹泻：渗透压过高、肠内营养液鼻饲过快引起倾倒综合征；长期应用广谱抗生素引起肠道菌群失调或者伪膜性肠炎。对于便失禁者，遵医嘱给予止泻药，肛周采用造口粉，保护膜进行保护。

（7）小儿患者消化系统护理：

①采用术中早期排酸引流：在进行心脏手术时，患儿身体内的组胺会显著增多，从而促进了胃酸的产生，引发消化道溃疡。因此，对手术时间长的患儿，需在手术进行期间放置胃管，达到低负压引流的效果，顺利排除体内积气或积液，有效排空胃酸，保护患儿胃肠黏膜的作用。

②术后采用四步监测法：监察患儿的胃肠道功能，每隔2～3小时进行四步监测法来监察患儿的胃肠道功能：

a. 检查胃酸的颜色与性状，并且进行分析。

b. 用手触摸感觉腹部的松软度。

c. 采用叩诊腹部观察腹胀程度。

d. 用听诊的方式，诊断患儿肠鸣音和胃肠的蠕动情况。如果发生恶心呕吐、无肠鸣音、便血的症状，及时进行治疗。

20. 心脏外科术后引流管护理措施有哪些?

（1）妥善固定引流管，保持引流管通畅，防止堵管，避免受压、扭曲或打折，翻身时夹闭引流管防脱管。

（2）引流瓶低于胸壁引流口平面60～100cm，水封瓶长玻璃管没入水中3～4cm，保持管道密闭无菌，防止逆行污染。患者清醒后可抬高床头15°，循环稳定后取半卧位。

（3）记录单位时间内引流量及24小时累积引流量。

①术后当日每30～60分钟挤压引流管1次，若引流液多或有血块则按需正确挤压，防止堵塞。②手术当日2～3小时引流管内出现大量鲜红色的血性液体，如成人>300mL／h，且无减少趋势，及时通知医师。③引流量偏多，之后突然减少或引流不畅，患者血压下降、心率增快、呼吸困难、发绀、面色苍白、出汗等症状，提高警惕，查找原因，考虑心包填塞的可能，应及时通知医师。④突然出现大量血性引流液或引流管被较多的血块堵塞，应立即通知医师。

（4）引流装置72小时更换，保持胸壁引流口处的敷料清洁干燥，有外渗及时通知医师更换。床旁备血管钳，更换引流瓶时2把血管钳双向夹闭引流管。手术后48～72小时，引流量明显减少，且颜色变淡，引流液逐渐转为淡红色或黄色液体，引流量在50mL/24小时以下，即可拔除引流管。拔管后要观察患者有无胸闷，呼吸困难，切口漏气、漏液、出血，皮下气肿等症状。保持引流口清洁干燥，注意观察引流口有无分泌物或红肿，发现异常情况及时报告医师处理。

21. 心脏外科术后常用体位有哪些？

（1）平卧位：未清醒前或处于低血压状态时，患者采用去枕平卧位，并将头转向一侧，以防止呕吐物或分泌物误入呼吸道。

（2）半卧位：

①床头抬高15°～30°，有利于呼吸和引流，减轻伤口疼痛。

②术后一段时间内，采用半卧位可帮助患者更好地适应术后状态。

（3）侧卧位：在某些心脏手术后，患者可能需要侧卧位来减轻对特定区域的压力或促进引流。护士或医师会指导患者如何安全地进行侧卧，并确保体位稳定。

（4）端坐位：急性左心衰竭发作给予端坐位。

（5）特殊体位：患者出现低血压时，给予平卧，下肢抬高体位；脑脊液引流测量时保持平卧位体位；患者肺不张时给予俯卧位；右心室双出口复杂的先天性心脏畸形，术后患者回到ICU后采取上半身抬高45°，下半身抬高30°的半卧位姿势，以促进腔静脉血回流，改善肺循环，提高心排出量。

22. 心脏外科术后监护室饮食护理有哪些？

（1）术后常规留置胃管，每2～4小时测胃残余1次。

（2）患者清醒并拔除气插管后2～4小时，无呕吐可分次少量饮水，但不宜过早进食，易引起误吸；术后4～6小时，饮水无恶心、呕吐、肠蠕动恢复后，开始进流质饮食，逐步过渡到半流质饮食及普食。患者进食无呛咳，即可拔出胃管，经口进食。患者需要食用有营养、易消化的食物，如瘦肉、鱼、鸡蛋、芹菜、梨等，饮食要新鲜、卫生，以防腹泻加重病情。如果术后出现有充血性心力衰竭者要严格控制盐的摄入，并给予易消化的软食，例如馄饨、面条或者是稀饭等。另外，宜少食多餐，食量不可过饱，更不能暴食，以免加重心脏负担。若是小儿还要控制零食、饮料，不要食用过期或含色素及添加剂较多的零食。

（3）术后危重虚弱患者，胃残余多的可留置空肠营养管。使用空肠营养管打药时需将药物研碎并用纱布过滤，以防堵管。

（4）饮食禁忌：心脏移植术后患者不能吃人参等补品；瓣膜置换术后患者需吃抗凝药，影响维生素K代谢的食物要有所节制，不能某一单一食物长期大量食用，保持食物多样性。

（5）注意饮食的液体量计算，不要漏掉饮食中的液体量，计入总液体量中。

23. 心脏外科术后其他护理措施有哪些?

（1）疼痛管理：术后患者可能会出现头痛或手术创口疼痛。护士可以给予合适的镇痛药物，如吗啡、芬太尼透皮贴等，以减轻患者的疼痛。

（2）手术切口护理：定期检查手术创口，保持创口清洁和干燥。及时换药，并注意观察是否有感染迹象，如红肿、渗液等。

（3）严格遵守无菌操作及原则，有效使用抗生素，病情允许时尽早拔除各种导管，及时发现感染征象并处理。

（4）康复和教育：根据患者的康复情况，提供适当的康复指导和教育，包括活动、药物管理等方面的指导。

24. 心脏外科术后并发症——低心排出量综合征护理措施有哪些?

低心排出量综合征（low cardiac output syndrome，LCOS），简称低心排，是一种严重的生理异常，主要表现为心脏排血量下降，导致多脏器灌注不足和组织缺氧。病因可能包括低血容量、心包压塞、心律失常、心力衰竭以及手术矫正畸形不满意等。患者可能会出现一系列症状，如神志淡漠、末梢发绀、动脉压降低、尿少、血氧分压降低等。多发生在小左室、术前心功能差患者。

（1）密切观察患者生命体征、外周循环及尿量等情况密切监护心率、血压。密切观察每小时出入液量。胸片心影大小。超声心动图变化，及时发现，及时给予处理。

（2）稳定血流动力学：应用缩血管、扩血管正性肌力药物；稳定内环境；防治心律失常。

（3）综合支持治疗：改善心肌能量代谢，促进心肌细胞恢复；适当控制液体入量和血容量管理；每日能量供给充足；纠正低蛋白血症；防治肠道菌群失调。

（4）保护重要脏器功能：呼吸衰竭给予人工通气；急性肾功能不全给予床旁透析；急性肝功能不全保肝治疗；应激性溃疡给予质子泵抑制剂预防。

（5）根据病情需要，适时应用IABP（主动脉内球囊反搏）、ECMO（体外膜肺氧合）、机械辅助循环、CRRT（连续性肾脏替代治疗）、人工心脏以及心脏移植等治疗措施。

25. 心脏外科术后并发症——心律失常护理措施有哪些?

（1）严重的心律失常，如未及时发现或处理不当均可诱发室颤和心搏骤停、危及生命，故术后须借助心电监护仪，连续监测心率与心律的动态变化，发现异常，随时描记，结合血液动力学的变化，电解质、血气分析及患者本身特点综合分析，做出判断，为制订切实有效的治疗方案提供可靠的依据。

（2）缓慢型心律失常，常选用异丙肾上腺素、阿托品等药物来加快心率，如手术损伤传导系统引起各类传导阻滞，则需安装起搏器来助搏，目前体外手术常规安放临时起搏导线以备用。

（3）快速型心律失常，常选用西地兰、奎尼丁、利多卡因、心得安、异搏定、乙胺碘呋酮、慢心律、普鲁卡因酰胺等药物来抑制心率，消除心脏异位节律。

（4）目前抗心律失常药物众多，必须根据病情合理选择，及时治疗，护士要严密观察心率与心律的变化、严格掌握药物剂量、用药途径及方法，特别是掌握静脉用药时的推注速度、滴注浓度，需用输液泵、注射泵来控制滴速，使心率维持在平衡与适当的水平上，同时要监察血压、意识等变化，观察有无药物副反应及毒性反应，详细记录药物的总剂量，以免过量引起中毒。

26. 心脏外科术后并发症——急性左心衰竭护理措施有哪些？

（1）严格控制输液量及输液速度；记录24小时出入量。

（2）术前可疑左房高压（>20~25mmHg）或心功能不全者，需24小时监测左房压，注意是否出现肺静脉高压；持续监测心功能。

（3）加强观察，出现呼吸困难、发绀、咯泡沫痰时，警惕急性肺水肿，立即通知医师并协助处理；端坐卧位，给氧，限制钠盐摄入。

（4）遵医嘱及时应用吗啡、强心剂、利尿剂、血管扩张剂。

27. 心脏外科术后并发症——急性心脏压塞护理措施有哪些？

（1）严密观察病情，患者是否出现Beck三联征：颈静脉怒张，动脉压降低，心音遥远，中心静脉压突然升高。原因：术前凝血功能障碍、术中渗血、引流不畅等。对策：早发现、早判断、开胸解除压塞。引流量突然减少，挤压引流管有血凝块流出等症状时，应警惕心脏压塞的发生，及时通知医师处理。

（2）做好引流管的护理，保持引流管通畅，观察并记录引流液的量及性状。

（3）监测中心静脉压，5~12cmH$_2$O，降低和升高都要进行临床评估。

28. 心脏外科术后并发症——术后出血的预防及护理措施有哪些？

（1）严于术前：术前接受抗凝治疗、抗血小板治疗的患者要停药5~7日，降低术后出血的风险。

（2）了解术式：不同手术术式对抗凝的需求不一样，例如体外循环下搭桥是全量肝素抗凝，不停跳下搭桥是半量抗凝；术后引流多，严密监测患者的ACT，遵医嘱给予鱼精蛋白中和。

（3）温度：维持正常体温，患者体温低时应给予保暖，如加盖毛毯，必要时应用升温毯，低温可抑制凝血功能，并损伤血小板功能。恢复正常体温，有助于恢复凝血功能。

（4）监测血压：血压平稳，避免加重机械性出血。

（5）增加呼吸机PEEP（呼气末正压）水平：可通过提高纵隔压力减少纵隔创面渗血。注意PEEP对循环的影响。

（6）监测ACT：激活全血凝固时间简称ACT，正常值是80～120秒，ACT是对凝血状态及抗凝效果进行监测时最常用和最有效的诊断之一，术后用ACT判定鱼精蛋白中和肝素是否完全时，要参考患者的ACT生理值。查ACT时应抽取静脉血，并提前将试管进行预热。当术后引流量多时监测ACT，选用鱼精蛋白及其他药物进行凝血治疗。

（7）监测Hb（血红蛋白）：将输血前后Hb进行对比。如果输血后Hb不升，或继续下降，应怀疑有活动性出血，还可查胸液Hb，当胸液Hb高时，也说明有活动性出血。监测HCT，HCT是红细胞全血容积的百分比，反映红细胞和血浆的比例，正常值是35%～45%，当HCT小于26%时，应输入红细胞。

（8）引流增多：监测ACT，血栓弹力图，有无低钙，有无酸中毒，体温，凝血功能，血红蛋白是否下降过快、有无贫血、体温是否恢复、是否有肝素反跳、应用IABP、CRRT、ECMO时肝素的使用量及速度，关注APTT等凝血指标。

（9）成人引流＞200mL/h，任1小时；引流＞150mL/h，连续2小时；引流＞100mL/h，连续3小时，引流液呈鲜红，有较多血细胞凝集块，伴血压下降、脉搏增快、躁动和出冷汗等低血容量的表现，应考虑有活动性出血的可能，并立即报告医师做好手术止血的准备。采取止血措施，如压迫止血或使用止血药物，如输入血小板、鲜血浆和凝血因子，追加鱼精蛋白之后，仍不能控制，应积极再次开胸探查止血。

29. 心脏外科术后并发症——呼吸机相关性肺炎护理措施有哪些?

呼吸机相关性肺炎（ventilator associated pneumonia，VAP）是指机械通气（mechanical ventilation，MV）48小时后至拔管后48小时内出现的肺炎，属于医源获得性肺炎（hospital-acquired pneumonia，HAP）的重要类型。预防呼吸机相关性肺炎最佳策略是尽早撤离呼吸机。

（1）呼吸机使用策略：在可能的情况下，尽量减少呼吸机的使用时间和使用频率，避免过度依赖呼吸机。同时，在合适的情况下尽早拔除呼吸机，减少感染风险。呼吸机管道护理：定期更换呼吸机管道，保持管道通畅，并遵循严格的清洁和消毒程序，以防止细菌滋生和传播。

（2）加强气道管理：按需给患者吸痰，确保气道内分泌物被彻底吸净，以防止痰液堵塞或误吸引起的肺炎。吸痰操作应严格按照无菌要求进行，动作轻柔，避免对气道造成损伤。

（3）口腔护理：定期进行口腔护理，包括刷牙、漱口等，以减少口腔中的病原体和污染物，防止其进入呼吸道。

（4）气囊管理：对于带有气囊的呼吸机管道，应定期清除气囊上的分泌物，避免分泌物积聚导致感染。气囊的充气与放气操作应正确进行，避免咽喉部的分泌物在气囊放气后进入气道，造成感染加重。

（5）药物使用：避免不必要和长期使用广谱抗生素，因为广谱抗生素可以导致菌群失调，从而增加呼吸机相关肺炎的风险。同样，停用抑酸药也很重要，因为这类药物可能让黏膜的细菌易位到呼吸道，进而引发肺炎。

（6）体位调整：定期调整患者的体位，避免积液的滞留，有助于减少肺炎的发生。

（7）支持治疗：保证患者良好的营养状态，提高免疫力，有助于预防感染。可以通过使用免疫球蛋白等药物，帮助患者杀灭下呼吸道来的微生物。

30. 心脏外科术后并发症——急性肾损伤护理措施有哪些？

（1）原因：

①术前肾功能损害：患者需要遵医嘱口服药物以保护肾功能，并控制血压。

②术中操作影响：心脏手术过程中，如果医师手术操作不当，可能造成肾脏组织的损伤，从而导致肾功能损害。

③术后肾功能损害：在心脏手术过程中，由于心脏停搏，患者的有效循环血量会骤然减少，导致肾脏灌注不足，进而引起急性肾衰竭。这种情况通常在麻醉药代谢后，患者的肾功能可以得到恢复。

④肾毒性药物的影响：心脏手术后，如果患者没有注意休息并大量服用肾毒性药物，如庆大霉素、链霉素等。这些药物可能在体内蓄积，导致肾脏损伤，严重时甚至可能造成肾衰竭。

⑤感染因素：心脏手术可能导致皮肤、黏膜损伤，如果术后护理不当，病菌可能入侵体内，引发急性肾小球肾炎或急性肾盂肾炎，从而导致肾脏功能下降，严重时可能出现肾衰竭。

（2）护理措施：

①术后留置无菌导尿管，每小时测尿量1次，动态监测肌酐数值、尿素氮。

②监测尿量，尿量在1mL/（kg·h）观察尿色变化、有无血红蛋白尿等。发生血红蛋白尿者，应给予高渗性利尿或静脉滴注5%碳酸氢钠来碱化尿液，减轻血红蛋白沉积在肾小管导致肾功能损害。

③尿量减少时应及时找出原因；停用肾毒性药物；配合医师调整肾毒性药物。

④提升灌注压，降低静脉压，增加肾灌注。

⑤怀疑肾衰竭者应限制水和电解质的摄入，注意离子紊乱，确诊为急性肾衰竭，应考虑做透析治疗。

31. 心脏外科术后并发症——神经系统并发症护理措施有哪些?

心脏外科手术后发生的神经系统并发症是一个不可忽视的问题,常见并发症包括脑卒中(显性发生率1.2%~6%,隐性发生率50%)、术后谵妄(发生率14%~50%)、术后认知功能下降(发生率为25%~50%)。

(1)术后观察患者双侧瞳孔是否等大、等圆和对光反射是否正常,注意有无脑出血、脑缺血、脑梗死、脑水肿、抽搐、昏迷,偏瘫等脑部并发症。

(2)患者清醒后护士应注意仔细观察患者的肢体皮肤、感觉、肌力、活动程度以及进行颅脑神经的病理、生理反射检查。

(3)遵神经科医嘱应用药物,脑水肿患者应用激素,营养神经及脱水药物。

(4)有脑缺血患者,提升脑灌注压,确保血压平稳。

(5)对于脊髓损伤导致的截瘫,应提高灌注压,维持平均动脉压在90mmHg以上,并尽早行脑脊液引流,将脑脊液压力控制在10mmHg以下,以改善预后。

(6)遵医嘱配合转运患者完成头CT,磁共振检查、保证安全供氧及监护,确保安全转运。

(7)基于脑血管自主调节血压管理的理论基础如下:脑血管具有血压自主调节范围,这对血压管理有着重要意义。保证血压的稳定,可使脑血流量维持在相对恒定水平。

32. 心脏外科术后并发症——电解质紊乱及酸碱失衡护理措施有哪些?

术中血液稀释,低流量灌注使用利尿剂和呼吸机辅助呼吸等均易导致电解质紊乱及酸碱平衡失调,定时做血气分析,频度加强,根据检测结果及时补充电解质,过高过低都不好,维持水、电解质平衡。

(1)酸中毒处理:

①代谢性酸中毒,纠正代酸所需5%$NaHCO_3$(mL)=BE×体重(kg)×0.3,先给1/2~2/3量,原发病纠正,纠正缺氧,维持血流动力学平稳,注意:防止缺钙性抽搐,纠正酸中毒同时注意防止低钾血症,$NaHCO_3$宜单独输入,复查血气。

②呼吸性酸中毒,症状:换气不足、气促、发绀、胸闷、头痛等。

a. 调整呼吸机参数,加大通气量。

b. 如拔管后PCO_2>70mmHg,可致二氧化碳麻醉,需二次插管。

(2)低钾处理:

①绝对禁止静脉推注氯化钾,单位时间内输入含钾液不可过快过多,以免导致高钾血症;高浓度(>6‰)含钾液应从深静脉输入,走专一管道,不能从浅静脉输入,以免引起静脉炎。

②尿少和肾衰患者，易致高钾血症，补钾时要慎重；尿多，缺钾多时，除需补充已缺失的钾外，同时还要继续排尿所丢失的钾，补钾液浓度宜高，可用9‰、12‰、15‰或30‰的溶液。尿少，缺钾时，含钾液浓度宜低，可用3‰、6‰的溶液。

③若用高浓度含钾液，每次配制量不可过多，需用输液泵精确控制输液速度，以免无意中输入过量的氯化钾。另外测量CVP时不能用高浓度含钾液通路，以免入钾过多。一般先补缺钾量的50%，复查血钾后再调整补钾速度，以免补钾过量导致高钾血症。

④低钾血症可伴有碱中毒，纠正碱中毒有利于纠正低钾血症；酸中毒伴有低钾症血时，应先补充钾盐后纠正酸中毒，以免纠正酸中毒后血钾更低。

⑤口服补钾最安全，能进食的患者要口服补钾。但由于口服氯化钾、枸橼酸钾具有较强的胃肠道刺激作用，有些患者反应强烈，若低钾严重则首选中心静脉通路补钾。因利尿导致的难以纠正的长期低钾血症，可加用保钾利尿剂，安体舒通20mg Qd（成人剂量）。但要注意定期查血清钾，以免导致高钾血症。

（3）高钠处理：

①尽量减少氯化钠的静脉投入量，限制患者高盐高脂饮食，可以使用温开水或灭菌水口服或鼻饲，进行氯化钠的稀释。

②严重的高钠血症经过普通药物治疗以后效果欠佳，可以考虑血液透析进行降钠降氯处理。在降钠处理过程中应该注意血钠下降速度不宜过快，以免发生中枢神经系统脱髓鞘改变。

33. 心脏外科术后并发症——感染预防及护理措施有哪些？

（1）密切观察病情变化：术后应密切监测患者的体温、心率、呼吸、血压等生命体征，及时发现感染迹象。如果患者出现高热、寒战、心率加快等感染症状，应立即通知医师。

（2）心脏外科手术后预防呼吸机相关肺炎：加强气道管理，适时吸痰，呼吸机管道定期更换；加强口腔护理；以减少口腔中的病原体和污染物，防止其进入呼吸道；尽早拔除呼吸机，减少感染风险。

（3）加强伤口护理：保持手术伤口的清洁和干燥，定期更换敷料，避免伤口感染。在更换敷料时，应严格遵守无菌操作原则，避免交叉感染。同时，观察伤口周围皮肤有无红肿、疼痛等症状，及时发现并处理感染。

（4）术后留置各种导管的护理：中心静脉导管（central venous catheter，CVC）、经外周穿刺置入的中心静脉导管（peripherally inserted central catheter，PICC）、动脉置管、透析管、胃管、尿管、引流管、主动脉内球囊反搏（intra-aortic balloon pump，IABP）等，严格执行无菌操作，维护到位。患者病情平稳后，及时撤除各种管道。

（5）合理使用抗生素：根据患者的感染情况、药敏试验、细菌培养结果，合理使用抗生素进行治疗。在使用抗生素时，应注意药物的剂量、用法和不良反应，确保药物的有效性和安全性。

（6）加强营养支持：术后患者身体虚弱，需要加强营养支持，提高机体抵抗力。可以根据患者的营养状况和饮食习惯，制订合理的饮食计划，保证摄入足够的蛋白质、维生素和微量元素。

（7）做好心理护理：术后感染会给患者带来一定的心理压力和焦虑情绪，护理人员应做好患者的心理护理工作，解释病情和治疗方案，缓解患者的紧张情绪，增强战胜疾病的信心。

34. 心脏外科术后并发症——皮肤压力性损伤护理措施有哪些?

心脏外科手术患者需要经历复杂的麻醉操作、较长时间的体外循环和手术时间，术后的呼吸机支持、长时间体位强制、多种类和大剂量血管活性药物同时应用。这些对患者身体都是巨大的压力、负担、应激，患者术后发生皮肤压力性损伤的风险特别高。

（1）心脏外科术后病情危重，血流动力学不稳定，氧合差，身体各种动静脉管道置入，翻动会危及生命，遵照医师意见严格全身制动。患者绝对平卧，皮下及肌肉组织、深层组织极其容易发生缺血、缺氧及损伤，是发生压力性损伤的病理学基础因素。

（2）患者术后治疗期间，应用多种血管活性药物，皮肤末梢及微循环缺血、缺氧，也是导致皮肤压力性损伤的重要因素之一。

（3）术后发生严重神经系统并发症患者，深昏迷状态，周身状态差，也是发生压力性损伤又一不可抗拒因素。

（4）护理措施：

①至少每2小时更换体位1次，根据患者情况可缩短或延长翻身时间。床头抬高角度<30°，使用气垫床、翻身床垫、滚动气垫床。

②用软枕垫于肩胛下、骶尾部、足跟处，每1~2小时更换1次。骶尾部或骨凸部贴保护膜、减压贴。

③保持患者皮肤清洁，避免局部刺激，及时清理患者尿液、大便、汗液等机体排泄物和分泌物，用温水给患者清理、清洁，不宜用酒精和热水。

④鼓励患者在不影响疾病治疗的情况下，积极活动，防止因长时期卧床不动而导致的各种并发症，让患者参与自己力所能及的日常活动，采用动静结合的休息方式。加强营养，鼓励患者进食高蛋白、高热量、高维生素、富含钙、富含锌等食物。

⑤积极采取各种措施控制病情，在皮肤破溃处解除受压、应用无菌敷料、预防感染；请会诊，给予仪器治疗，每班对患者的皮肤状态进行详细、全面评估。

35. 心脏外科患者术前健康宣教有哪些?

（1）心理准备：向患者解释手术的必要性和可能的风险，帮助他们建立信心，减轻焦虑和恐惧。鼓励患者表达恐惧和紧张的心理感受，耐心倾听他们的担忧和疑虑，通过有效地沟通来建立信任关系。

（2）饮食调整：术前需按照医嘱调整饮食，通常建议低脂、低盐、易消化饮食，避免刺激性食物。心衰患者限制液体量，冠心病患者、大血管患者食易消化的食物；有糖尿病患者，调整好血糖。

（3）生活习惯：告知患者术前需戒烟、戒酒，保持良好的作息习惯，以利于手术的顺利进行。观察、询问患者是否有便秘情况，利尿后容易便秘，及时调整。

（4）药物准备：按照医师的指导，提前停用可能影响手术的药物，如抗凝药物等。了解患者用药史、是否有过敏的药物，详细交接班。

（5）术前检查：完成必要的术前检查，如心电图、超声心电图、血液检查等，以评估手术风险。

（6）向患者及家属详细解释手术的过程、风险、术后康复等信息，帮助他们更好地了解手术，从而减轻心理压力。

（7）讲解呼吸治疗对肺部复张的重要性与方法（深呼吸、有效咳痰、呼吸功能训练器使用）。

（8）特殊疾病术前专科护理宣教：瓣膜置换患者术后服用抗凝药物及注意事项，冠脉搭桥术后二级预防相关知识等。

36. 心脏外科患者术后健康宣教有哪些?

（1）伤口护理：术后要密切关注伤口情况，定期消毒、更换敷料，避免感染。

①在胸骨完全愈合之前，患者需要避免进行可能导致胸骨移位或承受过大压力的活动。不要举重物、抱小孩、做投掷运动或触及后背。这些活动可能导致胸骨愈合不良或移位。

②在胸骨伤口初步愈合后，可以逐渐增加活动量，如选择徒步走、太极拳等低强度运动，既有利于上肢肌肉保持张力，又能避免肩部的僵硬。

③咳嗽管理：术后咳嗽时，应用双手按压胸部切口，以减少胸骨的震动，预防胸骨愈合不良。如果出现咳嗽症状，可以适当地使用止咳药物或按照医师的建议进行处理。

（2）饮食指导：术后饮食应遵循渐进式原则，从流质饮食逐渐过渡到半流质和普食，保证营养摄入。

（3）活动指导：术后应根据患者的恢复情况，逐步增加活动量，以促进康复。同时，要避免剧烈运动和过度劳累。

（4）药物使用：按照医师的指导，正确使用术后所需的药物，如抗生素、止痛药等。

（5）心理支持：术后患者可能出现情绪波动，家属和医护人员应给予关心和支持，帮助患者度过康复期。

（6）预防并发症：术后要注意预防肺部感染、尿路感染等并发症，保持室内清洁、通风，勤换衣物。

37. 心脏外科患者手术后出院健康宣教有哪些?

（1）疾病知识指导：通过本次手术治疗，让患者了解心血管疾病的危险因素，包括吸烟、过量饮酒、高脂血症、高盐饮食、熬夜、缺少锻炼、性格急躁、情绪波动等，增强疾病预防的意识。

（2）健康生活方式指导：

①养成良好的生活习惯：早睡早起，戒烟、少量饮酒。

②合理均衡饮食：宜摄入低热量、进食低盐、低脂和优质蛋白质饮食，多吃蔬菜水果。少食多餐，切忌暴饮暴食。

③适量运动：术后按照个体耐受和心功能恢复情况逐渐增加运动量，养成定期锻炼的习惯，控制体重，戒烟限酒，保持心情平静和愉悦，学会放松技巧。

④肢体锻炼：术后患者胸骨愈合大约需要3个月时间，其间肢体锻炼应循序渐进，避免胸骨受到较大的牵张，如举重物、抱小孩等；保持正确的姿势，当身体直立或坐位时，尽量保持上半身挺直，两肩向后展；每日做上肢水平上抬练习，避免肩部僵硬；为促进下肢血液循环，腿部可穿弹力护袜；床上休息时，脱去护袜，抬高下肢。

⑤应保持情绪稳定。

（3）三高共管：血压、血糖、血脂：

①指导患者及家属学会血压测量方法，即四定：定时间、定体位、定肢体、定仪器。

②遵医嘱服用降压药、降脂药，向患者介绍用药目的、药物名称、剂量、用法，观察药物常见副作用。

③指导患者外出时务必随身携带降压药物和硝酸甘油类药物，以备应急。

④了解急救医疗服务体系，出现严重并发症，及时呼救。

其他问题宣教：

①根据疾病种类，定期复查，每年全身体检，注意其他器官的观察。

②抗凝与抗血小板治疗：注意监测凝血指标，关注有无出血。

③如患者出现烦躁、心率过快、呼吸困难等症状，可能发生心力衰竭，及时送医院就诊。

38. 什么是先天性心脏病?

先天性心脏病（congenital heart disease，CHD）简称先心病，是先天性畸形中最常见的一类。在人胚胎发育时期（怀孕初期2~3个月），由于心脏及大血管的形成障碍而引起的局部解剖结构异常，或出生后应自动关闭的通道未能闭合（在胎儿属正常）的心脏，称为先天性心脏病。

39. 先天性心脏病分几类？

（1）传统分类：

①左向右分流型（潜伏青紫型）。

②右向左分流型（青紫型）。

③无分流型（无青紫型）。

（2）遗传学分类：即单基因病、多基因病、染色体病、线粒体病和体细胞遗传病，除体细胞遗传病主要与肿瘤有关外，其余4种均与心血管病有关。

（3）Silbe分类法：以病理变化为基础，同时结合临床表现和心电图表现对先天性心脏病进行分类，①单纯心血管间交通。②心脏瓣膜畸形。③血管畸形。④复合畸形。⑤立体构相异常。⑥心律失常。⑦家族性心肌病。⑧心包缺失，心脏异位等。

40. 什么是动脉导管未闭？

动脉导管未闭（patent ductus arterious，PDA）为小儿先天性心脏病常见类型之一。动脉导管是胎儿时期肺动脉与主动脉间的正常血流通道。胎儿出生后，肺膨胀并承担气体交换功能，肺循环和体循环各司其职，动脉导管可在数月内因废用而闭合，如1岁后仍持续不闭合，即为动脉导管未闭。

41. 动脉导管未闭的临床表现有哪些？

（1）症状：

动脉导管细、分流量小者，临床上可无症状；动脉导管粗、分流量大者，可出现心悸、气促、咳嗽、乏力和多汗等症状。婴儿可出现喂养困难及生长发育迟缓等，易反复发生肺部感染、呼吸窘迫和心力衰竭。

（2）体征：

①心脏杂音：在胸骨左缘第2肋间可闻及粗糙的连续性机器样杂音，杂音占据整个收缩期和舒张期，向颈部和背部传导，局部可触及震颤；肺动脉高压者可闻及收缩期杂音，肺动脉瓣区第二音亢进；左向右分流量大者，因相对性二尖瓣狭窄可闻及心尖部舒张中期隆隆样杂音。

②周围血管征：由于动脉舒张压降低，脉压增大，出现周围血管征，如颈动脉搏动加强、甲床毛细血管搏动、水冲脉和股动脉枪击音，但随着肺动脉压力的增高和分流量的下降而不明显，甚至消失。

（3）合并显著肺动脉高压者，可出现下半身青紫和杵状指（趾）。

42. 动脉导管未闭术前的护理措施有哪些？

（1）饮食护理：先天性动脉导管未闭患儿易出现呛咳、误吸，喂养时不要太快。可给予少渣易于吞咽的食物，如牛奶、骨头汤、鱼汤等，此类食物既有营养又易于进食。另外，因患儿易出现心力衰竭，注意每日不要摄入过多的水。

（2）运动：先天性动脉导管未闭患儿可以适度运动有助于生长发育，但不宜剧烈，避免心脏供血差导致晕厥、心律不齐、呼吸困难。

（3）注意观察：家属平时注意观察患儿有无水肿、下肢有无青紫、尿量多少。

（4）家庭护理：先天性动脉导管未闭患儿平时注意防寒保暖避免感冒诱发心力衰竭，避免去人流密集、空气质量差的地方引起呼吸困难、喘憋。日常注意规律作息、定时三餐有利于生长发育。

（5）心理护理：向患儿及家属介绍心脏手术相关知识以及手术室、监护室的环境等，消除其恐惧心理。

43. 动脉导管未闭术后常见并发症的护理措施有哪些？

（1）高血压：手术结扎导管后导致体循环血流量突然增大，术后可出现高血压。若持续增高可导致高血压危象，表现为烦躁不安、头痛、呕吐，有时伴腹痛。主要护理措施包括：①监测血压：术后密切监测血压变化，并观察患儿有无烦躁不安、头痛、呕吐等高血压脑病的表现。②控制血压：控制液体入量。若血压偏高时，遵医嘱用输液泵给予硝普钠或酚妥拉明等降压药。给药后，密切观察血压变化、药物疗效和不良反应，准确记录用药剂量；根据血压变化遵医嘱随时调整剂量，保持血压稳定。硝普钠现用现配，注意避光，4小时更换药液，以免药物分解，影响疗效；需要延续使用时，要预先配好药液，更换操作要迅速，避免因药物中断引起血压波动。③保持患儿安静：必要时遵医嘱给予镇静、镇痛药物。

（2）喉返神经损伤：左侧迷走神经经主动脉弓下方发出，紧绕导管下缘，向后沿食管、气管沟上行，支配左侧声带。由于喉返神经的解剖位置，手术中极易误伤，导致左侧声带麻痹，出现声音嘶哑。因此术后拔除气管插管后，先鼓励患儿发音，及时发现异常。若术后1～2日出现单纯性声音嘶哑，则可能是术中牵拉、挤压喉返神经或局部水肿所致，告知患儿应噤声和休息；应用激素和营养神经药物，一般1～2个月后可逐渐恢复。

44. 什么是房间隔缺损？

房间隔缺损（atrial septal defect，ASD）是左、右心房之间的间隔先天性发育不全导致的左、右心房之间形成异常通路，是常见的小儿先天性心脏病之一，占我国先天性心脏病发病率的5%～10%。

45. 房间隔缺损的临床表现有哪些？

（1）症状：继发孔房间隔缺损分流量较小的患者，儿童期可无明显症状，常在体检时发现。一般到了青年期，才出现劳力性气促、乏力、心悸等症状，易出现呼吸道感染和右心衰竭。原发孔房间隔缺损伴有严重二尖瓣关闭不全者，早期可出现心力衰竭及肺动脉高压等症状。严重肺动脉高压时，可引起右向左分流，出现发绀。

（2）体征：①视诊：原发孔缺损容易导致心脏增大，部分病例可见到心前区隆起。继发孔缺损可出现发绀、杵状指（趾）。②触诊：心前区有抬举冲动感，少数可触及震颤。③听诊：肺动脉瓣区可闻及Ⅱ-Ⅲ级吹风样收缩期杂音，伴第二音亢进和固定分裂。分流量大者心尖部可闻及柔和的舒张期杂音。肺动脉高压者，肺动脉瓣区收缩期杂音减轻，第二心音更加亢进和分裂。

46. 房间隔缺损手术的适应证及禁忌证有哪些？

无症状但存在右心房、右心室扩大的患者应手术治疗。年龄不是决定手术的主要因素，合并肺动脉高压时应尽早手术；50岁以上成人，合并心房纤颤或内科治疗能控制的心力衰竭患者也应考虑手术。艾森曼格综合征是手术禁忌。

47. 房间隔缺损术前护理措施有哪些？

（1）尽量让患儿保持安静，避免过分哭闹，保证充足的睡眠。大一点的患儿生活要有规律，动静结合，既不能剧烈跑跳和剧烈运动，也不必整天躺在床上，晚上睡眠一定要保证，以减轻心脏负担。

（2）心功能不全的患儿往往出汗较多，需要保持皮肤清洁，夏天勤洗澡，冬天用热毛巾擦身，但要注意保暖，勤换衣裤。

（3）居室内保持空气流通，患儿应尽量避免到人多拥挤的公共场所，以减少呼吸道感染的机会，应随天气冷暖及时增减衣服，密切注意预防感冒。

48. 房间隔缺损术后常见并发症的护理措施有哪些？

（1）急性左心衰竭：往往见于年龄较大的患者。由于长期左向右分流，左心室偏小，房缺修补术后，左室前负荷增加；若术中、术后输液的量或速度未控制则易诱发急性左心功能不全，临床表现为呼吸困难、咳嗽、咳痰、咯血等急性肺水肿症状。

（2）心律失常：少数上腔型ASD右房切口太靠近窦房结或上腔静脉阻断带太靠近根部而损伤窦房结，都将导致窦性或交界性心动过缓，大部分病例可恢复，有一部分病例需要安置心脏起搏器。术后出现的房性心律失常或室性期前收缩（较少见房室传导阻滞），一般经过对症处理均可恢复正常。

49. 什么是室间隔缺损？

室间隔缺损（ventricular septal defect，VSD）是指室间隔在胎儿期因发育不全导致的左、右心室之间形成异常交通，在心室水平产生左向右的血液分流。可单独存在，也可为复杂先天性心脏病合并室间隔缺损。

50. 室间隔缺损的临床表现有哪些?

（1）症状：缺损小、分流量小者一般无明显症状。缺损大、分流量大者在出生后即出现症状，婴儿期可表现为反复发生呼吸道感染、充血性心力衰竭、喂养困难和发育迟缓；能度过婴儿期的较大室间隔缺损则表现为活动耐力较同龄人差，有劳累后气促、心悸，发展为进行性梗阻性肺动脉高压者，逐渐出现发绀和右心衰竭。

（2）体征：胸骨左缘2～4肋间闻及Ⅲ级以上粗糙响亮的全收缩期杂音，向四周广泛传导。分流量大者，心前区轻度隆起，收缩期杂音最响部位可触及收缩期震颤，心尖部可闻及柔和的功能性舒张中期杂音。肺动脉高压导致分流量减少者，收缩期杂音逐渐减轻，甚至消失，而肺动脉瓣区第二音显著亢进，分裂明显，并可伴肺动脉瓣关闭不全的舒张期杂音。

51. 室间隔缺损术前护理措施有哪些?

（1）心理护理：护士应根据患者及家庭的具体情况，给予有针对性的心理疏导。

（2）病情观察：①观察有无异常啼哭、烦躁不安、四肢厥冷等，发现异常通知医师。②观察患者有无心力衰竭、上呼吸道感染或肺部感染等症状，发现异常通知医师。

（3）维持循环和呼吸功能稳定：①减少患者活动量，保证休息，避免哭闹。②心功能不全者，遵医嘱应用强心、利尿剂，改善循环功能。③严重心律失常者，给予持续心电监护并遵医嘱给药。④加强呼吸道管理，呼吸困难、缺氧者给予间断或持续吸氧，纠正低氧血症，严重者用呼吸机辅助通气。⑤指导患者深呼吸及有效咳嗽，保持呼吸道通畅，必要时予以吸痰。

（4）改善营养状况：进食高热量、高蛋白及丰富维生素食物，增强机体对手术耐受力；进食较少者，必要时进行静脉高营养治疗；心功能欠佳者，应限制钠盐摄入；低蛋白血症和贫血者，遵医嘱给予血清蛋白、新鲜血输入。

52. 室间隔缺损术后常见并发症的护理措施有哪些?

（1）心律失常：与缺损离房室结和房氏束较近以及手术操作技巧等因素有关，以交界性心动过速和右束支传导阻滞、房室传导阻滞多见。

（2）急性左心衰竭：VSD修补术后，左向右分流消除，左心血容量增大，输液量过多、速度过快均可诱发急性左心衰竭，临床表现为呼吸困难、咳嗽、咳痰、咯血等急性肺水肿症状。因此心功能的维护尤为重要。

（3）急性心脏压塞：体外循环破坏血小板，使纤维蛋白原、凝血因子损耗增多造成凝血功能障碍，以及应用止血药物后形成血凝块等因素均可造成心包腔内积血、血块凝聚，从而引起急性心脏压塞。

（4）肾功能不全：体外循环的低流量和低灌注压、红细胞破坏而致的血浆游离血红蛋白的增多、低心排出量或低血压、缩血管药物应用不当或肾毒性药物的大量应用等因素均可造成患者肾功能不全。

（5）脑功能障碍：造成脑功能障碍常见的因素有长时间体外循环及灌注压过低造成脑缺血缺氧损伤，以及体外循环中产生的各种微栓子造成脑梗死等。

53. 什么是法洛四联症？

法洛四联症（tetralogy of Fallot，TOF）是右室漏斗部或圆锥动脉干发育不全引起的心脏畸形，主要包括四种解剖异常，即肺动脉狭窄、室间隔缺损、主动脉骑跨和右心室肥厚。

54. 法洛四联症的临床表现有哪些？

（1）症状：发绀、喜爱蹲踞和缺氧发作是法洛四联症的主要症状。

①发绀：由于组织缺氧，动脉血氧饱和度降低，新生儿即可出现发绀，啼哭、情绪激动时症状加重，引起喂养困难、生长发育迟缓，体力和活动力较同龄人差，且发绀随年龄增长而加重。

②喜爱蹲踞：喜爱蹲踞是特征性姿态。蹲踞时，患儿下肢屈曲，静脉回心血量减少，减轻了心脏负荷；同时增加体循环阻力，提高了肺循环血流量，使发绀和呼吸困难症状暂时有所缓解。

③缺氧发作：表现为活动后突然呼吸困难，发绀加重，出现缺氧性昏厥和抽搐，甚至突然死亡，常见于漏斗部重度狭窄患儿。

（2）体征：生长发育迟缓，口唇、指（趾）甲床发绀，杵状指（趾）。缺氧越严重，杵状指（趾）越明显。胸骨左缘第2～4肋间可闻及Ⅱ～Ⅲ级喷射性收缩期杂音，肺动脉瓣区第二心音减弱或消失，严重肺动脉狭窄者可听不到杂音。

55. 法洛四联症术前护理措施有哪些？

（1）注意休息：严格限制患者的活动量，避免患儿哭闹和情绪激动，减少不必要的刺激，以免加重心脏负担，减少急性缺氧性昏厥的发作。

（2）纠正缺氧：

①吸氧，氧流量4～6L/min，每日2～3次，每次20～30分钟。

②改善微循环，纠正组织严重缺氧。必要时遵医嘱输注改善微循环的药物，如低分子右旋糖酐等。嘱患者适度饮水，以防止脱水导致血液黏稠度增加，诱发缺氧发作。

③缺氧发作的急救办法：膝胸卧位，吸氧、钙通道阻滞剂应用。

（3）预防感染：注意保暖，预防呼吸道感染；注意口腔卫生，防止口腔黏膜感染。法洛四联症容易合并脑脓肿，有症状需及时查头CT。

（4）加强营养：根据患者口味，进食易消化、高蛋白、高热量、高维生素饮食。进食避免过饱。对于婴儿，喂养比较困难，吸奶时往往因气促乏力而停止吮吸，且易呕吐和大量出汗，故喂奶时可用滴管滴入，减轻患儿体力消耗。

56. 法洛四联症术后护理措施有哪些?

（1）病情观察：密切监测患者心律、心率、血压等生命体征变化，带有临时起搏器的患者应固定好起搏导线。

（2）维持循环功能稳定：①重症四联症跨环补片或心功能差者，常应用多巴胺及多巴酚丁胺。但在维护心功能的同时，注意调整血容量，使患者的动脉压、中心静脉压维持在最佳状态，并观察用药效果。②定期测定血浆胶体渗透压，并维持在17~20mmHg。术中使用超滤的患者，术后应适当补充晶体，以降低血液的黏稠度。

（3）呼吸功能维护，呼吸机辅助，给予呼气末正压（PEEP），从4cmH$_2$O开始，切忌瞬间加大，以免发生气胸。吸痰次数不应过频，充分镇静，防止躁动。

57. 法洛四联症术后常见并发症的护理措施有哪些?

（1）灌注肺：是四联症矫治术后的一种严重并发症，发生的原因可能与肺动脉发育差、体–肺侧支多或术后液体输入过多有关。临床主要表现为急性进行性呼吸困难、发绀、血痰和难以纠正的低氧血症，其主要护理措施包括：

①用呼气末正压通气方式辅助通气。

②密切监测呼吸机的各项参数，特别注意气道压力的变化。

③促进有效气体交换：及时清理呼吸道内分泌物，吸痰时注意无菌操作，动作轻柔；注意观察痰液的颜色、性质、量以及唇色、甲床颜色、血氧饱和度、心率、血压等；拔除气管插管后，延长吸氧时间3~5日，并结合肺部体疗协助患者拍背排痰。

④严格限制入量，监测血浆胶体渗透压，在术后急性渗血期，根据血浆胶体渗透压的变化，遵医嘱及时补充血浆及血清蛋白。

（2）低心排出量综合征：患者由于术前肺血减少和左心室发育不全，术后可能出现低心排出量综合征，表现为低血压、心率快、少尿、多汗、末梢循环差、四肢湿冷等。

（3）VSD再通：密切观察，加强强心利尿治疗。

（4）Ⅲ度房室传导阻滞（Ⅲ度A–VB）：如损伤位置高，QRS波群变化不大、心室率<70次/min，可使用异丙肾上腺素维持心率，应用临时起搏器维持心率，一般不需要安装永久起搏器。

（5）右心室流出道狭窄：如跨压差>40mmHg，患者表现为低心排出量综合征，应予再次手术治疗。

（6）慢性右心功能不全：应予积极强心、利尿治疗，必要时再手术治疗。

（7）胸腔或心包积液：患者术后早期可见较大量胸腔、心包积液，与右心功能不全、CVP高、营养不良有关。应严格控制入量，强心、利尿治疗，可予胸腔穿刺或置管引流处理。

（8）肺动脉瓣关闭不全：应密切观察，如心胸比例＞0.55，且有明显症状，可考虑再次手术或介入治疗。

58. 什么是肺动脉口狭窄？

右心室和肺动脉之间存在先天性狭窄的畸形，称为肺动脉口狭窄（pulmonary stenosis，PS）。可单独存在或者是复杂心脏疾病的一部分。

59. 肺动脉口狭窄的临床表现有哪些？

（1）症状：

轻度狭窄者，一般无症状，仅在体检时发现心脏杂音，随着年龄的增大症状逐渐显现，主要表现为劳动耐力差、乏力和劳累后心悸、气急等症状。

重度狭窄者可有头晕、眼花、胸痛、咯血、劳力性昏厥发作或猝死，晚期病例出现颈静脉怒张、肝脏肿大和下肢水肿等右心衰竭的症状，若同时伴有房间隔缺损或卵圆孔未闭时，出现右至左分流，也称法洛三联症，可见口唇或末梢指（趾）端发绀和杵状指（趾）。

（2）体征：

多数患者发育良好，重度肺动脉口狭窄者，发育较差。主要体征是：

①在胸骨左缘第2肋骨处可听到Ⅲ～Ⅳ级响亮粗糙的喷射性吹风样收缩期杂音，向左颈部或左锁骨下区传导，杂音最响亮处可触及收缩期震颤，杂音强度因狭窄程度、血流流速、血流量和胸壁厚度而异。

②肺动脉瓣区第二心音常减弱、分裂。

③合并右心衰竭时，由于三尖瓣相对性关闭不全，在胸骨下缘可听到吹风样收缩期反流性杂音，吸气时增强，呼气时减弱。

④少数患者可因肺动脉瓣弹性减低或钙化，活动度差，引起肺动脉瓣关闭不全而产生舒张早、中期杂音。

⑤当心房内血流出现右向左分流时，患者的口唇及四肢指（趾）端可出现发绀或杵状指（趾）。

60. 肺动脉口狭窄的术前护理措施有哪些？

（1）活动原则：心功能Ⅰ级：活动不受限制；心功能Ⅱ级：可起床活动，增加休息时间；心功能Ⅲ级：限制活动，延长卧床时间；心功能Ⅳ级：绝对卧床休息。随着病情的好转，逐渐增加活动量，以不出现症状为限。

（2）心力衰竭的观察与处理：术前注意观察有无心率增加、呼吸困难、端坐呼吸、咳泡沫样痰、水肿、肝大等心力衰竭的表现，如出现上述表现，立即置患者于半坐卧位，给予吸氧，及时与医师联系，并按心力衰竭护理。

（3）预防和处理低氧血症及缺氧发作：肺血少或肺动脉高压的患者，往往会缺氧，出现不同程度的发绀、呼吸困难，此类患者术前应减少活动，适量增加饮水，避免因过饱、哭闹、便秘诱发缺氧发作，如一旦出现呼吸困难、发绀加重甚至惊厥时应立即置膝胸卧位、吸氧并通知医师协助抢救治疗，必要时配合气管插管，辅助通气。

61. 肺动脉口狭窄术后常见并发症有哪些？

肺动脉口狭窄术后的并发症主要包括：右心功能不全、低氧血症、灌注肺等。

62. 什么是主动脉缩窄？

主动脉缩窄（coarctation of the aorta，Co-A）是一种比较常见的先天性心脏病，占先天性心脏病的7%～14%，多见于男性，在我国较少见，占0.52%～1.6%。Co-A是由于主动脉峡部先天性发育不良导致的局限性狭窄，常合并室间隔缺损、主动脉瓣病变、主动脉根部瘤或主动脉夹层、大动脉转位等复杂心脏畸形。

63. 主动脉缩窄的分型有哪些？

根据主动脉缩窄部位与动脉导管或动脉韧带的关系分为：

（1）导管前型（婴儿型）：缩窄位于动脉导管开口的近心端，动脉导管呈未闭状态，并供应降主动脉血液；缩窄范围较广泛，多累及弓部；常合并室间隔缺损、主动脉瓣二叶式畸形和二尖瓣狭窄等。

（2）导管后型或近导管型（成人型）：缩窄位于动脉导管远心端或邻近动脉导管，动脉导管多已闭合，较少合并心脏畸形。缩窄段以下第3～7对肋间动脉常与锁骨下动脉分支建立广泛侧支循环。

64. 主动脉缩窄的临床表现有哪些？

（1）症状：症状轻重、出现早晚与缩窄程度、是否合并心血管畸形有关。
①若缩窄较轻，不合并其他心血管畸形，多无明显症状，常在体检时发现上肢高血压。
②缩窄较重者出现头痛、头晕、耳鸣、眼花、气促、心悸、面部潮红等高血压症状，并有下肢易麻木、发冷或间歇性跛行等缺血症状。
③严重主动脉缩窄合并心脏畸形者，症状出现早，婴幼儿期即有充血性心力衰竭、喂养困难和发育迟缓。

（2）体征：
①上肢血压高，桡动脉、颈动脉搏动增强；下肢血压低，股动脉、足背动脉搏动弱甚至不能扪及。

②胸骨左缘第2～3肋间和背部肩胛区可闻及喷射性、收缩期杂音，合并心脏畸形者在心前区闻及相应杂音。

③部分患者有差异性发绀。

65. 主动脉缩窄的护理问题有哪些?

（1）高血压：胸痛、头痛、头晕。

（2）心力衰竭：调整心功能。

（3）下肢易麻木、发冷或间歇性跛行等：间歇性跛行是一种症状，表现为患者在行走一段距离后（一般为数百米），出现单侧或双侧腿部肌肉酸痛、麻木无力，甚至跛行。此时，患者必须停止行走，原地休息片刻后，症状可以得到缓解或消失。然而，当继续行走相同的一段距离后，上述症状会再度出现。

66. 主动脉缩窄的术前护理措施有哪些?

（1）评估患者的生命体征：主动脉缩窄患者注意有无高血压性头痛、头晕、耳鸣、鼻出血等。

（2）注意询问既往病史、家族史、有无药物过敏史，输血史及手术史等。

（3）成人主动脉缩窄患者需注意评估：下肢搏动是否延迟或减弱，感觉有无麻木、无力，间歇性跛行；婴幼儿评估有无呼吸困难，面色苍白，急进性心力衰竭。

（4）新生儿需注意出生后1周内，应每日评估患儿的基本状态，如皮肤、胎脂、肤温、神经反射、体重等情况。密切观察病情变化：建立静脉通路。婴儿期注意观察有无充血性心力衰竭的表现，易激惹、多汗、喂养困难、呼吸浅而快。注意观察有无腹胀、便血、少尿、无尿等症状。主动脉缩窄和弓中断的患者，随着导管的闭合，患儿病情会急剧进展，表现出严重的左心衰竭和酸中毒及循环衰竭。需延缓动脉导管闭合，保护躯体供血。

67. 主动脉缩窄术后并发症的护理措施有哪些?

（1）胸腔内出血，为吻合口出血或侧支血管止血不完全所致。术后应保持胸腔引流管通畅，监测引流量。如有活动性出血，应及时二次开胸止血。

（2）乳糜胸，游离胸膜顶及左锁骨下动脉或主动脉弓远端时，要避免损伤胸导管。术后发生乳糜胸，应予禁食，静脉输入高营养。

（3）截瘫或下肢肌无力，为术中脊髓缺血所致，较少见。给予脑脊液引流，密切监测压力；定期评估肌力；评估下肢皮温、皮色、观察有无肿胀。

68. 主动脉缩窄术后健康宣教有哪些?

（1）假性动脉瘤多发生在术后早期（6～7日），与吻合口内膜和中层破裂或感染有关，一旦确诊应再次手术处理。

（2）术后再狭窄多见于婴幼儿。1岁以下患儿术后再狭窄率可达24%。原因可能与采用的手术方法及手术技术有一定关系。明显的再狭窄应再次手术或进行介入治疗。

69. 什么是主动脉窦动脉瘤破裂？

主动脉窦动脉瘤破裂（rupture of aortic sinus aneurysm，RASA）是一种少见的先天性心脏病，由于胚胎期主动脉窦部组织发育不良，缺乏正常的中层弹力纤维，长期承受高压血流冲击，逐渐向外膨出，形成主动脉窦动脉瘤。

70. 主动脉窦动脉瘤破裂的临床表现有哪些？

（1）主动脉窦动脉瘤未破裂时多无明显症状，少数情况下较大瘤体突入右心室流出道引起梗阻表现。瘤体破裂常有明确病史和诱因，如剧烈活动、创伤等。约40%患者突发胸痛、气促等症状，可因急性右心衰竭死亡。多数患者发病隐匿，呈渐进性劳力性，心悸、气短。

（2）体格检查：破入右心室者，胸骨左缘第3～4肋间可闻及4/6～5/6级连续性机械样杂音，以收缩中期最响，向心尖传导并伴收缩期震颤。破入右心房者震颤和杂音位置偏向胸骨中线或右缘。多有脉压增宽、水冲脉和毛细血管搏动等周围血管征，并有颈静脉充盈、肝大、双下肢水肿等右心衰竭表现。

71. 主动脉窦动脉瘤破裂的护理问题有哪些？

右心衰竭：主动脉窦动脉瘤破裂能引起右心衰，主要是主动脉血液通过破口流向右心系统，导致右心负荷增加，进而发展为右心室肥大、肺动脉高压和右心衰竭。

（1）当主动脉窦动脉瘤破裂时，主动脉的血液会立即注入右心室或右心房。这种血液流向的改变会导致大量的自"左向右分流"，即原本应流向全身的血液通过破口进入右心系统。这种分流使得肺循环的血量增多，增加了右心的容量负荷。

（2）随着右心负荷的增加，右心室会开始肥大，并逐渐发展为肺动脉高压。这是因为右心室需要更加努力地泵血以应对增加的血流，从而导致肺动脉压力上升。如果病情持续恶化，最终可能导致右心衰竭。

（3）若主动脉窦动脉瘤破入右心房，由于右心房的压力原本较低，大量分流的血液会迅速增加右心房的压力，导致右心房迅速扩大。这可能会影响到上、下腔静脉的血液回流，进一步加剧心力衰竭的症状，甚至可能导致死亡。

（4）主动脉窦动脉瘤破裂的患者通常还伴随有其他先天性缺损，如室间隔缺损等，这些缺损会进一步加剧右心的负担，加速右心衰竭的发生。

72. 什么是冠状动脉旁路移植手术？

冠状动脉旁路移植手术（coronary artery bypass grafting，CABG），也称为冠状动脉搭桥手术，是一种治疗冠心病的方法。它主要用于冠状动脉阻塞严重、弥漫钙化且多支多处病变、支架术有较高风险或无法行介入支架术的情况。手术通过取自身的血管（通常是大隐静脉或乳内动脉、桡动脉）作为桥血管，通常是绕过狭窄或闭塞的冠状动脉部位，将其连接到冠状动脉的远端，从而恢复心肌的血液供应，改善心肌的缺血、缺氧状态。

73. 冠状动脉粥样硬化性心脏病的临床表现有哪些？

（1）可因患者年龄、性别、病变的严重程度不同，临床表现不同，差异很大。

①轻者（隐匿性冠心病）可能没有症状，体检时，做心电图或冠脉CT可发现。

②重者在情绪激动、体力劳动、熬夜、饱餐、便秘或受冷等情况下可诱发，主要症状为心绞痛，典型表现为胸骨后或心前区绞痛、胸闷、胸骨后压榨样疼痛向上、向左放射至左肩、左上臂、左肘甚至小指和无名指，也可表现为胸部憋闷感，上腹部不适，持续胃疼，牙痛，颈、喉、下颌疼痛，还可出现咳嗽、咳痰、气短、腿痛、胳膊痛等症状。

③部分患者也可能没有疼痛，仅表现为胸闷、气短，以糖尿病患者多见。

（2）疼痛时间从1～10分钟不等，一般不超过20分钟。

①典型的劳累后心绞痛；休息和口服硝酸甘油可缓解。

②稳定型心绞痛：如发作时间、次数、持续时间等特征在2个月内没有变化，为稳定型心绞痛。

③卧位心绞痛：如夜间或平卧时发作，为卧位心绞痛，提示为较严重的多支冠状动脉病变。

④不稳定型心绞痛：如病情加重甚至休息也有心绞痛发作，疼痛持续时间较长，可致急性心肌梗死为不稳定型心绞痛。不稳定型心绞痛是介于稳定型心绞痛和心肌梗死之间的心绞痛，是急性冠状动脉综合征的一种。

⑤心绞痛发作时血压不稳，心率可正常减慢或过速。患者焦虑、烦躁、肤色苍白、出汗，可闻及奔马律。

（3）冠状动脉急性阻塞或长时间痉挛，血管腔内血栓形成，可引起心肌梗死。急性心肌梗死早期表现为恶心、呕吐、大汗、发热、呃逆、上腹胀痛，剧烈的心绞痛，休息和含服硝酸甘油不能缓解；常伴有血压下降、心源性休克、心律失常和心力衰竭，也可导致猝死。

74. 冠状动脉旁路移植手术术前护理措施有哪些？

（1）减轻心脏氧耗：

①休息与活动：注意休息，保证充足的睡眠，避免剧烈体力活动、劳累和情绪波动。

②合理膳食：多食高维生素、粗纤维素、低盐、低脂、易消化的食物，防止便秘发生。

③合并低氧血症患者给氧：间断或持续吸氧，保证心肌的氧供。

④抗焦虑药物应用：术前给予少量抗焦虑药物，减少精神紧张引起的心肌耗氧增加。

⑤减慢心律，控制血压。

（2）术前指导：手术前3~5日停用阿司匹林、低分子肝素等抗血小板和抗凝剂；指导患者深呼吸、有效咳嗽，床上肢体功能锻炼等。

75. 冠状动脉旁路移植手术术后护理措施有哪些？

（1）循环和呼吸功能监测：

①密切监测血压，维持稳定，注意不能忽高忽低。

②观察心率、心律和心电图变化：一般术后3日，每日1次床旁心电图，也可随时检查，警惕心律失常和心肌梗死的发生。

③常规监测血氧饱和度和血气：并根据结果调整呼吸机的模式。监测血氧饱和度和动脉氧分压，尽早及时处理。

④观察体温和末梢循环：术后早期积极复温，注意保暖，促进末梢循环恢复。

⑤由于老年人肺功能较差和体外循环后肺间质水肿，顺应性下降，因此，应予正压辅助呼吸。可适当加大潮气量，减少呼吸次数，如患者有肺大疱或自发性气胸史，应减少潮气量和增加呼吸次数。及时帮助患者翻身、叩背、咳痰，有效地吸出气管内分泌物，必要时用气管扩张剂，防止发生肺不张和肺水肿。如患者清醒，循环系统功能稳定，引流液不多，尽早拔出气管插管。同时观察呼吸功能，呼吸频率、幅度和双侧呼吸音。

（2）抗凝与抗血小板治疗护理：术后遵医嘱使用抗凝、抗血小板聚集类药物，如肝素、阿司匹林，以防桥血管发生阻塞，注意观察用药后反应，如局部胃肠道不适和全身出血，密切观察全身皮肤状况及凝血酶原时间；观察手术切口及下肢取血管处伤口有无渗血；观察并记录引流液的量及性质，判断有无胸内出血或心脏压塞的预兆，发现异常及时报告。

（3）取静脉手术肢体护理：术后局部弹力绷带加压包扎，应在24小时内更换下肢包扎弹力绷带及敷料，观察切口是否有渗血；周围血管充盈情况；肢体远端的足背动脉搏动情况、足趾温度、颜色、水肿、感觉和运动情况，避免肢体缺血和静脉回流障碍。

（4）功能锻炼：术后2小时可行术侧下肢、脚掌和趾的被动锻炼，以促进侧支循环的建立；休息时，注意抬高患肢，以减轻肿胀，避免足下垂；根据患者病情鼓励其早期运动，从床上运动过渡到床边运动，再到下床活动；站立时勿持续时间过久；根据患者耐受程度，逐渐进行肌肉被动和主动训练。

（5）根据CVP、血压、尿量和胸腔引流液的情况，积极补足血容量。

（6）注意血气及血酸碱平衡、钾、钠的浓度变化，尽量维持在正常水平。

（7）镇静：由于动脉硬化、手术和体外循环的因素，以及麻醉药物和体内代谢的影响，患者术后可出现兴奋、嗜睡、烦躁等精神症状，应予有效的镇静药治疗并密切观察。

（8）镇痛：胸部疼痛妨碍咳嗽、咳痰，不利于肺功能恢复，应减轻患者痛苦、给予镇痛治疗。

76. 冠状动脉旁路移植手术术后并发症的护理有哪些？

（1）出血：并不常见，发生率小于1%。密切监测患者的生命体征，包括心率、血压和呼吸。如有出血迹象，表现为胸腔引流量增加，可达200mL/h以上。应立即通知医师，并采取止血措施，如压迫止血或使用止血药物，如输入血小板、血浆和凝血因子，追加鱼精蛋白之后，仍不能控制，应积极再次开胸探查止血。

（2）心律失常：监测患者的心电图，及时发现心律失常，并通知医师。对于心律失常患者，应给予药物治疗或电复律，以恢复正常心律。

（3）低心排出量综合征：这是搭桥手术后较严重的并发症之一。应密切监测患者的血压、心率和尿量等指标，及时发现低心排出量的迹象。对于低心排出量综合征患者，应给予正性肌力药物、扩血管药物和利尿剂等药物治疗，必要时进行机械辅助循环IABP、ECMO、CRRT。

（4）血栓形成和栓塞：给予患者抗凝药物和抗血小板药物治疗，并监测患者的凝血功能。同时，护士还应鼓励患者进行早期活动，以促进血液循环。

（5）神经系统并发症：搭桥手术后，患者可能会出现神经系统并发症，如脑卒中、意识障碍等。应密切监测患者的神志和瞳孔变化，及时发现异常。对于出现神经系统并发症的患者，应给予相应的治疗和护理。

77. 冠状动脉旁路移植手术术后健康宣教有哪些？

（1）疾病知识指导：了解心血管疾病的危险因素，包括吸烟、过量饮酒、高脂血症、高盐饮食、熬夜、缺少锻炼、性格急躁、情绪波动等，增强疾病预防的意识。

（2）倡导健康生活方式：健康生活方式是冠心病康复的基础。控制血压、血脂和血糖，改善紧张的工作或生活环境，注意劳逸结合，定期复查，争取最好的远期手术效果。

（3）用药指导：术后患者终身服用抗血小板药如阿司匹林等，口服治疗冠心病药物，详细向患者介绍用药目的、药物名称、剂量、用法，观察药物常见副作用，如服用阿司匹林可见皮下出血点或便血，告知患者及家属出现异常及时就诊。指导患者外出时务必随身携带硝酸甘油类药物，以防心绞痛发生。

（4）冠心病是终身性疾病，需要积极管理控制三高，糖化血红蛋白控制在7.0%，血压控制在130/90mmHg，低密度脂蛋白1.8mmol/L，积极改变生活方式，避免心血管疾病再次复发。

78. 什么是二尖瓣狭窄?

二尖瓣狭窄（mitral stenosis，MS）是二尖瓣叶增厚，交界粘连、融合，瓣下腱索挛缩所致二尖瓣口开放幅度变小或梗阻，引起左心房血流受阻。在风湿性心脏病中最常见，占95%~98%。正常人二尖瓣瓣口面积为4~6cm^2，各种原因导致二尖瓣口面积减少，血流受限，即为二尖瓣狭窄。二尖瓣狭窄多为风湿热病变反复发作，心脏瓣膜组织受到损害所致。少数为先天或其他原因引起。

79. 风湿性二尖瓣狭窄分为哪两种类型?

（1）隔膜型：瓣体无病变或病变较轻，活动尚可。

（2）漏斗型：瓣叶增厚和纤维化，腱索和乳头肌明显粘连及缩短，整个瓣膜变硬呈漏斗状，活动明显受限，常伴关闭不全。

80. 二尖瓣狭窄的临床表现有哪些?

（1）症状：

①呼吸困难：呼吸困难为最常见也是最早期的症状，在运动、情绪激动、妊娠、感染或快速房颤时最易被诱发。随病程进展，可出现静息时呼吸困难、夜间阵发性呼吸困难甚至端坐呼吸。

②咳嗽：咳嗽常见，多在夜间睡眠或劳动后出现，干咳无痰或泡沫痰，并发感染时咳黏液样或脓痰。咳嗽与患者支气管黏膜淤血水肿、支气管炎或扩大的左心房压迫左主支气管有关。

③咯血：

大咯血：由于严重二尖瓣狭窄，左心房压力突然增高，肺静脉压增高，支气管静脉破裂出血所致，可为二尖瓣狭窄首发症状。

痰中带血或血痰：与支气管炎、肺部感染、肺充血或肺毛细血管破裂有关，常伴夜间阵发性呼吸困难。

（2）体征：包括心尖部舒张期杂音、肺部啰音、二尖瓣面容、下肢水肿等。二尖瓣狭窄是一种二尖瓣无法正常开放的心脏瓣膜病，心尖部舒张期杂音、肺部啰音为二尖瓣狭窄的主要体征。随着患者病情加重，还可能出现二尖瓣面容和下肢水肿等体征。

81. 二尖瓣狭窄护理问题有哪些?

（1）感染预防：特别是呼吸道感染，因为呼吸道感染可能诱发或加重二尖瓣狭窄的症状。因此，患者需要根据天气变化随时增减衣物，保持室内空气流通，避免去人群密集的地方。

（2）口腔卫生：保持口腔清洁，及时处理口腔内的感染源，因为口腔感染也可能是二尖瓣狭窄的诱因之一。

（3）药物管理：如果患者症状严重，需要在医师的指导下适当使用药物。同时，患者需了解药物的服用方法和注意事项，并坚持定时定量服药，不可随意增减药量或停药。

（4）活动管理：患者应避免过度劳累和剧烈运动，以免增加心脏负担。但可以适当进行轻度活动，以维持身体健康。

（5）病情监测：对于术后患者，需要密切监测病情，特别是关注是否有出血、水肿、呼吸困难等症状。同时，定期回医院复查，以便医师及时了解患者状况，调整治疗方案。

（6）心理支持：二尖瓣狭窄患者可能面临较大的心理压力，需要家人和医护人员的耐心安慰和鼓励，帮助患者建立信心，积极面对治疗。

（7）预防急性左心衰竭，输液速度不能过快。

（8）监测血离子水平，避免离子紊乱。

82. 二尖瓣狭窄术前护理措施有哪些？

（1）心功能较差的患者，给予心率、心律、血压、呼吸、体温等主要生命指标的监测，同时遵医嘱给予强心、利尿、补钾和血管扩张等药物支持。病程长的患者，术前可给予GIK极化液治疗。

（2）根据入院情况，加强营养支持，纠正贫血、低蛋白血症等营养不良情况。

（3）宣教讲解相关ICU宣教手册、呼吸体疗配合，如训练有效咳嗽、深呼吸训练、及早床上肢体活动、训练术后早期床上排尿、排便等。

（4）对于二次手术和凝血功能紊乱的患者，要适当补充维生素K，必要时准备术后静脉输入血小板。密切观察患者的心率、血压、尿量和体重等方面的变化，要在全身情况改善、经实验室检查证实无风湿活动、心肺功能处于最佳状态的情况下再进行手术。

83. 二尖瓣狭窄术后护理措施有哪些？

（1）严格控制入液量，注意右心功能，使CVP维持在$8cmH_2O$。液体补充要适当，补液速度不能过快，以免加重心脏负担。

（2）准确记录出入量，早期每日维持负平衡。

（3）遵医嘱酌情给予正性肌力药和血管扩张剂，进行强心利尿治疗。

（4）心律失常：常见的心律失常有室性期前收缩、室性心动过速、心房纤颤、室上性心动过速及窦性心动过缓等。最常见原因为心功能不全或低钾血症，由室速导致室颤为瓣膜手术早期死亡的主要原因之一。密切观察心率（律）变化，发现异常及时报告。

（5）电解质紊乱：术后严密监测电解质水平，K$^+$一般维持在4.5～5.0mmol/L。根据K$^+$和尿量的情况积极补充，但补钾浓度不能过高，速度不能过快。注意有无酸碱失衡发生，及时发现并纠正。

（6）抗凝治疗的护理：术后根据所换瓣膜给予抗凝治疗。生物瓣术后应抗凝治疗3个月，机械瓣应持续抗凝治疗，定时进行凝血酶原时间及活动度的测定。术后早期应每日检查，以便得知不同的患者各自的合适剂量。维持INR比值2.0～2.5。观察有无出血征象，如皮下出血点、鼻出血、血痰、血尿等。

84. 二尖瓣狭窄术后并发症的护理措施有哪些？

（1）左心室破裂：多数发生在体外循环结束后或在ICU内，心脏大量出血，常不易控制，多数致死。

（2）低心排综合征：小左室术后低心排是严重的并发症，可增加术后的死亡率。严密观察生命体征，控制液体出入量若发现脉搏细弱、血压降低、四肢发冷等症状，及时报告，遵医嘱给予相应处理。

（3）心律失常：心律失常是常见并发症，心衰是术后死亡原因的首位，严密观察心率和脉搏，备除颤仪。维持心率在90～110次/min，过快或过慢都容易引发低心排。

（4）感染性心内膜炎：多为手术污染或血行感染所致，患者体质差、抗生素应用不合理也为感染原因。术后发热、全身无力、白细胞增高，常提示感染的可能性。

（5）瓣周漏：可根据典型的杂音及临床表现加上超声心动图检查，一般可明确诊断。

（6）溶血：换瓣后除了发生瓣周漏的原因之外，多为慢性溶血，所用的人工瓣过小，跨瓣压差大，可以产生溶血。如不能恢复，应再次手术治疗。

85. 什么是二尖瓣关闭不全？

二尖瓣位于左心房与左心室之间，正常瓣口横截面积为4～6cm^2。二尖瓣关闭不全（mitral insufficiency，MI）是由于二尖瓣的自身结构组织发生受损，导致在左心室收缩过程中，无法完全闭合，最终会使得血液反向流入左心房，使左心房负荷和左心室舒张期负荷增加，从而引起一系列血流动力学变化。比较常见，发病率占人口总数的1%～2.5%，男性与女性发病相似。MI可分为原发性或继发性，按病程可分为急性和慢性二尖瓣关闭不全。

86. 二尖瓣关闭不全的临床表现有哪些？

二尖瓣关闭不全的症状主要包括疲劳、头昏、乏力等，以及劳力性呼吸困难、肝大、上腹胀痛、下肢水肿等。

（1）疲劳、头昏、乏力等：这些症状通常在二尖瓣关闭不全的失代偿期出现，随着左心功能的失代偿，心排出量迅速下降。

（2）劳力性呼吸困难：开始为重体力劳动或剧烈运动时出现，随着左心衰竭的加重，出现夜间阵发性呼吸困难及端坐呼吸等。

（3）肝大、上腹胀痛、下肢水肿等：这些症状通常在二尖瓣关闭不全的右心衰竭期出现，肺淤血及肺水肿使肺小动脉痉挛硬化而出现肺动脉高压，继而引起右心衰竭，患者出现体循环淤血症状、肿大、腹胀、食欲下降，胸腔和腹腔积液，双下肢水肿等症状。如合并亚急性细菌性心内膜炎时，可有发热、栓塞等相应的临床表现。

（4）咯粉红色泡沫痰：是由于二尖瓣严重反流，病情常短期内迅速加重，出现呼吸困难，缺氧、心率快、不能平卧等急性肺水肿症状。

（5）由于心房颤动，心房或心室附壁血栓脱落，可致脑栓塞。

（6）体格检查可见患者心尖部抬举性搏动，右心衰竭时可有颈静脉怒张、肝大、下肢水肿。胸骨左缘第3、4肋间可闻及第三心音和第一心音减弱，以及Ⅲ级左右收缩期吹风样杂音，向左腋下传导。如关闭不全靠近前外交界，杂音多向左腋前线传导。如患者有二尖瓣后叶脱垂，血液反流到左心房顶部，在主动脉听诊区也可听到收缩期杂音。肺动脉瓣区第二心音亢进、分裂。

87. 二尖瓣关闭不全术前护理措施有哪些？

改善循环功能，纠正心衰；注意观察心率和血压情况，缺氧改善情况；限制液体摄入；遵医嘱应用强心、利尿、补钾药物；适当休息，避免情绪激动。

88. 二尖瓣关闭不全术后护理措施有哪些？

（1）循环系统观察：

①对患者实施心电、血压、血氧及CVP监测。

②对周围循环功能的观察：皮肤颜色，温度、湿度、有无发绀及动脉搏动情况。

③严格掌握经静脉输入的液体量，并准确记录出入量。密切观察水电解质及酸碱代谢情况。

④SAM征的观察。

（2）术后患者常带有临时心脏起搏器，以防心动过缓和传导阻滞。护理时不要牵拉导线防止脱出，观察心电图的改变，了解起搏器的工作是否正常。

（3）电解质监测：多数瓣膜置换或成形术后处于细胞内低钾状态，表现为血清钾偏低，低钾血症可诱发心律失常。维持血钾在正常较高水平（4.5～5.0mmol/L）补钾同时注意适当补镁治疗。

（4）对于机械瓣膜音的观察：瓣膜置换术后应即刻听诊机械瓣膜音，并详细记录观察结果，正常的瓣膜音清脆。

（5）抗凝治疗：瓣膜置换或瓣膜成形环成形术后24～48小时即应开始抗凝治疗，机械瓣置换术后需要终身服用抗凝血药；生物瓣、瓣膜成形（放置成形环）术后抗凝3～6个月。根据国际标准化比值（international normalized ratio，INR）及时调整华法林的用药剂量，使用抗凝药期间观察有无出血、栓塞征象，患者有无皮肤瘀斑、牙龈出血、鼻出血，注意患者痰液、尿液、大便的颜色，女性患者注意观察月经量，如有异常，及时复查PT，告知医师减少抗凝药物剂量。INR值偏高者用维生素K$_1$治疗。

89. 二尖瓣关闭不全术后并发症的护理措施有哪些？

（1）二尖瓣成形术后常见并发症为SAM征和溶血。

①SAM征：二尖瓣术后SAM征，即收缩期前向运动，通常指的是在二尖瓣手术后，在心脏收缩期观察到二尖瓣前叶异常地向前移动至室间隔，导致二尖瓣反流的现象。对于二尖瓣术后出现SAM征的患者，可能会出现一系列相关的临床症状，如呼吸困难、乏力、心悸等。这是因为SAM征可能导致左心室流出道梗阻，影响心脏的泵血功能。此外，二尖瓣反流会增加心脏的负担，进一步影响心功能。处理二尖瓣术后SAM征的方法因患者情况而异。一部分患者可能通过药物治疗，如使用β受体阻滞剂、钙通道阻滞剂等，来缓解症状和改善心功能。然而，对于症状严重或药物治疗效果不佳的患者，可能需要考虑再次手术进行矫正。

②溶血：二尖瓣中、重度反流期观察尿色，若发现尿色异常尽快实施尿常规检查。检查提示血红蛋白尿应考虑有血细胞破坏和导致血细胞破坏的原因，同时碱化尿液，监测肾功能变化，并注意尿色和量的动态变化。

（2）二尖瓣置换术后并发症详见二尖瓣狭窄术后并发症。

90. 什么是主动脉瓣狭窄？

主动脉瓣狭窄（aortic stenosis，AS）是由于炎性侵袭、退行性变、钙化沉积或先天性主动脉瓣发育异常等原因导致主动脉瓣叶结构和形态改变，交接粘连，表现为心脏收缩时主动脉瓣叶运动异常，开放面积减小，血流在主动脉瓣叶水平受阻，出现跨瓣压差。重度主动脉瓣狭窄是指主动脉瓣口面积≤1cm^2，导致左心室后负荷加重，左心室流出道梗阻，心排输出量降低，室壁逐渐增厚。患者易出现主动脉狭窄三联征：呼吸困难、晕厥、心绞痛。如果非及时手术治疗，患者2～5年的生存率仅为50%。

91. 主动脉瓣狭窄的临床表现有哪些？

（1）症状：轻度狭窄病例没有明显的症状。中度和重度狭窄者可有乏力、眩晕或昏厥、心绞痛、劳累后气促、端坐呼吸、急性肺水肿等症状，并可并发细菌性心内膜炎或猝死。

（2）体格检查：胸骨右缘第二肋间能扪及收缩期震颤。主动脉瓣区有粗糙喷射性收缩期杂音，向颈部传导，主动脉瓣区第二音延迟并减弱。重度狭窄病例常呈现脉搏细小、血压偏低和脉压小。

92. 主动脉瓣狭窄术前护理措施有哪些？

（1）重度主动脉瓣狭窄患者要严格卧床休息，预防猝死。

（2）心脏瓣膜病患者中，室性心律失常发生率也较高，尤其主动脉瓣狭窄，重度主动脉瓣狭窄患者因为冠脉灌注不足、心肌缺血、脑灌注不足，会有胸痛、胸闷、心悸、气促、呼吸困难、晕厥史甚至心搏骤停。晕厥是猝死发生的最危险信号。

（3）控制血压：高血压致血管长期负荷过重引起左心室肥厚，左心室功能受损，会促使主动脉瓣狭窄患者症状提前发生，同时高血压引起的临床症状会对主动脉瓣狭窄猝死的危险信号有所掩盖，增加主动脉瓣狭窄患者的心血管事件发生及死亡率。尽早干预患者血压，控制收缩压在140mmHg内，避免发生高血压引起主动脉瓣狭窄患者猝死事件。

（4）术前严格控制出入量：主动脉瓣重度狭窄患者极易发生心力衰竭，需要严格控制出入量，进行饮食指导，重点预防便秘，指导床上大小便，减少意外事件的发生。

93. 主动脉瓣狭窄术后护理措施有哪些？

（1）严密观察，及时发现瓣膜置换术后常见并发症。

（2）重度狭窄患者高跨瓣压差：心肌厚，术后尽可能减少使用或避免使用正性肌力药物，保证充足的液体量和血容量，控制心室率在60~70次/min；术前低跨瓣压差：心肌纤维化，射血分数（ejection fraction，EF）值低，术后应用正性肌力药物给予强心，限制液体量，控制心室率在80~100次/min。

（3）抗凝治疗的护理：术后根据所换瓣膜给予抗凝治疗。定时进行监测INR、凝血酶原时间。观察有无出血征象：如皮下出血点、鼻出血、血痰、血尿等。机械瓣膜置换术后的患者华法林仍是唯一选择，每日监测凝血指标，根据INR调整华法林用量，每日定时给予口服华法林，注意食物和其他药物与华法林药效的增强和减弱作用，华法林主要不良反应为出血，常见的出血表现为鼻出血、皮肤黏膜出血、牙龈出血、严重者可导致消化道、尿道以及颅脑等重要脏器出血。华法林相关的颅内出血是华法林治疗中最严重的并发症，护理人员加强对患者及家属的宣教和指导，预防和减少华法林致出血事件的发生。

94. 主动脉瓣狭窄的术后并发症有哪些？

（1）心功能不全或低心排综合征。

（2）心律失常：主动脉瓣狭窄和左室流出道梗阻是进行性病变，长期的压力和容量负荷使左心室肥厚和扩大以及左室壁增厚或变薄，长时间体外循环导致心肌缺血再灌注性损伤，是术后发生心律失常的危险因素，要及早发现并纠正是心律失常护理的关键所在。持续心电监测，保持心外膜临时起搏器处于备用状态，预防心率过慢引发心力衰竭。

（3）电解质紊乱：严重低钾血症者可引起恶性心律失常。因此，术后应监测电解质，以便及时纠正。血清钾一般维持在4.5～5.0mmol/L。同时注意血气有无酸碱失衡发生，应及时发现及时纠正。

（4）栓塞：机械瓣比生物瓣多见，准确、按时监测INR、凝血酶原时间，遵医嘱给予抗凝药。密切观察有无脑栓塞、肢体动脉栓塞等征象。

95. 什么是主动脉瓣关闭不全？

主动脉瓣关闭不全（aortic insufficlency，AI）是指心脏舒张期主动脉内的血液经病变的主动脉瓣反流入左心室，左室前负荷增加，导致左室扩大和肥厚。

96. 主动脉瓣关闭不全的临床表现有哪些？

（1）慢性主动脉瓣关闭不全可较长时间无症状，轻症者一般可维持20年以上，随疾病进展，逐渐出现以下症状：①心脏搏出量增加表现：心悸、心前区不适、头颈部强烈动脉搏动感。②心衰表现：劳力性呼吸困难、夜间阵发性呼吸困难、端坐呼吸。③有效心排出量减低表现：疲劳、乏力、体位性头晕、晕厥、猝死。同时合并主动脉狭窄，可出现心绞痛。

（2）急性主动脉瓣关闭不全与反流严重程度有关，轻者可无症状，重者可表现为如下症状：①急性左心衰或肺水肿：可有疲乏、夜间阵发性呼吸困难、端坐呼吸、咳嗽、咳粉红色泡沫样痰等症状。②心源性休克：表现为血压明显降低、烦躁、淡漠，出现不同程度的意识障碍，还包括心悸、呼吸困难，皮肤苍白、湿冷，尿量减少等。③心肌缺血：主要表现为发作性的心绞痛。④猝死：患者可于发病后1小时内死亡。

（3）体格检查可发现左心室扩大，心尖部可见抬举性搏动，周围血管征阳性即脉压差大、水冲脉，可听到股动脉枪击音等。在主动脉瓣听诊区可听到不同程度的舒张期杂音，以吸气及端坐时更明显，可向心尖部传导。如合并狭窄则可同时听到喷射性收缩期杂音及咔嗒音，心尖部可产生舒张中期杂音，系二尖瓣前叶受到来自主动脉的血流振动所致，即所谓Austin Flint杂音。

97. 主动脉瓣关闭不全的术后并发症有哪些？

（1）出血与血栓。

（2）冠脉损伤。

（3）急性肾损伤。

（4）瓣周漏。

（5）房室传导阻滞。

98. 什么是Wheat手术?

Wheat手术是保留主动脉窦的主动脉瓣和升主动脉替换术。

（1）适用于无法保留主动脉瓣，且升主动脉明显扩张的患者。

（2）手术方法：切除主动脉瓣叶，保留围绕左、右冠状动脉开口处的主动脉窦壁，切除其余窦壁，用人工心脏瓣膜替换主动脉瓣，取人工血管修剪至合适形状，替换病变的升主动脉。

99. Wheat术后常见并发症的护理措施有哪些?

（1）抗凝护理：

①抗凝不足。

a.避免血栓形成，机械瓣置换术后，需终身抗凝治疗，生物瓣术后抗凝3~6个月，要定时定量口服。

b.服药期间监测INR，使之维持在2.0~3.0。

c.注意饮食对抗凝药物的影响。

d.评估患者周身情况，及时发现有无脑栓塞、肢体栓塞等症状。

②抗凝过度有出血的危险。

a.定时挤压引流管保持引流管的通畅，观察引流液量及性质。

b.加强患者的监测，如有无皮肤青紫瘀斑、牙龈出血等。

c.观察伤口有无渗血，升主动脉置换后，要保证血压的平稳，收缩压维持在100mmHg左右比较理想，既不容易出血，也能维持主要器官的灌注压。

（2）神经系统的护理：低氧血症是谵妄的诱发因素。谵妄患者易出现躁动、幻觉、抑郁等心理，不同程度影响患者术后康复。因此，加强谵妄的预防性管理，尽早识别谵妄，对患者术后低氧血症管理尤为重要。

100. 什么是David手术?

David手术由加拿大心脏外科医师Tirone David发明，是一种保留主动脉瓣的主动脉根部替换手术。主要目的是保住主动脉瓣的同时，替换病变的主动脉根部。如果主动脉瓣合并反流或者瓣叶病变，可以采取瓣叶修复技术进行修复，以达到保留瓣膜的目的。

101. David术后并发症有哪些?

（1）出血：与手术技术、患者解剖结构以及术后恢复情况有关。

①手术操作复杂，涉及完全游离主动脉根部和冠状动脉，这一过程中容易导致副损伤，包括血管和组织的损伤，从而增加出血的风险。此外，吻合口较多且缝合距离长，

冠状动脉开口采用纽扣法吻合等技术特点也可能导致出血。

②术后冠状动脉张力过大、吻合口扭曲和血肿压迫等因素，可能导致冠状动脉供血不足，进一步增加出血的可能性。

③术后护理和患者自身状况也是影响出血的重要因素。例如，术后护理不当可能导致伤口感染，炎症刺激局部血管，进而引发出血。同时，如果患者本身患有凝血功能障碍性疾病，或者术中、术后使用抗凝药物不当，也可能导致血液凝固能力下降，从而增加出血的风险。

（2）急性肾损伤：血液动力学的改变，进而影响到肾脏的灌注和功能。

（3）冠脉损伤：

①在手术过程中需要对主动脉根部和冠状动脉进行精细操作，这增加了冠脉受损的风险。尤其是在游离冠状动脉、吻合主动脉和冠状动脉时，操作稍有不慎就可能导致冠脉的损伤。

②术后可能出现吻合口出血、血肿或假性动脉瘤等并发症，这些并发症可能会对冠状动脉造成压迫或损伤，影响其血液供应。

③患者的个体差异和病理特点也可能影响冠脉损伤的风险。患者如果存在冠状动脉粥样硬化、钙化或扭曲等病变，手术过程中冠脉受损的可能性就会增加。

（4）主动脉瓣反流：手术过程中可能需要对主动脉根部和瓣膜进行剥离、置换等操作，这些操作可能导致瓣膜的损伤或功能异常。

（5）房室传导阻滞：在手术过程中，任何对传导系统的损伤或干扰都可能导致房室传导阻滞的发生。其次，术后的炎症反应和心肌损伤也可能对房室传导系统产生影响。

102. David术后健康宣教有哪些？

（1）生活指导：养成良好的生活习惯，戒烟限酒；少食多餐，忌暴饮暴食。患者应学会自我调整心理状态，调控不良情绪，保持心情舒畅，避免情绪激动。

（2）运动指导：注意休息，活动平缓，禁止增加腹压运动，如屈髋动作。

（3）用药指导：

①长期坚持规律药物治疗，服用他汀类药物期间注意有无肌肉酸痛等不适，切勿停药及调药，如需停药及调药均需门诊复诊。

②服药期间密切观察有无口腔或牙龈出血、血尿、黑便、皮肤出血、瘀斑及严重头痛等情况。如出现上述情况，或拟行有创操作或手术时，请与医师联系调整抗血小板药物剂量。

103. 什么是Bentall手术？适应证有哪些？

Bentall手术又称"带主动脉瓣人工血管升主动脉替换术"，是治疗升主动脉瘤的一种手术方式。适用于升主动脉夹层动脉瘤累及冠状动脉窦或并发主动脉瓣关闭不全者。

Bentall手术，即应用带瓣人造血管替代升主动脉根部和主动脉瓣膜，并移植左右冠状动脉的手术，是马方综合征外科治疗的首选手术方法。

适应证：

（1）马方综合征。

（2）DebakeyⅡ型主动脉夹层合并主动脉瓣中-重度关闭不全。

（3）升主动脉瘤合并主动脉瓣关闭不全。

104. Bentall术后并发症有哪些？

（1）术后出血：胸腔内出血是Bentall术后早期最常见一种并发症。

（2）低心排综合征。

（3）肺部的并发症：Bentall手术体外循环持续时间长，有时需要深低温停循环，可破坏肺泡表面活性物质，大量输注库存血及手术创伤也有可能致肺功能受损。

（4）神经系统并发症：其原因通常为术中心脏停搏造成的神经细胞损伤、血栓形成并脱落造成脑梗死、凝血功能受肝素化或术后抗凝导致的颅内出血、全身炎症反应引起的脑水肿等。轻者可表现为苏醒延迟、情绪躁狂、对外界刺激反应迟缓、定向力障碍等，重者甚至可出现昏迷、偏瘫、癫痫大发作等。

（5）术后血栓形成：Bentall手术术中将患者病变的主动脉瓣置换成人造机械瓣膜，术后需长期抗凝治疗。血栓形成的原因一般与术后抗凝不当，心律失常以及左心功能下降有关。

（6）抗凝相关出血：患者出院后继续使用华法林抗凝治疗。当患者使用药物剂量过大时，可以直接造成凝血功能不全从而引起出血，当患者INR出现大幅升高或出现出血现象时，应立即停用华法林，静脉缓慢注射（每分钟不超过5mg）或肌内注射维生素K_1。当出血量大，止血困难或颅内出血形成血肿时，必要时可借助外科手术、内窥镜等措施。

（7）感染性心内膜炎：术后早期的感染性心内膜炎可能由于手术操作中污染，术后患者身上的各类管道，静脉通路感染等。术后远期的感染性心内膜炎，致病菌一般可来源于牙科手术、消化道、泌尿系手术操作，可能导致细菌入血，从而感染人工瓣膜。人工瓣膜一旦发生细菌感染，应尽早积极治疗。

（8）少见并发症：骨筋膜室综合征、肠系膜缺血、吻合口破裂、截瘫。

105. 什么是经心尖TAVI手术？

（1）经导管主动脉瓣置换术（transcatheter aortic valve replacement，TAVR）又称经导管主动脉瓣植入术（transcatheter aortic valve implantation，TAVI），是指将组装完备的人工主动脉瓣，通过外周血管或心尖途径将人工瓣膜置入到病变的主动脉瓣处，置换原有主动脉瓣，在功能上完成主动脉瓣的替代。近年来，TAVR已经成为高龄和高危患者的首选治疗方案，为原本失去外科手术机会的患者提供了一种新的选择。

（2）经心尖TAVI手术，即经心尖路径，2005年Huber等报道了非体外循环下经左心室顺行法置入主动脉瓣膜，即经心尖入路，该法实为杂交技术，即小切口开胸，在左心室心尖部穿刺，置入鞘管，将导丝通过狭窄的主动脉瓣口送至升主动脉，沿导丝输送鞘管送至主动脉，置入人工主动脉瓣膜。近年来，经心尖入路TAVI有较多报道，该方法主要应用于合并有外周血管病变、瓷化主动脉等无法采用经外周动脉入路的患者，对于主动脉反流患者，由于需要较大的输送鞘管，需要经心尖部入路。

106. 经心尖TAVI术前护理措施有哪些?

（1）术前评估：

①病史采集：术前对患者进行多维度的全面评估，详细了解患者病史，包括心血管疾病、肺部疾病、神经系统疾病，手术史、用药史、过敏史等，以便评估患者手术风险。

②实验室检查：进行全面的身体检查，包括心肺功能、肝肾功能、凝血功能等，以确保患者能够耐受手术。

③影像学检查：进行必要的影像学检查，如心电图、超声心动图、重要脏器功能检查等，以进一步评估患者心脏结构和功能。全面了解患者病情及基础情况，明确患者可能存在的风险因素，预测TAVR后可能发生的神经及心血管功能的改变。

（2）心理护理：

①心理评估：对患者进行心理评估、了解其焦虑、抑郁等情绪状态，并提供相应的心理支持。

②心理干预：根据患者情况，采取适当的心理干预措施，如认知行为疗法、放松训练等，以缓解患者忧虑，抑郁情绪。

③家属支持：加强与患者家属的沟通，给予家属心理支持和指导，共同为患者提供心理支持。

（3）术前准备：

①术前宣教：向患者及家属讲解主动脉瓣狭窄的治疗进展、治疗方案、麻醉方式；介绍手术过程、注意事项等，以便患者更好地配合手术。

②术前饮食：指导患者术前饮食，避免饱腹或饥饿状态，以免影响手术效果。

③术前用药：根据患者情况，指导患者术前用药，如抗凝药、降糖药等，对高血压患者按照医嘱服用降压药物，确保血压稳定，以确保手术安全。

④术区备皮、备血、指导患者练习床上大小便和有效咳嗽，患者术前禁食水8~12小时，术前准备同其他心脏外科手术。

107. 经心尖TAVI术后护理措施有哪些?

（1）循环系统的观察：

①微创经心尖主动脉瓣置换，有可能造成房室传导阻滞引起心率慢，严密观察心率、心律的变化，发现异常要及时报告医师。心率小于60次/min及时应用临时起搏器。

②每15～30分钟测量血压1次，病情平稳后逐渐延长测量间隔时间。

③周围循环功能的观察：皮肤颜色、温度、湿度、有无发绀以及动脉搏动情况。

④严格掌握静脉输入的液体量，并准确记录出入量。密切观察水电解质及酸碱代谢情况。

⑤定时测CVP并观察其动态变化。必要时监测其他血流动力学指标。

（2）呼吸系统的观察：

①妥善固定好气管插管，防止打折移位或脱出。气管插管套囊不要过度充气，避免长时间压迫气管黏膜引起喉头充血、水肿或痉挛。

②观察呼吸频率、胸廓起伏、两侧呼吸音是否对称。

③保持呼吸道通畅，气管内吸痰时要注意呼吸、心率、心律变化。每次吸痰时间要少于10～15秒，防止急性缺氧。

④预防肺部并发症的发生，定时翻身，拔除气管插管后的患者鼓励其有效咳痰。患者痰液黏稠不易咳出时，要给予超声雾化吸入，禁止叩背。

（3）伤口及引流液的观察：观察伤口有无渗血，引流液的颜色、量及性质，是否在单位时间内突然增多。如连续3小时引流量多于4mL/kg时要及时报告医师。保证引流球装置负压状态，如引流球已满，应用两把止血钳双向夹闭引流管，倾倒引流后，排空引流球内空气，保证负压状态。

（4）起搏器观察：术后常规留置心尖表面起搏导线2根，大腿鞘管内或颈内静脉留置临时起搏导线1套，鞘管内起搏导线留置3～5日保持心律、心率平稳。注意观察外露长度，避免脱出，保证起搏器有效应用；准备好备用电池，更换电池时可起搏器与起搏器平行更换。

（5）肢体活动监测：留置起搏导线侧下肢严格制动，翻身时注意避免起搏导线打折、脱出；下肢留置动静脉置管，注意观察患者肢体皮温皮色及活动情况。

（6）抗凝方式同其他主动脉瓣（生物瓣）置换术后要求。

（7）体温监测：监测患者体温变化，预防术后感染。

（8）疼痛护理：

①疼痛评估：采用疼痛评分量表评估患者疼痛程度，性质及部位。

②疼痛控制：根据患者疼痛情况，遵医嘱给予适当的镇痛药物，缓解疼痛。

③疼痛护理措施：采取舒适体位、放松心情、转移注意力等措施，减轻患者疼痛感。

（9）心理支持：与患者沟通，给予心理安慰和支持，提高疼痛耐受性。

108. 经心尖TAVI术后常见并发症有哪些?

（1）脑卒中：脑卒中是TAVI术后较严重的并发症之一，其发生率为3%～5%，与外科主动脉瓣置换术（SAVR）相当。严密监护评估患者神志，肌力，肢体活动情况。

（2）瓣周漏：TAVI技术是将置入的瓣膜贴在原有瓣膜上，故存在瓣周漏的可能性。瓣膜置入的位置过高或过低，尺寸不合适及瓣膜钙化等均可造成瓣周漏。

（3）血管并发症：对于高难度或者危险性大的血管，建议使用保护性钢丝来预防血管并发症。一旦出现血管并发症，应先控制出血发生；修复时，介入、外科或腔内置入等多种技术均可选择。

（4）传导阻滞：目前TAVI所致传导阻滞的原因尚不明确，机械压迫或为重要因素之一；瓣膜的种类、置入深度、患者的危险因素等也与传导阻滞的发生相关。

（5）冠状动脉阻塞及心肌梗死：是最严重的并发症之一。

（6）出血：密切监测生命体征，观察伤口敷料是否干燥，及时更换敷料，保持引流管通畅，遵医嘱使用止血药物。

（7）心律失常：监测心电图，评估患者心功能状况，保持呼吸道通畅，及时纠正电解质紊乱，遵医嘱使用抗心律失常药物。

（8）其他并发症：心包积液发生率15%～20%，心脏压塞发生率2%左右；主动脉夹层撕裂是TAVI的致命并发症，准确地测量主动脉瓣瓣环大小，勿使用过大的扩张球囊，可减少这一并发症的发生率；瓣膜的脱落及移位目前已少见，避免选择过小的瓣膜可防止该并发症的发生；急性肾功能损害也是TAVI常见的并发症，且与患者预后相关。

109. 经心尖TAVI术后健康宣教有哪些？

（1）TAVI术后患者需要长期抗凝治疗，可降低术后发生血栓或血栓栓塞事件的风险。在TAVI术后3～6个月，每日使用阿司匹林和氯吡格雷进行双重抗血小板治疗，对于其他原因不能口服抗凝剂的患者，建议考虑终身单一抗血小板治疗。告知患者定期评估是否存在皮肤异常瘀伤、血小板减少、贫血、中性粒细胞减少和出血，尤其是胃肠道和泌尿生殖道出血。

（2）制订出院随访计划，出院前应完善患者心功能、肢体深静脉血栓相关检查，出院后7日复查血电解质，保持血钾4.0～4.5mmol/L；出院后1个月复查24小时动态心电图；出院后1、3、6个月随访血常规、心肌酶谱、肝肾功能、心脏超声、心电图；出院后6个月返院随诊，调整用药。

110. 瓣膜置换、瓣膜成形术后健康宣教有哪些？

（1）伤口护理：术后3个月内是伤口愈合的时间，在这个时间要注意个人卫生，避免伤口出现感染的情况，术后半年内应禁止手提重物，以免影响伤口愈合。

（2）长期监测凝血功能：如果患者是机械瓣置换术后，需要长期监测凝血功能，口服华法林抗凝治疗，使凝血功能达到要求控制的范围之内，避免出现出血或栓塞等情况的发生。使用华法林者出院后1个月内，每周查1次凝血指标，平稳以后每个月查1次。若出现出血症状，如牙龈、鼻腔、消化道等出血，即刻到医院就诊；如果是生物瓣膜置换术后，早期半年内需要口服抗凝的药物，同样要监测凝血功能，3～6个月后不需要进行监测，也不需要口服华法林抗凝。

（3）饮食指导：饮食应以清淡、易消化、高蛋白、高纤维为主。避免过度油腻、辛辣、生冷食物，减少盐的摄入，控制每日盐量在6g以内。保持适量饮水，避免一次性大量饮水，以免加重心脏负担。但是动物内脏和番茄应该尽量少吃，此类食物会影响抗凝药物效果，不利于患者伤口愈合，除此之外患者还需要戒烟忌酒。

（4）控制心律失常：如果术后还有心律失常，例如房颤或者其他的心律失常，需要口服药物控制心律失常，有利于心功能的恢复。

（5）长期服用地高辛的患者，应严格按医嘱服药，并注意药物的副作用，要坚持自我监测，建立记录表，记录脉率、尿量、体重等。在心功能没有恢复满意前避免中、重度的体力劳动。

（6）嘱咐患者在接受牙科治疗及各种侵袭性检查或治疗时，应告知医师目前正服用抗凝剂，并说明曾患风湿性心脏病，应预防性使用抗炎治疗，并注意休息，以防感染性心内膜炎的发生。

（7）告知患者出现明显乏力、腹胀、纳差、下肢水肿、胸痛、胸闷、心悸、发热、呼吸困难等症状时应立即就医。

（8）日常生活中注意防寒保暖，防止受凉受湿，应尽可能改善潮湿、寒冷的居住环境，保持室内空气流通、温暖、阳光充足，以免诱发风湿热发作。

（9）休息与活动：术后早期应适当卧床休息，避免剧烈运动和过度劳累。随着身体逐渐恢复，可在医师指导下进行适量活动，如散步、太极拳等，以增强体质。避免长时间站立或坐立不动，以免导致下肢静脉血栓形成。

111. 什么是心脏黏液瘤？

心脏黏液瘤（cardiac myxoma）是占位的心脏肿瘤，为腔内肿瘤，可发生于任何心腔。黏液瘤占成人心脏肿瘤的50%，儿童占15%。婴幼儿发生率低。绝大多数黏液瘤是散发的，女性更为常见。多发生于30～60岁，94%为单发，75%位于左房，10%～20%位于右房，其余部分平均地发生于两个心室。

112. 心脏黏液瘤的临床表现有哪些？

心脏黏液瘤临床表现复杂多样，主要取决于瘤体的位置、大小、生长速度、瘤蒂的长短，以及是否发生脱落、出血、坏死等。

（1）症状：主要有3大表现。

①血流阻塞现象：左房黏液瘤最常见的症状，就是二尖瓣血流受阻而引起心悸、气急，与二尖瓣狭窄患者相类似。

②全身反应：主要就是瘤体出血、变性、坏死，可引起发热、消瘦、食欲低下、疲乏、皮疹、恶病质、关节痛、杵状指（趾）、嗜睡、贫血等。常伴有其他疾病，如肾上腺结节发育不良、垂体瘤等。这些表现可能与机体对肿瘤的产物、出血、肿瘤坏死的免疫反应有关，肿瘤切除后可恢复。

③动脉栓塞：心脏黏液瘤可以引起血栓，栓子可来源于肿瘤碎片或瘤体的脱落，肿瘤上的血栓或感染灶也可引起。栓塞的血管与肿瘤部位和心内分流有关。30%～45%的患者可发生体循环栓塞。它可栓塞任何器官，也可阻塞冠状动脉。内脏栓塞可导致各器官梗死、出血。大约50%的栓子可致颅内外动脉栓塞，可引起一过性脑缺血发作、脑梗死、癫痫、昏厥，严重的脑梗死可造成永久的损害。肢体动脉的栓塞，出现肢体活动障碍，少数右心系统黏液瘤可引起肺动脉栓塞。急性肺动脉栓塞可致死亡，慢性肺动脉栓塞可引起肺动脉高压，少见。这些症状需要及时的进行检查。心脏彩超是诊断心脏黏液瘤的重要依据，及时地进行诊断，进行手术切除，避免出现一些严重的并发症。

（2）体征：听诊可听到二尖瓣狭窄或反流杂音，或两者都可听到，坐位时明显，卧位时听不清，症状也减轻。

113. 心脏黏液瘤护理问题有哪些？

心脏黏液瘤一经确诊，必须积极对待，应无例外地尽早做好手术切除安排。由于二尖瓣完全或冠状动脉闭塞可能导致的栓塞并发症或猝死，无症状的肿瘤通常也要进行手术。多达8%的心脏黏液瘤患者在等待手术时突然死亡。根据现有文献，手术中死亡率较低（0～3%），术后死亡率为0～12%。已有复发性黏液瘤；然而，散发性肿瘤复发的总风险仅为1%～3%。必须争取时间予以解除。尽快完成术前常规检查。适当进行利尿治疗，纠正水电解质紊乱，改善营养状态。心功能不全者需要用强心治疗。

114. 心脏黏液瘤术前护理措施有哪些？

（1）嘱患者绝对卧床休息，避免剧烈活动。左房黏液瘤患者体位变换时，肿瘤"漂浮"于左心房内，随体位的改变摆动，可能堵塞二尖瓣口，使左心室充盈减少，心排出量降低，引起脑供血不足，而出现一过性心源性休克甚至猝死；血流冲击肿瘤可发生碎片脱落而引起动脉栓塞，出现神经系统并发症。

（2）饮食方面以高蛋白、高纤维素食物为主，保持大便通畅，预防便秘。

（3）预防呼吸道感染，维护心功能。患者有不同程度的胸闷、心悸、气促等表现，易引起焦虑、恐惧等负面情绪。

115. 心脏黏液瘤术后护理措施有哪些？

（1）血流动力学监测：控制液体入量和速度，心腔内肿瘤摘除，回心血量增加，早期应严格控制入量，保持负平衡，避免短时间内入量过多，防止心力衰竭。

（2）神经系统监测：因黏液瘤质地脆，虽然术中充分冲洗心腔，清除脱落的肿瘤组织，但仍有可能发生微血栓栓塞，因此术后应尽量避免镇静药物使用，对患者进行神志判断和神经系统评估，尽早发现认知力、神志状态、视力、言语、吞咽、肢体活动的异常；对于延迟苏醒的患者，要通过神经系统查体，观察瞳孔大小、对光反射、角膜反射等，如有病理征及时通知医师做CT进一步明确诊断，尽早进行针对性的治疗。

（3）维持水、电解质和酸碱平衡：术后患者均有不同程度的电解质紊乱，尤以低钾血症常见，钾过低易导致恶性心律失常，故需定时监测电解质。

116. 心脏黏液瘤术后常见并发症的护理有哪些？

（1）出血：由于肝长期淤血引发的凝血功能降低，可能导致术后出血，可以使用止血药物并补充血容量。

（2）栓塞：体外循环栓塞通常是由瘤体碎片脱落引起的。若主要脑血管受栓塞，可能会引发脑组织缺氧、水肿和坏死，甚至可能导致患者昏迷或死亡。若其他重要脏器的血管受栓塞且药物治疗无效，可能需进行导管切开取栓手术。

（3）心力衰竭：由于患者病程长、心肌退化、收缩力减弱、心肌水肿以及术后容量超负荷等因素，可能导致心力衰竭。治疗时可能会采用强心、利尿和心功能支持等方法。

（4）复发：尽管心脏黏液瘤通常是良性的，但仍有2%～7%的复发率。复发的原因可能包括手术切除不完全、术中瘤体种植、心内膜下肿瘤细胞残留或多灶性肿瘤起源等。家族性肿瘤的复发率甚至可能高达30%～75%。因此，术后定期复查非常重要。

117. 心脏黏液瘤术后健康宣教有哪些？

（1）术后康复与出院指导：胸骨的伤口通常需3～6个月愈合，在此期间内不宜提拿重物，不宜做扩胸运动，手术后建议使用胸带3个月。

（2）术后加强营养，注意饮食搭配，多进食易消化、高蛋白、高维生素食物，促进刀口愈合。保持大便通畅，防止便秘，养成规律排便习惯。

（3）术后鼓励患者保持良好心态，劳逸结合，适当活动，循序渐进。一般情况下心脏黏液瘤手术预后都是良好的，但也存在复发和转移的风险，提示患者3～6个月就诊复查。

118. 什么是慢性缩窄性心包炎？

慢性缩窄性心包炎（chronic constrictive pericarditis，CCP）是一种常见的心包疾病。是慢性炎症侵及脏层和壁层心包，导致心包纤维组织沉积，逐渐增厚、粘连、硬化，甚至钙化而缩窄，压迫心室，并使其舒张期受限，导致一系列循环功能障碍。急性化脓性心包炎中，可能因患者病情迁延，发展成为慢性缩窄性心包炎。

119. 慢性缩窄性心包炎的临床表现有哪些？

（1）缩窄性心包炎患者会经常出现呼吸困难，呼吸时胸口还比较闷，这类症状常与肺淤血、胸腔积液、腹腔积液等疾病有关，腹部会增大，此时还会伴有胸口痛的症状，若疼痛向周围扩展，可能会引起腹痛。

（2）部分缩窄性心包炎患者还会经常食欲不振，长期吃不下饭，稍微吃点东西就会腹胀，腹部胀气难受则会影响身体正常循环。

（3）缩窄性心包炎患者症状加重后可能会引起身体乏力，有明显的心悸感，经常会觉得胸口部位发慌，出现这一系列症状要考虑是心排出量下降后所致，所以此时需要尽快补充心血量，降低心肌处的耗氧。

（4）部分缩窄性心包炎也会有颈静脉怒张、肝大等症状，甚至会有明显的腹腔积液以及下肢水肿，严重时还会影响到患者正常行走，此时患者的静脉压力会增大。

（5）当影响心肌处健康时很容易引起心浊音界增大，此时患者的心尖搏动不明显，心音低；半数以上患者可听到心包叩击音。

（6）当出现奇脉时患者会有明显的收缩压降低、舒张压升高、脉压变小等症状。

120. 慢性缩窄性心包炎护理问题有哪些？

（1）周身水肿。（2）胸腔积液、腹腔积液。（3）呼吸困难。（4）腹胀。（5）乏力。（6）肝区疼痛。（7）右心衰竭。（8）电解质紊乱。

121. 慢性缩窄性心包炎术前护理措施有哪些？

（1）用药护理：根据病因的不同治疗原发疾病；应用抗菌、抗结核、抗肿瘤等药物治疗时，做好相应的观察和护理；使用强心利尿剂时，注意心率、心律和电解质情况。

（2）心理护理：患者除长期受疾病的折磨外，还需要承受来自家庭、社会、经济等多方面的压力，常出现失眠、焦虑、恐惧等心理反应。因此，应主动关心患者，与他们建立良好的护患关系。鼓励患者表达他们内心的感受，介绍成功病例增强患者手术信心，并满足他们的合理要求和愿望，使他们能积极配合手术。

（3）饮食和营养支持：术前限制入液量，限制钠盐摄入；进食较少者，可经静脉补充营养素和液体；低蛋白血症者，术前可给予血清蛋白、新鲜血浆、全血等，以纠正低蛋白血症和贫血。

（4）腹腔积液患者护理及观察利尿剂物效果：腹腔积液患者常有呼吸困难、腹胀、食欲下降表现，临床常规应用利尿剂，每日尿量保持1000mL以上，并应准确记录24小时尿量、尿比重和尿液颜色；大量腹腔积液者可行腹腔穿刺抽液，抽液后注意观察是否有渗漏。定时测量腹围、体重，增加食物和补液中的蛋白质摄入量。

（5）密切监测电解质，及时纠正离子紊乱。

122. 慢性缩窄性心包炎术后护理措施有哪些？

（1）持续心电监护：持续测量动脉内压力、脉搏、呼吸，CVP监测，以便及时发现病情变化。

（2）低心排综合征和心力衰竭：由于患者术前心脏受压、心脏不同程度地萎缩或纤维化，导致心肌收缩乏力，术后由于心脏的束缚解除，心脏的舒缩功能得到了改善，因此术后早期极易出现低心排综合征和心力衰竭。临床上常规给予洋地黄制剂控制心律失常、改善心功能，在应用洋地黄时护理人员要注意观察有无中毒现象发生。

（3）电解质的监测：维持水电解质酸碱平衡。严格控制液体入量，尤其是单位时间内入液量，并根据中心静脉压调整输液量及速度，准确记录出入量，使患者处于水的负平衡状态，维持水电解质酸碱平衡，特别注意监测血钾含量及补钾，每2~4小时监测血气分析。

（4）中心静脉压的监测：CVP反映血容量、心脏功能及外周阻力的状况，应定时准确测量CVP，及时调整输液量和速度，尤其是单位时间内的输液量。记录24小时出入水量，根据CVP、尿量和电解质的变化，调节入量并及时补充电解质，维持电解质平衡。

（5）营养支持：术前由于病程长、心功能差、贫血，术后应维持患者的营养需要，促进伤口愈合。

123. 慢性缩窄性心包炎术后常见并发症的护理有哪些？

低心排出量综合征和心力衰竭：术前增厚的心包长期压迫心脏，心肌活动受限甚至萎缩无力，术后易致心腔扩大，发生低心排和心衰。

护理措施：

（1）严密监测血压、中心静脉压、末梢循环、心率、心律、心脏排血指数、呼吸、尿量、血气和电解质等变化。

（2）严格控制液体入量和速度，防止短时间内输入大量液体，以免增加心脏负担。由于心肌压迫解除后，大量体液自周围组织中回入血循环，输液量应严格控制，使患者出入量处于轻度负平衡。

（3）如术后出现低心排出量综合征，常规经静脉使用洋地黄药物，也可使用其他正性肌力药物维持，必要时使用IABP辅助。

（4）及时纠正酸碱失衡和水、电解质紊乱，尤其注意补钾、补钠。

124. 慢性缩窄性心包炎术后健康宣教有哪些？

（1）运动与休息指导：注意充分休息适量运动，循序渐进增加活动量。根据心功能恢复情况逐渐增加活动量，术后1年内避免重体力劳动、剧烈运动，避免外伤等意外情况发生。

（2）饮食指导：进食高热量、高蛋白、高维生素、易消化饮食，限制钠盐的摄入。

（3）用药指导：在医师指导下应用强心类药物，如有不适应随时就诊。告知坚持足够疗程药物治疗（如抗结核治疗）的重要性，不可擅自停药，防止复发。注意药物的不良反应。定期复查肝肾功能。

125. 什么是胸腹主动脉瘤？

胸腹主动脉瘤（thoracoabdominal aortic aneurysm，TAA）是指累及左锁骨以下远至髂动脉分叉之间的主动脉瘤；是指同时累及胸腔段和腹腔段的主动脉，以及侵犯到肾动脉以上的腹主动脉瘤，均称为胸腹主动脉瘤，简称TAA。

Crawford分型是一种常用的胸腹主动脉瘤的临床分型方法：

Ⅰ型（约占所有患者的25%）：累及降主动脉全长直至腹主动脉上段。

Ⅱ型（约占30%）：累及降主动脉全长及全部或大部分腹主动脉。

Ⅲ型（少于25%）：累及部分胸主动脉并延伸至大部分腹主动脉。

Ⅳ型（少于25%）：仅累及腹主动脉（部分或全部腹主动脉，包括各内脏动脉分支或肾动脉）。

Ⅴ型（少于25%）：累及部分胸主动脉并延伸至腹主动脉上段。

126. 胸腹主动脉瘤的临床表现有哪些？

（1）胸腹部疼痛：肾区疼痛最为常见，但很难区别是肌肉神经问题还是动脉瘤增大或破裂（不管是渗漏还是包裹性的）所致，通常在动脉瘤破裂时疼痛较严重，同时伴有低血压。约50%的TAA患者因肾脏和内脏动脉硬化闭塞症的存在而有明显的肠绞痛或肾血管性高血压。

（2）局部压迫：邻近脏器压迫症状TAA对邻近脏器的压迫可以产生相应的症状，压迫喉返神经或压迫迷走神经可致声带麻痹、声音嘶哑；压迫肺动脉可致肺动脉高压和肺水肿；压迫食管可致吞咽困难；压迫支气管可致呼吸困难。

（3）多发动脉瘤：约有20%的患者同时有多部位的动脉瘤，最广泛者为巨主动脉（maga-aorta），动脉瘤可发生于升、降主动脉和胸腹主动脉。

（4）其他症状：如高血压（75.8%）、阻塞性肺病（36.9%）、冠心病（35.5%）、肾衰竭（13.4%）、动脉瘤破裂（11.1%）、糖尿病（5.7%）、术前透析（1.4%）和截瘫（0.6%）。

（5）体征：90.4%患者在腹部可扪及膨胀性搏动性肿物，不像腹主动脉瘤可在腹部清楚确切扪及其上缘。瘤体轻度压痛且在相应内脏血管开口区如肾动脉及腹腔动脉开口，双髂动脉处可闻及收缩期杂音。

127. 胸腹主动脉瘤护理问题有哪些？

（1）疼痛，休克。

（2）高血压。

（3）焦虑、恐惧：胸腹主动脉瘤患者往往因疾病的影响而出现焦虑、恐惧等负面情绪。护理人员应积极与患者沟通，了解其心理状态，并提供必要的心理支持和疏导。通过解释病情、介绍治疗方案和成功案例等方式，帮助患者树立战胜疾病的信心。

（4）动脉瘤破裂、血栓形成：胸腹主动脉瘤患者容易出现多种并发症，如动脉瘤破裂、血栓形成等。护理人员应密切关注患者的病情变化，及时发现并处理可能出现的并发症。

128. 胸腹主动脉瘤术前护理措施有哪些？

（1）监测生命体征：定时测量患者的体温、脉搏、呼吸、血压等指标，并特别关注血压的变化，因为动脉瘤的破裂往往与血压的急剧升高有关。一旦发现异常，应立即通知医师进行处理。

（2）术前肺评估包括定量肺功能测试和动脉血气评估，以确定患者是否有足够的呼吸储备以耐受术中的单肺通气，对于边缘肺功能的患者；术前应进行1~3个月的肺康复优化训练。这种康复包括运动、减肥、诱发性肺计量训练、支气管扩张剂治疗和强制性戒烟至少4周；如果术前怀疑有肺部感染或支气管痉挛，建议术前针对性治疗。声音嘶哑或异常应通过直接喉镜检查，记录声带的状态。

术前声带功能障碍的患者应警惕术后双侧声带功能障碍的风险，患者可能需要永久性气管造口术。

（3）疼痛：动脉瘤患者常伴有疼痛，应对患者的疼痛进行准确的评估，并根据疼痛程度和性质遵医嘱合理给予合适的镇痛药物，控制心率，控制血压在正常范围。同时，要密切观察镇痛药物的效果，及时调整药物用量，确保患者在一个相对舒适的状态下接受治疗。

（4）根据病情遵医嘱执行护理级别和卧位，呼吸困难、心悸气短者应及时给予吸氧并取半卧位。

（5）术前留置脑脊液引流（cerebrospinal fluid drainage，CSF），严格无菌操作，平卧位保持通畅，观察脑脊液颜色，遵医嘱测脑脊液压力。正常参考值：成人0.69~1.97kPa。

129. 胸腹主动脉瘤术后护理措施有哪些？

（1）术后患者苏醒后，应尽快评估中枢神经的功能状态，一旦出现中枢神经功能缺失，需要即刻影像学检查以排除脑出血。TAA术后管理的一个关键是最大限度降低脊髓功能障碍（spinal cord dysfunction，SCD）的风险，SCD表现为截瘫或肢体麻痹。CSF引流在美国的治疗指南属于ⅠB推荐，欧洲则属于ⅡA推荐。

（2）严格血流动力学监测：胸腹主动脉置换术中实现多支血管搭桥，吻合口多，人工血管又失去内皮细胞维持血管张力调节血压的作用，弹性差，出血风险大，避免血压大幅度波动是术后监护重点。术后的脊髓灌注压目标值是>65mmHg，得克萨斯心脏中心术后的目标平均动脉血压是85～100mmHg，基础高血压或者术中实施了大范围的肾脏/内脏动脉重建的患者，平均动脉压目标值还要适当提高。

（3）液体复苏：术后通过适当的液体复苏，维持中心静脉压8～12mmHg，肺动脉舒张压力12～16mmHg，必要的血管活性药物，维持心指数超过2.2L/（min·m^2），维持窦性心律。术后维持目标平均动脉压和积极的液体复苏，以预防肾功能不全的发生，调整电解质、酸碱平衡的稳定。必要的液体补充有助于目标血压的维持。但是严重的不能控制的高血压可能导致吻合口出血，最终大出血、低血压、急诊外科抢救以及死亡等灾难性后果，也要格外警惕。

（4）密切观察S-T段及T波改变，尽早识别恶性心律失常。胸腹主动脉置换术是非正中开胸手术，早期心脏收缩欠佳，避免恶性心律失常的发生是术后监控的难点。

（5）实施保护性肺通气策略：胸腹主动脉置换术中需要单侧肺通气及右侧卧位，易引起左肺不张及右肺压迫。妥善固定气管插管，按需轻柔吸痰。护理给予提高听诊肺部频次，抬高患侧，早期提高潮气量，维持呼气末正压5～10cmH$_2$O，也可通过肺复张使萎陷的肺泡充分开放，增加弥散面积，改善氧合；胸腹联合切口使膈肌完整性受损，术后易发生脱机困难，遵医嘱依据患者呼吸肌耐受力阶梯式下调呼吸机模式及参数。

（6）如可疑声带功能障碍，实施直接喉镜检查。

（7）引流量的监测：左胸及腹膜后引流管，因伤口狭长，早期渗血多，及时换药。胸腔闭式引流瓶维持负压10～15mmHg，持续吸引，观察引流速度，适时挤压管道避免血凝块形成，尽早监测乳糜试验，根据INR值调整抗凝方案。

（8）消化系统护理：术中重建腹主动脉-腹腔干、肠系膜上动脉、肾动脉的过程中或造成肝、肾、胃肠道的短时间缺血，影响脏器功能。术后早期需禁食，遵医嘱给予静脉营养支持的同时持续胃肠减压，密切观察胃液性质、颜色、量；每班听诊肠鸣音，观察腹壁张力，每6小时在固定位置测量腹围，做好记录，待肠鸣音恢复正常，评估胃肠功能，适当给予胃肠营养。术后每日监测肝、肾功能变化及乳酸水平，及时发现腹腔脏器缺血表现。

（9）泌尿系统：每日密切监测血肌酐变化，避免使用肾毒性药物。患者出血期间保证平均动脉压≥65mmHg，稳定期尽量维持平均动脉压80～100mmHg。无尿期采用连续性肾脏替代治疗，逐渐缩短治疗时间。

（10）预防切口的感染：手术伤口范围大，术后建议使用胸、腹带固定，帮助患者减轻疼痛的同时促进伤口愈合。术后伤口常会出现渗液，应及时更换敷料，保证伤口处的干燥。

（11）皮肤护理：因手术时间长，术中采取特殊体位，术后重点评估患者皮肤情况，使用气垫床、滚动床垫等措施。

（12）早期康复及心理疏导，通过早期康复锻炼及心理干预，避免谵妄发生。

130. 心脏外科术后留置脑脊液引流的监测意义是什么？

（1）脑脊液引流（cerebrospinal fluid，CSF）是重要的脊髓保护方法。

（2）CSF是迟发性脊髓损伤的有效治疗手段。

（3）CSF可以显著降低胸腹主动脉瘤手术的脊髓并发症，及时的CSF甚至可以逆转迟发性脊髓损伤。

131. 心脏外科术后留置脑脊液引流的护理有哪些？

（1）管路的护理：

①妥善固定：将引流装置固定在设定的压力对应高度，在平卧位下调测量标尺，零点平外眦与外耳道连线中点，因管道外露长、质软，选择无菌敷贴沿脊柱向头侧方向延长妥善固定导管，远端用透明敷料再次固定，既避免引流管打折扭曲受压，又利于患者翻身，减少不必要的牵拉，防止脱出。

②每班检查引流管各衔接处完整性，引流管中液面无波动，可适当挤压，避免弯曲折叠。观察脑脊液引流颜色、量、性状。准确记录脑脊液引流量及压力。

③避免逆行感染：接抗反流引流袋；床旁X线胸片检查、翻身或吸痰时，暂夹闭，避免牵拉或过度引流。

（2）脑脊液压力的监测：

①密切观察脑脊液性状，正常脑脊液为无色或者淡黄色透明液体，一旦发现出血，脑脊液呈现红色或者引流管壁出现沉积的红细胞，立即停止脑脊液引流，并上报医师。

②患者清醒后，下肢运动功能出现障碍，立即实施脑脊液引流。

③脑脊液引流量的管理。

a. 脑脊液压力>15mmHg，每小时引流量<10mL；脑脊液压力10~15mmHg，每小时引流量<8mL；脑脊液压力<10mmHg，停止引流：24小时脑脊液引流总量<200mL；特殊情况下，可根据医嘱调整引流量。

b. 脑脊液引流放液必须缓慢，每次释放脑脊液引流时间>10分钟；控制引流速度，警惕颅内低压所致的出血和颅内高压诱发的脑疝。

c. 脑脊液引流后，确定三通关闭。

d. 引流过程中密切注意患者各项生命体征，询问有无头痛、眩晕、呕吐等表现，一旦发生及时处理。

（3）术后脑脊液测压时间根据脑脊液压力变化情况进行调整，如无明显波动一般留置3～5日，不超过7日。拔除引流管以无菌纱布覆盖穿刺点，渗出增多时及时换药，保证伤口清洁干燥。拔管后去枕平卧6小时，注意观察患者意识状态、瞳孔变化，有无头痛、呕吐、肢体活动障碍和颈部抵抗感。

132. 心脏外科术后留置脑脊液引流并发症的护理有哪些？

脑脊液引流是有创操作，存在不少并发症，包括感染、头痛、脑脊液漏、硬膜下血肿及血肿压迫神经引起的并发症等，有些并发症甚至是致命的。因此，术后护理必须慎重对待。操作中要严格消毒，切实履行无菌操作观念，密切观察体温变化；监测生命体征，听取患者主诉，插管、拔管动作应轻柔，避免损伤邻近组织；密切关注患者下肢肌力及排尿、排便的变化等血肿压迫症状，一旦发现及时向医师报告；及时监测脑脊液引流液的性状和量，一旦出现浑浊等性状或量的改变则提示感染可能，须及时告知医师。

133. 胸腹主动脉瘤术后常见并发症有哪些？

（1）截瘫：是常见且严重的并发症之一：手术易引起脊髓缺血性损伤，严重者苏醒后即可发现截瘫。术后要密切观察患者肢体末梢的感觉和肌张力及腱反射，以判断有无神经损伤，一旦发现异常，及时报告医师。定时评估并记录患者神志、瞳孔大小、对光反射及格拉斯哥评分。苏醒后立即判断四肢活动，每小时监测脑脊液压力，维持在10～15mmHg。一旦证实SCD发生，必须即刻启动抢救措施，包括平均动脉压维持于90～100mmHg，CSF引流，维持静脉压10～12mmHg，血色素＞10g/dL。其治疗原则为：增加脊髓的灌注压力和最大限度地增加氧输送。一旦怀疑脊髓缺血，每12小时静脉注射甘露醇（12.5g）和地塞米松（10mg），持续48小时。常规的抢救措施症状无明显改善时，必须单次静脉给予利多卡因（100mg）和硫酸镁（4g）。

（2）急性肾功能损伤：是很常见的并发症之一，由于手术创面大、术野出血多、术中悬浮红细胞用量较大，均可导致急性肾功能损伤；同时由于手术时间长，隐性失水量大，如果术后容量补充不足，也可能导致肾前性肾功能损伤。

（3）肺部并发症：手术范围大，涉及胸腹联合切口，术中需要切段膈肌、单肺通气，部分患者合并肺部基础疾病、创面大，出血多，术中入液量也较大。放置脑脊液引流患者需要平卧也不利于呼吸的恢复。

134. 胸腹主动脉瘤术后健康宣教有哪些？

（1）若存在有抽烟史患者，应立即停止抽烟行为，减少对血管组织的损伤破坏。另外避免进行过度举重或剧烈运动，以免血压过度升高，从而给动脉瘤带来更大压力。

（2）患病期间，饮食结构应遵循清淡原则，减少摄入脂肪、钠盐、胆固醇等，会加重动脉粥样硬化程度的食物。如猪板油、动物内脏、甜品等。

（3）治疗期间，患者要保持乐观平静心态情绪，过大压力或情绪波动会升高血压水平，甚至会导致主动脉瘤病情的恶化。

（4）患者一旦出现有局部持续性剧痛，甚至伴随有动脉明显搏动感，则需要及时到医院进行复诊检查，以免导致严重后果发生。

（5）胸腹主动脉瘤的遗传倾向：虽然胸腹主动脉瘤本身并不直接遗传，但引起该疾病的某些高危因素，如动脉粥样硬化、高血压、高血糖、高脂血症等，确实具有一定的家族遗传倾向。因此，向患者及家属宣教评估个人患病风险的必要性。

135. 什么是主动脉夹层？

主动脉夹层（aortic dissection，AD），是一种严重的心血管急症，是由主动脉管壁内膜出现破口，血液由此进入动脉壁中层，形成夹层血肿，并逐渐延伸剥离主动脉的内膜和中膜引起的。

136. 主动脉夹层分哪几种类型？

（1）急性、慢性主动脉夹层：这种分类取决于主动脉夹层的起始时间。主动脉夹层患者，绝大多数有突然剧烈胸、背疼的病史，这常被认为是夹层的起病。起病在2周以内的主动脉夹层，称为急性主动脉夹层。起病在2个月以后的称为慢性主动脉夹层。起病时间在2周以上，2个月以内的称为亚急性主动脉夹层。

（2）Stanford分型，即近端和远端主动脉夹层：这取决于夹层累及主动脉的范围。夹层累及左锁骨下动脉起源处以上的主动脉（升主动脉和主动脉弓），而不管有无夹层累及左锁骨下动脉起源处以下的降主动脉，均归结为近端主动脉夹层。当夹层仅累及左锁骨下动脉起源处以下的主动脉，而无左锁骨下动脉起源处以上的主动脉累及时，称为远端主动脉夹层。

（3）DeBakey分型（临床常用分型）根据夹层累及的主动脉范围，分为3型：

Ⅰ型：夹层从近端主动脉（升主动脉或升主动脉弓）开始，累及大部分或整个主动脉。

Ⅱ型：夹层仅累及升主动脉。

Ⅲ型：夹层仅累及降主动脉（降胸主动脉或降腹主动脉）。

Ⅲ型又分为两种亚型：

Ⅲ型A型：夹层局限于膈肌以上的胸降主动脉。

Ⅲ型B型：夹层发展至膈肌以下，累及大部分胸腹降主动脉。

137. 主动脉夹层的临床表现有哪些？

（1）症状：

①疼痛：这是主动脉夹层最为常见的症状。患者会感到突发的、剧烈的胸痛或背痛，这种疼痛往往是撕裂样或刀割样，并随着主动脉夹层的扩展而沿着血管走行方向延

伸。疼痛的程度通常很严重，甚至难以忍受，并可能伴有恶心、呕吐、大汗淋漓和晕厥等血管迷走神经兴奋的表现。

②高血压：主动脉夹层患者往往伴随有高血压，由于主动脉壁撕裂导致血管阻力增加，进而引起血压升高。

③神经系统症状：主动脉夹层患者可能出现神经系统症状，如头晕、头痛、视力模糊或失明、面部或肢体麻木、偏瘫、失语等。这些症状是由于主动脉夹层影响到供应大脑的血流或压迫到相关的神经结构。

④心脏症状：患者感到心悸、胸闷或呼吸困难，由于主动脉夹层影响到心脏的供血或功能。

⑤其他症状：根据主动脉夹层发生的部位和范围，患者还可能出现其他症状，如咯血、声音嘶哑、吞咽困难、咳嗽、呼吸困难等。

（2）体征：

①血压异常：患者会出现血压的剧烈波动。在发病初期，血压可能会迅速升高，并伴随高血压急症的表现，如头痛、面色苍白、心率加快等。然而，随着病情的恶化，若出现夹层动脉瘤破裂，患者可能会出现低血压甚至休克。

②脉搏异常：根据主动脉夹层的累积范围，可能会出现周围动脉搏动消失的情况。这是由于主动脉夹层导致血管狭窄或闭塞，影响血流的通过。

③神经系统体征：主动脉夹层如影响到供应大脑的血流，患者会出现神经系统体征，如头晕、肢体麻木、无力等。在更严重的情况下，如果夹层累及脊髓供血，可能出现截瘫、感觉缺失等脊髓缺血表现。

④其他器官缺血体征：主动脉夹层可能导致主动脉分支动脉闭塞，从而引起相应的器官缺血症状。例如，如果夹层累及肾脏，可能出现排尿改变、身体水肿、肾功能急剧下降等体征。此外，夹层还可能影响到其他器官，如肠系膜和肾动脉，引起肠麻痹乃至坏死和肾梗死等体征。

⑤胸腔积液：主动脉夹层可能导致胸腔积液，左侧胸腔积液更为常见。

138. 主动脉夹层护理问题有哪些?

（1）疼痛：是主动脉夹层的主要表现，前胸或胸背部持续性剧烈疼痛，呈刀割或撕裂样，不能耐受。疼痛可放射到肩背部，尤其可沿肩区向胸、腹部以及下肢等处放射，起病后即达高峰。

（2）主动脉瓣关闭不全和心力衰竭、心肌梗死、心脏压塞：表现为心悸、全身冷汗、咳粉红色泡沫痰、呼吸困难、意识模糊、昏迷等症状，当夹层假腔渗漏或夹层破入心包时，还能引起心包积液或心包压塞，可导致猝死发生。

（3）脏器或肢体缺血。

（4）夹层动脉瘤破裂。

139. 主动脉夹层术前护理措施有哪些？

（1）绝对卧床，避免情绪激动，避免大幅度活动。

（2）控制血压和心率，给予心电监护，持续监测心率、心律、呼吸、血压。

（3）观察患者有无胸痛，患者有疼痛遵医嘱合理给予镇痛药。

（4）呼吸困难、心悸气短者，应及时给予吸氧并取半卧位。

（5）观察患者神志、肢体活动、尿量等。

（6）根据病情遵医嘱留置脑脊液引流。

140. 主动脉夹层术后护理措施有哪些？

（1）神经精神系统功能的观察：由于体外循环、主动脉阻断时间长、肝素化等原因，易并发脑水肿、颅内出血、血栓、气栓、脑缺氧等神经系统功能损害，术后观察患者双侧瞳孔是否等大、等圆和对光反射是否正常，注意有否苏醒延缓、抽搐、昏迷、偏瘫等脑部并发症。患者清醒后护士注意仔细观察患者肢体的皮肤温度、颜色、感觉、活动程度以及进行颅脑神经的病理、生理反射检查。

（2）循环系统监测护理：术后心律失常，心肌缺血，低心排甚至心搏骤停，血流动力学监测，定时观察心率、中心静脉压和心电图的变化，对照上下肢的有创血压，观察桡动脉和足背动脉搏动，皮肤的颜色和温度发现异常及时处理。术后早期应控制血压，多巴胺或盐酸肾上腺素静脉泵入维持心功能，减少并发症的发生。

（3）引流的观察及护理：出血是手术最严重最主要的并发症之一，术后按时挤压引流，观察引流液的量、色、性状及有无血块，保持引流通畅，防止血栓形成。

（4）纠正电解质紊乱及酸碱平衡失调：术中血液稀释，低流量灌注使用利尿剂和呼吸机辅助呼吸等均易导致电解质紊乱及酸碱平衡失调，定时做血气分析，根据检测结果及时补充电解质，维持水、电解质平衡，记录每小时的出入量，量出为入，见尿补钾。

（5）急性肾功能不全的观察：术后严密观察尿量变化，记每小时尿量，保持尿量＞1mL/（kg·h），同时观察尿液的颜色。按医嘱及时检查和监测尿比重、肌酐、血尿素氮变化；同时慎用可能损伤肾脏的药物。

141. 主动脉夹层术后常见并发症的护理有哪些？

（1）原发破口未完全封闭：有些术后内漏的患者其假腔可长期保持通畅，其内可部分形成血栓，降主动脉直径受影响可增大也可不增大，有些术后内漏患者内漏可消失，假腔内完全形成血栓支架内漏是较为常见的并发症，内膜破口越大，离左锁骨下动脉开口越近，越容易产生内漏即便将左锁骨下动脉开口完全封闭，也不能完全避免内漏。

（2）逆撕、远端夹层进展的观察：术后疼痛是常见的症状，但如果疼痛突然加剧或位置改变，可能是逆撕或远端夹层进展的征兆。因此，需要仔细询问患者疼痛的性质、部位和持续时间，及时评估和处理。

（3）急性肾衰竭：围术期肾动脉供血不足，术中停循环缺血损伤，药物等影响都是导致术后出现急性肾衰竭的原因。如果术后出现对循环影响较大的急性肾衰竭，可以选择行持续性肾脏替代治疗（CRRT）。

（4）神经系统并发症：包括脑部并发症和脊髓损伤，主要表现为苏醒延迟、昏迷、躁动、癫痫发作、偏瘫、双下肢肌力障碍等症状。术后应严密观察患者的意识、瞳孔、肢体活动情况；对于苏醒延迟、神志不清者，遵医嘱给予营养神经和脱水药物；保证充分供氧，防止脑部缺血缺氧；对于脊髓损伤导致的截瘫，应提高灌注压，维持平均动脉压90mmHg以上，并尽早行脑脊液引流，将脑脊液压力控制在10mmHg以下，以改善预后。

（5）腹腔脏器缺血：夹层患者术后需关注腹部症状，包括腹胀、肠鸣音异常、停止排便排气以及异常增高的乳酸血症等，这些都提示术后合并腹腔脏器缺血。

（6）急性呼吸衰竭：深低温停循环和体外循环时间过长，大量输血导致的肺损伤，大量胶体摄入以及术中机械损伤等都使得主动脉夹层患者术后易出现急性呼吸衰竭。术后高频小潮气量模式呼吸机支持被认为是有治疗作用的方式。

142. 主动脉夹层术后健康宣教有哪些?

（1）生活方式调整：

①戒烟限酒：吸烟和饮酒对心血管系统产生不良影响，增加主动脉夹层复发的风险。

②均衡饮食：建议患者术后选择低盐、低脂、低糖的饮食，多摄入富含纤维的食物，如蔬菜、水果等。

③规律作息：保持规律的作息时间，避免过度劳累和熬夜。

④适量运动：根据医师的建议，进行适量的运动，如散步、慢跑等，避免剧烈运动。

（2）血压和心率管理：

①严格控制血压：高血压是主动脉夹层发生和发展的主要因素，因此术后需严格监测并控制血压。

②监测心率：术后患者可能需要服用降低心率的药物，应定期监测心率，确保心率维持在正常范围。

（3）药物管理：

①按时服药：术后患者需按医嘱服用相关药物，如降压药、抗血小板药物等，不可随意增减或停药。

②注意药物副作用：长期服用某些药物可能会出现副作用，如出血、头痛等，应密切观察并及时就医。

（4）定期复查。

143. 什么是孙氏手术（Sun's procedure）？

孙氏手术（Sun's procedure）是2003年我国心脏外科专家孙立忠教授团队根据我国主动脉疾病形态学特点，应用自主研制的支架人工血管，创立的"主动脉弓替换+支架象鼻置入术"。该术式适用于治疗复杂型主动脉及主动脉弓和弓降部的广泛主动脉病变，进一步简化了手术过程，减少术后出血、提高了远端假腔闭合率、降低了再手术率和再次手术难度，将我国急性A型主动脉夹层围术期病死率由20%降至5%以下，开创了我国主动脉疾病治疗的新领域。目前该术式已被公认为是治疗复杂型主动脉夹层以及累及主动脉弓和降主动脉扩张性病变的标准术式。

144. 孙氏手术术后并发症护理有哪些？

（1）急性呼吸功能不全：急性呼吸功能不全表现为严重低氧状态，氧合指数＜150mmHg，是Stanford A型主动脉夹层术后最为常见的并发症。术后早期采取肺保护性通气策略，保持适当的呼气末正压（3～12cmH$_2$O）；定期肺复张；加强体位管理，采取30°～45°半卧位，每2小时翻身1次，必要时早期行俯卧位通气；尽早拔除气管插管，拔管后采用无创、高流量氧疗序贯通气；及时清理呼吸道分泌物，防止呼吸道感染。

（2）神经系统功能障碍：同主动脉夹层手术术后神经系统并发症。

（3）肾功能不全：术后加强肾功能监护，密切观察尿量，每小时记录1次；监测尿比重、尿素氮和血清肌酐等指标的变化；疑为肾功能不全者，限制水和钠的摄入，控制高钾食物的摄入，并停止使用肾毒性药物；若证实为急性肾衰竭，应遵医嘱进行透析治疗。

145. 孙氏手术术后健康宣教有哪些？

（1）自我血压管理。

①指导患者及家属学会血压测量方法，即四定：定时间、定体位、定肢体、定仪器。

②遵医嘱服用降压药，向患者介绍用药目的、药物名称、剂量、用法，观察药物常见副作用。

③指导患者外出时务必随身携带降压药物和硝酸甘油类药物，以备应急。

④了解急救医疗服务体系，出现严重并发症，及时呼救。

（2）预防感染。

（3）健康生活方式指导。

（4）复诊指导：定期复查，患者若出现心悸、胸背部疼痛等不适时，应及时就诊。

146. 什么是马方综合征?

马方综合征（Marfan syndrome，MFS）是一种常见染色体显性遗传性病，具有家族集聚性，该病可影响全身的结缔组织，包括最常见的受损部位眼部、心血管和骨骼肌肉，同时还可导致肺部、皮肤和中枢神经系统受累。心血管病变以主动脉瘤和主动脉夹层常见，也是马方综合征患者死亡的主要原因。

147. 马方综合征的临床表现有哪些?

（1）骨骼肌肉系统：患者主要有四肢细长，蜘蛛指（趾），双臂平伸指距大于身长，双手下垂过膝，下半身比上半身长。长头畸形、面窄、高腭弓、耳大且低位。皮下脂肪少，肌肉不发达，胸、腹、臂皮肤皱纹。肌张力低，呈无力型体质。韧带、肌腱及关节囊伸长、松弛，关节过度伸展。有时见漏斗胸、鸡胸、脊柱后凸、脊柱侧凸、脊椎裂等。

（2）眼：患者主要有晶状体脱位或半脱位、高度近视、白内障、视网膜剥离、虹膜震颤等。男性多于女性。

（3）心血管系统：约80%的患者伴有先天性心血管畸形。马方综合征患者的主要死因是主动脉病变，升主动脉扩张和主动脉瓣关闭不全的发生使患者表现主动脉反流的症状，而单纯的升主动脉扩张一般没有明显的症状。其余的表现主要是主动脉破裂或夹层动脉血肿的形成与破裂，解剖发现冠状动脉也可发生上述情况，因而需要及时的手术修补。另一个并发症是二尖瓣关闭不全，它可引起心律失常并导致心力衰竭。

（4）可能会出现复发性疝或切口疝、关节过度活动、高腭穹、牙齿排列畸形等非特异性的临床特征。

148. 马方综合征护理问题有哪些?

（1）心血管系统问题：马方综合征患者心血管结构异常，主要包括主动脉根部扩张、二尖瓣脱垂、主动脉瓣关闭不全等。

（2）肺部问题：马方综合征患者常伴有肺部问题，如气胸、肺大疱和支气管狭窄等。

（3）眼部问题：马方综合征患者常伴有眼部问题，如近视、视网膜脱离和青光眼等。

（4）关节问题：马方综合征患者常伴有关节过度活动和韧带松弛，容易发生关节脱位等问题。

（5）骨骼问题：马方综合征患者的骨骼异常，主要表现为骨骺提前闭合、骨折和骨质疏松等。

149. 马方综合征术前护理措施有哪些？

（1）控制血压：由于本病急性期可发生分离部位出血，甚至大出血，患者绝对卧床休息，减少探视，以免情绪激动，血压升高。严密观察血压变化，血压升高者，可给予药物降压，维持血压在120/60mmHg左右，同时检查患者四肢大动脉搏动情况。

（2）心衰的护理：严密观察患者心率、心律变化，发现咳粉色泡沫样痰、双肺有湿性啰音等急性心衰表现时，给予氧气吸入（2～4L/min）及强心、利尿、镇咳药物，预防性使用抗生素，避免剧烈咳嗽使胸腔内力升高，导致血管破裂。

（3）制动的护理：限制患者床上翻身、肢体活动等，做好受压部位的皮肤护理，指导患者饮食，防止便秘，告诫患者切忌用力排便防止腹内压增大导致血管破裂，必要时给予缓泻剂或低渗盐水灌肠。

150. 马方综合征术后护理措施有哪些？

（1）血压监测：维持患者血压平稳，手术有多处动脉吻合口，术后血压过高容易引起吻合口破裂、出血、脑血管意外或梗死的危险，血压过低又影响重要器官的供血，因此血压维持在适当的范围是护理的关键。术前有高血压病史，术后血压不能超过原来的基础血压，无高血压病史者收缩压应控制在130mmHg以下；其次，行颈内（外）或锁骨下静脉穿刺放置飘浮导管监测中心静脉压、肺毛细血管压。通过观察中心静脉压、左心房压及尿量等指标调节输入量和使用强心利尿剂、血管活性药物剂量，也可作为术后协助诊断急性心包填塞、肺水肿、肺不张及观察血容量的重要依据。术后烦躁患者，由于紧张、焦虑，可导致中枢神经和植物神经功能紊乱，使血压升高。对此，除耐心做好解释工作外，必要时可适当使用镇静药物，如吗啡、地西泮等。

（2）引流的观察：由于马方综合征手术创面大、主动脉壁的质量多不理想、手术和体外循环时间长，术后常常渗血较多。因此，术后严密观察纵隔、心包、胸膜腔引流管引流液的量、颜色、性质，并及时做好记录。术后定时挤压引流管，并给予低负压吸引，负压不超过0.59～1.18kPa，以防止吸引力过大导致吻合口渗血。

（3）神经系统的监护：部分患者为急诊手术，另因主动脉阻断时间较长，术后吻合口及移植血管内血栓形成，导致脑组织缺血，也可因血液供应恢复后引起脑组织缺血再灌注后损伤，这些原因都可导致意识异常和肢体活动障碍。因此，术后应密切观察意识、瞳孔及肢体感觉运动功能等，如出现烦躁不安，加保护性床栏和约束带，避免意外发生或各种管道脱出。

151. 马方综合征术后常见并发症的护理有哪些？

（1）出血：与手术吻合口多有关，观察引流液的颜色、量、性质。注意切口敷料有无出血，皮下出血、血尿、柏油样便、牙龈出血等。

（2）急性左心衰竭：与液体输入过多有关，密切观察患者病情变化，严格控制输注液体速度及量。一旦发生急性左心衰竭，立即取端坐位，两腿下垂；高流量氧气吸入，必要时酒精湿化。遵医嘱给予强心、利尿、扩血管及镇静剂，并观察药物的疗效及副作用，严重者行气管插管呼吸机辅助呼吸治疗；备好急救药品及抢救器械。

（3）血红蛋白尿：与红细胞破坏有关，观察尿液的颜色、量、性质，发现异常及时通知医师。

（4）低钾：与长期应用利尿剂有关，定期监测血钾，遵医嘱及时补钾。

（5）贫血：与红细胞丢失有关，观察生命体征及皮肤黏膜、末梢循环、出血速度、出血量等。遵医嘱静脉输注红细胞。指导患者饮食，给予足够的蛋白质、维生素、高热量易消化饮食。

（6）低蛋白血症：与尿蛋白丢失过多有关，加强营养，进食高蛋白食物，如鱼、虾、瘦肉等。遵医嘱静脉补充人血白蛋白。

（7）预防感染：马方综合征因手术时间长，手术野与手术创面广泛，术后感染机会较一般心内直视手术多，应积极预防术后心内膜炎及肺部感染。术后采用膀胱温监测体温，对术后持续高温者应提高警惕，常规做血培养及药物敏感试验，选择敏感抗生素。加强呼吸道管理，防止肺部感染。

152. 马方综合征术后健康宣教有哪些？

（1）健康教育：对于马方综合征患者，给他们及其亲人提供教育和帮助，某些生活方式的改变对降低其病变带来的健康问题可能是必须的，当然这可能需要较长的时间，不论患者还是其家人都需要生活方面的指导和新的信息。护士给患者精神支持，这在住院期间非常重要，在诸如生育计划、遗传咨询方面、适应性和身体锻炼方面、饮食营养方面、特别的告诫以及随后的治疗和检查要求方面，护士都应给予专业的教育和帮助。

（2）生活方式：由于锻炼可以提高肌肉张力和心血管功能，因此尽可能地进行适当活动对马方综合征患者来说很重要。但锻炼必须适合个人的病情，应参加一些非竞争性的运动项目，但在感到疲劳时就必须停止。患者应尽量避免重体力活动，比如像足球、篮球、拳击等接触性运动，避免等长运动和满负荷运动以减少眼睛和骨骼损伤的风险，以及由于增加心脏负荷而造成的大动脉损伤。避免疲劳，尤其在要求长时间集中精力时，此时应有足够的休息以防止过度的运动和疲劳。

（3）饮食指导：马方综合征患者应推荐营养平衡及健康的饮食，同时限制盐、胆固醇和动物脂肪的摄入。维生素、矿物质、食品添加剂、蛋白质衍生物被证实并非真正有益，因而不必特别要求。吸烟可破坏因该病而缺乏的弹力蛋白，还可增加手术和术后恢复不良的风险，因而吸烟应绝对禁止。

（4）计划生育属个人意愿，应帮助患者理解和知道潜在的风险性。给予适当的指导和建议。治疗的进步已明显提高了马方综合征患者的生活质量，并延长了他们的寿命。

153. 什么是Morrow手术？

Morrow手术是治疗肥厚型梗阻性心肌病（hypertrophic obstructive cardiomyopathy，HOCM）的主要术式，通过切除肥厚的心肌组织以达到解除左室流出道梗阻的目的，适用于药物治疗无效的HOCM，具有较好的效果，可有效抑制疾病恶化，改善患者不适症状。该手术目前有经典和改良扩大Morrow两种术式，由于经典手术风险较高，部分患者效果不理想和围术期并发症多等缺点，在我国内应用较少，而改良扩大Morrow手术应用广泛。

154. Morrow手术护理问题有哪些？

（1）创伤性主动脉瓣和二尖瓣关闭不全：发生率约为5%，术中加强瓣膜保护，一旦发生及时修复，严重者需进行瓣膜置换。

（2）室间隔穿孔：发生率为1%～3%，原因是进刀切割轴线偏向右心室腔，对室间隔肥厚部位判断失误或切除心肌过多，一旦出现应及时用补片进行修补。

（3）心律失常。

155. Morrow术前护理措施有哪些？

（1）监测心率和心律：评估患者的心率、心律、心室电压、ST-T段和T波有无改变等。控制心室率，维持安静时心率55～65次/min。保持水、电解质及酸碱平衡，预防心律失常的发生，心律失常频繁发作时伴有头晕、晕厥或跌倒史者，应卧床休息、协助生活护理；床头重点标识，做好每班交接；外出检查专人陪同，防止意外。房颤患者使用低分子肝素，注意观察有无出血迹象；留置静脉通路，备好抗心律失常药物及其他抢救物品：除颤器、抢救车、临时心脏起搏器。

（2）胸痛的观察：胸痛与劳力负荷下肥厚的心肌需氧增加和供血供氧下降有关。评估疼痛的部位、性质、程度、持续时间、诱因及缓解方式。发作时应立即停止活动，卧床休息，吸氧；安慰患者，缓解紧张情绪；遵医嘱使用β受体阻滞剂或钙通道阻滞剂，注意有无心动过缓等不良反应；不宜用硝酸酯类药物，以免加重左室流出道梗阻。加强巡视，关注患者疼痛是否缓解，有无冷汗、恶心、呕吐等症状。

（3）术前功能锻炼宣教：患者入院后完善护理评估后，应用反馈式宣教方法指导其进行心脏早期功能锻炼。入院早期宣教，指导患者使用呼吸功能训练器进行肺功能的训练，每日3次，30～50个/次。教会患者腹式呼吸运动的方法，双手放在患者的腹部上方位置，患者腹部隆起时吸气，腹部内收时呼气，应保持缓慢的呼吸节奏。指导患者心脏手术后正确的咳痰和胸骨保护方法，患者取半坐卧位，双手胸前抱枕，在深呼吸后应屏住呼吸，抬高膈肌，收缩肋间肌，腹部应用力收缩，咳嗽应避免连续进行。术前进行功能锻炼宣教效果评价及再次加强宣教。

（4）心理疏导：肥厚型梗阻性心肌病以左心室受累尤为明显，主要临床症状表现是胸痛、心悸、晕厥，甚至猝死，患者入院后应重视患者的主诉，在入院24小时和手术后使用焦虑自评量表进行评估，尤其关注患者在ICU期间的心理状态，根据评估结果给予心理疏导。

156. Morrow术后护理措施有哪些？

按心血管术后常规护理，并要特别注意：

（1）维持血流动力学稳定：

①肥厚型梗阻性心肌病手术在体外循环下进行，创伤较大，主要影响是左心室舒张功能，收缩功能大多正常。

a. 患者术后密切监测血流动力学变化，持续监测有创血压、中心静脉压，血管活性药如多巴胺微量泵泵入，维持血压在90～130/62～88mmHg。

b. 中心静脉压控制在15cmH$_2$O以下，同时每日监测心肌酶、肌钙蛋白、电解质、肝肾功能等相关检查，维持血钾在3.5～5.5mmol/L。

c. 注意控制输液量和速度，准确记录出入量，术后1～3日限制饮水量在1000mL以下，并维持尿量1500mL/d以上，以减轻心脏的负担。

②循环维护：HOCM患者虽然左室心肌收缩力较强，但因左室舒张末期容积较小，左室心排出量通常不高，该类患者术后早期尚未清醒时，适当的外周阻力对血压的维持至关重要。术后血压偏低时可积极使用去甲肾上腺素维持外周阻力；密切监测体温变化，如果出现体温较高、体循环阻力过低的情况应积极采取物理降温，如果采用药物降温，应注意维持有效循环血量，中心体温建议控制在38℃以下。患者清醒后，体循环阻力能维持在较理想水平，同时应预防或控制感染的发生，避免严重感染所致的外周阻力降低、循环衰竭。

③容量调整：肥厚的左室舒张功能减低，对前负荷较依赖，但因其左室腔小，过多的液体又会导致肺淤血，故此类患者容量窗较窄，尤其是术后存在左室流出道残余狭窄或合并左心功能失代偿的患者，需滴定寻找合适的容量状态，补液时应严密监测中心静脉压及血压的变化，利尿时应从小剂量开始，如呋塞米5mg静脉注射，观察患者对利尿剂的反应及利尿后循环的变化，避免短时间内容量的过正或过负。

④用药：如术中转机时间长，存在左室心肌水肿、心内膜下缺血等情况，可小剂量使用多巴胺≤5μg/（kg·min），除严重的左、右心失代偿外，一般慎用肾上腺素、多巴酚丁胺等，使用钙剂时输注速度不宜过快。

（2）密切监测心率和心律变化：室间隔心肌切除术最常见的并发症为心律失常，其中最常见的是传导束传导异常，经主动脉切口从左心室面行室间隔心肌部分切除，从解剖的角度极易损伤左束支，因此术后发生左束支传导阻滞的比例较高。心律失常一般发生在手术时刻，且大多是一过性，每日记录心电图，观察心率、心律变化。

（3）抗凝管理：如患者同期行二尖瓣机械瓣膜置换术或行二尖瓣成形术，手术后口服华法林进行低强度抗凝治疗，每日监测凝血酶原时间（PT）及国际比值（INR），维持PT值在18～25秒，INR值在1.5～2.0。护士通过一对一宣教指导患者抗凝治疗自我管理，讲解抗凝药物的作用、自我观察内容和注意事项，提高患者的自我管理能力。

（4）早期活动指导：术后疼痛常见，疼痛可影响早期活动依从性、呼吸和循环系统的功能，并引起肺不张、低氧血症等并发症。

157. Morrow术后并发症护理措施有哪些？

（1）心律失常是术后最常见的并发症。

①Ⅲ度房室传导阻滞：传导束传导异常最多见，发生原因与传导束走行及术中切除肥厚室间膈肌肉的范围有关，主要表现为完全型左束支传导阻滞（损伤左束支）、完全型右束支传导阻滞（损伤第一间隔支动脉）、室内传导阻滞、左前分支阻滞等，术前合并完全型右束支传导阻滞的患者术后容易出现Ⅲ度房室传导阻滞。患者Ⅲ度房室传导阻滞超过4周以上，遵医嘱给予患者植入永久起搏器。

②快速心律失常：因左室壁肥厚，舒张功能减低，维持窦性心律有利于左室的舒张期充盈，控制心室率在60～80次/min，早期鼻饲或口服β受体阻滞剂，维持适当心率并减少患者房颤的发生率；出现快速房性或室性心律失常时，会影响左室舒张充盈、使血压严重减低，应积极使用β受体阻滞剂或胺碘酮，控制心室率或转复窦性心律，必要时需行电复律治疗。

③心房颤动：术前合并房颤、术后二尖瓣反流量较多，左室流出道残余狭窄（左室中部或基底部）、左室壁弥漫性增厚及合并右心功能不全的患者术后发生房颤的可能性比较大，严密监测心律和心率的同时应力求避免或消除导致房颤发生的诱因，如电解质紊乱、交感兴奋性增高、容量过多或过少及人为操作失误等因素。

④起搏心律：术后应用起搏器患者应尽可能选择心房起搏，有利于保证左室充盈并能较好维持血压，应遵守起搏器护理原则和注意事项，特别是起搏器依赖的患者。

⑤室性心律失常者：严重的反复室性心律失常，需要及时向上级医师汇报，积极请心内科（或电生理专科医师）会诊，考虑患者是否有植入型心脏转复除颤器（implantable cardioverter defibrillator，ICD）的植入指征，减少术后室性心律失常对患者的潜在威胁。

（2）急性左心衰竭：心脏手术后，心肌可能受到损伤或功能受限，导致心脏无法有效地泵血。这可能导致心力衰竭的症状，如呼吸困难、乏力、水肿等。

（3）室间隔穿孔。

158. Morrow术后健康宣教有哪些？

（1）疾病知识指导：向患者及家属讲解心律失常的常见病因、诱因及防治知识，如低钾血症易诱发室性期前收缩或室速，应注意预防、监测与纠正。

（2）术后逐渐增加活动量：注意劳逸结合，生活规律，保证充足的休息与睡眠；保持乐观、稳定的情绪，戒烟酒，避免摄入刺激性食物如咖啡、浓茶等，避免饱餐，避免感染；心动过缓患者应避免排便时过度屏气，以免兴奋迷走神经而加重心动过缓。保持大小便通畅，避免用力解大便。

（3）用药指导与病情监测：按医嘱服用抗心律失常药物的重要性，不可自行减量、停药或改用其他药物。

（4）病情监测：教给患者自测脉搏的方法以利于自我监测病情。告知患者药物可能出现的不良反应，嘱有异常时及时就诊。对反复发生严重心律失常危及生命者，教会家属心肺复苏术以备应急。

159. 什么是急性肺栓塞？

急性肺栓塞症（acute pulmonary thromboembolism，APTE）已成为我国常见心血管疾病，在美国也是公认的三大致死性心血管疾病之一，主要是因为深静脉血栓形成（deep venous thrombosis，DVT）的高发病率。

160. 肺栓塞的临床表现有哪些？

（1）症状：80%以上的肺栓塞患者没有任何症状而易被临床忽略。有症状的患者其症状也缺乏特异性，主要取决于栓子的大小、数量、栓塞的部位及患者是否存在心、肺等器官的基础疾病。较小栓子可能无任何临床症状。较大栓子可引起呼吸困难、发绀、昏厥、猝死等。有时昏厥可能是APTE的唯一或首发症状。当肺栓塞引起肺梗死时，临床上可出现"肺梗死三联征"，表现为：①胸痛，为胸膜炎性胸痛或心绞痛样疼痛。②咯血。③呼吸困难。合并感染时伴咳嗽、咳痰、高热等症状。由于低氧血症及右心功能不全，可出现缺氧表现，如烦躁不安、头晕、胸闷、心悸等。因上述症状缺乏临床特异性，给诊断带来一定困难，应与心绞痛、脑卒中及肺炎等疾病相鉴别。

（2）体征：主要是呼吸系统和循环系统体征，特别是呼吸频率增加（超过20次/min）、心率加快（超过90次/min）、血压下降及发绀。颈静脉充盈或异常搏动提示右心负荷增加；下肢静脉检查发现一侧大腿或小腿周径较对侧增加超过1cm，或下肢静脉曲张，应高度怀疑肺血栓栓塞症。其他呼吸系统体征有肺部听诊湿性啰音及哮鸣音，胸腔积液阳性等。肺动脉瓣区可出现第2心音亢进或分裂，三尖瓣区可闻及收缩期杂音。APTE致急性右心负荷加重，可出现肝脏增大、肝颈静脉反流征和下肢水肿等右心衰竭的体征。

161. 肺栓塞护理问题有哪些？

（1）气体交换受损：由于肺栓塞导致肺组织血流受阻，影响氧气和二氧化碳交换，可导致呼吸急促、发绀等症状。

（2）恐惧和焦虑：由于肺栓塞的突发性和严重性，患者可能产生恐惧或焦虑的情绪反应。

（3）出血：与溶栓抗凝治疗有关。

162. 肺栓塞外科手术术前护理措施有哪些？

（1）保持氧气供需平衡：卧床休息，根据缺氧程度选择适当的给氧方式。

（2）监测呼吸及重要脏器的功能状态：包括①呼吸状态：监测患者的呼吸，SPO_2，动脉血气，心率的变化。②意识状态：有无烦躁不安，嗜睡，意识模糊等。③循环状态：监测血压和心率的改变。④心电活动：溶栓后会出现胸前导联T波倒置加深。⑤严重缺氧的患者可导致心动过速和心律失常。

（3）体位护理：绝对卧床休息。

（4）消除再栓塞的危险因素：

①急性期：绝对卧床，避免下肢过度屈曲，保持大便通畅；吸烟者戒烟。

②恢复期：穿抗栓袜或气压袜。

③观察下肢深静脉血栓形成的征象：测量双侧下肢周径。

（5）右心功能不全的护理：强心，限制水钠。

（6）低心排和低血压的护理：静脉输液和使用升压药物，注意记录出入量。

163. 肺栓塞外科手术术后护理措施有哪些？

（1）循环系统护理：

①持续多参数监护：严密观察心率、心律、呼吸、血压、血氧饱和度的变化。每15～30分钟记录1次，同时观察患者发绀、胸闷，憋气、胸闷疼痛有无改善，有无咳嗽及尿量等情况。

②及时准确记录24小时出入液量。

③观察各种药物的效果及副作用，如抗生素类引起各种反应、溶栓药引起出血现象、血管扩张剂引起直立性低血压等。

（2）呼吸道护理：

①保持呼吸道通畅：按需及时吸痰，吸痰时严格执行无菌操作，另外负压不宜过大，动作轻柔，吸痰中观察呼吸、心率、血压、血氧饱和度的变化，适当提高氧浓度。同时做好气道湿化，防止痰痂形成，阻塞气道。

②保持病室适宜的温湿度，室温18～22℃，湿度50%～60%。

③呼吸平稳后指导患者深呼吸运动，促进肺膨胀。

（3）出血的观察：

①注意观察患者皮肤黏膜、齿龈、胃肠道有无出血，注射部位有无血肿，避免不必要的肌注，静脉穿刺时尽量做到一针见血，拔针后按压时间要适当延长。

②定时测定出凝血时间、凝血酶原时间及大便潜血试验。

③做好抗凝期间的自我护理指导。发现出血倾向，及时给予处理。

（4）肺栓塞再复发的观察：

①心理护理：溶栓后仍需卧床休息，以免栓子脱落，造成血栓。

②有效制动：不能做双下肢用力动作、双下肢按摩及用力叩背。

164. 肺栓塞外科手术术后常见并发症的护理有哪些？

（1）出血的观察与护理：

①密切观察：注意观察患者的心率、血压、呼吸等生命体征，以及是否有咯血、呕血、黑便、血尿等症状。

②预防性用药：对于高出血风险的患者，可遵医嘱使用抗凝药物和（或）止血药物，以降低出血风险。

③避免损伤：教育患者避免过度用力、剧烈咳嗽和便秘等可能导致血管损伤的行为。

（2）栓塞的观察与护理：

①活动：鼓励患者早期活动，以预防深静脉血栓形成。

②定期观察：定期观察患者的下肢周径、皮肤温度和色泽等，以发现早期深静脉血栓的迹象。

③遵医嘱用药：对于已确诊的深静脉血栓患者，遵医嘱使用抗凝药物进行治疗。

（3）肺动脉高压的观察与护理：

①肺动脉压力监测：及时发现病情变化，调整治疗方案。

②定期检查：定期进行心电图、X线和超声心动图检查，以监测肺动脉高压的转归。

③药物治疗：遵医嘱使用血管扩张剂、利尿剂、吸入一氧化氮等进行治疗，以缓解症状和降低肺动脉压。

165. 肺栓塞外科手术术后健康宣教有哪些？

（1）按时服药：术后患者需要服用抗凝药物，如华法林等，以防止血栓形成。使用这些药物时，需要特别注意剂量准确，并观察有无出血情况，如黏膜、牙龈、皮肤的出血等；同时，需要定期监测凝血功能，及时调整用药。

（2）观察出血现象：教会患者自我观察，有无牙龈出血、皮肤破口流血不止等。

（3）定期复查：按照医嘱定期复查，包括检查凝血功能、心电图、超声心动图等，以评估身体的恢复情况。

（4）肢体观察：生活中注意下肢的活动，有下肢静脉曲张者可穿弹力袜等，避免下肢深静脉血液滞留，血栓复发。嘱家属勿按摩肢体，防止血栓栓子脱落。

（5）并发症的预防：肺栓塞术后可能出现一些并发症，如再次栓塞、出血、肺高压等。因此，患者需要密切关注自己的身体状况，如有不适或异常症状，应及时就医。

166. 什么是心脏移植？

心脏移植（heart transplantation，HT）主要是针对晚期充血性心力衰竭和严重冠状动脉疾病进行的外科移植手术。是将已判定为脑死亡并配型成功的人类心脏完整取出，植入所需受体胸腔内的同种异体移植手术。受体的自体心脏被移除（称为原位心脏移植）或保留用以支持供体心脏（称为异位心脏移植）。心脏移植并不是心脏病的常规治疗方法，而是作为挽救终末期心脏病患者生命和改善其生活质量的一个治疗手段。

167. 心脏移植术前患者的准备有哪些？

（1）呼吸道：指导患者有效咳嗽和深呼吸运动练习，利于术后肺功能恢复和肺部分泌物的排出。

（2）消化道：①饮食调整：术前患者应避免食用油腻、辛辣、难消化的食物，选择清淡、易消化的饮食。②肠道清洁：在医师的指导下，患者可能需要服用泻药或进行肠道灌洗，以清除肠道内的食物残渣和细菌。清洁肠道有助于减少手术过程中肠道细菌易位的风险，降低感染发生率。③口腔护理：良好的口腔卫生可以减少口腔细菌进入消化道的风险。患者应在术前进行彻底的口腔清洁，包括刷牙、漱口等。对于有口腔疾病的患者，应在术前积极治疗，确保口腔健康。④益生菌补充：在医师的指导下，患者可以在术前适当补充益生菌，如酸奶或益生菌制剂。益生菌有助于调整肠道菌群平衡，改善胃肠道功能；避免使用影响消化道功能的药物，如非甾体抗炎药等。⑤心理调适：术前焦虑和压力可能影响消化道功能，患者可以通过心理咨询、放松训练等方式来减轻焦虑和压力，保持良好的心态。

（3）术中带药：常规手术带药、抗排斥药（注射用巴利昔单抗——舒莱，患者术前2小时给药）、激素等。

（4）帮助患者进行床上大小便练习，以适应术后生活。

（5）适当锻炼：指导患者床上进行踝泵运动、关节的伸屈环转。

（6）皮肤、黏膜准备：术前1日备净术区毛发，修剪指（趾）甲，术前1日及术晨用2%葡萄糖酸氯己定擦拭周身皮肤及鼻腔、口腔。

（7）入院后完善术前检查项目：心脏移植配型，免疫学检查，漂浮导管检查测定肺血管阻力，各脏器功能检查，流行病学调查，其他检查。

（8）加强营养，预防感染：鼓励进食高营养、高蛋白、低脂肪、容易消化的饮食；少食多餐，避免饱餐，增加心脏负担，在保证电解质正常的条件下，限制钠盐摄入；术前3小时口服环孢素CsA10mg/kg和硫唑嘌呤2mg/kg。

（9）支持治疗：强心、利尿、扩血管，改善心功能，同时纠正酸碱平衡、电解质素乱，预防心律失常。

（10）加强心理支持：应向患者及家属介绍有关心脏移植的医学知识及护理措施，向患者解释术后如何配合治疗与护理，以便早日恢复。

168.心脏移植术前环境的准备有哪些？

（1）准备层流病房或隔离病房，保持室内温度20～22℃，湿度50%～60%。

（2）术前1日擦拭消毒，有条件者配置空气正流过滤系统，生活用具尽量采用一次性无菌物品。

（3）所有物品在进入隔离室之前，应用0.2%过氧乙酸擦拭物体表面；所有食品均需经微波炉消毒后进入，未经削皮的水果不能送入，以免接触可能存在的真菌。

（4）室内禁止摆放花卉、植物。

（5）严格控制入室人员，入室前必须常规洗手消毒、戴一次性口罩和帽子。

169.心脏移植术后护理措施有哪些？

（1）循环功能监测：

①维持血流动力学稳定：常规记录有创动脉压、中心静脉压（CVP）、心率、心律，必要时监测肺动脉压和左房压等。

②维持合适的心率：术后每6小时床旁心电图1次，以检测移植心脏的心肌缺血情况和心脏排斥反应情况。

（2）呼吸系统的观察与护理：

①机械辅助呼吸期间，密切观察患者呼吸频率、节律、深浅度、呼吸音，有无面色潮红、呼吸困难等征象，监测潮气量、氧浓度（FiO_2）、气道压力等呼吸功能指标，每日床旁X线胸片；及时倾倒呼吸机管路中的冷凝水，防止逆流。

②如果达到拔管条件，应尽早拔除气管插管以减少肺部感染。

③拔管后应继续予鼻导管或面罩湿化给氧，注意观察患者拔管后有无呼吸困难，如鼻翼翕动、呼吸急促、烦躁不安、末梢血氧饱和度降低、口唇甲床发绀等缺氧征象，继续监测血气分析。保持呼吸道通畅，给予布地奈德等药物雾化吸入；指导患者做深呼吸和有效咳嗽，或用呼吸训练器，以锻炼呼吸肌功能；定时翻身拍背，行肺部体疗，以利痰液排出，防止肺不张。

（3）肾功能的观察与护理：导尿管固定妥当，防止打折扭曲、脱出、梗阻，每小时记录尿量1次，观察尿量每小时1mL/kg，观察尿液的颜色、性质。每日2次尿道口消毒，如病情允许尽早拔除导尿管，防止尿路感染，拔管前间断夹闭导尿管，以锻炼膀胱储尿排尿功能。

（4）消化系统的观察与护理：关注胃液的颜色和量，在呼吸机撤离以后，如果没有胃肠道的并发症，尽早拔除。

（5）引流管观察与护理：患者取半卧位，抬高床头30°，每小时挤压引流管并使用低负压持续吸引（15～20cmH₂O），保持胸腔引流管通畅，观察并正确记录引流、颜色、性质，严格无菌操作。如引流量多或有心脏压塞的表现，要及早通知医师考虑是否需要开胸探查。

（6）用药护理：使用免疫抑制治疗要准确，按时给药，最好空腹给药，有利于药物的吸收。术后口服抗排斥三联：醋酸泼尼松片、吗替麦考酚酯胶囊、他克莫司胶囊。

（7）皮肤黏膜与手术切口的观察与护理：保持床单位平整、干燥、清洁；定时翻身，预防压疮；密切观察伤口敷料有无渗血渗液。

（8）饮食护理：拔除气管插管后4小时，协助患者坐起试饮少量温水，无呛咳反应可指导患者进食流质、半流质饮食，第2日即可改为普食。指导患者进食高蛋白、优质蛋白、富含维生素的食物，控制水分摄入。

（9）早期活动：指导患者床上进行踝泵运动、活动四肢、抬臀、翻身等。

（10）疼痛管理：采用数字评分法对患者疼痛强度进行评估。心理疏导，分散患者疼痛感。

170. 心脏移植术后并发症护理有哪些？

（1）出血：术后出血也是早期并发症之一。主要原因是术中止血不彻底，低温和体外循环引起出凝血功能紊乱、肝功能异常、术后右心衰等。故术后应严密观察患者血流动力学是否稳定，查看手术切口有无渗血，观察心包及纵隔引流管是否通畅，准确记录引流量，若每小时引流量大于150～200mL时，应高度警惕活动性出血。

（2）低心排综合征：观察有无心率增快、中心静脉压（CVP）降低、尿量减少、烦躁不安、出冷汗、末梢循环差等。

（3）消化系统：全麻术后，特别是大量应用激素和免疫抑制药，导致肝脏和胃肠功能低下，易出现消化系统的并发症。为防止应激性溃疡导致消化道出血，术后可应用保护胃黏膜及抗胃酸分泌药物，常规留置胃管，适当胃肠减压，观察胃液的颜色；注意大便性状，如有血便或柏油样便，提示消化道出血。

（4）肾脏并发症：有效滤过压是肾小球滤过作用的动力，其下降可能导致肾小球滤过功能降低，影响肾脏的正常功能。体外循环、心脏移植术后可能出现的心律失常以及低血压会影响肾小球的有效滤过压，可能导致肾脏损伤。溶血、部分抗免疫排斥药物具有肾毒性，可能损害肾脏功能。

（5）排斥反应：术后排斥反应是受心者对移植心脏的特异性免疫反应，是严重的并发症，并且是造成心脏移植失败的主要原因之一。

（6）感染：感染是术后6个月内死亡的最主要原因，也是应用免疫抑制药最常见的并发症，多为细菌性脓毒血症。多发生在移植术后3～6个月，以肺部感染较多见，防治感染的护理措施应贯穿整个围术期。保护性无菌隔离是重要手段，所有人员入室前按常规洗手消毒、戴一次性口罩和帽子；加强体温监测，每日测量4~6次，准确记录；每日监测血常规；加强肺部体疗，勤听呼吸音，协助患者及时清理呼吸道分泌物，观察其颜色、性状及量；各项护理操作坚持无菌原则。

171. 心脏移植术后排斥反应的观察及护理？

心脏术后排斥反应分为3种类型：

（1）超急性排斥反应：一般发生在供心恢复血液循环后，供心复跳困难，不能脱离体外循环。超急性排斥反应是由体液免疫反应所引起，主要是供体和受体之间ABO血型不匹配，或受体内已有致敏的抗供体淋巴细胞的细胞毒性抗体。

（2）急性排斥反应：是由细胞免疫反应引起。急性排斥反应多发生在术后1~20周，半年后发生率明显减少，是临床护理观察的重点。轻度急性排斥反应，一般无明显症状，中、重度排斥反应时，可出现乏力、倦怠、食欲不振、低热、活动能力下降、活动后呼吸困难等。X线胸片、超声心动图、心电图可见心脏扩大、心包积液及ST-T改变。血液及免疫学检查可见白细胞计数持续性、进行性增加，T淋巴细胞数量增多，比值发生变化。心内膜心肌活检（EMB）是目前诊断心脏移植排斥反应唯一可靠的方法。

（3）慢性排斥反应：多发生在心脏移植术1年后，早期多无临床症状，术前尽量选择HLA配型相容性好的供体心脏。

172. 心脏移植术后健康宣教有哪些？

（1）心脏移植术后阶段，患者的心功能得到了改善，心前区不适感消失，监护早期教育的重点是教会患者配合术后的各项检查、治疗和护理，使其了解目的、重要性。麻醉清醒后，护理人员应告知患者手术已结束，已经在隔离室内，身边有医护人员的严密守护，使其增加安全感。同时向患者讲解气管插管期间将出现的各种不适、注意事项、如何配合呼吸机和吸痰操作等。拔管后指导患者雾化吸入、深呼吸和有效咳嗽排痰的方法，咳嗽时护理人员可助其按压伤口，以减轻疼痛。

（2）向患者解释每日需进行的各项检查的必要性和配合方法，如血生化检查、心脏超声、心电图、胸片等。向患者详细解释术后出现并发症的原因、各种症状、处理方法等。

（3）术后情况允许，应鼓励患者早日下床活动，积极进行肢体功能锻炼，告知方法和强度，可以离开隔离室活动时应做好各项防护措施，如戴口罩，不与上呼吸道感染的患者接触等，以预防呼吸道感染。

（4）培养良好的卫生习惯，移植术后由于服用免疫抑制药容易发生感染，应该更注意卫生，学会预防感染的各种措施。如指导餐具和食物的消毒方法，加强口腔卫生的重要性和尿道及皮肤黏膜的卫生。所用物品及室内平面应每日消毒，告知限制家属探陪的原因，以取得患者和家属的理解。

（5）出院后健康指导：明确宣讲终身服用免疫抑制药的重要性以及药物的不良反应的观察方法和应对措施等。指导患者及家属掌握基本操作技能，如体温、血压、脉搏、体重的测量，简易血糖仪的使用等，定期自我监测血糖。教会患者家属如何观察血压、心率、呼吸频率、体温变化等。

173. 什么是左心室辅助装置？

左心室辅助装置（left ventricular assisted device，LVAD）是将血液从左心室引出，通过血泵将其输入动脉系统，部分或全部代替左室作功，维持循环的一种心脏机械辅助装置。适用于常规治疗无效的严重心肌收缩功能障碍患者，如暴发性心肌炎、终末期心肌病、缺血性心肌病以及心内直视手术无法脱离体外循环的患者。

174. 左心室辅助装置术前护理有哪些？

（1）皮肤准备：术前备皮、术前周身皮肤去定植。

（2）医师给予患者裤腰带位置标记，以防止经皮导线伤口处与腰带平行。术晨医师再次测量身高、体重。

（3）环境准备：床单位进行紫外线照射，吊塔及床擦拭消毒。

（4）左心辅助术前对于患者和家属的宣教：

①解释左心辅助术的目的：左心辅助术是一种重要的治疗手段，旨在通过机械装置辅助左心室工作，改善血液循环，缓解症状，为心脏移植或心脏功能恢复创造条件。

②强调手术的重要性：对于严重心力衰竭的患者，左心辅助术可以提高生活质量，延长生存期，甚至挽救生命。

③介绍手术过程与风险：简要描述手术的基本步骤，包括麻醉、手术切口、植入左心辅助装置等，讲解手术风险。

④术后注意事项与康复指导，强调术后休息与活动：术后患者需要卧床休息，避免剧烈运动。

175. 左心室辅助装置术后护理措施有哪些？

（1）循环系统：

①血泵监护：每小时记录流量、功率、转速、心率。每班关注左心辅助系统异常波形，如异常联系医师。

②血压监测：保证组织灌注和内环境稳定下，控制平均压65～75mmHg，最好≤70mmHg，慎用降压药，可用乌拉地尔。

③观察引流液性质、量、颜色，如>4mL/（kg·h），通知医师。

④监测CVP，范围在10～15mmHg，标注好校零点。

⑤LAP（左房压）：>CVP 2～3mmHg。

⑥控制心率＜80次/min，禁用β受体阻滞剂。

⑦补足钾离子（＞5mmol/L）若发生室性心律失常，可用利多卡因或口服美西律片，避免用胺碘酮。

⑧为减轻右心负荷，可用米力农、一氧化氮吸入。

（2）呼吸系统：

①观察呼吸形态、频率、呼吸音及痰液性状。必要时给予加温加湿高流量吸氧。呼吸功能锻炼球是围术期心肺功能康复简易而有效的手段。

②保持呼吸道通畅，如患者出现呕吐应及时清除，防止阻塞呼吸道及误吸。

③关注血气结果，分析有无呼酸或呼碱，并根据结果调整给氧方式及氧流量。

（3）神经系统：

①脑出血：需将INR、PTT、ACT等控制在理想范围内，观察有无脑出血症状，如头痛、恶心呕吐、视物模糊、意识障碍等。

②脑梗：血泵因为抗凝不足会有血栓形成，表现为肢体活动障碍、头痛头晕、肢体麻木感、言语不利等。

（4）消化系统：

①加强体重管理。

②观察有无腹胀、腹痛，恶心、呕吐，观察呕吐物的量、性质及颜色。

③观察每日排便次数、量、颜色及性质，如黑便或排便稀稠及时留取便标本并通知医师。

（5）泌尿系统：妥善固定尿管，观察颜色、性状，保持通畅，预防感染。

（6）抗凝管理：

当数小时胸腔引流量＜40mL，开始静脉肝素初始化，每1～2小时监测ACT、APTT，维持ACT在160～180秒、APTT在40～50秒，根据结果调节肝素剂量。后期改为阿司匹林和华法林等抗凝药物，维持INR在2.0～3.0。

（7）体位的管理：

①术后早期，床头不可抬高大于30°。

②禁止左侧卧位。

176. 左心室辅助装置术后常见并发症有哪些？

（1）感染：注意观察患者体温变化，以及血液检验情况，及早发现有无感染的情况。观察患者经皮导线伤口处的皮肤有无红肿热疼的现象，有无分泌物渗出的情况，任何可疑伤口感染的情况尽早留取分泌物培养。换药时严格执行无菌操作，避免交叉感染。做好导管的固定。

（2）出血。

（3）溶血。

（4）肝、肾、肺功能障碍。

（5）血栓。

（6）装置问题：系统故障或失效，可能会停止工作，如导线损坏，无法正常使用，可能需要换泵。

（7）其他并发症：心律失常、右心衰、脑卒中、疼痛、猝死、高血压、二次手术等。

177. 左心室辅助装置术后健康宣教有哪些？

（1）饮食指导。

①尽量避免食用的食物：

a. 增强华法林作用的：杧果、鱼油、木瓜、大蒜、龟苓膏、银杏叶、丹参、当归、枸杞等。

b. 减弱华法林作用的：牛油果、豆奶、香菜、西芹、菠菜、生菜、菜花、圆白菜等。

②建议限量的食物：西兰花、白菜、韭菜、青椒、黄瓜皮、芹菜、小葱、大葱、大豆油、开心果、蛋黄、动物肝脏、紫菜、洋葱等。

③服用华法林的患者应戒烟限酒。

（2）注意事项：控制器和电池不要放在被里，影响散热。

（3）出院前对患者和家属进行左心辅助装置使用培训，答卷考核全部掌握，实践全面掌握方可出院。

（4）院外随访：出院后每日监测患者体重、血压、体温、心率、泵的转数和功率。

178. 左心室辅助装置术后出院患者和家属的自我管理包括哪些内容？

（1）定期监测与检查：

①定期检查泵的工作状态：患者和家属应按照医师的建议，定期检查泵的工作状态，包括泵的运行情况、电池寿命等，确保泵的正常运行。

②定期随访与复查：患者应定期到医院进行随访和复查，复查内容包括：抽血化验（INR、PT等）；超声心动图、心电图检查；带辅助泵心功能评价（化验、检查、辅助泵检测）；用药情况，药物调整；缆线口检查。医师会根据患者的复查情况进行必要调整，以确保泵的功能和效果达到最佳状态。

（2）泵的维护与保养：

①保持泵的清洁与干燥：患者应注意保持泵的清洁和干燥，避免泵受到污染或损坏。在清洁泵时，应遵循医师的指导，使用合适的清洁剂和工具。

②避免泵的过度磨损：患者在使用泵时，应注意避免过度磨损，如避免频繁更换电

池、避免过度拉伸管路等。

（3）紧急处理与心理支持：

①紧急处理措施：患者和家属应了解并掌握紧急处理措施，如泵出现故障或异常情况时，应立即联系医师或前往医院进行处理。

②心理支持：面对泵的管理和可能出现的并发症，患者可能会感到焦虑或担忧。家属和医护人员应给予患者足够的心理支持，帮助他们保持积极的心态。

（金娜　庞鑫　宋师洋　金言）

1. 二硝酸异山梨酯注射液的药理作用、用法用量及观察护理要点有哪些？

药理作用：二硝酸异山梨酯在体内通过代谢成有生物活性的单硝酸异山梨酯（ISMN）来发挥作用。与其他有机硝酸酯一样，主要药理作用是松弛血管平滑肌，对静脉的扩张作用更强。静脉扩张使血液潴留在外周，回心血量减少，左室舒张末压和肺毛细血管楔嵌压（前负荷）减低。动脉扩张使外周血管阻力、收缩期动脉压和平均动脉压（后负荷）减低。冠状动脉扩张，使冠脉灌注量增加。总的效应是使心肌耗氧量减少，供氧量增多，心绞痛得以缓解。

用法用量：静脉滴注：最适浓度：1支10mL安瓿注入200mL 0.9%氯化钠注射液或5%葡萄糖液中，或者5支5mL安瓿注入500mL 0.9%氯化钠注射液或5%葡萄糖液中，振摇数次，得到50μg/mL的浓度；也可用10mL安瓿5支注入500mL输液中，得到100μg/mL的浓度。在医院持续心电监护下也可不经稀释直接通过输液泵或微量注射泵给药。药物剂量可根据患者的反应调整，静脉滴注开始剂量30μg/min，观察0.5～1小时，如无不良反应可加倍，1日1次，10日为一疗程。持续静点24小时即开始表现出耐药性，最多持续静点不得超过48小时（间断偏心给药）。

观察护理要点：

（1）注意事项：

①严格遵医嘱调节输注速度，输注前测量血压，以此作为观察血压、调节药液滴注速度的基本参数。用药开始30分钟内应测量血压1次。建议使用微量注射泵或输液泵输注，以严格控制速度。

②不建议与其他药物配伍。采用外周静脉留置针也应单独输注，以免与其他药物混合或改变输注速度及剂量。

（2）观察药物不良反应：

①头痛：可于用药后立即发生（尤其硝酸甘油），可为剧痛或呈持续性。

②偶尔可发生眩晕、虚弱、心悸和其他直立性低血压的表现，尤其在起立、制动的

患者。

③治疗剂量可发生明显的低血压反应，表现为恶心、呕吐、虚弱、出汗、苍白和虚脱。

④晕厥、面红、药疹和剥脱性皮炎。

2. 硝酸甘油注射液的药理作用、用法用量及观察护理要点有哪些？

药理作用：硝酸甘油的主要药理作用是松弛血管平滑肌。硝酸甘油释放一氧化氮（NO），NO与内皮舒张因子相同，激活鸟苷酸环化酶，使平滑肌和其他组织内的环磷酸鸟苷（cGMP）增多，导致肌球蛋白轻链去磷酸化，调节平滑肌收缩状态，引起血管扩张。硝酸甘油扩张动静脉血管床，以扩张静脉为主，其作用强度呈剂量相关性。外周静脉扩张，使血液潴留在外周，回心血量减少，左室舒张末压（前负荷）降低。扩张动脉使外周阻力（后负荷）降低。动静脉扩张使心肌耗氧量减少，缓解心绞痛。对心外膜冠状动脉分支也有扩张作用。治疗剂量可降低收缩压、舒张压和平均动脉压，有效冠状动脉灌注压常能维持，但血压过度降低或心率增快使舒张期充盈时间缩短时，有效冠状动脉灌注压则降低。使增高的中心静脉压与肺毛细血管楔嵌压、肺血管阻力与体循环血管阻力降低。心率通常稍增快，估计是血压下降的反射性作用。心脏指数可增加、降低或不变。尚无评价其致癌性的长期动物实验。

用法用量：用5%葡萄糖注射液或氯化钠注射液稀释后静脉滴注，开始剂量为5μg/min，最好用输液泵恒速输入。用于降低血压或治疗心力衰竭，可每3～5分钟增加5μg/min，如在20μg/min时无效可以10μg/min递增，以后可20μg/min。患者对本药的个体差异很大，静脉滴注无固定适合剂量，应根据个体的血压、心率和其他血流动力学参数来调整用量。

观察护理要点：需避光输注，其他内容同二硝酸异山梨酯。

3. 硝普钠的药理作用、用法用量及观察护理要点有哪些？

药理作用：硝普钠为强有力的血管扩张剂，能直接松弛小动脉与静脉血管平滑肌，在血管平滑肌内代谢产生一氧化氮（NO），NO具有强大的舒张血管平滑肌的作用。硝普钠降低血压，减轻心脏的前、后负荷，从而减轻心肌负荷，降低心肌氧耗量，使左心室排血量增加。

用法用量：用前将本品50mg（1支）溶解于5mL 5%葡萄糖溶液中，再稀释于250～1000mL 5%葡萄糖液中，在避光输液瓶中静脉滴注。成人常用量：静脉滴注，开始每分钟按体重0.5μg/kg。根据治疗反应以每分钟0.5μg/kg递增，逐渐调整剂量，常用剂量为每分钟按体重3μg/kg，极量为每分钟按体重10μg/kg。总量为按体重3.5mg/kg。小儿常用量：静脉滴注，每分钟按体重1.4μg/kg，按效应逐渐调整用量。

观察护理要点：

（1）注意事项：①本品对光敏感，要严格避光，使用避光输液器或泵管输注。溶液稳定性较差，应新鲜配制。新配溶液为淡棕色，如变为暗棕色或其他颜色，应弃去。溶液现用现配，使用时间建议不超过6小时。②严格遵医嘱给药及输注速度，输注前测量血压，以此作为观察血压、调节药液滴注速度的基本参数。用药开始30分钟内应每5～10分钟测量血压1次，控制在理想水平后可每30分钟测量1次血压。建议使用微量注射泵或输液泵输注，以严格控制速度。③不得与其他药物配伍。即使采用外周静脉留置针也须单独输注，以免与其他药物混合或改变输注速度及剂量。④输注结束后，如需更换其他输液或封闭输液管路，切不可立即将输液速度调快或采取脉冲式进行封管，以免让管路内残余硝普钠以极高浓度进入体内，发生血压下降、眩晕甚至意识丧失。

（2）观察药物不良反应：①血压降低过快过剧，出现眩晕、大汗、头痛、神经紧张或烦躁、胃痛、反射性心动过速或心律不齐。②硫氰酸盐中毒或过量时，可出现运动失调、神志模糊、谵妄、意识丧失、恶心、呕吐、耳鸣、气短等。③氰化物中毒或超量时，可出现反射消失、昏迷、心音遥远、低血压、脉搏消失、呼吸浅、瞳孔散大。④皮肤：过敏性皮疹停药后可消退。

4. 胺碘酮的药理作用、用法用量及观察护理要点有哪些？

药理作用：（1）延长心肌细胞3相动作电位，但不影响动作电位的高度和下降速度；单纯延长心肌细胞3相动作电位是由于钾离子外流减少所致，钠离子和钙离子外流不变。（2）降低窦房结自律性，该作用不能用阿托品逆转。（3）非竞争性的α和β肾上腺素能抑制作用。（4）减慢窦房、心房及结区传导性，心律快时表现更明显。（5）不改变心室内传导。（6）延长不应期，减低心房、结区和心室的心肌兴奋性。（7）无负性肌力作用。

用法用量：为短时间内获得疗效，则必须采用静脉给药方式。静脉注射：剂量为5mg/kg任何情况下注射时间不得小于3分钟；静脉滴注：负荷剂量：剂量为5mg/kg，加入5%葡萄糖溶液250mL中，2小时内滴注完成；维持剂量：600～800mg/日，可增至1200mg/日。

观察护理要点：

（1）因本药pH为2.5～4.0，呈偏酸性，应溶于5%葡萄糖注射液中，静脉应用对局部血管有较强的刺激性，其作用超过了血管的缓冲应激能力，易损伤血管内皮细胞，一旦外渗极易发生静脉炎甚至局部组织坏死。因此，建议中心静脉给药或外周静脉给药。

（2）选取上肢管径粗、走行直且远离关节部位的静脉进行穿刺，下肢静脉一般不推荐作为注射胺碘酮的静脉通路，易发生静脉炎。

（3）不得与其他药物配伍，并且单独输注，以免与其他药物混合或改变输注速度及剂量。同时开通两路静脉通路，每4～6小时进行更换输注。

（4）仅用等渗葡萄糖溶液配制。

观察药物不良反应：（1）窦性心动过缓、一过性窦性停搏或窦房传导阻滞；房室传导阻滞；偶有多形性室性心动过速，伴以QT间期延长；静脉注射时产生低血压。（2）引起甲状腺功能亢进或低下。（3）出现角膜色素沉着。（4）出现震颤、共济失调、周围神经病。（5）出现皮疹。（6）引起肝功能异常等。

5. 心律平的药理作用、用法用量及观察护理要点有哪些？

药理作用：心律平也叫普罗帕酮，属Ⅰc类药物，为一广谱抗心律失常药物。主要用于预防或治疗室性或室上性早搏、室性或室上性心动过速、预激综合征及其伴发的室上性心动过速、房扑、房颤等。它能抑制心肌和浦肯野纤维动作电位最大上升速率，延长动作电位时程和有效不应期，减慢传导，但不延长QT间期，延长和阻断旁道的前向和逆向传导。此外，还有弱的β受体阻滞作用和钙拮抗作用，故可抑制窦房结和希浦系统的自律性及传导，并可提高心室的致颤阈值。

用法用量：

（1）口服：每次100～200mg，每日3～4次，或每6～8小时1次；

（2）静脉注射：1次70mg或1～1.5mg/kg，稀释后约5分钟注完，必要时20分钟后重复1次，然后以每分钟0.5～1mg静脉滴注维持。

观察护理要点：

（1）严密心电监护，观察患者的血压、心率、心律，发现异常心律及时通知医师，做好抢救准备。

（2）遵医嘱控制给药速度。心律平的静脉注射速度非常重要，过快易造成房室传导阻滞，甚至心脏停搏；过慢血中药物浓度达不到，影响疗效。

6. 多巴胺的药理作用及不同剂量的临床功效有哪些？

药理作用及临床功效：激动交感神经系统肾上腺素受体和位于肾、肠系膜、冠状动脉、脑动脉的多巴胺受体，其效应为剂量依赖性。（1）小剂量时（每分钟按体重0.5～2μg/kg），主要作用于多巴胺受体，使肾及肠系膜的血管扩张，肾血流量及肾小球滤过率增加，尿量及钠排泄量增加。（2）小到中等剂量（每分钟按体重2～10μg/kg），能直接激动β₁受体及间接促使去甲肾上腺素自储藏部位释放，对心肌产生正性应力作用，使心肌收缩力及心搏量增加，最终使心排出量增加、收缩压升高、脉压可能增大，舒张压无变化或有轻度升高，外周总阻力常无改变，冠脉血流及耗氧改善。（3）大剂量时（每分钟按体重大于10μg/kg），激动α受体，导致周围血管阻力增加，肾血管收缩，肾血流量及尿量反而减少。由于心排出量及周围血管阻力增加，致使收缩压及舒张压均增高。（4）激动心脏β₁受体，增加心肌收缩力作用强。（5）由于增加肾和肠系膜的血流量，可防止由这些器官缺血所致的休克恶性发展。在相同的增加心肌收缩力情况下，致心律失常和增加心肌耗氧的作用较弱。总之，多巴胺对于伴有心肌收缩力减弱、尿量减少而血容量已补足的休克患者尤为适用。

7. 多巴胺的观察护理要点有哪些?

（1）多巴胺应溶于5%葡萄糖注射液中，静脉应用对局部血管有较强的刺激性，一旦外渗极易发生静脉炎甚至局部组织坏死。因此，建议中心静脉给药。

（2）不得与其他药物配伍，并且单独输注，以免与其他药物混合或改变输注速度及剂量。同时开通两路静脉通路，每4～6小时进行更换输注。

（3）在大剂量给药升压时，应严密观察血压波动情况，根据血压调整输注速度。并做好记录。

8. 多巴酚丁胺的药理作用及用法用量有哪些?

药理作用：多巴酚丁胺为 β_1 受体选择性激动剂。主要作用于心脏 β_1 受体，对 α 和 β 受体的激动作用较弱，对多巴胺受体无作用。主要药理作用是增加心肌收缩力和心排出量，降低外周阻力和左心室充盈压，心率加快的作用较弱。大剂量则引起血压上升和心率加快。

用法用量：本品与碱性溶液有配伍禁忌。可用无菌注射用水或5%葡萄糖溶液稀释。静滴推荐剂量，成人：将250mg多巴酚丁胺溶于5%葡萄糖溶液250mL或500mL，滴速每分钟为2.5～10μg/kg。输注液配好后应在24小时内用完。

9. 利多卡因的药理作用、用法用量及观察护理要点有哪些?

药理作用：利多卡因能有效的抗室性心律失常，对于受损和部分去极化的纤维，能恢复其正常传导功能。但随血药浓度升高，可引起心脏传导速度减慢、房室传导阻滞以及抑制心肌收缩力和心排出量下降，所以对原有房室传导阻滞者应慎用。利多卡因在注射部位按浓度梯度以弥散方式被神经组织摄取，穿透神经细胞膜，阻断神经兴奋与传导。本品为 Ib类抗心律失常药物。自律性：通过增加膜对K^+的通透性，抑制膜对Na^+的通透性，明显抑制自律性。不应期：可缩短动作电位时程与有效不应期，但对后者缩短较少，使有效不应期/动作电位时程比值相对增加。传导性：对缺血心肌抑制传导作用较强，可将单相阻滞变为双相阻滞。主要作用于浦肯野纤维及心室肌，对心房肌几乎不影响。

用法用量：静脉注射按1～1.5mg/kg（一般用50～100mg）作为首次负荷量静脉注射2～3分钟，必要时5分钟重复1～2次；静脉滴注：负荷量后可以再以1～4mg/min ［0.015～0.03mg/（kg·min）］做静脉滴注维持。

观察护理要点：

（1）严密监测血压及心电监护。

（2）遵医嘱控制给药速度。

（3）观察患者的神志及精神状态，如出现兴奋、谵妄、胡言乱语，提示利多卡因输液速度或浓度超量，立即通知医师，并停止输注。

（4）不得与其他药物配伍，并且单独输注，以免与其他药物混合或改变输注速度及剂量。

（5）可抑制中枢神经系统；眼球震颤为中毒的早期信号之一；严重房室传导阻滞；肝功能不全禁用。

10. 新活素的药理作用、用法用量及观察护理要点有哪些？

药理作用：人脑利钠肽是B型利钠肽，为人体分泌的一种内源性多肽，在病因诱导下发生心力衰竭后人体应激大量产生的一种补充代偿的机制。脑利钠肽参与了血压、血容量以及水盐平衡的调节，增加血管通透性，降低体循环血管阻力及血浆容量，从而降低了心脏前、后负荷，并增加心排出量。没有正性肌力作用，不增加心肌的耗氧量。

用法用量：采用按负荷剂量静脉推注，随后按维持剂量进行静脉滴注。首先以$1.5\mu g/kg$静脉冲击后，以$0.0075\mu g/(kg \cdot min)$的速度连续静脉滴注。剂量范围：负荷剂量：$1.5\sim2\mu g/kg$，维持剂量速率：$0.0075\sim0.01\mu g/(kg \cdot min)$〔建议开始静脉滴注的维持剂量速率为：$0.0075\mu g/(kg \cdot min)$〕。调整增加滴注给药速率需谨慎。

观察护理要点：

（1）静脉滴注时用微量泵按规定量注射，以保证输注速度不受体位或其他原因的影响，从而导致不良反应或影响用药效果。

（2）用药前，还应注意评估者是否有禁忌证。

（3）配伍禁忌：新活素在物理和化学性质上对肝素、胰岛素、布美他尼、依那普利拉、依那尼酸、肼苯哒嗪和呋塞米这类注射液以及含有偏亚硫酸钠的注射药物相排斥；与硝酸甘油、硝普钠、米力农和注射用ACEI类药物合用会增加低血压的风险。因此，不允许在同一根静脉导管中同时输注新活素和这些药物。

（4）使用新活素时可能会出现低血压、头痛、恶心、呕吐、出汗、易怒和血清肌酐升高等。

11. 多索茶碱的药理作用、用法用量及观察护理要点有哪些？

药理作用：多索茶碱是甲基黄嘌呤的衍生物，它是一种支气管扩张剂，可直接作用于支气管，松弛支气管平滑肌。通过抑制平滑肌细胞内的磷酸二酯酶等作用，松弛平滑肌，从而达到抑制哮喘的作用。

用法用量：成人每次200mg，每12小时1次，以5%葡萄糖注射液稀释至40mL缓慢静脉注射，时间应在20分钟以上，5～10日为一疗程或遵医嘱。也可将本品300mg加入5%葡萄糖注射液或生理盐水注射液100mL中，缓慢静脉滴注，每日1次。

观察护理要点：

（1）多索茶碱注射液药物的个体差异较大，用药的剂量应根据个体病情变化，选择最佳剂量和用药的方法，并监测血药浓度。

（2）患有甲状腺功能亢进，窦性心动过速、心律失常者及严重的心、肺、肾、肝、功能异常者及活动性胃十二指肠溃疡患者应慎用。

（3）多索茶碱注射液，不得与其他黄嘌呤类的药物同时应用。

（4）应用期间不要进食含有咖啡因的饮料和食品。

（5）多索茶碱注射液与依诺沙星、环丙沙星等合用时宜减量。

12. 呋塞米的药理作用、用法用量及观察护理要点有哪些？

药理作用：

（1）呋塞米对水和电解质排泄的作用。药物主要通过抑制肾小管髓袢厚壁段对NaCl的主动重吸收，结果管腔液Na^+、Cl^-浓度升高，而髓质间液Na^+、Cl^-浓度降低，使渗透压梯度差降低，肾小管浓缩功能下降，从而导致水、Na^+、Cl^-排泄增多。随着剂量加大，利尿效果明显增强，且药物剂量范围较大。

（2）呋塞米对血流动力学的影响。呋塞米能抑制前列腺素分解酶的活性，使前列腺素E2含量升高，从而具有扩张血管作用。呋塞米能扩张肺部容量静脉，降低肺毛细血管通透性，加上其利尿作用，使回心血量减少，左心室舒张末期压力降低，有助于急性左心衰竭的治疗。由于呋塞米可降低肺毛细血管通透性，为其治疗成人呼吸窘迫综合征提供了理论依据。

用法用量：

（1）治疗水肿性疾病。紧急情况或不能口服者，可静脉注射，开始20～40mg，必要时每2小时追加剂量，直至出现满意疗效。维持用药阶段可分次给药。

（2）治疗急性左心衰竭时，起始40mg静脉注射，必要时每小时追加80mg，直至出现满意疗效。治疗急性肾衰竭时，可用200～400mg加于0.9%氯化钠注射液100mL内静脉滴注，滴注速度每分钟不超过4mg。有效者可按原剂量重复应用或酌情调整剂量，每日总剂量不超过1g。利尿效果差时不宜再增加剂量，以免出现肾毒性，对急性肾损伤恢复不利。

（3）治疗慢性肾功能不全时，一般每日剂量40～120mg。

（4）治疗高血压危象时，起始40～80mg静脉注射，伴急性左心衰竭或急性肾衰竭时，可酌情增加剂量。

（5）治疗高钙血症时，可静脉注射，每次20～80mg。

观察护理要点：

（1）注意电解质监测。

（2）用药期间密切监测肝肾功能、血糖、血尿酸、酸碱平衡情况。

（3）用药期间注意检查患者的听力情况，是否出现耳鸣或听力下降等。

（4）药物剂量应从小剂量开始，根据利尿反应逐渐调整剂量。

（5）注意交叉过敏。

（6）长期服用非胰岛素依赖型糖尿病的患者，血糖升高、尿糖阳性，可能对患者的病情诊断存在干扰。

（7）静脉注射时，宜用氯化钠注射液稀释，不宜用葡萄糖注射液稀释。

（8）少尿或无尿患者应用最大剂量后24小时仍无效时应停药。

（9）注意药物的不良反应，如恶心、腹泻、药疹、瘙痒、视力模糊、急性肾衰竭、间质性肾炎、肾钙化、肾结石、急性痛风、胰腺炎、肌肉强直等。

（10）运动员、孕妇（或哺乳期妇女）和儿童慎用，老年人用药也需谨慎。

13. 间羟胺的药理作用、用法用量及观察护理要点有哪些？

药理作用：本品主要作用于α受体，直接兴奋α受体，能收缩血管，持续地升高收缩压和舒张压，也可增强心肌收缩力，正常人心排出量变化不大，但能使休克患者的心排出量增加。连续给药时，因间接在肾上腺素神经囊泡中取代递质，可使递质减少，内在效应减弱，故不能突然停药，以免发生低血压反跳。

用法用量：

（1）成人用量：

①静脉注射，起始剂量0.5～5mg，继而静脉滴注，用于重症休克。

②静脉滴注，将间羟胺15～100mg加入5%葡萄糖溶液或氯化钠注射液500mL中滴注，调节滴速以维持合适的血压。最大剂量每次100mg（每分钟0.3～0.4mg）。

（2）小儿用量：

静脉滴注0.4mg/kg或按体表面积12mg/m^2，用0.9%氯化钠注射液稀释至每25mL中含间羟胺1mg的溶液，滴速以维持合适的血压水平为度。配制后应于24小时内用完，滴注液中不得加入其他难溶于酸性溶液配伍禁忌的药物。

观察护理要点：

（1）用药期间要定时测量生命体征，观察并记录患者对药物的反应。

（2）静脉注射时，要先行静脉穿刺再将药物溶解在液体内。经常检查穿刺部位有无皮肤发白和肿胀等，避免药液外漏，引起皮下组织坏死，注意输液速度，不宜过快，以免短时间内使血压上升过高。

（3）注意观察患者的耐药反应。

14. 米力农的药理作用、用法用量及观察护理要点有哪些？

药理作用：米力农是磷酸二酯酶抑制剂，口服和静脉注射均有效，兼有正性肌力作用和血管扩张作用。正性肌力作用主要是通过抑制磷酸二酯酶，使心肌细胞内环磷酸腺苷（cAMP）浓度增高，细胞内钙增加，心肌收缩力加强、心排出量增加。其血管扩张作用可能是直接作用于小动脉所致，从而可降低心脏前、后负荷，降低左心室充盈压，改善左室功能，增加心脏指数，但对平均动脉压和心率无明显影响。米力农的心血管效应与剂量有关，小剂量时主要表现为正性肌力作用，当剂量加大，逐渐达到稳态的最大正性肌力效应时，其扩张血管作用也可随剂量的增加而逐渐增加。

用法用量：静脉注射：负荷量 25～75μg/kg，5～10分钟缓慢静脉注射，以后每分钟0.25～1.0μg/kg维持。每日最大剂量不超过1.13mg/kg。

观察护理要点：

（1）用药期间应监测心率、心律、血压、必要时调整剂量。

（2）不宜用于严重瓣膜狭窄病变及梗阻性肥厚型心肌病患者；急性缺血性心脏病患者慎用。

（3）米力农与强利尿剂联合应用时，可使左室充盈压过度下降，且易引起水、电解质失衡。

（4）对房扑、房颤患者，因可增加房室传导作用导致心室率增快，宜先用洋地黄制剂控制心室率。

（5）肝肾功能损害者慎用。

15. 盐酸尼卡地平的药理作用、用法用量及观察护理要点有哪些？

药理作用：盐酸尼卡地平为钙通道阻滞剂，通过抑制钙离子内流而发挥血管扩张作用。盐酸尼卡地平对血管平滑肌的作用比对心肌的作用强30000倍，其血管选择性明显高于其他钙通道阻滞剂。

（1）降压作用。

（2）对心血管系统的作用：在增加冠脉血流量的同时降低外周血管阻力，通过减轻后负荷使心肌耗氧量降低。

（3）抗心力衰竭作用：在急性心力衰竭患者中可增加心脏指数、降低全身外周血管阻力，降低肺动脉楔压，但对心率无影响。

（4）利尿作用，药物可增加清醒及麻醉状态受试者的肾血流量和肾小球滤过率，进而增加尿量。

用法用量：用生理盐水或5%葡萄糖注射液稀释，配成浓度为0.01%～0.02%（1mL中含盐酸尼卡地平0.1～0.2mg）后使用。

（1）手术时异常高血压的紧急处理：以每分钟2～10μg/kg（体重）的剂量给药，根据血压调节滴注速度，必要时可以10～30μg/kg（体重）的剂量静脉直接给药。

（2）高血压急症：以每分钟0.5～6μg/kg（体重）的剂量给药，根据血压调节滴注速度。

观察护理要点：

（1）高血压急症患者给予此药将血压降至目标血压后，尚需继续治疗且可口服时，应改为同名口服制剂。

（2）对于高血压急症，停止给药后有时会出现血压再度升高的现象，所以在停止给药时要逐渐减量，停止给药后也要密切注意血压的变化。另外，改为口服给药后也要注意血压的反弹。

（3）长期给予本品时，注射部位如果出现疼痛、发红等，应改变注射部位。

（4）药品的作用会有个体差异，所以在给药时应密切注意血压和心率的变化。

（5）肝、肾功能受损的患者和主动脉瓣狭窄的患者，需慎重给药。

（6）本品对光不稳定，使用时应避免阳光直射。

16. 左西孟旦的药理作用及用法用量及观察护理要点有哪些?

药理作用：左西孟旦是钙增敏剂，以钙离子浓度依赖的方式与心肌肌钙蛋白C结合而产生正性肌力作用，增强心肌收缩力，但并不影响心室舒张；药物可通过使ATP敏感的K^+通道（KATP）开放而产生血管舒张作用，使得冠状动脉阻力血管和静脉容量血管舒张，从而改善冠脉的血流供应，另外它还可抑制磷酸二酯酶Ⅲ。在心衰患者中，左西孟旦的正性肌力和扩血管作用可以使心肌收缩力增强，降低前后负荷，而不影响其舒张功能。

用法用量：以5%葡萄糖液稀释，起始以12～24μg/kg负荷剂量静脉注射10分钟，而后以0.1μg/（kg·min）的速度滴注。用药30～60分钟后，观察药物的疗效，滴注速度可调整为0.2～0.5μg/（kg·min）。建议进行6～24小时的输注。

观察护理要点：

（1）收缩压≤100mmHg、合并严重心律失常或首次使用左西孟旦，建议使用时进行心电血压监护。

（2）收缩压≤100mmHg、晚期心力衰竭、心源性休克患者避免使用负荷剂量以减少低血压发生。

（3）避免联合使用血管扩张剂。

（4）维持血钾≥4.0mmol/L，以减少恶性心律失常发生。

（5）最低维持剂量下仍不能纠正的低血压、出现持续性室性心动过速，需停用左西孟旦。

（6）严重的肝、肾［肌酐清除率＜30mL（min·1.73m²）］功能损伤的患者避免使用。

17. 替罗非班的药理作用、用法用量、观察护理要点有哪些?

药理作用：盐酸替罗非班是一种非肽类的血小板糖蛋白Ⅱb/Ⅲa受体阻滞剂，该受体是与血小板聚集过程有关的主要血小板表面受体。盐酸替罗非班阻止纤维蛋白原与糖蛋白Ⅱb/Ⅲa结合，因而阻断血小板的交联及血小板的聚集。

用法用量：

（1）宜与肝素联用，替罗非班起始剂量为10μg/kg，于3分钟内静脉注射后，以0.15μg/（kg·min）维持静滴36小时，然后停用肝素。

（2）不稳定型心绞痛或非Q波型心肌梗死：与肝素联用，开始30分钟，以0.4μg/（kg·min）静滴，以后按0.1μg/（kg·min）维持静滴。在疗效研究中，替罗非班与肝素联用持续滴注至少48小时（平均71.3小时，可达108小时）。

（3）在血管造影术期间可持续滴注，并在冠脉血管成形术或冠脉内斑块切除术后持续滴注12～24小时。

观察护理要点：

（1）替罗非班的禁忌证：如有对替罗非班过敏的、有活动性出血的、颅内肿瘤、动静脉畸形、血小板减少的患者禁用。如果患者1年内有脑血管病史，出血性视网膜病变，近期硬膜外手术，严重未控制的高血压，血小板计数$<100×10^9/L$、慢性血液透析者或年龄超过75岁以上的患者要慎用。

（2）选择较粗的血管置入静脉留置针，可单独给予患者一条静脉通路输入扩血管制剂，注意药物的配伍禁忌，本品可与阿托品、多巴胺、多巴酚丁胺、利多卡因、硝酸甘油、噻嗪类合用，但是本品不能与地西泮在同一条静脉通路中使用。当替罗非班与其他影响止血的药物（华法林）合用时要谨慎，联合阿司匹林和肝素比单独使用肝素和阿司匹林出血的发生率要高。

（3）正确执行医嘱，抽取药物的剂量要准确：根据患者的体重，计算出所需的用量，调整合适的给药速度，起始30分钟滴注速度为0.4μg/（kg·min），起始的输注量完成后以0.1μg/（kg·min）的速度维持，确保静脉通畅的情况下严格按医嘱微量泵泵入，必须注意避免长时间负荷输入。

（4）在用药期间严密观察微量泵是否正常工作，注意针头有无脱落，注射部位有无红肿，有异常报警及时处理、告知家属及患者不要自行操作微量泵，以免造成剂量不足而导致达不到治疗的目的或因剂量过大而造成不良影响。

（5）实验室指标的监测：出凝血时间和血常规是应用盐酸替罗非班期间最重要的监测指标。负荷输注或推注后6小时内以及治疗期间每日监测血红蛋白和血球红细胞压积、血小板计数。

（6）盐酸替罗非班不良反应的护理：与药物相关的最重要的不良反应是出血，如口腔黏膜出血、牙龈出血、心包积血等，严密观察患者的大便、小便的颜色，尽量避免黏膜碰撞，以免出现自发性出血。若患者出现烦躁不安、呕血、便血、肉眼血尿等情况立即报告值班医师，积极给予相应的处理，严密监测血压、心率、心律等生命体征的变化。

18. 艾司洛尔的药理作用、用法用量及观察护理要点有哪些？

药理作用：盐酸艾司洛尔注射液是一种快速起效的作用时间短的选择性的 β_1 肾上腺素受体阻滞剂。其主要作用于心肌的 β_1 肾上腺素受体，大剂量时对气管和血管平滑肌的 β_2 肾上腺素受体也有阻滞作用。

用法用量：成人先静脉注射负荷量：0.5mg/（kg·min），约1分钟，随后静脉滴注维持量：自0.05mg/（kg·min）开始，4分钟后若疗效理想则继续维持，若疗效不佳可重复给予负荷量并将维持量以0.05mg/（kg·min）的幅度递增。维持量最大可加至0.3mg/（kg·min），但0.2mg/（kg·min）以上的剂量未显示能带来明显的好处。

观察护理要点：

（1）高浓度给药（＞10mg/mL）会造成严重的静脉反应，包括血栓性静脉炎，20mg/mL的浓度在血管外可造成严重的局部反应，甚至坏死，故应尽量经深静脉给药。

（2）药物酸性代谢产物经肾消除，半衰期约3.7小时，肾衰患者则约为正常人的10倍，故肾衰患者使用药物需注意监测肾功能。

（3）因本品可掩盖低血糖反应，糖尿病患者应用时应小心。

（4）支气管哮喘患者应慎用。

（5）用药期间需监测血压、心率、心功能变化。

19. 肾上腺素的药理作用、用法用量及观察护理要点有哪些？

药理作用：兼有 α 受体和 β 受体激动作用。α 受体激动引起皮肤、黏膜、内脏血管收缩。β 受体激动引起冠状血管扩张，骨骼肌、心肌兴奋、心率增快、支气管平滑肌、胃肠道平滑肌松弛。对血压的影响与剂量有关，常用剂量使收缩压上升而舒张压不升或略降，大剂量使收缩压、舒张压均升高。

用法用量：

（1）抢救过敏性休克：如青霉素等引起的过敏性休克。由于本品具有兴奋心肌、升高血压、松弛舒张支气管等作用，故可缓解过敏性休克的心跳微弱、血压下降、呼吸困难等症状。皮下注射或肌注0.5~1mg，也可用0.1~0.5mg缓慢静脉注射（以0.9%氯化钠注射液稀释到10mL），如疗效不好，可改用4~8mg静滴（溶于5%葡萄糖液500~1000mL）。

（2）抢救心搏骤停：可用于麻醉和手术中的意外、药物中毒或心脏传导阻滞等原因引起的心搏骤停，以0.25~0.5mg加入10mL生理盐水稀释后静脉（或心内）注射，同时进行胸外心脏按压、人工呼吸、纠正酸中毒。对电击引起的心搏骤停，也可用本品配合电除颤仪或利多卡因等进行抢救。

观察护理要点：

（1）可出现心悸、头痛，血压升高等副作用，器质性心脏病、高血压、脑动脉硬化、糖尿病禁用。过敏体质者慎用。

（2）注意监测血压与心率变化：由于本品具有收缩血管的作用，因此可能会导致血压升高以及心跳加快的情况发生。

20. 去甲肾上腺素的药理作用、用法用量及观察护理要点有哪些？

药理作用：去甲肾上腺素是强烈的 α 受体激动药，同时也激动 β 受体。通过 α 受体激动，可引起血管极度收缩，使血压升高，冠状动脉血流增加；通过 β 受体的激动，使心肌收缩加强，心排出量增加。用量按每分钟0.4μg/kg时，β 受体激动为主；用较大剂量时，以 α 受体激动为主。

用法用量：用5%葡萄糖注射液或葡萄糖氯化钠注射液稀释后静滴。

（1）成人常用量：开始以每分钟8～12μg速度滴注，调整滴速以达到血压升到理想水平；维持量为每分钟2～4μg。在必要时可按医嘱超越上述剂量，但需注意保持或补足血容量。

（2）小儿常用量：开始按体重以每分钟0.02～0.1μg/kg速度滴注，按需要调节滴速。

观察护理要点：

（1）应选择血流通畅的静脉注射，应单独使用静脉通路，控制药物的剂量和滴速。

（2）静脉注射时要避免药液外渗，发现注射部位皮肤苍白时，及时更换注射部位，局部立即热敷或用 0.25%普鲁卡因10～20mL或酚妥拉明5～10mg溶于20～30mL的0.9%氯化钠注射液中局部注射。

（3）用药期间应注意监测尿量，每小时尿量应保持在25mL以上。

（4）使用期间应密切观察血压的变化，血压上升过高时要及时报告医师处理。

（5）密闭保存，遮光储存。

（6）给药途径：治疗休克时静脉滴注，治疗上消化道出血时口服。

（7）停药时要逐渐减慢滴速，以免血压下降过快。

（8）浓度高时：注射局部和周围发生反应性血管痉挛、局部皮肤苍白，可引起缺血性坏死。故滴注时严防药液外漏渗，用药当过程中须随时测量血压，调整给药速度，使血压保持在正常范围内。

（9）高血压、动脉硬化、无尿患者禁止应用/禁用。

21. 硫酸鱼精蛋白的药理作用、用法用量及观察护理要点有哪些？

药理作用：硫酸鱼精蛋白具有强碱性基团，在体内可与强酸性的肝素结合，形成稳定的复合物。这种直接拮抗作用使肝素失去抗凝活性。肝素与抗凝血酶Ⅲ结合，加强其对凝血酶的抑制作用。

用法用量：静脉注射：抗肝素过量，用量与最后1次肝素使用量相当（1mg硫酸鱼精蛋白可中和100单位肝素）。每次不超过5mL（50mg）缓慢静脉注射。一般以每分钟0.5mL的速度静脉注射，在10分钟内注入量以不超过50mg为度。由于本品自身具有抗凝作用，因此2小时内（即本品作用有效持续时间内）不宜超过100mg。除非另有确凿依据，不得加大剂量。

观察护理要点：

本品仅供静脉注射，应缓慢给药。给药后应立即检查凝血功能。

（1）对鱼类过敏的人慎用本品。

（2）静脉注射过快可引起心动过缓、低血压、胸闷、呼吸困难、面部潮红。

（3）孕妇和哺乳期妇女使用该药时必须有明确的适应证。至于本品对生殖能力的影响，是否有致畸致癌作用，是否由乳汁分泌等。缺乏动物实验数据。本品应单独给药，与某些抗生素（如青霉素、头孢菌素）的理化性质不相容。

22. 维生素K_1的药理作用、用法用量及观察护理要点有哪些?

药理作用：维生素K_1是肝脏合成因子Ⅱ、Ⅶ、Ⅸ、Ⅹ所必需的物质。维生素K_1缺乏可引起这些凝血因子合成障碍或异常，临床可见出血倾向和凝血酶原时间延长。

用法用量：

（1）低凝血酶原血症：肌内或深部皮下注射，每次10mg，每日1~2次，24小时内总量不超过40mg。

（2）本品用于重症患者静脉注射时，给药速度不应超过1mg/min。

观察护理要点：

（1）肌内注射时，注射部位有疼痛感。静脉注射过快时可引起面部潮红、出汗、支气管痉挛、胸痛、心动过速，甚至发生低血压、休克等，并有引起死亡的报道。

（2）由于维生素K_1有过敏反应的危险，故不宜与其他维生素制成复合制剂。

（3）当患者因维生素K_1依赖因子缺乏而发生严重出血时，短期应用常不足以即刻生效，可先静脉输注凝血酶原复合物、血浆或新鲜血。

（4）用于纠正口服抗凝剂引起的低凝血酶原血症时，应先试用最小有效剂量，通过凝血酶原时间测定再加以调整；过多量的维生素K_1可给以后持续的抗凝治疗带来困难。

（5）一般不采用静脉注射给药。必须静脉注射时，速度要缓慢，每分钟不超过5mg。

23. 异丙肾上腺素的药理作用、用法用量及观察护理要点有哪些?

药理作用：异丙肾上腺素注射液性状为无色的澄明液体。为β受体激动剂，对β_1和

β₂受体均有强大的激动作用，对α受体几乎无作用。主要作用：

（1）作用于心脏β₁受体，使心收缩力增强，心率加快，传导加速，心排出量和心肌耗氧量增加。

（2）作用于血管平滑肌β₂受体，使骨骼肌血管明显舒张，肾、肠系膜血管及冠脉也不同程度舒张，血管总外周阻力降低。其心血管作用导致收缩压升高，舒张压降低，脉压差变大。

（3）作用于支气管平滑肌β₂受体，使支气管平滑肌松弛。

（4）促进糖原和脂肪分解，增加组织耗氧量。

用法用量：

（1）救治心搏骤停，心腔内注射0.5～1mg。

（2）Ⅲ度房室传导阻滞，心率每分钟不及40次时，可以本品0.5～1mg加在5%葡萄糖注射液200～300mL内缓慢静滴。

观察护理要点：

（1）忌与碱性药物配伍。

（2）用于休克时，宜先补充血容量。

（3）心肌炎、心绞痛、心肌梗死、甲亢患者禁用。心律失常伴心动过速、冠状动脉供血不足、糖尿病、高血压、洋地黄中毒所致心动过速等患者慎用。

（4）必要时作肌注，一次0.02～0.15mg，将本品稀释2.5倍（0.2mg/mL）后注射。

（5）静滴速度过快，浓度过高，可致室性期前收缩、心动过速甚至心室颤动。

（6）若心率增快到140次/min或出现心律失常应停药。

（7）吸入过量可致心律失常和肺组织无功能区出血而发生低氧血症。

24. 垂体后叶素的药理作用、用法用量及观察护理要点有哪些？

药理作用：垂体后叶素能收缩血管（特别是毛细血管和小动脉），在肺出血时可用来收缩小动脉而止血，它也能收缩冠状血管，故冠心病患者禁用。垂体后叶素尚有升高血压和兴奋胃肠道平滑肌的作用。

用法用量：

静滴：由0.1U/min开始，可逐渐加至0.4U/min。

静脉注射：5～10U/次，每6～8小时1次；肌注：5U/次，每日2～3次。

观察护理要点：

（1）用药后，如出现面色苍白、出汗、心悸、胸闷、腹痛、过敏性休克等，应立即停药。

（2）高血压、冠状动脉疾病、心力衰竭、肺源性心脏病患者禁用。

（3）凡胎位不正、骨盆过狭、产道阻碍梗阻等均禁用本品引产。

（4）因会被消化液破坏，故本品不宜口服。

25. 氯化钾的药理作用、用法用量及观察护理要点有哪些？

药理作用：钾是细胞内的主要阳离子，其浓度为150～160mmol/L，而细胞外的主要阳离子是钠离子，血清钾浓度仅为3.5～5.0mmol/L。机体主要依靠细胞膜上的Na^+–K^+–ATP酶来维持细胞内外的K^+、Na^+浓度差。体内的酸碱平衡状态对钾代谢有影响，如酸中毒时H^+进入细胞内，为了维持细胞内外的电位差，K^+释出到细胞外，引起或加重高钾血症。而代谢紊乱也会影响酸碱平衡，正常的细胞内外钾离子浓度及浓度差与细胞的某些功能有着密切的关系，如碳水化合物代谢、糖原贮存和蛋白质代谢、神经、肌肉包括心肌的兴奋性和传导性等。

用法用量：

（1）用于严重低钾血症或不能口服者。一般用法将10%氯化钾注射液10～15mL加入5%葡萄糖注射液500mL中滴注（忌直接静脉滴注与推注）。

（2）补钾剂量、浓度和速度根据临床病情和血钾浓度及心电图缺钾图形低钾的心电图改变改善而定。

（3）钾浓度不超过3.4g/L（45mmol/L），补钾速度不超过0.75g/小时（10mmol/小时），每日补钾量为3～4.5g（40～60mmol）。

（4）在体内缺钾引起严重快速室性异位心律失常时，如尖端扭转型室性心动过速、短阵室性心动过速、反复发作多形性室性心动过速、心室扑动等威胁生命的严重心律失常时，钾盐浓度要高。

观察护理要点：

（1）剂量准确：氯化钾的剂量应该根据医师的医嘱准确计算，避免过量或不足。通常，医师会根据患者的具体情况和血清钾水平来确定合适的剂量。

（2）缓慢给药：氯化钾通常需要缓慢静脉注射或通过持续静脉输液给药，以避免快速输注引起的不良反应，特别是心律失常。

（3）监测血清钾水平：在使用氯化钾的过程中，定期监测患者的血清钾水平是非常重要的。这有助于确保钾离子维持在安全范围内，避免发生低钾或高钾的情况。

（4）心电图监测：高浓度的氯化钾可以对心脏产生影响，因此在给药期间需要进行心电图监测，以检测可能的心律失常。特别是对于大剂量的氯化钾，需要更密切地监测。

（5）避免混淆：在给药时要确保使用正确的浓度和正确的给药途径。混淆不同浓度或误用给药途径可能导致不良反应。

（6）了解过敏反应：有些人可能对氯化钾过敏，因此在给药之前应该询问患者是否有过敏史，如果有过敏反应，应立即停药并报告给医师。

（7）监测尿量：氯化钾的排泄主要通过尿液，因此监测患者的尿量有助于了解钾的排泄情况。

（8）在使用氯化钾时，应根据患者的具体情况制订个性化的护理计划，确保患者安全地接受药物治疗。在任何时候，患者和医护人员都应密切合作，以确保合理有效地治疗。

26. 胰岛素的药理作用、用法用量及观察护理要点有哪些？

药理作用：胰岛素的主要药效为降血糖，同时影响蛋白质和脂肪代谢，包括以下多方面的作用。

（1）抑制肝糖原分解及糖原异生作用，减少肝输出葡萄糖。

（2）促使肝摄取葡萄糖及肝糖原的合成。

（3）促使肌肉和脂肪组织摄取葡萄糖和氨基酸，促使蛋白质和脂肪的合成和贮存。

（4）促使肝生成极低密度脂蛋白并激活脂蛋白酯酶，促使极低密度脂蛋白的分解。

（5）抑制脂肪及肌肉中脂肪和蛋白质的分解，抑制酮体的生成并促进周围组织对酮体的利用。

用法用量：静脉注射主要用于糖尿病酮症酸中毒、高血糖高渗性昏迷的治疗。在用胰岛素的同时，还应补液、纠正电解质紊乱及酸中毒并注意机体对热量的需要。不能进食的糖尿病患者，在静脉输注含葡萄糖溶液的同时应滴注胰岛素。

观察护理要点：要根据患者的血糖，来制订胰岛素的用量或者遵医嘱使用，避免低血糖的发生。如果患者出现心悸、手抖、出汗等低血糖的迹象的时候，建议立即测量血糖。如果血糖低需要紧急口服一些食物，如糖果、巧克力、饼干等。

27. 阿托品的药理作用、用法用量及观察护理要点有哪些？

药理作用：阿托品为典型的M胆碱受体阻滞剂。除一般的抗M胆碱作用解除胃肠平滑肌痉挛、抑制腺体分泌、扩大瞳孔、升高眼压、视力调节麻痹、心率加快、支气管扩张等外，大剂量时能作用于血管平滑肌，扩张血管、解除痉挛性收缩，改善微循环。对心脏和支气管平滑肌作用比其他颠茄生物碱更强而持久。

用法用量：

（1）静脉注射：用于治疗阿-斯综合征，每次0.03~0.05mg/kg，必要时15分钟重复1次，直至面色潮红、循环好转、血压回升，延长间隔时间至血压稳定。

（2）抗心律失常：成人静脉注射0.5~1mg，按需可1~2小时1次，最大量为2mg。

（3）解毒：用于阿-斯综合征，静脉注射1~2mg，15~30分钟后再注射1mg。

（4）抗休克改善循环：成人一般按体重0.02~0.05mg/kg，用50%葡萄糖注射液稀释后静脉注射或用浓度，5%葡萄糖注射液稀释后静滴。

观察护理要点：

（1）严密观察治疗反应，及时调整用药量。

（2）大剂量使用阿托品时，应选用5mg/mL的制剂，以防机体注入过多的水分控制入液量，引起溶血或低渗等。

（3）停药时不能过急，特别是慢性中毒或皮肤中毒者，过早停药易致患者死亡。逐渐停药过程中可由静脉注射改为肌内注射再改为口服，然后停药。

（4）常见口干、畏光、视物模糊、皮肤潮红、排尿困难等不良反应，本药具有多种药理作用，临床应用其中一种作用时，其他的作用则成为不良反应；青光眼、前列腺肥大禁用。

28. 西地兰的药理作用、用法用量及观察护理要点有哪些?

药理作用：

（1）正性肌力作用：西地兰选择性地与心肌细胞膜Na^+-K^+-ATP酶结合而抑制该酶活性，使心肌细胞膜内外Na^+-K^+主动偶联转运受损，心肌细胞内Na^+浓度升高，从而使肌膜上Na^+-Ca^{2+}交换趋于活跃，使细胞浆内Ca^{2+}增多，肌浆网内Ca^{2+}储量也增多，心肌兴奋时，有较多的Ca^{2+}释放；心肌细胞内Ca^{2+}浓度增高，激动心肌收缩蛋白从而增加心肌收缩力。

（2）负性频率作用：由于其正性肌力作用，使衰竭心脏心排出量增加，血流动力学状态改善，消除交感神经张力的反射性增高，并增强迷走神经张力，因而减慢心率、延缓房室传导。此外，小剂量时提高窦房结对迷走神经冲动的敏感性，可增强其减慢心率作用。由于其负性频率作用，使舒张期相对延长，有利于增加心肌血供；大剂量（通常接近中毒量）则可直接抑制窦房结、房室结和房氏束而呈现窦性心动过缓和不同程度的房室传导阻滞。

（3）心脏电生理作用：通过对心肌电活动的直接作用和对迷走神经的间接作用，降低窦房结自律性，提高浦肯野纤维自律性，减慢房室结传导速度，延长其有效不应期，导致房室结隐匿性传导增加，可减慢心房纤颤或心房扑动的心室率；由于本药缩短心房有效不应期，当用于房性心动过速和房扑时，可能导致心房率的加速和心房扑动转为心房纤颤；缩短浦肯野纤维有效不应期。

用法用量：静脉注射。

（1）成人常用量：用5%葡萄糖注射液稀释后缓慢注射，首剂0.4～0.6mg，以后每2～4小时可再给0.2～0.4mg，总量1～1.6mg。

（2）小儿常用量：按下列剂量分2～3次间隔3～4小时给予。早产儿和足月新生儿或肾功能减退、心肌炎患儿，肌内或静脉注射按体重0.022mg/kg，2周至3岁按体重0.025mg/kg。本品静脉注射获满意疗效后，可改用地高辛常用维持量以保持疗效。

观察护理要点：

（1）正确配置治疗量。防止西地兰中毒。

（2）严格掌握适应证，严重的心肌损害和肾功能不全的患者要慎用。

（3）西地兰禁止与钙注射剂合用。

（4）低钾血症的患者一定要在纠正低钾以后才能够使用。

（5）使用西地兰之前要检查心率和心律的情况。心率低于60次/min，并且发生了节律的改变，一定要慎用。西地兰属于洋地黄制剂，是一种快速强心药，能增强心肌收缩力，提高心排出量，从而治疗心力衰竭，缓解心力衰竭患者的症状。提高生活质量，但是不能够降低远期死亡率。

29. 前列地尔的药理作用、用法用量及观察护理要点有哪些?

药理作用：前列地尔是以脂微球为药物载体的静脉注射用前列地尔制剂，由于脂微球的包裹，前列地尔不易失活，且具有易于分布到受损血管部位的靶向特性，从而发挥本品扩张血管、抑制血小板聚集的作用。另外，本品还具有稳定肝细胞膜及改善肝功能的作用。

用法用量：成人每日1次，1～2mL（前列地尔5～10μg）+10mL生理盐水（或5%葡萄糖注射液）缓慢静脉注射，或直接入小壶缓慢静脉滴注。

观察护理要点：

（1）下述患者慎用本品：心力衰竭、心功能不全患者，有研究表明可加重心功能不全的倾向；青光眼或眼压亢进增高的患者，有研究表明可使眼压增高；既往有胃溃疡并发症的患者，有报告可使胃出血；间质性肺炎的患者，有报告可使病情恶化。

（2）用于治疗慢性动脉闭塞症、微小血管循环障碍的患者。由于本药的治疗是对症治疗，停止给药后，有再复发的可能性。

（3）出现不良反应时，应采取减慢给药速度，停止给药等适当措施。

（4）本制剂与溶酶混合后在2小时内使用。残液不能再使用。

（5）不能使用冻结的药品。

30. 盐酸地尔硫䓬的药理作用、用法用量及观察护理要点有哪些?

药理作用：盐酸地尔硫䓬为钙通道阻滞剂，作用于心肌及血管平滑肌，可在于除极时可以抑制钙离子内流。可以有效地扩张心外膜和心内膜下的冠状动脉，缓解自发性心绞痛或由麦角新碱诱发冠状动脉痉挛所致心绞痛。通过减慢心率和降低血压，减少心肌需氧量，增加运动耐量并缓解劳力性心绞痛。可以使血管平滑肌松弛，周围血管阻力下降，血压降低；其降压的幅度与高血压的程度有关，血压正常者仅使血压轻度下降。其次还有负性肌力作用，并可减慢窦房结和房室结的传导。扩张周围血管和冠状动脉，兼有较弱的负性肌力作用。

用法用量：

将注射用盐酸地尔硫䓬用5mL以上的生理盐水或葡萄糖注射液溶解，按下述方法用药：

（1）室上性心动过速：单次静脉注射，通常成人剂量为盐酸地尔硫草10mg约3分钟缓慢静脉注射，并可根据年龄、症状适当增减。

（2）手术时异常高血压的急救处置：单次静脉注射，通常对成人1次约1分钟内缓慢静脉注射盐酸地尔硫草10mg，并可根据患者年龄和症状适当增减。

（3）高血压急症：通常成人以5～15μg/（kg·min）速度静脉滴注盐酸地尔硫草。当血压降至目标值以后，边监测血压边调节点滴速度。

（4）不稳定型心绞痛：通常成人以1～5μg/（kg·min）速度静脉滴注盐酸地尔硫草，应先从小剂量开始，然后可根据病情适当增减，最大用量为5μg/（kg·min）。

观察护理要点：

（1）对以下患者慎用：充血性心力衰竭患者、心肌病患者、急性心肌梗死患者、心动过缓患者、Ⅰ度房室传导阻滞患者、低血压患者、伴有WPW综合征或LGL综合征的房颤、房扑患者、正使用β-阻滞剂的患者、严重肝、肾功能障碍患者。

（2）用药期间需连续监测心电图和血压。

31. 葡萄糖酸钙的药理作用、用法用量及观察护理要点有哪些?

药理作用：钙可以维持神经肌肉的正常兴奋性，促进神经末梢分泌乙酰胆碱。血清钙降低时可出现神经肌肉兴奋性升高，发生抽搐，血钙过高则兴奋性降低，出现软弱无力等。钙离子能改善细胞膜的通透性，增加毛细管的致密性，使渗出减少，起抗过敏作用。钙离子能促进骨骼与牙齿的钙化形成，高浓度钙离子与镁离子之间存在竞争性拮抗作用，可用于镁中毒的解救；钙离子可与氟化物生成不溶性氟化钙，用于氟中毒的解救。

用法用量：用10%葡萄糖注射液稀释后缓慢注射，每分钟不超过5mL。成人用于低钙血症，每次1g，需要时可重复；用于高镁血症，每次1～2g；用于氟中毒解救，静脉注射本品1g，1小时后重复，如有搐搦可静脉注射本品3g；如有皮肤组织氟化物损伤，每平方厘米受损面积应用10%葡萄糖酸钙50mg。小儿用于低钙血症，按体重25mg/kg（6.8mg钙）缓慢静脉注射。但因刺激性较大，本品一般情况下不用于小儿。

观察护理要点：

（1）葡萄糖酸钙注射液应稀释后缓慢静脉注射，如果静脉注射过快，可产生心律失常，甚至心跳停止、恶心、呕吐，还可导致高钙血症，早期可表现为便秘、倦怠、持续头痛、食欲不振、口中有金属味、异常口干等，晚期表现为精神错乱、高血压、眼和皮肤对光敏感、心律失常等。

（2）静脉注射时如果漏出血管外，可导致注射部位皮肤发红、皮疹和疼痛，并可随后出现脱皮和组织坏死。若发现药液漏出血管外，应立即停止注射，请及时咨询医师，并且抬高局部肢体，并及时热敷，在使用葡萄糖酸钙注射液时，应禁止与氧化剂、枸橼酸盐、可溶性碳酸盐、磷酸盐以及硫酸盐配伍。

32. 去氧肾上腺素的药理作用、用法用量及观察护理要点有哪些?

药理作用：去氧肾上腺素为 α 肾上腺素受体激动药。直接作用于受体的拟交感胺类药，但有时也间接通过促进去甲肾上腺素自贮存部位释放而生效。作用于 α 受体（尤其皮肤、黏膜、内脏等处），引起血管收缩，外周阻力增加，使收缩压及舒张压均升高。随血压升高可激发迷走神经反射，使心率减慢，由此可治疗室上性心动过速。去氧肾上腺素收缩血管的作用比肾上腺素或麻黄碱为更长，在治疗剂量很少引起中枢神经系统兴奋作用；去氧肾上腺素使肾、内脏、皮肤及肢体血流减少，但冠状动脉血流增加。作为血管收缩剂加入局麻药液可减慢后者的吸收，从而局限局麻的范围并延长其时效。

用法用量：

成人常用量：

（1）升高血压，轻或中度低血压，肌内注射2~5mg，再次给药间隔不短于10~15分钟，静脉注射每次0.2mg，按需每隔10~15分钟给药1次。

（2）阵发性室上性心动过速，起始剂量静脉注射0.5mg，20~30秒注入，以后用量递增，每次加药量不超过0.1~0.2mg，每次量以1mg为限。

（3）严重低血压和休克（包括与药物有关的低血压），可静脉给药，5%葡萄糖注射液或0.9%氯化钠注射液每500mL中加本品10mg（1∶50000浓度），开始时滴速为每分钟100~180滴，血压稳定后递减至每分钟40~60滴，必要时浓度可加倍，滴速则根据血压而调节。

（4）为了预防蛛网膜下腔阻滞期间出现低血压，可在阻滞前3~4分钟肌内注射本品2~3mg。

观察护理要点：

（1）药物的用量

盐酸去氧肾上腺素注射液属于一种血管收缩剂，可以用来改善支气管哮喘、过敏性休克等疾病引起的胸闷气短、呼吸急促等症状，患者在用药时需要严格遵医嘱，避免自行选择药物的用量，也需要严格遵医嘱按时、按量使用，避免自行增加药物的用量，否则可能会出现血压升高的情况。

（2）药物的配伍禁忌

如果患者存在某些容易与去氧肾上腺素发生相互作用的药物，比如维生素C、苯妥英钠等，在使用盐酸去氧肾上腺素注射液之前，需要告知医师，以免药物之间发生相互作用，影响药效。

（3）药物的不良反应

部分患者使用盐酸去氧肾上腺素注射液之后，可能会出现头晕、心跳加快等不良反应，通常属于正常情况，可以不需要过于担心，也不需要进行特殊的治疗，一般在停药后能够逐渐缓解。

（4）药物的注意事项：

在使用该药物期间，患者需要时刻注意身体的变化情况，如果出现了明显的不适症状，需要立即告知医师，以免延误治疗的最佳时机。

（5）药物的保存：

患者在使用盐酸去氧肾上腺素注射液时，需要将药物放在避光、干燥的环境中。

33. 碳酸氢钠的药理作用、用法用量及观察护理要点有哪些?

药理作用：

（1）治疗代谢性酸中毒，本品使血浆内碳酸根浓度升高，中和氢离子，从而纠正酸中毒。

（2）碱化尿液，由于尿液中碳酸根浓度增加后pH升高，使尿酸、磺胺类药物与血红蛋白等不易在尿中形成结晶或聚集。

（3）制酸，口服能迅速中和或缓冲胃酸，而不直接影响胃酸分泌。因而胃内pH迅速升高缓解高胃酸引起的症状。

用法用量：

（1）代谢性酸中毒，静脉滴注，所需剂量按下式计算：

补碱量（mmol）=（-2.3-实际测得的BE值）×0.25×体重（kg），或补碱量（mmol）=正常的CO_2CP-实际测得的CO_2CP（mmol）×0.25×体重（kg）。

（2）除非体内丢失碳酸氢盐，一般先给计算剂量的1/3~1/2，4~8小时滴注完毕。

（3）心肺复苏抢救时，首次1mmol/kg，以后根据血气分析结果调整用量（每1g碳酸氢钠相当于12mmol碳酸氢根）。

（4）静脉用药还应注意下列问题：

① 静脉应用的浓度范围为1.5%（等渗）~8.4%。

② 应从小剂量开始，根据血中pH、碳酸氢根浓度变化决定追加剂量。

③ 短时间大量静脉输注可致严重碱中毒、低钾血症、低钙血症。当用量超过每分钟10mL高渗溶液时可导致高钠血症、脑脊液压力下降甚至颅内出血，此新生儿及2岁以下小儿更易发生。故以5%溶液输注时，速度不能超过每分钟8mmol钠。但在心肺复苏时因存在致命的酸中毒，应快速静脉输注。

④ 碱化尿液，成人：口服首次4g，以后每4小时1~2g。静脉滴注，2~5mmol/kg，4~8小时滴注完毕。小儿：口服，每日按体重1~10mmol/kg。

观察护理要点：

（1）静脉应用的浓度范围为1.5%（等渗）~8.4%；应从小剂量开始，根据血中pH、碳酸氢根浓度变化决定追加剂量。

（2）短时间大量静脉输注可致严重碱中毒、低钾血症、低钙血症。

（3）当用量超过每分钟10mL高渗溶液时可导致高钠血症、脑脊液压力下降甚至颅内出血，此种情况在新生儿及2岁以下小儿更易发生。所以5%溶液输注时，速度不能超过每分钟8mmol钠。但在心肺复苏时因存在致命的酸中毒，应快速静脉输注。

（4）碳酸氢钠注射液通过静脉途径给药。

（5）在溶液和容器允许的情况下，应在给药前检查注射用药品是否存在颗粒物和变色。

（6）可能产生穿孔的溃疡病患者忌用；忌与酸性药物配伍。

34. 布美他尼的药理作用、用法用量及观察护理要点有哪些？

药理作用：主要作用机制、效应等均与呋塞米相似，而其所需的剂量远小于呋塞米。因此，布美他尼可作为呋塞米治疗效果不佳时的替代药物，适用于一些顽固性水肿、急性肺水肿患者，尤其对于急、慢性肾衰患者的治疗效果常可优于呋塞米。此外，布美他尼较呋塞米排出钾离子的作用相对减弱，因此引起低钾血症的概率低于呋塞米。布美他尼应用的其他不良反应也与呋塞米相似。

用法用量：静脉注射浓度一般为0.1mg/mL，肌肉注射浓度为0.25～0.5mg/mL。成人治疗水肿性疾病或高血压，静脉或肌内注射起始0.5～1mg，必要时每隔2～3小时重复，最大剂量为每日10mg；治疗急性肺水肿，静脉注射起始1～2mg，必要时隔20分钟重复，也可使用2～5mg稀释后缓慢滴注（滴注时间不短于30～60分钟）。

观察护理要点：

（1）监测血钠、血钾及肾功能，尤其是有出现此类症状危重的患者。用药时出现低钾血症应补钾或合用保钾利尿剂。

（2）对糖尿病及痛风患者应监测血糖及尿糖。

（3）肾功能不全患者使用大剂量时，可能发生皮肤、黏膜及肌痛；大多数持续1～3小时后可自行消失。如疼痛剧烈或持续较久，应停药。可加强降压药的作用，故治疗高血压患者水肿时，宜减少降压药的用量。

（4）不宜将本品加于酸性输液中静滴，以免发生沉淀。

（金娜　庞鑫　宋师洋　金言）

第十三篇　心脏康复的理念及护理

1. 心脏康复/预防的定义是什么？

心脏康复/预防是一门融合心血管医学、运动医学、营养医学、心理医学、行为医学的专业治疗体系，是指以医学整体评估为基础，通过5大核心处方［药物处方、运动处方、营养处方、心理处方（含睡眠管理）、危险因素管理和戒烟处方］的联合干预，为心血管疾病患者在急性期、恢复期、维持期以及整个生命过程中提供的生理、心理、社会的全面与全程管理服务和关爱。

2. 心脏康复的标准模式包括哪些内容？

Ⅰ期康复（院内康复期）、Ⅱ期康复（院外早期康复或门诊康复期）、Ⅲ期康复（社区/家庭长期康复期）。

3. 心脏康复的五大处方包括哪些内容？

药物处方、运动处方、心理处方（含睡眠管理）、营养处方、戒烟处方。

4. Ⅰ期康复的定义是什么？

基于床旁监测下的急性期康复，以恢复日常生活为目标，内容包括一般临床评估、危险因素评估、早期患者教育、制订早期康复计划及出院计划。

5. Ⅱ期康复的定义是什么？

基于中心/门诊监测下的恢复期康复，以回归社会为目标。内容包括一般临床评估、危险因素评估、有氧运动能力评估、患者教育纠正不良生活方式，以及制订完善的康复计划，包括药物、运动、心理、饮食、戒烟及其他治疗或康复方案。

6. Ⅲ期康复的定义是什么？

基于社区和家庭的维持期康复，以回归社会后的健康维持和促进为目标，内容包括运动康复、危险因素控制、循证用药、定期随访等维持良好的生活与工作状态。

7. 心脏康复的目的是什么？

心脏康复的目的有两个，一是降低再发心血管事件和心肌梗死风险，减少反复住院和不必要的血运重建；二是让患者恢复最佳体力、精神状态及社会功能。

8. 心脏康复的护理工作内容包括哪些？

心脏康复护理工作内容包括接待患者、建立患者档案和档案管理，协助康复评估，协助执行运动处方，对患者进行健康教育，对患者进行心理状况评估和心理支持及患者随访管理与家庭心脏康复延续护理6个方面。

9. 促进居家心脏康复（HBCR）长期参与的策略是什么？

（1）为患者提供教育手册，以管理其生活方式和危险因素。（2）提供财务激励措施，用于转诊、注册和完成基于早期门诊心脏康复锻炼的课程。（3）通过患者的首选通信模式安排登记预约。（4）完善随访制度，建议康复治疗师每周1次电话随访，并进行定期家访。（5）提供连续评估，以跟踪降低心血管风险的效果。（6）建立心脏康复的系统化流程和软件管理监督机制，保证患者完成HBCR的质量。（7）使用基于证据的标准和指南，探索有助于促进持续质量改进的临床结局追踪方法，进而开展高质量的HBCR服务。

10. 心肺适能评估的定义是什么？

心肺适能评估是心脏康复的基础评估项目，可了解患者的心血管系统、呼吸系统功能储备以及有氧运动能力，是制订个体化有氧运动处方的基础。

11. 心肺适能评估的方法包括哪些内容？

心肺适能评估方法可分为器械评估法和徒手评估法。

（1）心肺适能器械评估法

器械评估法包括：心肺运动负荷试验、运动负荷心电图、运动心脏超声、动态心脏核素扫描等。

（2）心肺适能徒手评估法

常用的徒手心肺适能评估方法有6分钟步行试验、2分钟踏步试验、200m快速步行试验等。

12. 体适能评估应注意哪些问题？

（1）测试前1~2日避免剧烈运动。

（2）测试24小时禁止饮酒。

（3）继续常规服用药物。

（4）测试前一餐不宜过饱，餐后1~2小时测试。

（5）测试时着运动装、运动鞋。

（6）携带其日常使用的步行辅助工具。

13. 肌肉适能评估的定义是什么?

美国运动医学学会将肌肉力量、耐力和做功能力统称为肌肉适能。肌肉适能评估是在运动训练之前用于评价肌肉力量和耐力的体适能测试。

14. 徒手肌肉适能评估方法包括哪些内容?

常用的徒手肌肉适能评估方法：俯卧撑、30秒手臂屈曲试验、30秒椅子站立试验、1分钟仰卧起坐试验、2.4m起身行走试验、爬楼梯试验等。

15. 柔韧性的定义是什么?

柔韧性是移动某一关节使其达到最大关节活动范围的能力。关节活动度正常是运动功能正常的前提。

16. 常用的柔韧性适能评估方法有哪些?

常用的柔韧性评估方法包括：评估下肢、下背部柔韧性的座椅式前伸试验，评估肩关节柔韧性的抓背试验，评估躯干核心肌群柔韧性的改良的转体试验等。

17. 心血管疾病患者活动能力如何测定?

对于心功能明显受限（如心力衰竭、急性心肌梗死、扩张型心肌病等）的患者来说，生活自理能力评定（BI）及功能独立评定（FIM）可以作为判定心血管疾病患者日常生活活动能力的初筛指标。在心脏康复中，主要是通过测定各种活动的代谢当量水平来实现的。代谢当量用梅脱（metablic equivalent of task，MET）表示1MET=3.5mL耗氧量/（kg·min）。MET的最大优点是将人体所消耗的能量标准化，从而使不同年龄、性别、体重的个体进行比较，见表13-1。

表13-1　各级心功能时的代谢当量及其可进行的体力活动

心功能	MET	可进行的体力活动
Ⅰ级	≥7	携带10.90kg重物连续上8级台阶、打篮球、滑雪、回力球，慢跑或步行（速度为8.045km/h）
Ⅱ级	≥5，<7	携带10.90kg以下的重物上8级台阶、性生活、园艺类型的工作、步行（速度为6.436km/h）
Ⅲ级	≥2，<5	徒手下8级台阶，可以自行完成淋浴、换床单、拖地、擦窗等日常活动，步行（速度为4.023km/h），打保龄球、连续穿衣
Ⅳ级	<2	不能进行上述活动

18. 心肺运动试验（CPET）的定义是什么？

心肺运动试验（CPET）是指在逐渐递增的运动负荷下，通过测定人体从静息状态到运动至最大用力状态及再恢复到静息状态过程中的气体代谢、心率、血压、血氧饱和度及心电图等一系列指标变化，记录受试者在测试过程中出现的相应症状，客观反映不同负荷水平下发生的生理病理变化及功能受损程度，从而综合评价心肺等器官系统整体功能和储备能力的一种检查方法。

19. 心肺运动试验（CPET）的绝对禁忌证包括哪些内容？

（1）未控制的急性冠状动脉综合征。

（2）急性心力衰竭。

（3）有症状的重度主动脉瓣狭窄、严重主动脉缩窄或降主动脉瘤。

（4）急性主动脉夹层。

（5）急性心肌炎、心包炎或心内膜炎。

（6）有症状或血流动力学不稳定的严重心律失常，如多源多发室性早搏、频发的短阵室性心动过速、持续性室性心动过速等。

（7）严重的缓慢性心律失常，如高度及以上房室传导阻滞（起搏器置入患者除外）。

（8）急性肺栓塞及肺梗死。

（9）急性呼吸衰竭。

（10）未控制的哮喘。

（11）休息时外周血氧饱和度<85%。

（12）急性下肢深静脉血栓。

（13）近期发生非心脏原因可影响运动能力的疾病，或患有可因运动而加剧病情的疾病（如感染、肝肾衰竭、甲状腺毒症）。

（14）未获得知情同意。

20. 心肺运动试验（CPET）的相对禁忌证包括哪些内容？

（1）已知的冠状动脉左主干50%以上狭窄或闭塞。

（2）无明确症状的中到重度主动脉瓣狭窄。

（3）梗阻性肥厚型心肌病。

（4）严重的肺动脉高压。

（5）静息心率>120次/min。

（6）未控制的高血压：收缩压>180mmHg或舒张压>100mmHg。

（7）近期卒中或短暂性脑缺血发作。

（8）下肢肌间静脉血栓。

（9）尚未纠正的一些临床情况（如严重贫血、电解质紊乱、甲状腺功能亢进等）。

（10）妨碍行走的骨科损伤。

（11）精神异常。

（12）不能配合者。

21. 心肺运动试验（CPET）受试者准备包括哪些内容？

（1）受试者应病情稳定，近期无治疗药物的调整。

（2）穿着舒适衣物，鞋类应适于走路和蹬踏，餐后2～3小时测试为宜。

（3）测试前2小时内应避免剧烈活动、吸烟、饮用咖啡、茶、酒等刺激性饮料。

（4）测试开始前，应安排受试者试戴面罩（口罩）和鼻夹，熟悉Borg自我感觉劳累程度分级表。

22. 心肺运动试验（CPET）测试者准备包括哪些内容？

（1）测试人员应经过专业培训。

（2）有熟练的CPET操作技能。

（3）能良好应对测试过程中的紧急情况，按照应急流程对患者进行基础及高级生命支持。

23. Borg自感劳累分级？（表13-2）

表13-2　Borg自感劳累分级表

10级表		20级表	
级别	疲劳感觉	级别	疲劳感觉
0	没有	6	
0.5	极轻	7	极轻
1	很轻	8	
2	轻	9	很轻
3	有点用力	10	
4		11	比较轻
5	用力	12	
6		13	有点用力
7	很用力	14	
8		15	用力
9	极用力	16	
10		17	很用力
		18	
		19	极用力
		20	

24. 心肺运动试验（CPET）终止指征包括哪些内容?

（1）出现中度至重度心绞痛。

（2）出现眩晕、共济失调、发绀或面色苍白、严重疲乏、呼吸困难等。

（3）心电图示相邻导联ST段水平型或下斜型压低≥0.2mV，持续2分钟及以上；ST段弓背向上型抬高≥0.1mV。

（4）出现严重心律失常，如二至三度房室传导阻滞、室性心动过速、频发室性早搏、新发快速心室率的心房颤动等。

（5）随着功率递增，收缩压下降≥10mmHg或持续低于基线血压；或收缩压≥220mmHg和（或）舒张压≥110mmHg。

（6）因下肢无力或肌肉疼痛、痉挛，导致踏车转速明显下降。

（7）受试者要求终止运动。

25. 心肺运动试验（CPET）日常维护和质控包括哪些内容?

（1）试验室仪器设备的维护：测试人员必须对气体交换分析设备、心电监测设备、除颤仪等抢救设备进行定期维护和校准，定期对抢救药品进行清点、核对，做好登记工作，及时更换，避免药物过期。

（2）测试人员的教育和培训：测试人员需接受CPET相关培训，需掌握受试者正常或异常运动反应的基本知识，能够识别心电图上的心律失常和缺血性改变；测试人员必须有3个月以上的CPET测试经验，以保证紧急情况下能立即做出反应。

（3）建立并实施质量保证计划：建议每6个月进行1次质量控制，包括测试者对流程是否熟悉、操作过程是否规范、不良反应识别是否准确、抢救措施是否准备充分等方面。

26. 6分钟步行试验（6MWT）适应证包括哪些内容?

（1）功能评价：

①心血管系统疾病：冠心病、肺动脉高压、心力衰竭、心房颤动、经导管主动脉瓣置入术后、经导管二尖瓣修复术后、肺静脉阻塞性疾病/肺毛细血管瘤病、外周动脉疾病、起搏器植入术后等。

②呼吸系统疾病：慢性阻塞性肺疾病、囊肿性纤维化、间质性肺病、肺沉埃沉着痛等。

③其他：帕金森病、卒中、肌萎缩侧索硬化、脊髓灰质炎、外科术后肺部并发症的预测、腹部手术后的康复、纤维肌痛症、2型糖尿病、老年及残疾等。

（2）疗效评价：心力衰竭、肺动脉高压、冠心病、起搏器植入术后、经导管二尖瓣及主动脉瓣介入术后、慢性阻塞性肺疾病、间歇性跛行等疾病的疗效评价，以及心脏康复、肺康复及其他康复疗效评价等。

（3）疾病预后评估：

①心血管系统疾病：心力衰竭、肺动脉高压、冠心病、经导管主动脉瓣置入术后、左心室辅助装置置入后、重度主动脉瓣狭窄、外周动脉疾病等；

②呼吸系统疾病：慢性阻塞性肺疾病、非囊性纤维化支气管扩张、特发性肺纤维化、放射性肺毒性等；

③其他：慢性肝病、肝移植等。

（4）医疗干预资格评估：心脏移植术、ICU获得性虚弱、肺移植术、肺减容术等。

27. 6分钟步行试验（6MWT）禁忌证包括哪些内容？

绝对禁忌证：（1）未控制的急性冠状动脉综合征，急性心力衰竭。（2）有症状的重度主动脉瓣狭窄、严重主动脉缩窄或降主动脉瘤，急性主动脉夹层。（3）急性心肌炎、心包炎或心内膜炎。（4）有症状或血流动力学不稳定的心律失常。（5）急性下肢深静脉血栓。（6）急性肺栓塞及肺梗死，急性呼吸衰竭，未控制的哮喘。（7）急性感染性疾病，急性肝、肾衰竭。（8）精神异常不能配合。

相对禁忌证：（1）已知的冠状动脉左主干50%以上狭窄或闭塞。（2）中到重度主动脉瓣狭窄无明确症状。（3）缓慢性心律失常或高度及以上房室传导阻滞。（4）肥厚型梗阻性心肌病。（5）严重的肺动脉高压。（6）静息心率>120次/min。（7）未控制的高血压：收缩压>180mmHg或舒张压>100mmHg。（8）近期卒中或短暂性脑缺血发作，心房内血栓。（9）尚未纠正的临床情况（如严重贫血、电解质紊乱、甲状腺功能亢进等）。（10）休息时外周SpO_2<85%。（11）行走功能障碍者。

28. 6分钟步行试验（6MWT）场地及工具设备要求包括哪些内容？

（1）场地：最好在室内进行，选择一条长度30m且少有人经过的平直走廊，可每隔3m做一个标记。起点应用色彩鲜艳的胶带在地板上标出。两端的折返点可用圆锥体（如橙色圆锥体）标记。

（2）工具及设备：

①6MWT记录单。

②计时器（或秒表）。

③计数器。

④供患者休息的椅子。

⑤血压计。

⑥Borg自觉疲劳评分量表（0～10级或6～20级）。

⑦工作记录单。

⑧可穿戴式心电、血压、血氧饱和度（SpO$_2$）监测设备（视情况选用）。

⑨抢救设备：抢救车（含抢救药物，如硝酸甘油、阿司匹林、肾上腺素等）、除颤仪、供氧设备等。

29. 6分钟步行试验（6MWT）操作的注意事项包括哪些内容？

（1）该试验要求受试者尽全力步行最长距离，测试过程中，受试者可根据自身情况调整步行速度。

（2）如果受试者在测试过程中停止行走或示意需要休息时，测试者需告诉受试者："如果您愿意，可以靠在墙上或坐在椅子上休息；当您觉得体力恢复后，请继续行走"。其间不停止计时。

（3）如果受试者在6分钟前停止并拒绝继续（或测试者决定不继续），则让受试者在椅子上坐下，并在6MWT记录单上记录步行距离、停止的时间和提前停止的原因。

30. 在心脏康复训练之前患者常规状态评估和记录包括哪些内容？（表13-3）

表13-3　患者常规状态评估和记录内容

在每次心脏康复训练课程之前，对所有患者进行常规检查，记录以下临床状态是否较上次训练时发生了变化
（1）病史和临床症状，如憋喘、胸痛、呼吸困难、水肿等
（2）上次训练时新做的实验室检查结果，如心肌酶、电解质、肝肾功能、BNP等
（3）生命体征：体温、脉搏、呼吸、动脉压
（4）心率和心律
（5）心电图表现
（6）体重：尤其清晨干体重
（7）用药的依从性和药物处方的改变

31. 在心脏康复训练中需要及时干预的临床问题包括哪些内容？（表13-4）

32. 心血管康复制订运动处方应遵循的原则包括哪些内容？

（1）制订运动处方要遵循FITT-VP的基本原则，即包括运动频率、运动强度、运动方式、运动时间、运动总量和运动进阶等6个方面基本内容。其中运动方式是运动处方安全质量的关键，应符合科学规范。

（2）指导和培训处方对象掌握规范的运动方式是运动处方制订者和执行者的重要责任。

（3）运动强度应设定出安全有效范围；运动时间应设定出最低有效推荐量；运动频率与运动总量以周为基本计量单位。

表13-4　需要及时干预的临床问题

在康复方案的训练策略和步骤中，应该对下面临床情况采取急诊干预措施
（1）新发的或有劳力恶化的心绞痛
（2）新发的心律失常，尤其是室性心律失常
（3）失代偿性心力衰竭
（4）低血糖或高血糖
（5）晕厥或近乎晕厥发作
（6）低血压或高血压急症
（7）突发呼吸困难
（8）运动耐力明显下降
（9）出现跛行
（10）严重焦虑抑郁状态
（11）心搏或呼吸骤停
（12）发生骨折等外科情况
（13）心电图出现广泛导联ST段压低或抬高
（14）活动性出血或检查发现严重凝血功能异常

33. 有氧运动的定义是什么？

有氧运动也称为耐力运动，是指身体大肌群参与的、较长时间的持续运动，这类运动所需的能量是通过有氧氧化产生的。有氧运动可改善心肺耐力，改善人体代谢功能，如改善血糖和血脂水平。有氧运动的常见运动方式包括快走、跑步、广场舞、太极拳、骑自行车和游泳等。

34. 有氧处方的调整原则包括哪些内容？

当患者完成现有运动处方感觉较前明显轻松，心率和血压反应也较前减低，可酌情调整运动量。建议先增加运动时间，在最初的4~6周内每1~2周酌情增加5~10分钟；再增加训练的频率；最后增加运动强度。在调整的过程中应当监护患者的不良反应，如果患者不能耐受应及时调整运动量。

35. 柔韧性运动的定义是什么？

柔韧性运动是指提高人体关节在其整个运动范围内活动幅度的运动。关节活动幅度与韧带、肌腱、肌肉、皮肤和其他组织的弹性与伸展能力，以及关节周围的组织量有密切关系。

36. 柔韧性训练处方应用的原则包括哪些内容？

（1）柔韧性训练宜每日进行，训练前应热身以避免损伤。热身运动为不少于5分钟的有氧训练。

（2）训练原则应以缓慢、可控制的方式进行，并逐渐加大活动范围，每次训练

8～10个主要肌群（如颈部后侧主要肌群、颈部侧方肌群、胸大肌、躯干肌群、肱三头肌、前臂肌群、股四头肌、臀部后侧肌群、腓肠肌、内收肌等）。

（3）训练方法：每个部位拉伸时间6～15秒，逐渐增加到30秒。如可耐受可增加到90秒，其间正常呼吸，强度为有牵拉感觉同时不感觉疼痛，每个动作重复2～3次，总时间10分钟左右，每周3～7次。

37. 平衡功能与协调性训练处方包括哪些内容？

柔韧与平衡训练可采用的方法包括肌肉关节拉伸、平衡杆站立、双足前后串联站立、单腿站立、直线步行、平衡板、太极拳、蛇形走等，治疗师需要根据患者的平衡能力选择合适的训练方法，总原则是由易至难：双足支撑至单足支撑、睁眼至闭眼、静态至动态。

38. 平衡功能与协调性训练处方应用的原则包括哪些内容？

其基本训练原则为：双足至单足、睁眼至闭眼、静态至动态，强度由易至难，运动处方为5～10分钟/次、每日2～5组、每周2～3日。

39. 运动疗法的适应证包括哪些内容？

（1）病情稳定的各型冠状动脉粥样硬化性心脏病：无症状性心肌缺血、稳定型心绞痛、急性冠脉综合征和（或）急性心肌梗死恢复期、冠状动脉血运重建术后（PCI或CABG）、陈旧性心肌梗死。

（2）风湿性心脏病心脏瓣膜置换术后。

（3）病情稳定的慢性心力衰竭。

（4）外周血管疾病，如间歇性跛行。

（5）存在冠心病危险因素者，如高血压、血脂异常、糖尿病、肥胖等。

40. 运动疗法的禁忌证包括哪些内容？

（1）生命体征不平稳、病情危重需要抢救。

（2）不稳定型心绞痛、近期心肌梗死或者急性心血管事件病情未稳定者。

（3）血压反应异常，直立引起血压明显变化并伴有症状、运动中收缩压不升反降＞10mmHg或血压过高、收缩压＞220mmHg。

（4）存在严重的血流动力学障碍，如：重度或有症状的主动脉瓣狭窄或其他瓣膜疾病、严重主动脉弓狭窄、梗阻性肥厚型心肌病（左心室流出道压力阶差≥50mmHg）等。

（5）未控制的心律失常（心房颤动伴快速心室率，阵发性室上性心动过速，多源、频发性室性期前收缩）。

（6）Ⅲ度房室传导阻滞。

（7）急性心力衰竭或慢性失代偿性心力衰竭。

（8）主动脉夹层动脉瘤。

（9）急性心肌炎或心包炎。

（10）可能影响运动或因运动加重病情的非心源性疾病（例如：感染、甲状腺毒症、血栓性疾病等）。

41. 运动风险的控制包括哪些内容?

（1）对患者充分评估并进行危险分层，根据危险分层结果为患者提供安全保障措施，中高危患者需要在血压、心电监护下进行运动康复。

（2）对患者进行运动常识教育，避免过度运动。从日常生活活动水平开始，循序渐进，逐步增加强度，切忌在初次运动时即达到负荷量。根据运动处方实施运动方案，指导患者识别不适症状，必要时及时就医。

（3）建立风险控制预案及抢救流程。

（4）建立患者定期随诊制度。

42. 急性心肌梗死患者Ⅰ期心脏康复目标和开始的条件包括哪些内容?

目标：缩短住院时间，促进日常生活与运动能力恢复，增加患者自信心，减少心理痛苦，减少再住院率；避免卧床带来运动耐量减退、血栓栓塞性并发症。

Ⅰ期康复开始的条件：

（1）过去8小时内病情稳定，包括：

①没有新的或再发胸痛症状。

②无肌钙蛋白水平进一步升高。

③没有出现新的心力衰竭代偿征兆（静息时呼吸困难伴湿性啰音）。

④没有新的恶性心律失常或心电图的动态改变。

（2）基础生命体征正常，包括：

①静息心率50～100次/min。

②静息血压90～150/60～100mmHg。

③血氧饱和度＞95%。

43. 急性心肌梗死患者Ⅰ期心脏康复的日常活动进展包括哪些内容?

患者的日常活动进展取决于患者的初步评估以及患者的每日评估结果，在心脏康复的过程中符合以下标准且无不良体征时，可考虑患者继续进行活动或活动加量。

（1）活动时可有适当的心率增加，但需≤30次/min，需排除心率改变时的心功能不全。

（2）适当的收缩压增加（较静息状态增加10~40mmHg）。

（3）通过遥测心电监测未发现新发心律失常和（或）ST-T的非正常演变。

（4）与之前活动相比，没有新发心血管疾病状，如心悸、呼吸困难、过度疲劳或胸痛的出现。

44. 急性心肌梗死患者Ⅰ期心脏康复终止运动的条件包括哪些内容？

（1）运动时心率增加＞20次/min；与静息时比较收缩压升高＞40mmHg，或收缩压下降＞10mmHg；脉氧饱和度＜95%。

（2）明显的室性或房性心律失常。

（3）Ⅱ度或Ⅲ度房室传导阻滞。

（4）心电图有ST段动态改变。

（5）出现运动不耐受的症状或体征如胸痛，明显气短、心悸和呼吸困难等。

45. 急性心肌梗死患者Ⅰ期心脏康复运动处方和心脏康复程序包括哪些内容？

表13-5　急性心肌梗死Ⅰ期心脏康复运动处方和心脏康复程序

康复步骤	能量消耗	运动处方	日常生活活动	健康宣教	注意事项
第一步	1~2METs	1. 仰卧位，下肢交替抬高30°，5组/次 2. 上肢抬高时深吸气，放下时慢呼气，5组/次	床上活动，自主进食，部分依赖帮助	介绍CCU病房，消除个人紧张心理，指导睡眠，介绍康复小组及心脏康复程序	保证穿刺口固定，活动时不影响穿刺伤口及治疗管路
第二步	1~2METs	1. 上午床边坐椅子5~10分钟，每日1次 2. 下午床边行走5~10分钟，每日1次	下床活动，自主如厕，少部分依赖帮助	介绍冠心病危险因素及其控制措施，指导戒烟，发放宣传材料	在医学监护下活动，站立时避免体位性低血压或跌倒
第三步	2~3METs	1. 床边行走10分钟，每日2次 2. 坐位八段锦5分钟，每日1次	病室内活动，自主日常活动	介绍心脏解剖和功能，介绍心肌梗死发病过程，介绍2METs的日常活动，指导饮食和日常活动	在医学监护下步行训练和日常生活活动
第四步	2~3METs	1. 室内行走10分钟，每日2次 2. 坐位八段锦10分钟，每日1次	病室内及走廊活动，自主日常活动	介绍心肌梗死后二级预防用药，介绍3METs的日常活动，安排复诊和出院随访。指导社会活动和参与的调整与适应	在患者耐受前提下进行6分钟步行试验，做好出院指导，制订门诊康复和随访计划

46. 急性心肌梗死患者Ⅱ期心脏康复目标包括哪些内容？

患者恢复日常活动能力、纠正不良生活习惯，坚持以运动治疗为核心，主动控制心血管危险因素，优化二级预防用药，恢复正常社会生活和工作。教会患者自我管理技能，避免再发心血管事件，减少再心肌梗死住院，降低病死率。

47. 急性心肌梗死患者Ⅱ期心脏康复运动处方实施过程中风险防控包括哪些内容?

（1）规范操作心脏康复训练:

①对患者每次运动康复前、中、后进行风险评估。

②开始运动康复之前向患者详细介绍运动处方及注意事项。

③准备心脏急救应急预案与启动流程。

④运动场地需备有心电监护和心肺复苏设备，包括心脏电除颤仪和急救药物。

⑤指导患者感受运动康复训练时的预警信号，包括胸部不适，头痛或头晕、心律失常、心率增加和气喘等。

（2）密切医学监护:

①低危患者运动康复时无须医学监护，也可使用心率表监护心率，重点教会患者识别可能的危险信号，在患者出现不适反应时能正确判断并及时处理。

②中危患者可进行医学监护，监测心率、血压、血氧饱和度、疲劳程度和症状等。

③高危患者需严格连续医学监护，密切观察患者运动中心率、心电图、血压、血氧饱和度、症状和疲劳程度，一旦出现不适，致命心律失常或心肌缺血，立即终止运动。

48. 急性心肌梗死患者Ⅲ期康复目标包括哪些内容?

让患者主动地控制危险因素，长期坚持运动治疗习惯，最大限度地提高患者的生命质量，有自信、有能力地参与社会生活和工作。

49. 急性心肌梗死患者Ⅲ期康复包括哪些内容?

Ⅲ期康复即社区和家庭心脏康复是指发生心血管急性事件12个月后的冠心病终身预防及管理服务，其核心内容涉及心血管疾病预防、治疗、康复和社会心理等问题的全程综合管理，重点帮助患者维持已形成的健康生活方式和运动习惯，继续有效控制冠心病高危因素，帮助患者恢复家庭生活和社会交往等日常活动，部分患者可重返工作岗位。

50. 稳定型心绞痛患者心脏康复的护理评估包括哪些内容?

护士协助康复评估，完成或协助完成营养状况和精神心理等评估，并汇总整理评估结果，建立患者档案等（表13-6）。

51. 稳定型心绞痛患者Ⅰ期康复的物理治疗包括哪些内容?

Ⅰ期康复治疗:物理治疗包括早期适应性康复、运动疗法、呼吸训练、物理因子治疗。

（1）早期适应性康复:根据康复评估和危险分层，对于中高危稳定性冠心病患者，

表13-6　稳定型心绞痛患者Ⅰ期康复物理治疗评估说明

类别	评估内容	评估说明
营养状态	营养不良	膳食日记和膳食习惯分析是评价营养状况的金标准
	营养不良风险筛查	住院患者营养风险筛查首选NRS2002
精神心理	焦虑、抑郁、睡眠障碍	访谈，使用问卷/量表：HADs、GAD-7、PHQ-9、PSQI等
安全评估	心脏康复安全风险	Morse跌倒风险评估；高龄、体弱等人群推荐增加日常生活活动能力、认知功能、衰弱评估
依从性评估	个体化康复需求	访谈或使用冠心病患者心脏康复信息需求问卷
	服药依从性	Morisky服药依从性量表
	康复依从性影响因素	系统因素：经济、社会支持，康复可及性（距离、时间）
		个人因素：婚姻、文化程度、共病情况、对康复的认知与信念
烟酒嗜好	烟酒依赖程度	吸烟及饮酒史，尼古丁依赖量表（FTND）

注：NRS2002为住院患者营养风险筛查量表；HADs为医院焦虑和抑郁量表；GAD-7为焦虑筛查问卷；PHQ-9为9条目健康问卷；PSQI为匹兹堡睡眠质量指数问卷。

建议进行早期适应性活动、呼吸训练及物理因子治疗。对于低危患者，早期可行规律的有氧运动。

（2）运动处方和运动疗法：运动处方是执行运动康复治疗的重要依据，需要明确运动的方式、强度、时间、频率、总量和进阶方案，遵循FITT-VP原则。

①有氧运动：是Ⅰ期康复的核心内容，对于高危患者，无氧阈值（anaerobic threshold，AT）强度是运动处方安全的重要依据，运动时间10~15分钟，每日1~2次。AT以上运动强度，会导致交感神经兴奋性增加，体内应激代谢反应发生，不建议高危患者行AT以上强度的运动。

②抗阻运动：稳定性冠心病Ⅰ期患者在有氧运动基础上进行抗阻运动，建议从低强度20%~30%1-RM开始，循序渐进。

③柔韧与平衡训练：以缓慢、可控方式进行，逐渐加大活动范围。柔韧与平衡训练可采用的方法包括肌肉关节拉伸、平衡杆站立、双足前后串联站立、单腿站立、直线步行、平衡板、太极拳、蛇形走等，治疗师需要根据患者的平衡能力选择合适的训练方法，总原则是由易至难：双足支撑至单足支撑、睁眼至闭眼、静态至动态。

④核心稳定训练：核心肌群稳定是功能性运动的主要组成部分，影响患者的平衡功能和行走速度。核心肌群训练遵循从静态到动态的原则。卧床期间可以进行腹部肌群、腰背肌群等长运动，逐步增加桥式训练，直到动态稳定性训练。

⑤中医传统运动：太极拳、八段锦、五禽戏等锻炼方法，都是适宜的选择。

（3）呼吸训练：①深呼吸：每组3~5次，每日15~20组。②呼吸控制：5~15次/min，每日3~4次。③呼吸肌训练：建议从30%最大吸气压（maximal inspiratory pressure，MIP）开始训练，逐渐增加至50%~60%MIP，一般不超过70%MIP。

（4）物理因子治疗：物理因子治疗是Ⅰ期康复的有效补充手段，可操作性强，患者的依从性较好。①神经肌肉电刺激。②体外膈肌起搏治疗。③体外反搏。

52. 稳定型心绞痛患者Ⅰ期康复护理包括哪些内容?

（1）健康教育：

①以护士为主导，康复团队成员参与，入院时即要求开始，并有计划地贯穿整个康复治疗全过程，住院期间心脏康复健康教育时间累计不少于60分钟。

②教育内容根据评估结果个性化制订，重点普及心血管疾病危险因素管理、心脏康复五大处方及安全管理。

③教育可通过讲座、视频、教育手册、橱窗专题宣传等形式进行。推荐以问题为导向，组织面对面集中学习讨论形式，每周至少1次，每次30～60分钟；年龄大、文化程度较低者，建议采取一对一口头指导等患者更容易接受的方式，出院前发放随访手册，重点指导出院后心脏康复的执行。

（2）安全管理：心脏康复风险表现在康复评估、康复治疗和心肺疾患本身进展过程中。加强高危患者运动监护，识别危险信号，遇到突发事件快速启动急救流程是康复治疗安全性的重要保障。为保障患者Ⅱ期康复的安全性，出院前教授患者掌握自我监测和急救方法，住院期间至少模拟训练1次出院后的运动康复方案。

根据运动危险分层进行不同级别的医学监护：

①低危患者在运动过程中可使用心率表监测心率，重点关注患者主诉。

②中高危患者建议进行医学监护，在运动过程中监护心电、心率、血压、血氧饱和度、疲劳程度和不适症状等，运动前后监测生命体征。

③在运动过程中或停止运动3～5分钟后心率仍持续增加或出现致命性心律失常、心肌缺血加重等情况时，应立即启动应急预案。

53. 稳定型心绞痛患者Ⅰ期康复危险信号的识别包括哪些内容?

一旦出现以下症状应暂停或延缓运动康复：

（1）自觉胸闷、胸痛、心悸、呼吸困难、眩晕、出冷汗和疲劳，关节或肌肉不寻常疼痛等。

（2）心率＞120次/min或基础心率增加40次/min以上。

（3）血压≥220mmHg，运动中收缩压不升或降低＞10mmHg。

（4）血氧饱和度≤90%。

（5）心电图ST段水平型或下斜型下降≥0.15mV或心肌梗死部位相应导联ST段显著上升。

（6）严重心律失常。

54. 稳定型心绞痛患者Ⅰ期康复应急设备及应急管理包括哪些内容?

应急设备及应急管理：（1）运动场所应配备心电监护和心肺复苏设备，包括心脏电除颤仪、血压计、急救药品（硝酸甘油、肾上腺素、多巴胺和阿托品等）、供氧设备、心率表、血糖仪、心电图机等。急救药品与设备均需规范管理，确保处于有效期和备用状态。（2）心脏康复护士应经过心肺复苏培训，掌握心血管专业的基本理论知识（如运动生理学等）、心脏康复适应证、禁忌证和运动终止指征，具备心血管专科护理和突发心脏意外事件的急救经验。康复团队成员应熟悉康复过程中突发意外事件（如恶性心律失常、心搏骤停、晕厥、跌倒等）的应急预案并至少每半年组织1次演练。

55. 稳定型心绞痛患者Ⅱ期康复的物理治疗包括哪些内容?

Ⅱ期康复采用的物理治疗主要包括运动疗法、呼吸训练、物理因子治疗3部分。

（1）运动疗法：运动疗法强调在Ⅰ期心脏康复的基础上，进一步优化有氧运动处方，逐渐增加抗阻运动，推荐完成36次训练，一般不低于25次。①运动评估：根据病情进行心肺运动功能的阶段性评估，一般每4~8周评估1次，根据需要可及时调整评估时间、运动处方和危险分层。②运动程序：强调热身运动、运动训练、整理运动3个阶段。③有氧运动：以有氧运动为基础，个体化附加柔韧性运动、平衡协调性运动训练，同时需根据阶段性评估结果和危险分层，调整运动处方。该阶段首选持续低、中强度有氧运动训练，高强度间歇训练（high intensity interval training，HIIT）也是稳定性冠心病患者康复的有效运动方式之一。在制订HIIT处方和进阶方案时，要根据患者的运动能力与CR时期确定间歇时间和运动强度，建议在2~4周有氧运动后逐步采用HIIT方式。④抗阻运动：建议连续2周监护下有氧训练之后增加抗阻运动。注意抗阻训练过程中用力时呼气，放松时吸气，避免Valsalva动作。⑤柔韧、平衡、协调性运动：具体内容参见Ⅰ期方案。

（2）呼吸训练和物理因子治疗方法同Ⅰ期，根据个体化方案调整。

56. 稳定型心绞痛患者Ⅱ期康复的护理包括哪些内容?

（1）健康教育：重点教育心血管疾病危险因素管理、生活方式干预，指导出院后康复方案的落实。可以通过互联网进行远程指导，重点培训患者及家属的急救技能，积极推进三级医院指导下的社区家庭心脏康复，鼓励家属督促患者坚持心脏康复。

（2）安全管理：随着运动处方优化、运动强度增加，门诊心脏康复仍需遵循安全原则，严格规范操作，急救设施等安全保障措施须到位。加强心电血压监护，观察运动时胸闷胸痛症状，注意防范跌倒和心血管事件发生。

57. 稳定型心绞痛患者Ⅲ期康复的护理包括哪些内容?

因地制宜，个性化开展门诊随访、家庭访视等。可应用电话、短信、微信、视频会议平台等指导患者进行危险因素管理、生活方式干预、指导康复训练和双心治疗等远程居家管理和随访。

（1）加强随访：支架置入术后3个月是戒烟复吸高峰期，出院后6个月患者的饮食和运动等健康行为水平显著下降，应加强延续性随访支持。高危患者建议出院后7日内完成首次随访。随访频率至少每月1次，持续3个月，此后每3个月1次，一般持续1年，有条件时1年后每年进行心血管综合评估，实现长期管理。

（2）随访内容：①有无药物不良反应，有无自行停药。②运动处方的执行及质量。③心理状态及睡眠。④戒烟者有无复吸。⑤血脂、血糖、血压等危险因素是否控制和达标。⑥门诊就诊和再住院。⑦指导心绞痛症状的识别和应急处理、家庭急救、自助救援方法等。

（3）随访数据管理：向患者反馈随访结果，鼓励维持健康生活方式，纠正不良行为习惯，定期回顾随访数据并录入数据库，评估患者身体、心理、行为和社会风险因素，系统总结心脏康复效果，持续优化康复方案。

58. 冠状动脉旁路移植（CABG）术后患者ICU期间的运动处方包括哪些内容？

早期床上活动：CABG后早期在ICU内的活动，可促进肺功能康复，防止或延缓肌肉萎缩，提高身体功能。患者一旦脱离急性危险期、病情稳定并排除禁忌证后，即可开始早期床上活动。

（1）早期床上活动可从增加患者的床头角度开始，使患者逐步开始半坐位，坐位，独立坐位，床旁坐位。对于肌力<3级的患者，可进行被动关节活动训练，主动助力活动，静力性肌肉收缩训练。对于肌力≥3级的患者，可开始主动关节活动训练，抗阻训练。

（2）肢体活动从5~10分钟开始，逐步增加。在床上活动过程中，活动强度依据心率、血压、血氧饱和度、呼吸频率和Borg评分而定（Borg评分12~13分为佳）。

（3）对于超过3日未从ICU转回普通病房的患者，在排除禁忌证后，可在ICU阶段开始逐步的肢体活动。

59. 冠状动脉旁路移植（CABG）术后病房肺部训练包括哪些内容？

肺部训练：从术后第1日开始，鼓励患者进行呼吸训练，一直坚持至出院。

（1）对于需改善通气功能、提高通气效率和肺功能的患者，可进行腹式呼吸训练、缩唇呼吸训练、深呼吸治疗，也可配合使用呼吸训练器，增强呼吸肌力量。

（2）对于有痰液潴留，肺不张的患者，可在保护伤口的基础上，进行气道廓清技术。若咳嗽未达到目标效果，可结合体位管理和胸廓震颤辅助咳嗽与呼吸训练。

（3）对于心肺功能需改善的患者，可以加强体位管理，结合术后的早期活动，提高摄氧量与肢体活动能力，减少并发症。

60. 冠状动脉旁路移植（CABG）术后病房心脏康复的活动内容包括哪些内容？（表13-7）

表13-7　CABG后患者住院期间的心脏康复的活动内容

步骤	活动内容
1	呼吸训练（3组10次），上肢和下肢主动运动（3组10次），抬高床头至45° 下保持坐位。下肢功率踏车训练（共20分钟，5分钟热身，10分钟低强度运动，5分钟恢复，30转/分钟）
2	完成第一步。保持上身直立，在地面步行3次（每次1分钟），下肢功率踏车训练（共20分钟）
3	完成第二步的主动练习。在病房内步行7分钟。床旁座椅坐位训练30分钟
4	完成第三步的主动练习。在病房内步行10分钟。床旁座椅坐位训练60分钟
5	完成第四步的主动练习。在病房内步行15分钟。床旁座椅坐位训练120分钟
6	完成第五步的主动练习。在病房内步行20分钟。台阶训练3次（20cm的台阶）
7	完成第六步的主动练习。台阶训练6次（20cm的台阶）

61. 冠状动脉旁路移植（CABG）术后实施功能训练包括哪些内容？

（1）肢体训练：CABG急性期后，在患者循环稳定及排除禁忌证后，即可开展早期肢体活动。从术后第1日开始，在医护人员的监督下，在床上进行肢体被动或主动活动。之后每日逐步从床上肢体主动活动，过渡至床旁活动，病房内步行，上下楼训练，控制运动当量在2~4代谢当量（MET）。

（2）有氧训练：在患者的耐受范围内，按步骤增加至低-中强度的有氧运动，可选择床旁踏车训练，或下地步行。进行间歇或持续的有氧活动。逐渐增加运动时间，从5分钟进阶至10~20分钟。在运动过程中，密切监测患者的症状、体征和心电图等。控制患者的疲劳指数（RPE）在11~13分，控制运动中的最大心率不超过静息心率增加20次/min。

（3）肩关节训练：CABG后患者，从术后第1日开始，每日2次，在未引起不适的情况下，进行适当的肩关节活动，直至患者出院。患者可进行提肩，肩绕环，头部环绕动作等。短期内暂停使用手摇机及划船机进行康复训练，保护好伤口。

62. 慢性心力衰竭患者心脏康复核心包括哪些内容？

运动康复是慢性心衰患者心脏康复的核心要素。包括以下内容：

（1）慢性心力衰竭患者运动康复的适应证和禁忌证。

（2）慢性心力衰竭患者运动康复的危险分层。

（3）慢性心力衰竭患者运动处方原则。

（4）慢性心力衰竭患者运动处方的具体内容。

（5）慢性心力衰竭患者运动康复的流程。

63. 慢性心力衰竭患者运动康复的适应证包括哪些内容？

（1）根据国际临床共识/指南的建议，急性失代偿心力衰竭患者（包括慢性心力衰竭急性发作）若生命体征平稳则需早期活动（Ⅰ期康复）。

（2）对于纽约心脏协会（NYHA）心功能Ⅰ～Ⅲ级生命体征平稳的慢性心力衰竭患者建议心脏康复。

64. 慢性心力衰竭患者运动康复的禁忌证包括哪些内容？

禁忌证：

（1）急性冠状动脉综合征早期（2日内）。

（2）恶性心律失常。

（3）急性心衰（血流动力学不稳定）。

（4）静息血压＞200/110mmHg。

（5）高度房室传导阻滞。

（6）急性心肌炎、心包炎或心内膜炎。

（7）有症状的主动脉瓣重度狭窄。

（8）严重的肥厚型梗阻性心肌病。

（9）急性全身性疾病。

（10）心内血栓。

（11）近3～5日静息状态进行性呼吸困难加重或运动耐力减退。

（12）低功率运动负荷出现严重的心肌缺血（＜2代谢当量，或＜50W）。

（13）糖尿病血糖未控制理想。

（14）急性栓塞。

（15）血栓性静脉炎。

（16）新发心房颤动或心房扑动。

相对禁忌证：

（1）过去1～3日体重增加＞1.8kg。

（2）正接受间断或持续的多巴酚丁胺治疗。

（3）运动时收缩压降低。

（4）NYHA心功能Ⅳ级。

（5）休息或劳累时出现复杂性室性心律失常。

（6）仰卧位时静息心率≥100次/min合并有运动受限的疾病。

65. 慢性心力衰竭患者运动康复的危险分层包括哪些内容？（表13-8）

表13-8　美国心脏协会危险分层标准

危险级别	NYHA心功能分级	运动能力	基础疾病及临床特征	监管及ECG血压监控
A	I	>6METs	无心脏病史 无症状	无须监管及ECG血压监护
B	I 或 II	>6METs	有基础心脏病，无心力衰竭症状，静息状态或运动试验≤6METs时无心肌缺血或心绞痛，运动试验时收缩压适度升高，静息或运动时未出现持续性或非持续性室性心动过速，具有自我监测运动强度能力	只需在运动初期监管及ECG血压监护
C	III 或 IV	<6METs	有基础心脏病，运动负荷<6METs时发生心绞痛或缺血性ST段压低，收缩压运动时低于静息状态，运动时非持续性室性心动过速，有心搏骤停史，有可能危及生命	整个运动过程需医疗监督指导和ECG及血压监护，直至确立安全性
D	III 或 IV	<6METs	严重基础心脏病，失代偿心力衰竭，未控制的心律失常，可因运动而加剧病情	不推荐以增强适应为目的的活动，应重点恢复到C级或更高级，日常活动需根据患者评估情况由医师确定

注：NYHA为纽约心脏协会；ECG为心电图。

66. 慢性心力衰竭患者有氧运动处方包括哪些内容？

（1）有氧运动的种类：步行，跑台，功率车等，也可以结合自身的条件，选择太极拳、八段锦、舞蹈、体操等。

（2）有氧运动强度：可参照运动试验测得的峰值心率、心率储备（HRR）（HRR=最大运动时心率-静息心率）、峰值摄氧量（peakVO$_2$）、储备摄氧量（VO$_2$）（储备VO$_2$=peakVO$_2$-静息VO$_2$）、无氧阈（AT）或自主疲劳指数（RPE）测定。

①以心率为标准制订运动处方，需考虑β受体阻滞剂及其他影响心率的药物影响，一般情况下不推荐峰值心率作为运动强度的参照标准。推荐心率储备法，常用公式如下：运动靶心率=%HRR+静息心率，百分数的设定从40%开始逐渐增加到80%。

②以VO$_2$为标准制订运动处方，目前临床上较少使用此方法制订运动强度。

③推荐以AT为标准制订运动强度，AT值可直接在心肺运动试验结果中获取，相对于通过VO$_2$计算更直接，AT相当于50%~60%peakVO$_2$，研究显示安全有效。按照BORG scale自感劳累分级确定运动强度，推荐RPE12~14（6~20级表）或5~6（10级表）。

（3）有氧运动时间和频率：目标水平分别为20~60分/次和≥5次/周。对于最初运动耐量极差的患者，开始可用间歇性运动代替持续性运动，无论选择哪种方法，在增加运动强度之前，运动持续时间和频率都应增至目标水平。运动时间中需包括5～10分钟的热身和整理运动。

（4）运动进度：通常经过6～8周的运动，运动耐力等有所改善。可考虑运动强度和运动时间逐渐加强。一般情况下，每4周复测运动试验，根据运动试验的结果调整运动处方，直至完成36次运动治疗，以后半年或1年复测运动试验调整。

67. 慢性心力衰竭患者有氧运动的安全注意事项包括哪些内容？

（1）认真评估，运动中注意热身与整理阶段，高度重视患者运动中不适主诉及症状、体征的变化，做好应急预案。

（2）学会识别高危患者，危险分层为C、D级患者要求运动时佩戴心率监测设备，必要时佩戴血氧饱和度监测设备，以保证运动治疗的有效和安全。

（3）正确处理糖尿病患者运动与药物相互作用的关系，运动时间应避开降糖药物血药浓度达到高峰的时间，在运动前、中、后，可适当增加饮食，避免出现低血糖。

68. 慢性心力衰竭患者抗阻运动的适应证包括哪些内容？

在慢性心力衰竭患者急性发作期待生命体征平稳后早期活动建议低强度的抗阻运动。非低强度抗阻运动建议稳定期慢性心力衰竭经历3～4周有氧运动后方可进行。

69. 慢性心力衰竭患者抗阻/力量训练的建议包括哪些内容？

对符合行抗阻运动训练的慢性心力衰竭患者，首先进行肌力测试，并根据此制订抗阻运动处方。抗阻运动处方同有氧运动一样包括运动强度、频率、持续时间、方式、进展、注意事项6个方面：

（1）抗阻运动种类：等张训练、等长训练和等速训练。抗阻运动方式多样，可采用克服自身体质量训练，或借助于使用各种设备，包括自由举重/哑铃、踝部重量袋、弹力带、滑轮或力量训练肌。应指导患者正确的方法（即通过全方位的移动缓慢控制运动），不屏气或无Vasalva动作，一次训练一个主要肌肉群。

（2）抗阻运动强度：1次重复最大力量（1-RM）为抗阻运动强度的参照。由于1-RM测量可能对心衰患者增加心血管风险，目前并不常用。慢性心力衰竭患者由于多数合并肌肉力量下降和肌肉减少症，建议早期可以采用小哑铃、弹力带简单器具或抬腿等克服自身体质量训练（心率增加<20次/min，RPE<12）。病情稳定后通常在数周至数月内，逐渐增加抗阻运动训练强度，上肢从40%1-RM至70%1-RM，下肢从50%1-RM至70%1-RM，分别重复8～15次，RPE<15，并须确保每次训练的正确实施，以避免肌肉骨骼伤害的可能性。抗阻运动的频率：每周应对每个肌群训练2～3次，同一肌群练习时间应间隔至少48小时。

（3）抗阻运动的持续时间：上肢肌群、核心肌群（包括胸部、肩部上背部、下背部、腹部和臀部）和下肢肌群可在不同日期交替训练；每次训练8～10个肌群，目标为每个肌群每次训练1～3组，从1组开始循序渐进，每组10～15次，组间休息2～3分钟。

（4）抗阻训练的进展：当患者每个肌群能够轻松完成3组训练并每组重复10～15次，重量可增加约5%，重复次数从一组开始，每组次数10～15次，最终增加到70%1-RM，重复10～15次。老年心衰患者可增加每组重复次数（如15～25次/组），减少训练强度。

70. 慢性心力衰竭患者抗阻运动的安全注意事项包括哪些内容？

（1）注意调整呼吸模式，运动时避免Vasalva动作。
（2）抗阻运动前、后应做充分的准备活动和整理活动。
（3）运动时保持正确姿势，抗阻训练不应引起明显肌肉疼痛。
（4）若患者出现症状，如头晕，心悸或呼吸急促等，应停止运动。
（5）在抗阻运动期间，因心率和收缩压上升，可致每搏输出量的轻微变化和心排出量的适度增加。

因此对抗阻运动可能存在风险的慢性心衰患者，应从低强度开始，并监测血压和心率。

71. 慢性心力衰竭患者柔韧性运动包括哪些内容？

（1）柔韧性运动种类：动力拉伸和静力拉伸。
（2）柔韧性运动强度：柔韧性运动强度包括牵拉某关键肌肉群和肌腱的次数及持续的时间。一般关键肌肉群牵拉3～5次，每次20～30秒。
（3）柔韧性运动时间：牵拉肌肉群和肌腱每次持续20～30秒。
（4）柔韧性运动频率：每周2～3次。
（5）运动进度：循序渐进增加肌肉群的牵拉次数。

72. 慢性心力衰竭患者柔韧性运动的安全注意事项包括哪些内容？

（1）应根据动作的难度、幅度等，循序渐进，量力而行。
（2）防止拉伤。

73. 慢性心力衰竭患者进行呼吸肌训练的理论基础包括哪些内容？

呼吸肌训练对慢性心衰患者尤为重要。慢性心衰患者由于心排出量降低导致外周骨骼肌（包括呼吸肌）的低灌注及血管的收缩，从而产生代谢和结构的异常，导致呼吸肌的萎缩，进一步加重呼吸困难。

74. 慢性心力衰竭患者呼吸肌训练包括哪些内容?

(1)缩唇呼吸训练:教患者练习在嘴唇半闭(缩唇)时呼气,类似于吹口哨的嘴形,使气体缓慢均匀地从两唇之间缓缓吹出,吸气时闭嘴用鼻缓慢吸气,稍屏气后行缩唇呼气,吸与呼时间比为1:2。

(2)腹式呼吸训练:患者舒适位,站立或坐位,左手置于胸前,右手置于腹部,鼻子慢慢深吸气,尽力将腹部鼓起,然后以口呼气,尽量将腹内收(此时口型为鱼口状),呼吸要深,尽量延长呼气时间,每次训练10分钟左右。

(3)人工对抗阻力呼吸训练:可借助呼吸训练器(气球),患者先深吸气,然后含住气球吸嘴,收拢嘴唇,使吸嘴将舌体下压,保持口腔及呼吸道通畅,缓慢用力吸气,自我调节吸气流速,直至浮标球全部吸起,要循序渐进,以不疲劳为度,尽量将吸气时间保持较长,使浮标球在相应的高度停留时间长,然后将吸嘴拔出,缓慢缩唇呼气,放松休息2分钟后再进行下次锻炼。以上方法强度要循序渐进,注意防止过度换气,出现头晕、目眩、气急,每日2～3次,每次10分钟左右。

75. 植入型心脏复律除颤器(ICD)/心脏同步化治疗(CRT)/心脏再同步化治疗心脏复律除颤器(CRT-D)植入患者运动处方制订包括哪些内容?

(1)运动形式:建议有氧运动,避免爬高、游泳等运动形式,以防ICD放电造成不良后果。因抗阻、柔韧性运动证据不足,目前暂不建议。

(2)运动强度:低-中高强度(起初采用低中强度,RPE 11～14,然后逐步增加至50%～80%peakVO$_2$),心率低于ICD放电设定的心率20次。

(3)运动频率:每周3～5次。

建议起初在监护下运动。每30日再评估,循序渐进调整有氧运动强度、时间、频率等。

76. 高血压患者运动处方包括哪些内容?

高血压人群尽量每日持续进行30～60分钟的持续性或间歇性有氧运动,可采用步行、慢跑、骑车和游泳等方式。每周 2～3次抗阻运动,40%～60%的心率储备,RPE评分为11～13分。

77. 老年心血管疾病患者制订运动处方包括哪些内容? (表13-9)

78. TAVR患者围术期康复包括哪些内容?

TAVR围术期康复包括术前预康复、术后监护病房康复、术后普通病房康复。其中术前预康复包括康复宣教、临床综合评估和康复干预3部分。

表13-9 老年心血管疾病患者运动处方的制订

条目	具体内容
评估	（1）强烈推荐参加CR计划前进行症状限制性运动试验评估。并且这种评估随着临床状况的变化而需要重复进行。测试的内容应该包括心率、心律、症状、体征、ST段变化、血流动力学情况、自我疲劳程度、运动耐量等 （2）根据患者上述运动试验的评估结果，对患者进行危险分层，确定需要监护的强度，我们建议使用AHA和AACVPR推荐的危险分层图表进行危险分层
干预	（1）制订基于评估结果、危险分层以及并存的疾病情况（如外周血管病、骨骼肌肉疾病等）的个体化运动处方，包括有氧运动和抗阻训练，并且运动处方的内容也应该让推荐医师过目，必要时进行修改，运动处方应该包括运动频率（F）、运动强度（I）、运动时间（D）、运动方式（M） ①有氧训练：F=3～5日/周；I=50%～80%的运动耐量；D=20～60分钟；M=步行、活动平板、骑脚踏车、划船、爬楼梯以及其他适合的连续性或间断性运动训练 ②抗阻训练：F=2～3日/周；I=每组10～15次至中等强度的疲劳；D=1～3组8～10次不同四肢的运动训练；M=健美体操、拉弹力带、举哑铃、力量训练器练习、拉力器练习等 （2）在每个运动阶段中应包括热身运动、恢复运动和适应性训练 （3）如果患者的临床情况有变化，应随时调整运动处方
预期目标	（1）患者了解运动中的安全问题，包括预警性的症状和体征 （2）患者的心肺功能、柔韧性以及肌肉的耐力和力量得到提高 （3）减轻患者的症状，社会心理问题得到改善 （4）患者的总体心血管风险、死亡率得到下降

79. TAVR患者术前预康复的定义是什么?

TAVR患者术前预康复是指TAVR患者在术前接受增强个体功能储备的康复，以便患者能更好地承受随之而来的手术应激。

80. TAVR患者术后在监护病房的运动康复指征是什么?

建议早期启动运动康复需同时满足以下临床指标：

（1）平均动脉压（mean arterial pressure，MAP）60～100mmHg。（2）收缩压（systolic blood pressure，SBP）90～180mmHg。（3）血氧饱和度（bloodoxygen saturation，SpO_2）≥88%（静息未吸氧状态下）。（4）静息心率60～130次/min。

81. TAVR患者术后在监护病房的运动康复包括哪些内容?

监护病房运动康复主要以维持体位、床上翻身和转移为主，辅以局部手法治疗、局部肢体活动和呼吸训练，以减轻患者身体疼痛，促进患者早期离床活动，防止术后血栓形成、肺部感染和肌肉萎缩等情况的发生。

康复项目包括体位转移、翻身训练、被动/主动关节活动训练。对下肢穿刺点恢复良好的患者，要辅助床边坐立、坐位平衡、坐位转移等离床前准备训练，鼓励尽早屈膝抗重力训练，也要进行增强吸气肌力量的训练。对运动耐力较差的患者，进行被动体位转移、被动肢体运动、维持关节活动度、辅助坐位训练等。

82. TAVR患者术后门诊康复综合评估及建议包括哪些内容?

综合评估内容包括跌倒风险、认知状态、心理、营养状态、运动能力和深静脉血栓形成评估等,进行心肺运动试验评估前需确认患者股动脉穿刺伤口愈合良好。伤口愈合不良者建议暂缓运动测试(表13-10)。

表13-10 经导管主动脉瓣置换术后门诊康复综合评估及建议

项目	评估内容	建议
心脏功能状态	TAVR术后瓣膜功能 心绞痛CCS分级 NYHA心功能分级 心脏疾病相关危险因素	心脏康复门诊制订康复计划
焦虑和抑郁	PHQ-9/GAD-7或HADS	专科门诊抗抑郁和焦虑治疗
认知功能	简易智力状态检查量表(MMSE)	专科门诊治疗
营养状态	简易营养评估(MNA)	高蛋白饮食或调整营养素比例
运动能力	心肺运动试验 6分钟步行试验 2分钟踏步试验 体力活动问卷(DASI) 肌力检测 平衡功能检测	心脏康复门诊制订运动处方。进行低至中等强度有氧运动及抗阻运动,平衡功能训练
深静脉血栓	病变肢体肿胀 D-二聚体动态异常 B超提示深静脉血栓形成	专科门诊,抗凝治疗,暂停运动康复

注:TAVR,经导管主动脉瓣置换术;NYHA,纽约心脏病学会;CCS,加拿大心血管病学会;HADS,医院焦虑抑郁量表;PHQ-9,抑郁自评量表;GAD7,焦虑自评量表;DASI,Duke活动状态指数。

83. TAVR患者门诊运动康复处方包括哪些内容?(表13-11)

表13-11 TAVR 患者门诊运动康复建议处方[a]

项目	有氧运动	抗阻运动
频率	每周3~5日	每周2~3日,隔日1次
强度	渐进性低强度有氧训练: 1. 功率车训练,从0W开始逐渐增加到20~30W或更多,直到目标强度 2. 跑台训练,从1km/h开始,以1km/h逐渐增加直到目标强度 3. 运动中保持RPE评分11~12分为宜	渐进性低负荷抗阻训练: 1.上肢抗阻训练,从30%RM开始逐渐增加到50%RM 2.下肢抗阻训练,从40%RM开始逐渐增加到60%RM 3. 运动中保持RPE评分11~12分为宜
时间	每日累计30分钟	每组10~15次,共2~4组
类型	功率车、跑台	哑铃、弹力带及抗阻器械
注意事项	需在康复治疗师指导下运动,应注意运动不影响穿刺伤口,避免意外损伤,重视患者疲劳度	需在康复治疗师指导下完成1RM测试,应注意运动不影响穿刺伤口,避免意外损伤,重视患者疲劳度,避免Valsalva动作

注:TAVR,经导管主动脉瓣置换术;RPE,自感劳累程度;1-RM,1次复最大力量;[a],整个训练过程中,注意监测患者的症状、心电、血压、血氧饱和度、疲劳程度等。

84. 居家心脏康复（HBCR）核心管理中根据危险分层指导运动康复治疗包括哪些内容？（表13-12）

表13-12 心血管疾病患者运动风险分层

项目	低危	中危	高危
运动测试	运动测试和恢复期间无复杂室性心律失常； 运动测试和恢复期间无心绞痛或其他明显症状（如异常的呼吸短促、头晕或眩晕）； 运动测试和恢复期间有正常的血流动力学反应（即随着工作负荷的增加和恢复，心率和收缩压有适当的上升和下降）； 功能储备≥7METs	有心绞痛或其他明显症状，例如只在高强度运动时（≥7METs）出现异常的呼吸短促、头晕或眩晕； 运动测试或恢复期间有轻至中度的静息时局部缺血（ST段较基线压低≤2mm）； 功能储备≤5METs	运动测试或恢复期间有复杂的室性心律失常； 有心绞痛或其他明显症状［例如在低强度运动时（<5METs）或恢复期间有异常的呼吸短促、头晕或眩晕］； 运动测试或恢复期间有严重的静息时局部缺血（ST段较基线压低≥2mm）； 运动测试时有异常的血流动力学反应（即随着工作负荷增加存在心率变异或心跳无力、心率变时性功能不全），或收缩压下降，或恢复期间有异常的血流动力学反应（如严重的运动后低血压）
非运动测试	静息时左心室射血分数≥50%； 无并发症的心肌梗死或再血管化； 静息时无复杂的室性心律失常； 无慢性心力衰竭； 发病或手术后无局部缺血的症状或体征； 无临床抑郁症	静息时左心室射血分数40%～49%； 无临床抑郁症	静息时左心室射血分数<40%； 心脏停搏或晕厥史； 静息时复杂的心律失常； 有并发症的心肌梗死或再血管化； 慢性心力衰竭； 发病或手术后有局部缺血的症状或体征； 伴有临床抑郁症
备注	每一项都符合时为低危	不符合典型高危或低危者为中危	存在任何一项为高危

注：MET：代谢当量。

85. 居家心脏康复（HBCR）运动处方的制订包括哪些内容？

HBCR的运动时间和频率分别为每次≥30min，每周3～7次，美国国家运动医学会（ACSM）建议每周至少进行150min的中等强度（如步行）或75分钟的高强度（如跑步）体力活动。运动强度通常定在峰值心率或心率储备的60%～80%，主观疲劳量表（RPE）评分（也称Borg评分）在12～14分。

86. 增强型体外反搏（EECP）的定义是什么？

增强型体外反搏（enhanced external counterpulsation，EECP）是一种无创性辅助循环装置，在心电R波的同步触发下，于心脏舒张期自下而上对包裹小腿、大腿及臀部的气囊进行序贯充气加压，通过多种机制改善器官缺血。

87. 增强型体外反搏（EECP）的工作原理是什么？

增强型体外反搏是一种安全、有效的无创性机械辅助循环方法，其工作原理是：在患者的小腿、大腿及臀部分段包裹特制的气囊套，在心电R波的触发下，气囊自小腿、大腿、臀部自下而上序贯充气，挤压人体下半身的动脉系统，在心脏的舒张期将血流驱回至人体上半身，改善血液循环，增加心、脑、肾等重要脏器血流灌注。同时，因静脉系统同步受压，因而右心的静脉回流增加，通过Frank-Starling机制提高心脏的每搏出量和心排出量。在心脏的收缩期，三级气囊则同时排气，使心脏射血的阻力负荷减低。

88. 增强型体外反搏（EECP）与主动脉内球囊反搏的比较包括哪些内容？

增强型体外反搏（EECP）作用的基本原理与主动脉内球囊反搏（intraaortic balloon pump，IABP）有相似之处，最大区别在于EECP可同时挤压双下肢静脉，使静脉回心血流量增加，提高心排出量。而IABP的作用部位主要在降主动脉。相关的比较显示，应用EECP可使舒张压增加92%而IABP增加80%、平均压EECP增加16%而IABP增加42%、EECP使收缩压减少11%而IABP则减少6%、EECP使冠状动脉血流速度增加109%而IABP则增加67%、舒张期血流速度在EECP时增加150%而IABP为103%。鉴于EECP无创，且可反复长期应用，因而在适应证选择和临床应用中有其独特的优势。

89. 增强型体外反搏（EECP）的禁忌证包括哪些内容？

禁忌证：（1）中至重度的主动脉瓣关闭不全。（2）夹层动脉瘤。（3）显著的肺动脉高压。（4）各种出血性疾病或出血倾向，或用抗凝剂，INR>2.0。（5）各种心瓣膜病或先天性心脏病并有严重心功能不全。（6）活动性静脉炎、静脉血栓形成。（7）反搏肢体有感染灶。（8）未控制的过高血压（>170/110mmHg）。（9）未控制的心律失常，包括频发期前收缩，但房颤患者仍可获益。（10）严重的左心衰竭。（11）严重的下肢动脉闭塞性病变。（12）妊娠。

90. 增强型体外反搏（EECP）操作过程中注意事项包括哪些内容？

（1）电极的位置：电极片按照要求贴于胸部，取R波峰值最高的位置；老年人因皮肤干燥，保持皮肤湿润或酒精擦拭，以利于电极片与皮肤粘贴紧密，避免心电干扰。

（2）气囊套尽量往躯干方向包扎，稍紧勿松，治疗过程中注意囊套是否有松弛的现象。充气压力：根据患者的病种、体重和耐受情况，在保持高反搏波的情况下，选用最小压力。

（3）充排气时间：一般情况下，T波峰充气，P波起点前排气，可调整气囊的充排气时间以获得最佳反搏波波幅、峰值比（D/S）和面积比（DP/SP）。

（4）对冠心病患者，EECP血流动力学效果在D/S>1.2、DP/SP 1.5~2.0时为最佳。选择合适的气囊套、重新包裹、调整充气压力、充/排气时间等有助于达到理想比值。

（5）观察血氧指数，治疗中血氧饱和度逐渐下降且<90%者，应停止反搏治疗并及时查找原因予以适当处理。

（6）严禁采用反搏仪的内触发模式对患者进行治疗。

91. 老年患者做增强型体外反搏（EECP）治疗的适应证包括哪些内容？

（1）心血管病：①冠心病：心绞痛、心肌梗死后、冠状动脉支架置入术后、冠状动脉旁路移植术后、非阻塞性冠心病。②慢性稳定型心力衰竭（缺血性，NYHA Ⅱ ～ Ⅲ级）。

（2）神经系统疾病：①缺血性脑卒中。②短暂性脑缺血发作。③帕金森病。④阿尔茨海默病。⑤睡眠障碍。

（3）其他老年性疾病：①缺血性疾病合并2型糖尿病。②经生活方式调整和药物治疗后血糖仍控制不佳的2型糖尿病。③糖尿病视网膜病变和糖尿病肾病。④视网膜中央动脉栓塞、缺血性视神经病变和缺血性视神经萎缩等眼部缺血性疾病。⑤突发性耳聋。⑥冠心病合并勃起功能障碍。⑦经传统治疗后效果不佳的勃起功能障碍。⑧缺血性疾病合并焦虑症或抑郁症。

92. 老年患者增强型体外反搏（EECP）治疗的风险控制包括哪些内容？

（1）合并高血压患者EECP治疗前应将其血压控制在150/90mmHg以下；但对于急性缺血性脑卒中的患者，血压低于180/100mmHg进行EECP治疗是安全的。

（2）心动过速的患者应将心率控制到100次/min以下。

（3）心房颤动患者因心律绝对不齐导致气囊充排气无固定节奏，反搏治疗时舒适度可能下降。建议将心室率控制在50～90次/min。心房颤动合并心房血栓者不宜进行EECP治疗。

（4）心力衰竭患者在EECP治疗期间注意监测心率、血氧饱和度、肺部啰音和呼吸频率，必要时进行无创血流动力学监测。有明确的失代偿、容量负荷增加的患者在病情稳定后再开始EECP治疗。

（5）合并室壁瘤不是EECP治疗的绝对禁忌，但室壁瘤大、室壁薄、左心室功能差、有附壁血栓的患者需谨慎使用。

（6）下肢动脉阻塞性病变患者，包括严重的下肢动脉狭窄或闭塞，可能耐受并从EECP治疗中获益。但反搏治疗宜从小压力、短时间开始，根据患者的耐受情况逐渐增加治疗压力和时间。治疗过程中应密切监测，若出现严重不良反应须停止治疗。对下肢血管有支架置入的患者，应避免气囊包裹支架置入部位。

（7）合并严重骨质疏松和髋部、股骨头术后的患者，进行反搏治疗应参考骨科医师及康复医师的建议；腰椎间盘突出症患者行EECP治疗时可能因为肢体震动加重腰痛，需谨慎使用。

（8）正在接受抗凝治疗的老年患者行EECP治疗时，调整华法林用量使凝血酶原时间国际标准化比值（PT–INR）<2.5。

（9）永久埋藏式起搏器植入后的患者，气囊充、排气过程中产生的躯体运动，有可能导致频率应答起搏器触发起搏器介导的心动过速，这种情况下应程控关闭频率应答功能。心脏电除颤器不需要重新程控。

（10）老年人尤其糖尿病患者行EECP治疗时易出现皮肤破损，为保护皮肤，建议下身穿着棉质的紧身弹力裤；体形消瘦者在骨突处加用垫衬。

（11）EECP治疗可使排尿次数增加，加之老年人易出现尿频、尿急，EECP治疗前应嘱患者排尿，治疗过程中如需排尿及时停机，否则会使患者心率加快、血压增高，影响EECP疗效和依从性；对于排尿次数过多者，可使用一次性纸尿裤。

93. 增强型体外反搏（EECP）对糖尿病患者的益处包括哪些内容？

（1）观察体外反搏对血糖的影响结果表明：无论是糖尿病患者，还是非糖尿病患者，体外反搏治疗后血糖均较反搏前血糖降低，尿糖也随之减少。

（2）体外反搏治疗糖尿病视网膜病变的观察，结论认为，增强型体外反搏联合药物治疗糖尿病视网膜病变疗效显著，且安全可靠，可显著提高患者视力，减轻眼底病变，改善血流动力学等各项指标，值得推广。

（3）体外反搏联合药物治疗糖尿病周围神经病变，结果显示：体外反搏组治疗后临床症状、血液流变学指标及神经传导速度（SCV、MCV）较对照组明显改善（$P<0.01$，$P<0.05$）。提示：体外反搏联合药物治疗糖尿病周围神经病变疗效显著且安全。

（4）体外反搏治疗糖尿病肾病蛋白尿患者疗效观察，结果显示：治疗后体外反搏组早期糖尿病肾病9例，其中8例蛋白尿消失，1例减少；对照组8例，其中1例蛋白尿消失，2例减少，余5例无变化。提示：体外反搏联合药物治疗糖尿病肾病疗效显著且安全。

（5）一项有关体外反搏对于冠心病合并糖尿病患者的疗效观察，结果显示：与对照组相比，体外反搏能明显降低冠心病合并糖尿病患者血压、血糖、胆固醇，尿微量白蛋白明显减少，胰岛素样生长因子–1明显增加，也能降低患者甘油三酯水平。结论提示：体外反搏有抑制冠心病合并糖尿病患者尿白蛋白的排泄，促进胰岛素样生长因子–1的分泌的作用，从而降低血糖，改善肾小球滤过功能。

94. 判定心力衰竭患者是否可以做增强型体外反搏（EECP）治疗包括哪些内容？

多中心、前瞻性、随机对照临床研究证实，在接受适宜药物治疗的Ⅱ～Ⅲ级左心衰竭患者中，EECP是一种安全、有效的辅助治疗。EECP改善运动耐量、心衰症状和生活质量。在IEPR研究中，心绞痛且左室射血分数等于或小于35%的患者接受EECP治疗后，72%的患者心绞痛症状明显缓解或消失，生活质量显著改善；心绞痛和生活质量改善持续至治疗后2年。因此，慢性稳定性心力衰竭（缺血性，NYHA Ⅱ～Ⅲ级）患者，建议接受标准疗程的EECP治疗。有明确的失代偿、容量负荷增加的患者需在病情稳定后再开始EECP治疗。

95. 判定房颤患者是否可以做增强型体外反搏（EECP）治疗包括哪些内容？

2004年，美国FDA在复习了IEPR-2的临床资料后修改了在心律失常患者中使用EECP的建议。房颤患者若心室率控制在50～90次/min，大多数患者能耐受EECP治疗。不规则充气可能会导致部分患者轻度焦虑，但不会影响治疗效果。但若是心室率过快（＞100次/min）或者频发期前收缩，气囊充气过快不能产生有效反搏效果。若是心动过缓（＜50次/min），气囊充气时间过长有可能导致患者不适。如发生上述情况，应在患者心率得到适宜控制时再进行进一步EECP治疗。

96. 判定特殊情况人群是否可以做增强型体外反搏（EECP）治疗包括哪些内容？

（1）反搏治疗过程中观察心率过快时：如HR＞100次/min，患者应用药物控制心率＜100次/min或采用1∶2触发治疗。反搏治疗过程中观察心率过缓时（HR＜50次/min），气囊充气时间过长可能导致患者不适，可调整减少充气时间或临床用药调整后再行反搏治疗。

（2）对患有心律失常的患者，对患有偶发房性早搏、室性早搏的患者，应在加强监护的情况下，进行反搏治疗，并不会影响反搏治疗效果。如出现频发房性早搏、室性早搏等，需临床用药物控制后再行反搏治疗。

（3）对患有频繁发作心绞痛的患者，反搏治疗前可含服硝酸酯类、速效救心丸类等药物，再行反搏治疗。

（4）对安装起搏器的患者，气囊充、排气过程中产生的躯体运动，有可能导致频率应答起搏器在治疗过程中触发起搏器介导心动过速。此时应关闭频率应答功能。心脏电除颤器不需重新程控。

97. 增强型体外反搏（EECP）治疗的推荐方案包括哪些内容？

增强型体外反搏（EECP）治疗一般每周5日，持续7周，治疗时间为35小时。至少75%的患者证实在35次（每次1小时）EECP治疗后，可有效减少心绞痛发作时间和提高运动耐量，继续延长治疗10～12小时可进一步获益；通常6个月后可重复治疗疗程。

98. 增强型体外反搏（EECP）治疗过程中的监护与观察包括哪些内容？

接受反搏治疗前要让患者放松，尤其是首次进行反搏治疗的患者，适当地跟患者聊天可以分散患者的注意力，不能用力与体外反搏囊套的挤压相对抗。患者反搏治疗时还应定时询问患者是否有不适感，密切观察心率和血氧饱和度。如心率越来越快并伴有气促，且血氧饱和度迅速下降，应立刻停止反搏治疗，并请医师及时处理（因此时可能已出现心衰症状）。如只是单纯心率加快，无其他不良反应，可先暂停机让患者稍作休息，让患者做深呼吸放松后再进行反搏治疗。患者慢慢适应后，心率自然会慢慢地降下来。在反搏治疗过程中尽量减少患者做打电话等上肢活动，减少由此带来的心电干扰。医护人员必须密切观察患者，并密切跟踪囊套是否松弛，如果囊套松弛应马上重新包扎。

99. 增强型体外反搏（EECP）治疗的心理护理包括哪些内容？

（1）对新患者的心理护理

初次接受反搏治疗的患者，看到反搏治疗时的振动状态，大多存在不同程度的恐惧、紧张心理，怕反搏治疗振动对心脏不利，怕气囊压迫肢体引起疼痛而受不了，怕机械故障或操作不当对自己造成伤害等，不敢接受治疗。对此型患者，在反搏前应充分做好解释工作，讲明体外反搏是最安全的一种物理疗法，适合男女老少，对人体无明显副作用，以及可能发生的皮肤磨损和下肢酸痛等情况，以消除患者的紧张心理。

（2）对盲目乐观患者的心理护理

当得知其他患者经反搏治疗获得良好疗效，积极、主动要求做反搏治疗，同时相信自己经反搏治疗后也能获得良好疗效的患者。因此，此型患者一般均能积极配合，坚持治疗，当取得反搏治疗疗效后，会在其他患者中进行积极宣传和鼓动。但有一部分患者，由于病情、病程等多种因素，反搏疗效不明显，或者不适应反搏治疗时，即由"盲目乐观"转为"忧虑"。对此型患者，需做耐心解释，动员患者选择其他治疗。

（3）求治心切患者的心理护理

此型患者大多长期受疾病折磨（顽固性心绞痛患者），其他综合治疗效果不佳，表现出急于求治、急于求成、要求疗效迅速的心态。在治疗一段时间后尚未显示疗效，或起效较慢时，易出现消极悲观，甚至想放弃治疗。对于此型患者，应帮助其克服急于求成的心理，使其能正确对待自身疾病，积极配合，坚持反搏治疗。

（4）悲观依赖型患者

此型患者经多种治疗（心、脑梗等患者），效果不理想，对多种治疗失去信心，悲观等待，一切依赖他人，对反搏治疗也无信心，不抱有希望。对于此型患者，应高度同情、理解，多接触、交谈、关心、照顾，让他们逐步树立治疗的信心，调动其自身积极因素来对抗疾病。

（5）孤独疑虑型患者的心理护理

此型多为年老患者，失去日常交往，性情固执，不易听从劝导，甚至拒绝治疗。对于此型患者，应主动、热情接待，耐心劝导，使其消除疑虑，恢复正常心态，乐意接受治疗。

（6）反搏依赖症患者的心理护理

此型患者经多种治疗（心衰患者）效果不理想，经反搏治疗效果明显，生活质量大大提高，但几日不做即没精打采。对此类患者，应从反搏原理上、患者经济负担上分析帮助，使其在反搏治疗后，加强锻炼，阳光思维，同时约好下一疗程治疗时间（如半年后），使其脱离依赖。

对于上述不同的心理状态，应善于进行不同的心理护理，以达到调动患者主观能动性，使体外反搏治疗得以顺利进行；调节患者的心理平衡，以增强患者治疗疾病信心的目的。

100. 增强型体外反搏（EECP）治疗前应做的必要检查包括哪些内容？

根据患者的具体情况，结合临床实际，可以选择下列相应的检查措施：

（1）50岁以上，不论患有何种缺血性疾病的患者，需要测量血压、做十二导联常规心电图、心脏彩色多普勒超声、血脂全套、生化全套等检查。

（2）心血管疾病患者，需要做十二导联常规心电图、心脏彩色多普勒超声、运动试验（或ECT）、心功能测定。

（3）脑血管疾病患者，需要做十二导联常规心电图、心脏彩色多普勒超声、颈部血管多普勒超声检查；疑患有脑血栓或脑梗死的患者，需做头颅CT或磁共振检查；疑患有脑供血不足患者，需做颈颅多普勒（TCD）、视网膜震荡电位（OPS）、局部脑血流图、颈椎X线片、头颅CT检查。

（4）眼病患者，需做视力、视野、视网膜血流图（ERG）、视神经诱发电位（VEG）、荧光造影（少数）等检查；必要时测量眼压。

（5）耳病患者，需做电测听检查。

（6）肢体疾病患者，需做下肢血管多普勒超声检查。

（7）消化系统溃疡病患者需做胃镜、幽门螺杆菌、呼气试验（需要时）、钡餐造影（少用）；病毒性肝炎患者需做肝功能、腹部B超检查。

（8）合并有下列疾病患者，如长期的高血压患者，需做十二导联常规心电图、24小时动态血压监测，每次反搏治疗前应测量血压。

（9）频发房性、室性早搏患者，需做十二导联常规心电图、24小时动态心电图检查。

（10）糖尿病患者，需测血糖；拟出血倾向者，需测血小板、出凝血时间。

（11）其他缺血性疾病患者，需做相关的特殊检查。

101. 体外反搏室（中心）建设的工作环境要求及配套设施包括哪些内容？

（1）反搏室温度控制在18～28℃，高于28℃或低于18℃时应配空调；相对湿度不大于80%。

（2）大气压力：常压。

（3）周围空气中不得有腐蚀性物质，房间内应干燥无尘、无空气污染、无共振、共鸣、通风良好，最好是南向房间，与电梯口邻近，周围应无强电磁场等干扰。

（4）电源：单相交流220V±22V，频率50Hz±1Hz。

（5）安全保护功能：电缆零线及金属外壳做重复接地。

（6）反搏室应安装洗漱、饮水设备和配有卫生间。

（7）反搏室配备供氧设施、输液轨道，入口应无障碍设计，能推入轮椅等。

102. 体外反搏室（中心）的人员配置及设备配置包括哪些内容？

（1）基本人员配置

经过培训有上岗证操作护（技）师1名（如反搏中心可根据床数配置2名），兼职反搏医师1名。

体外反搏治疗作用直接与心脏发生联系，因此有一定风险，操作人员的技术水平、素质和责任心直接影响反搏治疗的疗效。反搏工作人员基本要求：①反搏治疗工作人员要有强烈的爱心和责任心，有一定工作经验和技术能力。②医学、护理等专业大专及以上学历，经相关反搏中心（室）专业培训、考核，持有上岗证。③熟练掌握并能讲述体外反搏的原理、作用机制。④掌握体外反搏适应证和禁忌证，能及时处理治疗中的相关问题，并有相应的急救技能。⑤掌握体外反搏装置的构造、原理、操作技能、日常维护、简单维修。⑥熟练掌握体外反搏操作规程。

（2）反搏室设备配置

反搏室一般应配置抢救药品、器械、心电图机、除颤仪等。另外，医院设备基本配置：心电图机、除颤仪、超声诊断仪、全自动生化检测仪、运动试验仪、心功能测定仪、动脉硬化检测仪等。

103. 体外反搏中心的日常管理和患者管理包括哪些内容？

（1）反搏室日常管理

反搏室工作人员主要工作职责是：①治疗前清洁室内及仪器卫生，保持室温，校正机器性能，做好开机准备。②严格掌握治疗适应证和禁忌证，严格执行操作规程，对患者详细交代注意事项，解除顾虑，以求密切配合。治疗过程中密切观察患者的反应及症状，发现异常及时排除或停机做相应处理。③准备好抢救药品和器械，遇疑难问题及时与临床医师联系，共同研究解决。④反搏仪由专人负责使用管理，建立仪器使用、维修登记本，认真保养、定期检修和质控。如：更换内囊，清理外囊套，排除一般常见故障。仪器发生故障应立即报告，由专业人员或厂家维修。⑤对内囊、外囊套、螺纹管、电极片等配件、物品备有充足库存。⑥做好患者治疗记录，建立资料档案，保证资料的连续性。

（2）患者管理：①患者登记。登记内容包括治疗日期、编号（序号）、科室、姓名、性别、年龄、住院号、临床诊断、治疗时间（小时）、患者电话。②观察记录。登记内容包括反搏患者临床诊断、血压、治疗压力、D/S、治疗病种、治疗效果（具体到患者日常生活能力如：运动、睡眠、听力、视力、夜间小便次数、心绞痛情况、腿部感觉、皮肤感觉等基本症状）。一般应每日登记。③治疗效果（疗效）评价。评价的内容广泛，按其程序有：选择适应证患者、确定治疗方案、判定治疗效果、再评价、修改治疗方案。评价项目根据治疗病种不同，观察项目不同，如心功能、偏瘫功能、言语能力等做不同的检查。整个过程是反搏室和临床辅助科室共同完成。

104. 心脏康复药物处方应遵循的原则包括哪些内容？

（1）个体化的药物和剂量选择。根据患者的病情、并发症和生命体征等具体情况选择合适的药物；根据年龄、性别、体重、既往用药史等调整药物剂量。

（2）关注药物安全性。心血管康复医护人员应熟悉各种药物的常见和少见副作用，掌握致命性副作用的临床表现及应对措施，对常见的副作用应提醒患者自我观察及时报告医师，对少见的副作用应利用与患者接触频繁的运动康复时段密切观察，通过及时调整剂量，减少或消除不良反应。

（3）提高患者的依从性。利用心血管康复中与患者频繁紧密接触的优势，不断向患者介绍坚持药物治疗的必要性，停用药物治疗的风险，规律随访，观察药物副作用，了解患者对药物的认同感及患者的经济状态，根据患者存在的问题调整药物，提高治疗依从性。

105. 心脏康复中药物管理需要注意的问题包括哪些内容？

（1）遵循指南使用治疗药物

（2）个体化用药方案

个体化用药方案应考虑患者需要使用的药物类别、剂量大小、应达到的靶目标和是否能够达到靶目标。根据指南建议结合患者的病情、并发症和生命体征等选择药物；根据治疗靶目标结合年龄、性别、体重、既往用药史等调整药物剂量。①β受体阻滞剂控制心率达标。患者清醒时静息心率控制在55～60次/min。②他汀类药物控制血LDL-C达标。LDL-C目标值：超高危患者<1.4mmol/L，极高危患者<1.8mmol/L。③控制血压、血

糖达标。血压控制目标：一般患者≤130/80mmHg，高龄患者<150/90mmHg；血糖控制目标：空腹血糖4.4～7.0mmol/L，非空腹血糖<10mmol/L，糖化血红蛋白<7%。

（3）关注药物安全性和药物相互作用

心脏康复医护人员应关注药物的不良反应，主动管理，及早发现不良反应，避免药源性不良后果；充分了解患者的联合用药情况，不同种类的药物间容易存在药物的相互作用，导致药效的降低和不良反应增加。

106. 居家心脏康复（HBCR）患者的药物依从性管理包括哪些内容？

（1）患者需谨遵医嘱规律服药，不可自行调药或停药。在HBCR初期，工作人员应对患者进行宣教，包括药物依从性和自我管理等内容，增强患者规律用药的意识，加强自我监督能力。

（2）工作人员需评估患者服药情况，解决未能规律服药的障碍，并对药物依从性进行长期管理，以便达到按医嘱规律服药的目的。

107. 心血管疾病的营养治疗目标包括哪些内容？

控制血脂、血压、血糖和体重，降低心血管疾病危险因素的同时增加保护因素。鼓励内科医师自己开营养处方，推荐患者去咨询临床营养师。对于心力衰竭患者，多存在营养不良高风险，营养师作为多学科小组（包括医师、心理医师、护士和药剂师）的成员，通过提供医学营养治疗对患者的预后有着积极的影响；对减少再入院和住院天数，提高对限制钠及液体摄入的依从性，提高生活质量等心力衰竭治疗目标具有重要作用。

108. 心血管疾病膳食营养处方的制订包括哪些内容？

（1）评价：①包括存在的膳食营养问题和诊断：通过膳食回顾法或食物日记，了解、评估每日膳食摄入的总能量、总脂肪、饱和脂肪、胆固醇、钠盐和其他营养素摄入水平；使用WHO STEPS核心膳食条目或食物频率问卷，评估果蔬摄入量、全谷类和鱼的摄入量、饮料和加工食品摄入量、餐次和零食情况；外出就餐的频率和酒精消费量。②身体活动水平和运动功能状态，以及体格测量和适当的生化指标。③是否伴有肥胖、高血压、糖尿病、心力衰竭、肾疾病和其他并发症。评估应尽可能准确。

（2）制订个体化膳食营养处方：根据评估结果，针对膳食和行为习惯存在的问题，制订个体化膳食营养处方。

（3）膳食指导：根据营养处方和个人饮食习惯，制订食谱；健康膳食选择；指导行为改变，纠正不良饮食行为。

（4）营养教育：对患者及其家庭成员进行营养教育，使其关注自己的膳食目标，并知道如何完成；了解常见食物中盐、脂肪、胆固醇和能量含量，各类食物营养价值及其特点，了解《中国居民膳食指南》、食品营养标签应用，配合科学运动等。

（5）注意事项：将行为改变模式与贯彻既定膳食方案结合起来。膳食指导和生活方式调整应根据个体的实际情况考虑可行性，针对不同危险因素进行排序，循序渐进，逐步改善。

109. 居家心脏康复（HBCR）患者营养评估包括哪些内容？（表13-13）

表13-13 HBCR患者营养评估内容

项目	评估内容
病史	询问既往病史、饮食改变、体重变化、身体功能变化（如握力）、胃肠道症状、用药情况等
临床体征	全身、皮肤、头发、指甲、眼、唇、口腔等可能存在的异常
体格指标	测量体重、身高、人体成分、身体围度、血压等
膳食调整	通过食物频率法和24小时饮食记录，获得每日总热量摄入、三大营养素比例、可能缺乏的营养素等信息
实验室指标	测量人血白蛋白、前白蛋白、转铁蛋白、视黄醇结合蛋白、血红蛋白、氮平衡、甲状腺功能、肾功能、肌酐升高指数、炎症指标、血糖、血脂、维生素及矿物质等
个人史	减重史、工作、家庭、作息、压力、社会支持等

110. 居家心脏康复（HBCR）患者营养评估实施包括哪些内容？

（1）规定特定的饮食调整，旨在通过生活方式治疗，至少改变饮食的饱和脂肪、胆固醇、钠等的摄入量。

（2）制订患者（以及适当的家庭成员）的饮食目标，并指导如何实现这些目标。

（3）应该敦促罹患心血管疾病或合并心血管危险因素（如高血压、血脂异常、2型糖尿病）的患者保持健康体重。

医护人员指导过程中，需努力争取家属的配合，监督患者的进食行为，渐进改变患者的不良嗜好，提高饮食管理依从性。

111. 居家心脏康复（HBCR）患者营养处方遵循的一般原则包括哪些内容？

（1）确定每日膳食总能量。

（2）确定每日蛋白质需要量。

（3）营养素比例合适。

（4）保证充足的维生素、矿物质。

（5）合理的饮食模式。

112. 合并高血压病患者居家心脏康复（HBCR）的营养处方包括哪些内容？

（1）地中海饮食和防治高血压（DASH）饮食包括全谷类、家禽、鱼类和坚果，并限制饱和脂肪、红肉、甜食和含糖饮料。

（2）提供更低的总脂肪、饱和脂肪和膳食胆固醇，以及更高的钾、镁、钙、纤维和蛋白质。

（3）要求限制钠摄入量每日低于2300mg，对心血管疾病患者，要求钠摄入量每日低于1500mg。

113. 合并糖尿病患者居家心脏康复（HBCR）的营养处方包括哪些内容？

（1）吃动平衡，合理用药，达到或维持健康体重。

（2）主食定量，粗细搭配，全谷物杂粮豆类占1/3。

（3）多吃蔬菜，水果适量，血糖控制不好的患者要少吃水果。

（4）常吃鱼禽，蛋类和畜肉适量，奶类、豆类天天有，选择健康零食作为加餐，如坚果等。

（5）清淡饮食，足量饮水，限制饮酒。

（6）细嚼慢咽，注意进餐顺序，依次为蔬菜、肉、主食。

（7）干湿分离，尽量少吃汤水混合食物，如粥、汤面等。

114. 合并高脂血症患者居家心脏康复（HBCR）的营养处方包括哪些内容？

（1）低脂饮食，摄入脂肪不应超过总能量的20%～30%，限制高脂肪食物如油炸食品、肥肉摄入量，牛奶选脱脂，少吃排骨、牛腩、五花肉，烹调油每日应少于30g。

（2）限制饱和脂肪，饱和脂肪供能比不超过总能量的7%。

（3）反式脂肪酸摄入量应小于总能量的1%。

（4）限制胆固醇，每日不宜超过300mg。

（5）增加植物甾醇的摄入，每日2～3g。

（6）增加膳食纤维摄入量，保证蔬菜、水果和全谷物的摄入量。

（7）控制体重，血脂异常的超重或肥胖者的能量摄入应低于能量消耗，以控制体重增长，并争取逐渐减少体重至理想状态。

（8）限制饮酒。

115. 合并高尿酸血症患者居家心脏康复（HBCR）的营养处方包括哪些内容？

（1）避免摄入高嘌呤食物，如肝脏和肾脏等动物内脏，贝类、牡蛎和龙虾等带甲壳的海产品，大部分鱼虾及浓肉汤和肉汁等；适当吃中嘌呤食物，如豆腐、禽畜肉、嫩豆类蔬菜、蘑菇等；推荐吃低嘌呤食物，如鸡蛋每日1个，脱脂或低脂乳类每日300mL。

（2）限制食用含较多果糖和蔗糖的食品，不喝甜饮料、含酒精饮料。

（3）充足饮水，每日至少2000mL。

（4）保证蔬菜量，每日应≥500g。

（5）鼓励摄入低升糖指数的谷类食物。

（6）控制体重在适宜水平，超重或肥胖的患者应缓慢减重达到并维持正常体重。

116. 合并肥胖患者居家心脏康复（HBCR）的营养处方包括哪些内容？

（1）制造能量差。理论上，能量差（消耗与摄入的差值）是500～1100kcal，即有明显减重效果。即减重期热量 = 日常所需热量–（500～1100kcal）。

（2）定时定量，合理分配三餐和加餐。

（3）能量占比按照早餐25%，午餐30%～35%，晚餐25%，加餐15%～20%。

（4）三大产能营养素比例适宜。限制能量平衡膳食，保证膳食纤维的摄入量25～30g/d，严格限制简单糖（单糖、双糖）食物或饮料的摄入。

（5）保证微量营养素摄入。在减重干预的同时补充维生素D和钙可以增强减重效果。

（6）保证饮水量和充足睡眠。每日饮水1500mL以上，睡眠不宜过晚，作息规律。

（7）减重速度不宜过快，每周0.5～1.0kg为宜。

117. 心脏康复的心理处方定义是什么？

心血管医师对心血管疾病受到来自精神心理因素干扰或表现为类似心血管疾病症状的单纯精神心理问题患者，进行必要、恰当的识别和干预。

118. 心脏康复的心理评估包括哪些内容？

（1）可在诊疗同时或诊前候诊时，采用"三问法"或"二问法"初步筛出可能有问题的患者。

"三问法"：

①是否有睡眠不好，已经明显影响白天的精神状态或需要用药。

②是否有心烦不安，对以前感兴趣的事情失去兴趣。

③是否有明显身体不适，但多次检查都没有发现能够解释器质性心血管病的原因。

"二问法"采用《患者健康问卷-2项（PHQ-2）》和《广泛焦虑问卷2项（GAD-2）》进行筛查。

（2）采用情绪状态自评量表进行筛查。推荐《患者健康问卷-9（PHQ-9）》《广泛焦虑问卷7项（GAD-7）》，躯体症状较多时推荐评估《患者健康问卷-15项（PHQ-15）》或《躯体化症状自评量表》。

（3）详细询问病史。

（4）针对谵妄的评估工具使用最多的是 意识模糊评定（confusion assessment method，CAM）。

（5）建议对65岁以上老年心血管疾病患者评价认知功能，简易精神状态检查量表（mini-mental state examination，MMSE）。

119.心脏康复心理处方的非药物治疗方法包括哪些内容？

包括心理教育、认知行为治疗、减压训练、虚拟现实技术、运动训练、生物反馈、传统中医技术等。

120.心脏康复心理处方药物治疗的注意事项包括哪些内容？

（1）剂量逐步递增，采用最低有效量，使出现不良反应的可能降到最低。与患者有效沟通治疗的方法、药物的性质、作用、可能的不良反应及对策，增加患者治疗的依从性。

（2）使用抗抑郁药物如足量治疗6~8周无效，应重新评估病情（咨询精神科），若考虑换药，首先考虑换用作用机制不同的药物。

（3）治疗持续时间一般在3个月以上，症状完全缓解1个月，考虑减药。强调治疗时程要足够，减少复发。

（4）加强随访，建议处方药物后1~2周电话随访1次，随访内容包括药物治疗效果、药物治疗副作用、是否停药，关注QT间期。

121.居家心脏康复（HBCR）患者的心理康复实施包括哪些内容？

（1）压力管理：压力管理的工具包括：生物反馈、引导意象、超越冥想、认知行为治疗、正念减压、深呼吸或膈肌呼吸、音乐治疗、渐进式肌肉放松、光照疗法、运动、睡眠等。

（2）认知行为治疗：通过纠正患者的不合理认知来治疗其所导致的心理问题。

（3）动机访谈：是一种以来访者为中心，通过鼓励来访者探索并解决内心矛盾而发起行为改变的指导性行为改变方法。

（4）调整节奏：患者通过学习如何调整节奏后，自我感觉生活行为中的心态变慢，学会感知自己的身体；在做某事决定之前会更多地思考后果，并在需要的时候寻求帮助。

（5）自我效能：指人们成功地实施和完成某个行为目标或应对某种困难情境能力的信念。

122. 居家心脏康复（HBCR）患者的心理管理方式包括哪些内容？

（1）设置门诊随访，以及电话或微信随访系统。

（2）随访时间：第1个月内，每周线上随访至少1次，1个月后要求患者到门诊线下随访1次；第2个月，每2周线上随访1次；第3个月患者到门诊接受随访1次。

（3）随访内容：包括建立随访档案、量表再评估、药物的调整。

123. 心脏康复戒烟处方的分层管理包括哪些内容？（表 13-14）

表13-14　戒烟处方的分层管理

危险因素	不曾戒过	有干预史复吸状态
合并1个心血管危险因素	健康教育行为指导	戒烟的药物治疗行为指导
合并2个心血管危险因素，或合并冠心病及其等危症	戒烟药物治疗行为指导	戒烟药物治疗行为指导密切观察

除吸烟以外的心血管危险因素包括高脂血症、高血压、糖尿病、肥胖、代谢综合征；冠心病等危症包括卒中、糖尿病、腹主动脉瘤、下肢动脉狭窄、颈动脉狭窄、肾动脉狭窄等。

124. 心脏康复戒烟处方的流程包括哪些内容？

第一步（询问）：每次就诊询问患者烟草使用情况及被动吸烟情况。

第二步（建议）：使用清晰强烈的个性化语言，积极劝说每一位吸烟患者戒烟，如：戒烟是保护身体健康最重要的事情。

第三步（评估）：评估尝试戒烟的意愿，评估烟草依赖程度。戒烟动机和决心大小对戒烟成败至关重要，只有在吸烟者确实想戒烟的前提下才能够成功戒烟。对于那些还没有决定戒烟的吸烟者，不能强迫他们戒烟，而是提供动机干预。

第四步，对于有戒烟意愿的患者：重点放在帮助制订戒烟计划、处理出现的戒断症状、指导使用辅助戒烟药物、监测戒烟药物治疗效果和不良反应、咨询指导服务、提供给患者戒烟药物资料和戒烟自助资料等，并安排随访。

第五步，对于没有戒烟意愿的患者：采用"5R"法进行干预，包括强调健康相关（Relevance）、危害（Risk）、益处（Rewards）、障碍（Roadblocks）和重复（Repetition）。

1R（相关）：将戒烟的理由个性化（例如：自身健康状况，影响疾病预后等），使吸烟者明白戒烟是与个人密切相关的事。

2R（危害）：与吸烟者分析吸烟的短期、长期危害及被动吸烟的危害，强调与其个人关系最大的危险；所谓的"淡烟""低焦油烟"并不能避免吸烟的危害。

3R（益处）：帮助吸烟者充分认识戒烟能带来的切身益处。

4R（障碍）：引导吸烟者了解戒烟过程中可能遇到的各种障碍，并教授处理技巧，例如信心不足、缺乏支持、体重增加、出现戒断症状等。

5R（重复）：在每次接触中反复重申建议，不断鼓励吸烟者积极尝试戒烟。促使患者进入戒烟思考期和准备期，开始给予患者戒烟行为指导。

125. 心脏康复戒烟处方的随访包括哪些内容？

（1）随访时间：至少6个月。

（2）随访频率：在戒烟日之后的第1、2周和第1、3、6个月，总共随访次数不少于6次。

（3）随访形式：戒烟门诊复诊、电话、短信或邮件形式。

（4）随访内容：

①戒烟者是否获益，获得什么益处。

②在戒烟方面取得哪些成绩。

③在戒烟过程中遇到哪些困难。

④戒烟药物的效果和存在的问题。

⑤今后可能遇到的困难。

126. 居家心脏康复（HBCR）患者的戒烟管理包括哪些内容？

（1）对患者进行全面评估，了解其吸烟的情况，比如数量、烟龄、戒烟意愿和心理状态等，根据评估结果对患者进行戒烟管理。

（2）戒烟初期对患者进行定期随访，给予戒烟材料。

（3）对患者及其家属同时进行戒烟教育，告知其戒烟的必要性和益处，并对患者进行尼古丁的控制训练，帮助其有效戒烟。

（4）为患者提供戒烟途径和团体戒烟活动，以获得有助于戒烟的社会支持。

（5）患者成功戒烟后，给予戒烟咨询，协助解决继续戒烟过程中可能遇到的问题，强化戒烟效果，直到达到12个月以上的长期戒烟目标。

（6）对于在戒烟过程中需要药物辅助的患者，工作人员可与其负责医师沟通，向患者提供药物戒烟的临床途径；

（7）除主动戒烟外，还需叮嘱患者注意远离二手烟。

127. 冠心病患者心脏康复健康教育的定义是什么？

是指卫生专业人员和其他人向患者传递健康相关信息的过程，这些信息将改善患者的健康行为或健康状况。

128. 冠心病患者心脏康复中护士与健康教育的关系是什么？

护士是心脏康复多学科团队的核心成员，同时也是健康教育的主要提供者。推荐将护理门诊作为心脏康复健康教育的形式之一。护士主导的心脏康复护理门诊常规工作内容包括健康教育、改变患者不良健康行为、促进健康生活方式。由护士主导的心脏康复护理门诊将会对患者的健康相关生活质量和总体健康状况产生积极影响。

129. 冠心病患者心脏康复中促进健康行为改变的干预包括哪些内容？

干预概括为4个部分：

（1）评估患者个体化的疾病相关危险因素和疾病感知以及所处的行为改变阶段。

（2）根据评估结果为患者提供个性化的知识与技巧，并指导如何将其应用于日常生活中。

（3）通过护患合作，共同建立行为改变计划以及短、长期目标，督促患者积极管理与目标相关的现有行为。

（4）通过加强对照护者、配偶等的知识教育，或采用网络、电视传媒等方法为患者提供充足的信息。

130. 冠心病患者心脏康复中健康教育方案包括哪些内容？

（1）综合评估。

（2）鼓励患者家属共同参与。

（3）尽早开始。

131. 冠心病患者心脏康复中健康教育内容包括哪些方面？

（1）疾病相关知识教育。

（2）诱发因素。

（3）危险因素。

（4）主要不良心血管事件。

（5）运动。

（6）心理调适。

（7）营养。

（8）日常生活。

（9）戒烟。

（10）回归社会。

（11）药物管理。

（12）家庭急救技能。

（13）交通工具。

132. 冠心病患者心脏康复中健康教育的策略和传播形式包括哪些内容？

（1）动机访谈。

（2）治疗性健康教育方式。

（3）健康教育路径。

（4）推荐使用移动通讯和互联网技术作为健康教育传播方式。

133. 冠状动脉旁路移植（CABG）术后患者的心脏康复目的包括哪些内容？

CABG后的心脏康复团队，包括心血管科医师、康复治疗师、护士、药师、心理医师、营养师等，主要从运动、睡眠、营养、心理、戒烟、二级预防用药、呼吸、疼痛管理和中医药9个方面共同干预患者，改善CABG后患者的心肺及全身功能，预防桥血管堵塞或延缓其他冠脉血管再狭窄的风险，防止可能再次出现CABG的情况，帮助患者早日回归家庭和社会。

134. 慢性心力衰竭患者健康教育包括哪些内容？

第一次与患者接触是明确告诉患者复诊的时间，应该服用的药物和剂量，监测体重的方法，对教育效果进行评价和反馈，了解患者认知和执行的薄弱环节，并在后续接触中持续调整和改进。

健康教育课程包括：什么是心力衰竭，引起心力衰竭发生和加重的病因和诱发因素，心力衰竭应该服用的药物，心力衰竭的非药物治疗，心力衰竭的运动疗法，心力衰竭的营养支持，心力衰竭的心理恢复。

135. 心脏瓣膜外科手术后出院康复指导包括哪些内容？

（1）一般事宜：①病情和心脏手术的情况。②今后的治疗和康复的目标。

（2）运动疗法：①运动的强度、频率、种类、时间、禁忌等。②运动前的生命体征和运动时的血压管理。③运动时的服装、鞋，天气与气温，水分补充。④抗阻运动开始的时间。⑤日常生活的活动量设定。

（3）药物：①药物的正确服用方法。②药物的药效和目的。③药物的副作用。④药品的管理。⑤影响药效的食物。

（4）营养与饮食：①盐分的摄入量管理。②脂质（热量）的管理。③水分的管理。④偏食的预防。⑤对于非居家饮食的患者，饮食场所用餐的注意事项。

（5）生命体征：①血压、脉搏、体重的测定。②运动时自主症状的监测和感知。

（6）日常生活：①勤洗手、常漱口。②做好口腔护理。③洗澡的具体方法，温泉和桑拿的注意事项。④家务和收拾院落、除草等。⑤性生活。⑥海外旅游。⑦高尔夫球、园艺、登山等业余爱好。⑧工作不规律的应对方法。

（7）创伤管理：①创伤的护理（发红、压痛、渗出液等确认）。②可进行轻度的上肢运动（禁止悬挂上肢）。③避免躯干的过度伸展和转体。④6周内避免开车和搬运4.5～6.8kg（10～15磅）重物（微创手术的情况下不做特殊限制）。

（8）紧急应对策略：①异常反应的相关知识。②基础生命支持（basic life support，BLS）。③紧急情况下的联络。

136. TAVR患者术后康复随访时间和内容包括哪些？

TAVR患者术后1、3、6、12个月定期进行随访，重新进行评估，调整康复处方（表13-15）。

表13-15　康复随访的时间和内容

随访内容	术后1个月	术后3个月	术后6个月	术后12个月	每年复查
康复教育	√	√	√	√	√
症状问诊	√	√	√	√	√
体格检查	√	√	√	√	√
相关化验	√	按需	按需	按需	按需
心电图	√	√	√	√	√
超声心动图	√	√	√	√	√
6分钟步行试验	√	√	√	√	√
心肺运动试验	√	√	√	√	√
主动脉根部冠状动脉全时相回顾行扫描CT			√		
日常生活能力	√	√	√	√	√
心理及认知功能	√	√	√	√	√
营养状况	√	√	√	√	√

137. 心脏康复护士的资质要求包括哪些内容？

（1）工作5年及以上，有心血管急症救治经验，掌握心血管专业基本理论知识，有较好的沟通能力。

（2）有护理专科以上学历，参加由中国康复医学会心血管疾病预防与康复专业委员会认证的心脏康复培训并获得培训证书。

结合目前我国国情及医院实际情况，建议注册护士可经过专业培训获得心脏康复资质，协助心脏康复医师和运动治疗师开展相关工作。

138. 心脏康复护士的培训包括哪些内容？

原则上建议设置以临床实践为主的培训大纲和培训计划，需涵盖岗位职责及工作内容。

（1）Ⅰ～Ⅲ期康复护理要点。

（2）心脏康复护理评估。

（3）心脏康复仪器与设备管理。

（4）平衡、柔韧性、肌力与耐力训练技术。

（5）心脏康复健康教育内容及技巧。

（6）心理评估与心理支持。

（7）患者随访与延续护理。

（8）护理文书书写。

（9）患者安全管理。

（10）高危患者评估与应急预案。

（11）心脏康复护理质量控制等。

139. 心脏康复护士的核心能力包括哪些内容？

2021年美国心血管肺康复协会更新的10项基本能力包括血压管理、糖尿病管理、运动训练评价、脂质管理、营养咨询、患者评估、体育活动咨询、心理社会管理、戒烟、体重管理。在心脏康复护士认证过程中，核心能力至少应具备心脏康复理论知识和临床实践能力，并以临床实践能力为主。

140. 心脏康复护士的工作职责包括哪些内容？

以协调康复流程和健康教育为核心，负责预约和接待患者、整理病历档案、健康教育、医学监护、康复随访和医疗急救措施的执行，并参与病例查房和讨论。除在医院承担的多重角色外，医院护士和社区护士要相互配合，帮助患者完成院内、家庭或社区心脏康复，做好沟通和协调工作。

141. 心脏康复护士协助康复评估包括哪些内容？

Ⅰ期康复：全面评估患者病史、危险因素、心血管功能及早期运动风险等。

Ⅱ期康复：协助医师完成相关量表评估及检查，并汇总结果，以便医师进行危险分层；通过对患者整体状态、危险分层及影响治疗效果和预后等因素的综合评估，协助医师为患者制订康复策略。

Ⅲ期康复：在随访过程中对患者进行动态评估，协同医师调整康复计划。

142. 心脏康复护士预防安全事件包括哪些内容？

（1）及时对患者进行动态评估。①运动前协助充分评估，根据患者危险分层结果，评估运动处方设置的合理性。②运动中动态评估，及时识别风险，密切监测生命体征，指导患者识别运动康复训练的危险信号，按照不同类型运动设置明确的终止指征及应急预案。③运动后进行再评估，根据运动情况及时协助调整危险分层。

（2）加强高危患者运动监护。危险分层较高的患者需在运动时佩戴心率监测设备，必要时佩戴血氧饱和度监测设备。

（3）加强对老年及衰弱等特殊患者跌倒风险的关注。老年人及衰弱患者在运动训练前，应通过跌倒评估量表或"起立-行走"计时测试等方法评估跌倒风险；对于高风险患者可通过加强健康教育、合理使用助行器、减少环境风险和物理治疗等方法降低跌倒风险。

143. 心脏康复护士设置心脏康复护理应急预案包括哪些内容？

包括心血管突发事件应急预案及跌倒应急预案。

心血管突发事件应急预案：（1）当患者在心脏康复过程中发生心律失常、心肌缺血等心血管突发事件时，应立即停止心脏康复。（2）不要离开患者，呼叫医师，记录病情变化时间和情况。（3）做好抢救准备工作；若患者情况危急需抢救，配合医师实施抢救，并做好抢救后的观察和护理及护理记录工作。（4）对患者家属进行心理护理。

跌倒应急预案：（1）当患者在心脏康复过程中跌倒后，护士应立即赶到患者身旁，并通知医师，勿搬动/移动患者。（2）测量生命体征，判断患者意识、瞳孔、生命体征及受伤情况。（3）根据评估结果开展进一步检查和对症护理。（4）了解跌倒情境，评估周围环境，去除不安全因素。（5）对患者及家属进行心理支持及健康教育。（6）记录并加强巡视。

（黄峥 蔡昕妹）

第十四篇　胸痛中心护理管理

1. 胸痛中心的定义?

通过院前急救系统（emergency medical service system，EMSS）与不同级别医院之间以及医院内部的多学科（包括急诊科、心内科、影像学科、检验科、心外科、胸外科、消化科、呼吸科等相关专业科室）合作建立区域协同救治体系，为急性胸痛患者提供快速而准确的诊断、危险评估和恰当的治疗手段，从而提高急性胸痛的早期诊断和治疗能力，减少误诊和漏诊，避免治疗不足或过度治疗，以达到降低急性胸痛患者的死亡率、改善临床预后的目的。

2. 建立胸痛中心的意义?

建立胸痛中心的意义：为胸痛，尤其是急性胸痛患者建立起根据危险分层实施救治的快速而规范的诊疗通道，缩短高危胸痛患者的救治时间。可以将胸痛中心的工作目标概括为十六字方针，即"快速诊断、及时治疗、降低死亡、避免浪费"。

3. 为什么说心血管内科与急诊科的充分整合是决定胸痛中心院内绿色通道是否畅通的前提条件?

（1）从学科定位来看，胸痛中心建设必须是急诊科与心血管内科共同支撑的诊疗模式。

（2）急诊科可以通过胸痛中心建设建立起规范的急性胸痛诊疗流程和时间节点管理标准，可以大大提高急诊医师的诊疗水平、提高诊疗效率、降低误诊、漏诊率、促进急诊周转并减少医疗纠纷。

（3）做好做强急诊科建设是符合国家医疗体制改革的总体方向，越早增强急诊科建设，医院在未来的区域优势将会越大。而积极开展胸痛中心建设将是建立未来优势的主要突破口。

4. 胸痛中心建设对急诊科的基本要求有哪些?

急诊科主任愿意承担胸痛中心建设任务。

胸痛中心的功能分区：包括分诊台、急性胸痛诊室、抢救室、急性胸痛留观室等区域。

建立了指导急性胸痛快速分诊、快速诊疗以及急性冠状动脉综合征规范诊疗的流程图，并执行上述流程图。

对于急性胸痛患者，能够在首次医疗接触后10分钟内完成首份心电图。

开展了床旁快速肌钙蛋白检测。

5. 急诊室分诊护士的职责有哪些？

根据本院分诊流程图实施规范化分诊，在最短时间内（通常要求在3分钟内）完成对急性胸痛患者的分区分流，并送至相应的诊疗室进行后续诊疗工作。

将生命体征不稳定或仍有严重胸痛的患者送进抢救室进行后续紧急处理，而生命体征稳定且就诊时已无胸痛的患者送至能在首次医疗接触（FMC）后10分钟内完成首份心电图的岗位，在完成首份心电图后交由首诊医师进行后续处理。

在FMC（首次医疗接触时间）时开始启用填报时间节点管理表。

6. 急诊分诊在胸痛中心中的重要作用及基本要求有哪些？

作用：急诊分诊是急性胸痛患者自行来院诊疗工作的第一关，也是绝大多数急性胸痛患者的首次医疗接触环节，正确的分诊可以使患者得到及时诊疗且不会过分浪费医疗资源，一旦分诊错误，将会导致患者的后续诊治流程延误。因此，所有胸痛中心必须高度重视急诊分诊工作。

基本要求：

（1）要根据本院实际情况制订急性胸痛分诊流程图，分诊流程图必须紧密结合分诊岗位的实际工作流程制订，突出分诊岗位的实际工作内容，与分诊岗位工作无关的部分不应纳入。

（2）要针对分诊流程图对全体分诊组成员进行强化培训，使所有分诊人员熟练掌握分诊流程。

（3）要强化在FMC时启用急性胸痛时间节点管理表的意识，建立前瞻性记录时间节点的工作机制，这是防止回顾性记录所导致的时间节点不准确、漏填漏报急性胸痛病例的关键环节。

7. 急性胸痛分诊的特殊要求有哪些？

（1）急诊预检分诊护士必须由熟悉业务、责任心强、并由有急诊临床工作经验5年以上的护士（师）担任。

（2）必须坚守工作岗位，临时因故离开时必须由护士长安排能胜任的护士替代。

（3）预检分诊护士对来急诊科就诊的胸痛患者，应根据患者病情及症状的轻、重、缓、急，分为生命体征稳定和不稳定的两大类。对于前者应做好预检分诊，依次办理就诊手续，并登记包括姓名、性别、年龄、接诊时间、初步判断、患者去向等项目，书写规范，字迹清楚；对于生命体征不稳定的急性胸痛患者，应直接送进抢救室救治。

（4）急危重患者应立即将其送至抢救室，实行先抢救后补办手续的原则。

（5）如有分诊错误，应按首诊负责制处理，即首诊医师先接诊然后再转诊或会诊，护士应做好会诊、转诊协调工作。

（6）保证心电图设备及12导联心电传输系统正常工作，如遇到多个患者同时到达急诊科或设备故障时，应即刻启用备用设备。任何时候均应保证10分钟内完成12导联心电图检查。

（7）经常巡视分诊区域内的诊查床或担架床，及时清理占床患者，保证任何时间胸痛患者的床位使用。

（8）在给予患者行心电图检查时应细致操作，保证高质量完成12导联或18导联心电图，完成心电图后应做好记录（姓名、时间、导联标号等）。检查中应解除患者紧张情绪，注意隐私保护，给予提供屏风或隔帘等。

（9）熟悉各种分诊设备，尤其是通讯设备，保证通讯正常，能够处理区域内各类胸痛咨询电话和求救要求。

（10）所有的分诊人员必须经过胸痛知识的专科培训，具备识别各类型ACS表现的能力，并能够完成最初步的检诊工作（心电图、生命体征及对症处理等）。

8. 急性胸痛分诊流程有哪些？

（1）预检护士首先询问确定是否为胸痛患者，对任何来院的胸痛患者，急诊分诊护士应第一时间给予采集病情信息及尽快分诊。

（2）快速评估病情危重度：①3~5分钟完成初步评估，其重点是：a. 气道通畅情况；b. 呼吸情况；c. 循环情况。凡出现持续胸痛、腹痛、面色苍白、大汗、肢体冰冷、恶心呕吐、意识障碍、呼吸困难、低血压、口唇发绀、心悸、脉搏不规则可疑心律失常、端坐呼吸、末梢循环差等危重症征象的患者，均应迅速将其引导至抢救室。如在接诊中患者突然出现神志不清脉搏消失，应立即开始心肺复苏，并通知相关人员开始抢救。②进一步评估：主要包括收集主观与客观信息，③主观信息包括：a. 自然情况：姓名、年龄、电话等情况；b. 主诉与现病史：了解疼痛或不适的性质、部位与范围、程度、病程、持续时间、相关症状以及好转与恶化的因素；c. 既往史与过敏史。客观信息包括：a. 测量T、P、R、BP；b. 应用望、触、叩、听的检查方法进行全身体格检查或局部体检。

（3）启动胸痛诊治流程，建立胸痛患者病历档案，做好各类时间点登记。

（4）填写有关胸痛急救信息、记录重要相关病史、与胸痛相关的时间点（精确到分钟）。

（5）在接诊患者后5~10分钟完成标准12导联心电图检查；如果可疑下壁或正后壁

心肌缺血和心肌梗死的患者，常规做18导联心电图（V_3R、V_4R、V_5R）和正后壁（V_7、V_8、V_9）来提高各个部位的急性心肌梗死的诊断率，使患者的病情得到及早的治疗和准确评估。准确记录采集心电图时间（年、月、日、时、分钟）。

（6）迅速将完成的心电图归档在流动病历中，并即刻交给值班急诊医师进行判读。

（7）心电图为STEMI、LBBB、ST段压低，应即刻给予吸氧（4L/min）、心电监护、迅速将患者转入抢救室进一步诊疗或急救。

（8）中、低危胸痛患者可转至普通急诊进一步诊治。

9. 胸痛分诊时问诊和记录要点有哪些？

在接诊胸痛患者重点询问及记录以下情况：

（1）部位：胸骨后、心前区、上腹部、颈部、肩胛区、上臂和口腔。

（2）性质：压榨痛、紧缩性、烧灼感、刀割样、闷胀感或沉重感。

（3）放射部位：上腹、颈部、左肩、左臂、下颌骨、胸骨下疼痛。

（4）诱发因素：锻炼、紧张、冷空气、餐后、夜间、休息或情绪波动。

（5）持续时间：数秒、数分钟至20分钟、20~30分钟、>30分钟。

（6）伴随症状及体征：憋气、呼吸困难、大汗、恶心呕吐、意识丧失或模糊、心悸、心悸、乏力。

（7）缓解方式：停止运动、休息、含服硝酸甘油、吸氧及其他。

（8）既往心脏病史和家族病史。

（9）胸痛时间记录：发病时间、首次医疗接触时间、转运时间、到达医院时间、首份心电图时间、医师阅读时间、专科会诊时间、抽血时间、离开科室时间及抢救时间等。

（10）生命体征记录：脉搏、心率、呼吸、血压、意识、体温。

10. 引发胸痛的心血管疾病有哪些？特征如何？如何鉴别诊断？

（1）稳定型心绞痛：是胸痛的最常见病因，典型的劳力性心绞痛多为在体力活动、情绪紧张、饱餐或寒冷刺激时诱发、持续数分钟至10余分钟的胸骨后或心前区压迫感、发紧或闷痛，可向左肩、左臂等部位放射，伴不同程度的出汗和气促，停止诱因或含服硝酸甘油后1~5分钟缓解。不稳定型心绞痛患者的诱因可以变化或无明显诱因，胸痛程度更剧烈、发作更频繁、持续时间更长、停止诱因或含服硝酸甘油的效果较差。卧位型心绞痛多在夜间尤其是前半夜发作，可能与回心血量增加有关，坐起后逐渐缓解；而变异型心绞痛常在静息时发病，尤其是后半夜和清晨发作胸闷较多，起床活动或呼吸新鲜空气后症状减轻，合并器质性冠状动脉狭窄的痉挛患者可能表现为清晨及上午活动耐量下降。临床诊断困难者应尽早进行冠状动脉造影以确诊。

（2）急性冠状动脉综合征：包括不稳定型心绞痛、ST段抬高型急性心肌梗死、非

ST段抬高型急性心肌梗死，临床表现相似，鉴别诊断主要依赖心电图和血清心肌标志物检查。

（3）急性心包炎：急性心包炎尤其是急性非特异性心包炎，多有较剧烈的胸痛，少数患者为紧压感或闷痛，疼痛部位好发于心前区，并可向左肩、左臂内侧、左肩胛区、背部、颈部、下颌、剑突下等部位放射，疼痛可呈持续性或间歇性发作，多与体位有关，部分患者在某些特定的体位下疼痛可加重或减轻。

（4）胸主动脉瘤及主动脉夹层分离：胸主动脉瘤患者的胸痛以隐痛为主，与引起血压升高的因素有一定关系，常向背部或肩部放射，对于梅毒、高血压和高脂血症患者所出现的胸痛应考虑此病的可能，CT或MR检查有助于确诊。主动脉夹层分离需与急性心肌梗死鉴别，临床常常容易误诊，鉴别要点是胸痛呈明显的撕裂样，放射痛较心肌梗死更广泛，在出现休克表现的同时血压正常或很高，而心肌梗死患者休克时血压低，左右肢体血压的显著不对等高度提示夹层动脉瘤，早期X线检查和CTA扫描有助于确诊。

（5）肥厚型梗阻性心肌病：本病为常染色体显性遗传疾病，以心室肌肉的肥厚尤其是室间隔非对称性肥厚并导致左室流出道梗阻为特征，在应激时由于心肌收缩力增强使梗阻加重、左室与主动脉的压力阶差增大，从而出现心肌缺血和脑灌注不足。大多数患者在年轻时发病，多在30岁之前，临床上以劳力性胸痛和晕厥为主要临床表现。

（6）早期复极综合征：是常见于年轻人的以ST段抬高为主的正常变异心电图人群，部分患者伴有胸痛或胸闷、心悸等表现，常常容易被误诊为急性心肌梗死或变异型心绞痛。该类患者的胸痛多与体力活动无关，常在安静休息时发作，多为隐痛，持续时间较长，一般无明显放射痛，对硝酸甘油无效，体检一般无异常发现。

（7）二尖瓣脱垂：常见于年轻人，大多数无症状，有症状者多以全身无力、胸痛、心悸、气短、焦虑等为主要临床表现，胸痛特点多为尖锐的刺痛、刀割样痛或钝痛，位于心前区，与体力活动和情绪变化有关但不恒定，持续时间可呈一过性或较长，从数十分钟至1小时甚至1日以上，卧位时胸痛可减轻，多数患者发作时心率增快，部分患者伴各种心律失常，甚至以心律失常为首发症状。超声心动图检查发现二尖瓣收缩期脱向左房侧，超出二尖瓣瓣环平面≥2mm对本病具有确诊价值。

（8）微血管病综合征：是一种以发作性心肌缺血为基础、劳力型心绞痛为主要临床表现的相对少见的疾病，多见于中年女性，胸痛一般由体力活动和精神紧张所诱发，胸痛性质以压迫感或闷痛多见，持续时间类似劳力型心绞痛，休息或含服硝酸甘油后逐渐缓解，可以伴有向左肩、左臂等部位的放射。

（9）主动脉瓣膜疾病：包括主动脉瓣狭窄和反流均可引起胸痛，主动脉瓣狭窄患者常在较早期即出现胸痛，而主动脉瓣反流患者多在晚期开始有胸痛表现。主动脉瓣狭窄引起的胸痛多为劳力性心绞痛伴气促，特点为在轻度体力劳动时即可诱发，但含服硝酸甘油可使之加重或诱发晕厥，超声心动图检查可确诊。

（10）心脏神经官能症：常见于年轻女性，主要表现为与体力活动无关的发作性胸痛，常常易与心绞痛混淆。两者的鉴别要点是：a. 胸痛多为持续数秒的一过性刺痛，或持续几小时以上的隐痛，但无明显胸闷或压迫感；b. 胸痛部位多在乳房下，也可以经常变化；c. 多在体力活动过后而非体力活动时，轻度体力活动反而感觉舒适；d. 含服硝酸甘油无效或10余分钟后才能缓解；e. 多同时合并有疲劳、心悸、气短、呼吸不畅等多系统症状但均无特异性，喜喘息或叹气；f. 对鉴别特别困难者冠状动脉造影可以明确诊断。

11. 引发胸痛的呼吸系统疾病有哪些？特征如何？如何鉴别诊断？

（1）急性肺动脉栓塞：临床上以突发胸痛、咳嗽、呼吸困难和发绀为主要表现，胸痛较剧烈并常向肩部放射，患者常有严重的恐惧感，症状的轻重程度取决于栓塞肺动脉的大小范围，小的肺动脉栓塞可以没有明显症状，严重病例出现休克，数小时或10余小时后出现咯血。CT增强扫描和肺动脉造影可提供确诊的依据。

（2）胸膜炎及胸膜肿瘤：胸膜炎尤其是干性胸膜炎所引起的胸痛多为刺痛或撕裂样痛，于呼吸时加重，尤其是深呼吸、咳嗽时更明显，疼痛部位多位于胸廓下部腋前线与腋中线附近，可向肩部、心前区或腹部放射，疼痛最剧烈部位多能听到胸膜摩擦音并触及摩擦感，胸痛为持续性，在出现胸腔积液后减轻或转为隐痛，并出现逐渐加重的呼吸困难。

（3）气胸：主要包括自发性气胸和特发性气胸，前者往往有肺部疾病史，后者常见于瘦高体形的男性青壮年，在用力、咳嗽、屏气等动作后突然发生单侧剧烈胸痛、气促、憋气、咳嗽加重，偶见在睡眠中发病。X线胸片检查是确诊气胸的主要方法，可见气胸线以外透亮度增高，无肺纹理，患侧肺萎缩，纵隔向健侧移位。

（4）肺癌：多以咳嗽、咯血为首发症状，但也可以胸痛为首发表现，大多数在病程中先后出现咳嗽、胸痛、咯血、发热、消瘦等症状。胸痛多为持续性隐痛或钝痛，胸痛发作缺乏规律性，但深呼吸和咳嗽可使之加重，X线胸片和CT扫描是诊断肺癌的主要手段。

（5）肺部感染：包括肺炎、肺结核等肺部感染性疾病，常以咳嗽、发热为主要表现，若炎症侵犯胸膜可出现较明显的胸痛，胸痛多为隐痛或钝痛，深呼吸或咳嗽可加重。早期行X线胸片检查可明确诊断。

12. 胸痛分诊的风险评估工具有哪些？

（1）早期预警评分（early warning score，EWS）：EWS是对患者心率、收缩压、呼吸、体温、意识5项生命指征定为评估病情的一种方法（表14-1），根据不同的分值制订出不同级别的医疗处理预原则。一旦分值达到一定标准即"触发"水平，就必须尽快地进行更积极的医疗处置。其临床应用于早期预警潜在的危重患者、为医护准确沟通病情提供依据，降低经验不足的医护人员对潜在的危重患者病情的误判率、合理地分流急诊患者的去向。EWS的5个参数每项分值是0~3分，总分15分。其应用限于14岁以上的人员，多在院前、急诊和各科的普通病房使用。其最大的特点是简易快速，可在数分钟内完成评估。

表14-1 EWS评分表

项目	3	2	1	0	1	2	3
HR（min）		<70	41~50	51~100	101~110	111~130	>130
SBP（mmHg）	<70	71~80	81~100	101~200		201~220	≥220
RR（min）			<9	9~14	15~20	21~29	≥30
T（℃）	<34	34~35		36.1~37.9	38~38.5	38.6~40.0	≥40
意识				清楚	对声音有反应	对疼痛有反应	对疼痛无反应

注：1~3分提高检测率，3分报告医师，监测每小时1次，3~5分立即通知医师，监测30分钟1次，6分以上立即抢救。

（2）疼痛分级评分：目前用于临床上的有以下几个方法：①世界卫生组织（WHO）疼痛分级：0度：不痛；Ⅰ度：轻度痛，为间歇痛，可不用药；Ⅱ度：中度痛，为持续痛，影响休息，需用止痛药；Ⅲ度：重度痛，为持续痛，不用药不能缓解疼痛；Ⅳ度：严重痛，为持续剧痛伴血压、脉搏等变化。②数字分级法（NRS）：数字分级法用0~10代表不同程度的疼痛，0为无痛，10为剧痛。疼痛程度分级标准为：0：无痛；1~3：轻度疼痛；4~6：中度疼痛；7~10：重度疼痛。③根据主诉疼痛的程度分级法（VRS法）：0级：无疼痛；Ⅰ级（轻度）：有疼痛但可忍受，生活正常，睡眠无干扰；Ⅱ级（中度）：疼痛明显，不能忍受，要求服用镇痛药物，睡眠受干扰；Ⅲ级（重度）：疼痛剧烈，不能忍受，需用镇痛药物，睡眠受严重干扰可伴自主神经紊乱或被动体位。④视觉模拟法（VAS划线法）：无痛/剧痛之间画一条长线（一般长为100mm），线上不作标记、数字或词语，以免影响评估结果。一端代表无痛，另一端代表剧痛，让患者在线上最能反映自己疼痛程度之处划一交叉线。⑤疼痛强度评分Wong-Baker脸：对婴儿或无法交流的患者用前述方法进行疼痛评估可能比较困难，可通过画有不同面部表情的图画评分法（图14-1）来评估：无痛、有点痛、稍痛、更痛、很痛、最痛。

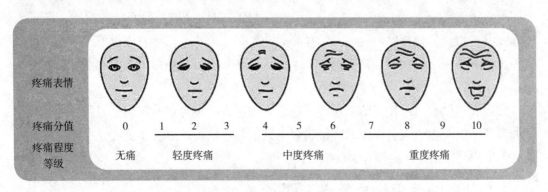

面部表情疼痛评分量表

图14-1 疼痛强度评分Wong-Baker脸示意图

13. 为什么急性胸痛患者需要优先？

（1）急救资源一定要优先解决对人类生命威胁最大的主要疾病，其基本衡量标准一是发病率高、二是死亡率高。急性胸痛是绝大多数大型医院急诊患者就诊的主要原因占急诊的20%～30%，以急性胸痛为主要表现的急性冠状动脉综合征、主动脉夹层、肺动脉栓塞三大疾病构成了我国人口死亡的第一位原因，因此应该成为急救体系优先解决的患者群。

（2）急性胸痛具有病因多样化的特点，既有随时威胁生命的疾病，也有疼痛剧烈但无生命之忧的众多疾病，因此，早期筛查和多学科合作至关重要。需要早期进行快速甄别，将威胁生命的疾病尽快明确诊断给予规范治疗，同时要将低危胸痛患者尽快排除，以防占用医疗急救资源。

14. 如何实现急性胸痛优先？

急性胸痛优先的理念要贯彻到从急性胸痛患者呼叫120医疗急救服务开始直至完成关键诊疗操作的全程之中，通过在诊疗过程的各个环节建立优先机制才能真正落实诊疗全程的优先。具体的措施需要结合医院的实际情况确定，以下简单介绍一般性原则和做法：（1）院前急救系统的急性胸痛优先。（2）优先分诊挂号。（3）优先接诊、会诊。（4）检查检验优先。（5）导管室的急诊PCI优先机制。（6）其他环节的优先：所有急性胸痛患者在早期尚未明确诊断之前的所有检查、检验、会诊等环节都是为缩短明确诊断时间服务的，对于明确诊断后的STEMI、主动脉夹层和肺动脉栓塞等患者，尽快开始进行最关键性的治疗也要求必须争分夺秒。因此，在急诊药局、收费办理住院手续、运送患者的医疗辅助部门、运送患者的电梯等涉及急性胸痛诊疗流程的所有环节均应建立急性胸痛优先机制。

15. 心电图在急性胸痛分诊中的意义是什么？

所有急性胸痛患者均应在首次医疗接触后10分钟内完成首份心电图检查，若患者胸痛症状典型，但12导联心电图无明显心肌缺血，则应完成18导联心电图记录。为此，几乎所有胸痛中心均在分诊流程图中要求在10分钟完成首份心电图作为主要工作和考核内容。

为什么要把心电图作为所有急性胸痛患者的筛查指标呢？一方面是因为急性冠状动脉综合征占据了急性胸痛患者的首位病因，其次是心电图检查简便易行成本低，很容易就可以完成，很适宜作为筛查手段应用。

16. 如何快速识别异常心电图？

（1）急性前壁心肌梗死心电图特点：V_1－V_4导联ST段抬高，与急性广泛前壁心肌梗死不同点为Ⅰ、AVL导联ST段不抬高。

（2）急性广泛前壁心肌梗死心电图特点：Ⅰ、AVL、V_1-V_5导联ST段抬高。

（3）急性下壁心肌梗死心电图特点：Ⅱ、Ⅲ、aVF导联ST段抬高。

（4）急性下壁右心室心肌梗死心电图特点：Ⅱ、Ⅲ、aVF、V_3R、V_4R、V_5R（代表右室）导联ST段抬高，通常Ⅱ、Ⅲ、aVF导联ST段抬高，应做V_3-V_5R导联图形，R代表右侧。

17. 胸痛中心护士的基本要求?

基本要求：因急性胸痛进入急诊抢救室的患者可以分为3类：

第一类：生命体征不平稳的急性胸痛患者需要进行包括心肺复苏在内的紧急抢救，以使患者的生命体征稳定下来，为后续诊疗工作创造条件。

第二类：诊断明确的STEMI或极高危的NSTEMI/UA患者，需要进入抢救室进行简单的急诊PCI术前准备，为绕行CCU直达导管室创造条件。

第三类：诊断不明确的急性胸痛患者，虽然生命体征稳定但症状持续或者临床情况复杂需要进行严密监护下进行后续诊疗的患者。

无论是哪类患者，急诊抢救室护士均应熟练掌握相关的救治流程。因此，胸痛中心必须为抢救室一线人员提供指示明确的各类抢救流程图，其中包括心肺复苏流程图、急性胸痛诊治流程图、STEMI再灌注流程图、NSTEMI/UA危险分层及治疗流程图、主动脉夹层的诊疗流程图、肺动脉栓塞的诊疗流程图等。必须建立针对上述流程图的培训、实施、反馈、改进的流程改进机制，使急诊抢救室岗位人员熟练掌握、自觉执行上述流程，以提高抢救成功率。

18. 急诊胸痛的时间管理要求有哪些?

分诊在接诊胸痛患者中应重点注意记录与胸痛相关诊疗活动的时间，并按流程的要求在规定的时间内完成患者的12/18导联心电图，生命体征记录和各类相关资料的录入，如心电图提示STEMI，应即刻进行全程的时间跟踪和管理，其要求见表14-2。

19. 时钟统一的概念是什么?

指在胸痛中心的各个流程环节所采集的时间是来自完全同步的时钟，胸痛中心的所有设备、仪器和时间显示器的时钟均完全一致。

20. 胸痛中心的时钟统一管理制度的内容有哪些?

（1）时钟统一的方案：各胸痛中心应根据各自的实际情况决定采用何种方案，目前国际上所常使用的时钟统一方案有伴行时钟法、具有自动同步校时功能的电波钟表、时间同步服务器等。

表14-2　急诊科的STEMI患者全程时间管理

时间（0分钟）	到达急诊科
时间（5分钟）	分诊护士立即接诊
	通知胸痛中心
	给氧、12导联心电图检查
	通知值班医师接诊患者
时间（10分钟）	胸痛医师判读心电图并上传心电图
	电话通知心内科会诊
	有指征者抽血检查心肌标志物、BNP、D-二聚体
时间（15分钟）	心内科完成远程会诊
	胸痛医师初步知情同意
	负荷量双联抗血小板治疗
	启动导管室
时间（20分钟）	转运前准备：移动监护、除颤设备、吸氧
时间（30分钟）	转运患者至导管室
时间（35分钟）	到达导管室
目标	入门到球囊扩张≤90分钟

（2）计时点及方法：①发病时，是指患者出现胸痛、胸闷等症状开始的时间，主要是通过问诊方式获得。②首份心电图时间，是指完成第一份12或18导联心电图的时间，以开始接触医疗人员到完成第一份心电图最后一个导联记录为准。③抽血时间，是指首次抽血查TnI的时间以抽血护士完成标本采集时刻为计时点。④开始转运时间：是指在确诊为ACS并离开现场/医院的时间，由转运医护人员在接到患者启动车辆时计时等。

（3）时钟统一地点：应明确需要时钟统一的地点及相应设备。

急诊科：分诊区、胸痛诊室、抢救室、急诊采血室、EICU等。

心内科：医师办公室、护士站、CCU、导管室等。

其他科室：检验科、CT室、磁共振室、超声科、心外科、手术室等。

（4）时间数据检查方法：制订ACS数据库管理，定期对ACS病例资料进行汇总，并回顾性统计分析每例病例的时间管理，分析时间轴各环节的时间控制合格率，并分析存在问题的原因，讨论并提出对胸痛中心各流程进行不断改进的方案。

（5）时钟校对及记录：由于各仪器或者设备的时间在使用过程中存在误差，所以为保证各仪器、设备时间的统一性，必须建立时钟校正机制，要求明确时间校正的范围、核查的时间、周期、人员及方法，并将各时钟的误差和校对记录客观真实地记录并保存。

21. 胸痛中心时钟统一的意义有哪些?

只有实现了时钟统一才有可能建立起可靠的病例记录和数据库，因此时钟统一是所有规范化胸痛中心必须落实的一项基础工作，胸痛中心必须重视时钟统一，否则无法得到准确的时间数据，如果时间记录不可靠，则胸痛中心的所有数据将失去可信度和参考价值。

22. 院内绿色通道的基本概念是什么?

胸痛中心的建设必须首先建立标准的院内绿色通道,然后才能将院前急救系统和基层医院与院内绿色通道进行有机的结合,实现无缝衔接,形成规范化的区域协同救治体系。

23. 院内绿色通道针对的人群,为什么从单纯的急性心肌梗死扩展到所有急性胸痛患者?

现代胸痛中心要求针对的人群必须是因急性胸痛、胸闷就诊的所有患者而不仅仅是急性心肌梗死患者,只有将所有可疑的急性胸痛、胸闷患者均纳入绿色通道管理,并将从患者到达医院急诊科后的首次医疗接触即分诊开始进行规范化的流程管理和时间节点管理,包括急性胸痛的诊断及鉴别诊断的所有环节,直至完成开通梗死相关血管的关键性治疗手段(如急诊PCI或溶栓治疗)的全过程均纳入绿色通道的管理之中,才能防止漏诊、误诊和诊疗过程的延误。

24. 院内绿色通道的起点从单纯的急诊室扩展到多部门,并从单纯地追求"快"到强调"快而规范"的意义是什么?

(1)在区域协同救治体系理念指导下的胸痛中心要求经救护车入院(包括拨打本地120或外院转诊)且诊断明确,需要行直接PCI或补救性PCI的STEMI患者应实施绕行急诊室和绕行CCU方案,将患者直接送进导管室接受急诊PCI治疗;而高度怀疑主动脉夹层或肺动脉栓塞的患者,则应直接送至CT室进行急诊CT增强扫描;诊断明确暂时不需要急诊PCI治疗的ACS患者应该绕行急诊室直达CCU;只有不符合上述条件或生命体征不稳定的急性胸痛患者才被救护车送至急诊室进行紧急救治及后续诊断及鉴别诊断。通过流程优化后实现上述绕行急诊方案的主要目的是最大限度节省救治环节、缩短救治时间。绕行急诊室是区域协同救治体系建设强调的重要流程优化措施。但实施绕行急诊室方案已经使院内绿色通道的起点从过去单一的急诊室改变为急诊室、导管室、CCU和CT室。上述多个部门和岗位均可能成为院内首次医疗接触点及院内绿色通道的起点,因此均需要纳入院内绿色通道的起点管理。

(2)现代胸痛中心的基本理念是"将患者送至具有救治能力的医院接受最佳治疗",其中"最佳治疗"所强调的是"快而规范"。要实现这一目标胸痛中心要求:①将从首次医疗接触开始直至完成关键救治的全部诊疗过程流程化,流程图的制订必须依据当前专业指南并与本院实际情况相结合,突出对指南的依从性,这是规范的基础。"最佳治疗"应是根据患者病情的理论需要和当时实际能够提供的条件相结合的结果。在流程图中必须将类似上述情况的各种可能均应罗列出来,以防一线人员遇到流程图未涵盖的情况而无所适从。从岗位流程图的细节要求上看,必须要突出实用性和可执行性。②对全部诊疗环节实施时间节点管理，比如首次医疗接触到完成首份心电图、首份心电图完成到心电图确诊、首次医疗接触到首次医师接诊、急诊室停留时间、从急诊室转运至导管室时间、从穿刺到造影时间、从进入导管室到球囊扩张时间等全部过程均应根据指南或认证标准的要求及医院当前的实际水平制订每个时段的目标管理值（该目标值必须高于当前实际水平，以促使持续质量改进），作为最低时间要求，即没有特殊原因必须在规定的时间以内完成全部工作，并强调进行时间节点记录。

25. 胸痛中心为什么要强调原始资料的溯源性？

胸痛中心的原始资料主要是指在急性胸痛诊疗过程产生的各类原始记录，包括但不限于分诊或挂号记录、急诊登记本、首份心电图、首诊/会诊的接诊记录、各类检验/检查记录及报告、电话记录本、120出车记录、导管室急诊手术登记表、DSA/PCI光盘、住院病历的首次病程记录、知情同意书、时间节点记录表等，上述原始记录将是数据库真实性检查的主要来源资料。胸痛中心各岗位人员树立牢固的资料溯源性意识，即"没有记录就没有发生"的概念，要在实际执行流程时留下客观、原始的记录并要保留备查，为方便一线人员记录原始资料。

26. 急诊功能区设置对胸痛患者的诊治有哪些作用？

由于胸痛病因多元化，个体对胸痛敏感性不一，就诊时胸痛患者表现可以从危重状态到类似正常人。根据广州某医院胸痛中心的统计数据，急性胸痛患者入院方式中，通过呼叫120入院的约占30%，70%的患者选择了自行来院就诊。由于急性胸痛的潜在风险高，自行来院的患者往往要花费较长时间去挂号、排队，常常会耽误最佳救治时机，也可能在此过程中发生心脏意外事件而导致严重后果。因此，胸痛中心建设中必须为所有来院的胸痛患者就医提供专门通道将胸痛患者与普通急诊患者区分开来，及时有效地实现胸痛的快速诊疗。

27. 胸痛中心相关的急诊区设置有哪些要求？

（1）与院前急救衔接的功能区设置：在医院大门入口处应设立120急救和胸痛急救专用通道，并保证任何时刻畅通无阻。在医院的主要入口处应有明显的标牌和地标，指引急救车辆迅速到达急诊科入口。

（2）急诊分诊区设置：①分诊台应设置在易于识别且靠近抢救区的位置，方便患者进入急诊科时发现，并有醒目的标识指引急性胸痛患者得到优先分诊。②配置专用的急救电话，便于进行院内、外的沟通协调。③分诊台悬挂胸痛中心统一时钟，患者时间管理节点记录表。④分诊区有标准的急诊和胸痛分诊流程图，指引分诊护士在初步评估后将患者分流到胸痛诊室、急诊抢救室、胸痛留观室或直接送入导管室。⑤分诊处应配备足够的轮椅和担架车，方便多个患者同时就诊时使用。

（3）胸痛诊室的设置要求：要设置在急诊科内邻近急诊挂号处、分诊台和急诊抢救区，标识清晰可见，便于急诊患者及时地发现和快速到达的位置。应配置检查床，12导联心电图远程传输设备、除颤器、紧急气管插管等初级心肺复苏设备、心电监护仪、急救车、吸氧设备。还必须配备胸痛的统一时钟。备有抗血小板药物（阿司匹林、氯吡格雷或替格瑞洛）及饮用水，便于患者及时服用。

（4）抢救室的设置要求：保证任何时刻有抢救床位，以便随时接诊高危胸痛患者。配置多导联心电图机、多功能监护仪、除颤器、大型呼吸机和便携式呼吸机、便携式供氧系统及吸引器、急救车、各类抢救药品等，以满足高危胸痛患者的抢救、生命支持以及安全转运的要求。还应配置与胸痛相关的快速床旁检验设备（POCT），能够随时检测肌钙蛋白、D-二聚体、BNP、血气分析、电解质、血糖和血乳酸测定。应在醒目位置悬挂胸痛中心统一时钟。

28. 胸痛中心诊室护士的护理配合有哪些?

急性心肌梗死的治疗原则是保护和维持心脏功能，挽救濒死的心肌，防止梗死面积扩大，缩小心肌缺血范围，及时处理严重心律失常、泵衰竭和各种并发症，防止猝死。AMI的救治强调时间性，从首次医疗接触开始，早期诊断，危险分层，正确分流，科学救治。急诊护士应在ACS患者尤其是AMI患者诊断、救治、康复等各方面发挥作用。

（1）紧急处理：①卧床休息：绝对卧床休息，保持安静，降低心肌耗氧量。根据病情采取舒适体位，合并心力衰竭者采取半卧位。②建立静脉通路：迅速建立静脉通路，应尽量使用静脉留置针在左下肢穿刺，必要时建立两条以上的静脉通路，以备抢救和急诊介入手术中方便用药。③吸氧：$SpO_2 < 90\%$或$PaO_2 < 60\%$时，予以吸氧（$4 \sim 6L$/min）。④监测：连接心电血压血氧饱和度监测，持续监测生命体征。注意电极位置应避开除颤区域和心电图胸前导联位置。⑤心电图：快速床旁做12或18导联心电图，要求在到达医院的10分钟内完成。⑥急救物品：备好急救药品和除颤器。⑦化验检查：协助医师留取血标本，做血常规、凝血四项、心肌损伤标志物、血生化指标、血气分析等化验检查。⑧镇痛：对伴有疼痛的患者遵医嘱给予吗啡、硝酸甘油及β受体阻断药，通过血管扩张、降低心脏负荷、改善心肌缺血、降低心肌耗氧等达到止痛的效果。⑨行急诊PCI手术：需要行急诊经皮冠状动脉介入治疗（PCI）手术者，立即遵医嘱给予阿司匹林、氯吡格雷口服，备好转运设备，全程监护，护送患者到导管室。⑩心理宣教：做好心理护理和疾病相关知识的宣教，消除紧张、恐惧、焦虑情绪，减轻患者的心理压力及负担。

（2）严密观察病情变化：①AMI患者病情危重、变化迅速、随时都可能出现严重的并发症。②密切观察患者的意识、精神状态、面色、生命体征、尿量的变化，注意有无出冷汗、四肢末梢发凉等，警惕心源性休克和心力衰竭的发生。③经常询问患者胸痛、胸闷等不适症状的改善情况，并注意伴随的症状和程度。④严密观察心率、心律、心电图示波形态的变化，及早识别各种心律失常，及时报告医师并配合抢救。⑤定时进行心电图检查和心肌酶的检测，了解急性心肌梗死的演变情况。⑥做好护理记录。

29. 急性心肌梗死患者溶栓过程中的护理要点有哪些？

（1）做好患者的心理疏导，消除患者焦虑、恐惧、紧张等心理，向患者讲解溶栓治疗的意义，以取得患者的配合。

（2）协助医师做好溶栓前血常规、血型、出凝血时间等检查。

（3）嘱患者绝对卧床休息，给予氧气吸入4~6L/min，进行心电监护，备好除颤器、抢救药品及器械。迅速建立静脉通路，遵医嘱正确应用溶栓药物，注意观察是否有不良反应的发生：过敏反应表现为寒战、发热、皮疹等；低血压（收缩压低于90mmHg）；出血，包括皮肤黏膜出血、血尿、便血、咯血、颅内出血等，一旦出血，应紧急处理。

（4）密切观察溶栓效果，经常询问患者胸痛有无减轻及减轻的程度，注意有无心律失常、低血压的发生，判断溶栓是否成功。

30. 急性心肌梗死患者在转运过程中应注意什么？

急性心肌梗死患者在转运过程中应注意以下几点：

（1）转运护送人员：由接受过专业训练的医务人员完成。转运护士熟练掌握诸如便携式心电监测仪、除颤器、呼吸机、简易气囊等的操作规程。

（2）转运设备：院内患者转运需配备便携式心电监测仪、简易呼吸器、负压吸引装置、充足的氧气（满足全程所需的基础上再多出30分钟以上的氧气量），应配备基本的复苏用药，包括肾上腺素和抗心律失常药物，以备转运途中患者突发心搏骤停或心律失常。根据转运患者的不同病情，还应配备相应的药物。院内转运急性心肌梗死的患者应使用符合要求的转运床，除具有普通转运床的功能外，还应该能够携带呼吸机、负压吸引设备等。

（3）转运方式：院内转运通常由转运床完成。

（4）转运前准备：参与转运的医务人员应尽快熟悉该患者的诊治过程，评估目前的整体状况。转运前应评估患者气道安全性，对于高风险患者，确保气道通畅。转运前应保持静脉通路通畅，尽可能维持患者呼吸、循环功能稳定，并有针对性地对原发疾病进行处理。此外，转运前应与接收方及相关人员进行沟通，做好充分准备，以保证转运安全。

（5）转运的监测与治疗：转运期间的监测治疗水平应确保患者的生命安全，转运过程中不应随意改变已有的监测治疗措施。转运期间应尽可能保持原有监测治疗措施的持续性，护送人员必须记录转运途中患者的一般情况、生命体征、监测指标、接受的治疗、突发事件及处理措施等，转运过程中患者的情况及医疗行为需全程记录，力争做到转运前后监测治疗的无缝衔接。

（6）转运交接：转运人员应与接收科室或医院负责接收的医务人员进行正式交接，

交接的内容包括患者病史、重要体征、实验室检查、治疗经过，以及转运中有意义的临床事件，交接后应书面签字确认。

31. 什么是导管室一键启动机制？

（1）一键启动导管室是指一经确诊为STEMI，明确手术适应证后，由院前急救医师、急诊科医师或者介入医师按照预定流程通过一个控制模式来启动介入手术室，完成包括人员的就位、器材和药品的准备，各种谈话流程的准备等程序，STEMI患者到达医院后，能够快速转运到导管室进行介入治疗。

（2）院内一键启动导管室：STEMI患者到达急诊科或者心内科（或者重症监护室）后，以心内科（或者重症监护室）和急诊科为核心，依托现代信息化技术优势，以12导联心电图和其他生命监测数据的远程实时传输系统为技术支撑，建立了远程胸痛急救技术平台，该系统可以将心电等生命监测信息实时传输到胸痛中心、CCU、导管室的监护仪、值班主任和介入术者的手机上，实现信息共享，群策群力，及早做出手术决策，其中值班主任和介入术者具有最终决策权，并及时将决策信息反馈给接诊医师。当心内科和急诊科接收到手术决策后，及时按流程一键启动手术，尽可能缩短中间环节所消耗时间。

（3）院外一键启动导管室：对院前急救的急性冠脉综合征患者，在救护车上由院前急救医师进行基本评估后，将12导联心电图远程实时传输至胸痛中心，心内科或急诊科医师进行远程会诊后确定是否具有PCI指征，对于夜间、节假日等需要安排心内科专门值班医师远程会诊胸痛患者心电图，需行急诊PCI的患者，在送达医院前，由心内科或急诊科医师通过急救平台一键通知发出启动指令至介入值班人员，同时通知在救护车上进行患者的相关术前准备，包括给予负荷剂量双联抗血小板药物和强化他汀类药物，与家属进行术前谈话等工作，导管室准备完毕后及时反馈给院前急救医师，患者到达医院后实行绕行急诊科、同时绕行CCU直接进入导管室。

32. 胸痛中心管理理念中"双绕"的含义是什么？

双绕：绕行急诊，绕行CCU，直达导管室。

胸痛中心以心血管内科和急诊科为核心，以十二导联心电图和其他生命监测数据的远程实时传输系统为技术支撑，建立了远程胸痛急救技术平台，并在多家基层医疗机构建立了胸痛急救网络点。急救网点医院和救护车上均装备了远程传输系统，当患者到达急救网点医院或救护车后，该系统可以将患者的十二导联心电图、血压、血氧饱和度等生命监测信息实时传输到胸痛中心和CCU的监护电脑以及值班主任的手机上，做到了"患者未到，信息先到"，可以随时提供远程诊断和救治的会诊意见，指导救护车或急救网点医院的现场抢救。一旦确诊为STEMI需要进行急诊介入治疗，则在患者到达医院前就可以启动导管室，并将术前准备工作提前到救护车上进行，当患者进入医院后绕过急诊科和CCU直接进入导管室进行急诊介入治疗，从而大大缩短了再灌注治疗时间，这也是激活导管室较理想的方案。

33. 胸痛中心全员培训的意义是什么？

由于胸痛中心并不是一个完全独立运作的急救单元，是"通过整合院内外相关优势技术和力量为急性胸痛患者提供快速诊疗通道的机构"，是一个多部门的高效整合体。胸痛中心的建设必然涉及多个部门，需要所有部门有效配合，才能充分发挥其技术优势和高效的救治能力。所有部门都需要熟知急性胸痛诊治过程中与自己相关的标准和流程，要达到这个目标就需要统一培训。此外，危及生命胸痛患者随时可能以突发意识丧失为主要表现，并可能发生于医院内外的任何场所，如正在医院内进行挂号、交费等排队过程中、辅助检查过程中、走路途中、医院停车场（自行开车到达医院者）等，而发生这类紧急情况时往往第一目击者或到达现场者不一定是专业的医护人员，而很多时候是在现场工作的其他相关人员，包括收费员、导诊员、清洁工、车场保安等。在这个争分夺秒的关键时刻需要有人帮助患者进行心肺复苏，为患者争取到进一步救治的机会。因此，需要提高胸痛中心所在医院的所有相关人员的现场救治能力和水平，包括医、护、药、技、管理人员、辅助医疗工作人员、后勤保障人员、安全保卫人员等，这就需要进行全员培训。

34. 胸痛中心全员培训的目标和内容有哪些？

为了达到良好的培训效果，全员培训前最好能根据各家医院的实际情况按照岗位不同将全体人员进行分类，结合不同的岗位可能面临的应急处理需求进行针对性教育和培训。比如最常接触急性胸痛患者的部门如急诊科、心血管内外科、胸外科等应进行系统的胸痛相关疾病的专业诊疗培训，包括急性胸痛的症状识别与鉴别诊断、各类胸痛疾病的诊治流程和诊疗常规等；其他临床学科的医务人员则重点培训急性胸痛的初步筛查、院内发生急性冠状动脉综合征（ACS）的救治流程、心肺复苏技术操作、呼叫流程等；护理人员的培训重点则是急性胸痛的诊断、鉴别诊断及急救药物的使用方法和注意事项、心肺复苏技术操作和呼叫流程等；医疗辅助人员的培训重点是了解胸痛急救常识、现场初级心肺复苏技术演练以及呼叫流程；管理类人员的培训重点是胸痛中心的院内外协调机制和质量监控体系。其中胸痛中心的基本概念、目标、运行机制、心肺复苏和应急呼叫流程是所有各类人员必须接受的培训内容，院内发生ACS的处理流程是心肺复苏的技术操作和呼叫流程则是所有人员必须演练并接受考核的内容。

35. 胸痛中心的数据管理有哪些要求？

胸痛中心的数据管理是胸痛中心建设的灵魂，是重中之重。数据管理包括两方面内容，一方面为数据的采集，另一方面为数据的上传。

数据采集：指急性胸痛患者就诊过程中对患者诊治流程中各个时间节点和医疗文书的采集过程。其中主要包括发病时间、首次医疗接触时间、首份心电图时间、肌钙蛋白回报时间、门球时间、入门到溶栓开始时间、急诊病历、首份心电图等。要求时间节点100%的真实准确，将采集的时间节点实时记录在胸痛中心绿色通道时间节点表格上，以利于后续录入数据库。

数据上传：采集到的数据需要立刻上传至中国胸痛中心相关的数据库中，并且建立分级审核制度。共分为三级审核，确保录入数据的精确性。

（赵冬云　姜巍　栗印军）

第十五篇　急危重症患者的功能监测及护理

1. 什么是人工气道？

人工气道是将导管经鼻、口腔插入鼻咽、口咽、气管内或通过气管切开所建立的气体通道，保证气道通畅，预防误吸，为机械通气提供密闭通道的有效手段。

2. 经口气管插管如何固定？

（1）将牙垫插入口腔，用蝶形胶布将气管导管和牙垫一起固定在面颊及下颌部。

（2）胶布加系带固定法（针对躁动患者）。

（3）专用气管插管固定器。

3. 什么是机械通气？

机械通气（mechanical ventilation，MV）是借助呼吸机建立气道口与肺泡间的压力差，给呼吸功能不全的患者以呼吸支持，即利用机械装置来代替，控制或改变自主呼吸运动的一种通气方式。

4. 机械通气的分类有哪些？

机械通气按呼吸机与患者的连接方式可分为有创机械通气和无创机械通气。

（1）有创机械通气：呼吸机通过经口/鼻气管插插管、喉罩、经气管切开插管等人工气道与患者连接。

（2）无创机械通气：不需建立人工气道，呼吸机通过口鼻罩、鼻罩等方式与患者连接。

5. 机械通气的目的是什么？

（1）改善通气功能：通过气管插管或气管切开维持呼吸道通畅，通过呼吸机正压通气维持患者足够的潮气量，保证代谢所需的肺泡通气量。

（2）改善换气功能：使用呼气末正压（positive end-expiratory pressure，PEEP）等方法可防止肺泡塌陷，使肺内气体分布均匀，改善通气血流比例，减少肺内分流，改善氧运输，纠正低氧血症。

（3）减少呼吸功耗：使用机械通气可减少呼吸肌做功，降低呼吸肌耗氧量，缓解呼吸肌疲劳。

6. 机械通气过程中的观察重点有哪些？

（1）呼吸功能：观察呼吸节律、呼吸深度，评估有无呼吸困难、人机对抗等。观察患者皮肤黏膜、口唇和甲床。CO_2潴留时可出现皮肤潮红、多汗和浅表静脉充盈。口唇和甲床青紫提示低氧血症。

（2）循环功能：机械通气可使胸腔内压升高，静脉回流减少，心脏前负荷降低和后负荷增加，表现出低血压、心律失常、末梢循环灌注不良、尿量减少等。

（3）意识：缺氧和（或）二氧化碳潴留所致意识障碍者，及时通知医师处理。

（4）血气分析：在机械通气治疗过程中，需根据患者病情严密监测动脉血气状况，以评估机械通气的效果，是否需要调整呼吸机模式和参数。

（5）体温：观察气道分泌物量、色、性状和气味，评估肺部感染变化情况。体温异常改变，应严密监测，及时报告医师。

（6）其他：观察有无消化道出血；评估肠鸣音变化情况；严密监测尿量，准确记录出入量。

7. 机械通气患者的注意事项有哪些？

（1）预防脱管：与导管固定不佳和牵拉等有关，表现为呼吸机低潮气量报警、喉部发声和窒息等。应紧急处理：保持气道通畅，应用简易呼吸器通气和供氧，必要时重新置管。

（2）预防气道堵塞：由痰栓、异物、导管扭曲、气囊脱出嵌顿导管口、导管远端开口嵌顿于气管隆嵴脱管等引起，表现为不同程度的呼吸困难，严重时出现窒息。调整人工气道位置、吸痰等。如气道梗阻仍不缓解，则应考虑拔除气管导管，重新建立人工气道。

（3）预防气道损伤：表现为出血、肉芽增生、气管食管瘘等。为避免气道损伤，插管前应选择合适的导管，插管时动作轻柔，带管过程中保持导管中立位，合理吸痰，做好气囊护理等。

（4）观察呼吸机相关性肺损伤：机械通气应避免高潮气量和高平台压，吸气末平台压不超过$30 \sim 35cmH_2O$出现张力性气胸应立即行胸腔闭式引流。

（5）预防呼吸机相关性肺炎，加强无菌操作，严格执行手卫生。

8. 什么是血流动力学监测？

血流动力学监测：是指根据物理学定律，结合病理和生理学概念，对循环系统中血液运动的规律进行定量、动态、连续的测量和分析，得到的数据不仅为危重患者提供诊断资料，而且能及时反映患者的治疗效果，从而使患者得到及时、正确、合理的救治。

9. 什么是有创动脉血压监测？动脉穿刺置管留置期间的注意事项有哪些？

（1）有创动脉压监测：动脉穿刺置管后通过压力传感器进行实时的动脉内测压，能够准确反映每个心动周期动脉收缩压、舒张压和平均动脉压的变化数值与波形，是一种常用的有创血流动力学监测方法。适用于严重低血压、休克、周围血管收缩或痉挛等患者的动脉压监测。

（2）注意事项：

①Allen试验阳性者禁行同侧桡动脉穿刺。

②压力传感器应与心脏同一水平，体位改变时，调整传感器位置。

③保持管路通畅，留置导管期间给予500mL生理盐水持续冲洗，冲洗速度为3mL/h，以保证导管通畅。

④严格无菌操作原则，预防感染。

⑤严密观察穿刺侧远端手指或足趾的颜色、温度，评估有无远端肢体缺血。

⑥严格掌握适应证，每日评估导管留置的必要性，预防导管相关血流感染。

⑦无特殊情况，留置时间不超过7日，拔管后妥善压迫10分钟，防止局部血肿或血栓形成。凝血功能障碍患者延长加压时间。

10. 什么是中心静脉压力监测？导管留置期间注意事项有哪些？

（1）中心静脉压监测：是监测上、下腔静脉内的压力，严格地说指腔静脉与右心房交界处的压力，反映右心收缩前负荷，主要适用于各种严重创伤、休克、急性循环衰竭等危重患者的监测。正常值5~12cmH$_2$O（0.49~1.18kPa），小于2~5cmH$_2$O表示右心房充盈不良或血容量不足；大于15~20cmH$_2$O表示右心功能不良或血容量超负荷。CVP监测对了解循环血量和右心功能具有十分重要的意义。

（2）注意事项：

①严格无菌操作，避免同一部位反复穿刺，以免形成血肿或血栓，预防感染。

②导管维护，无菌透明敷贴至少7日更换一次，无菌纱布敷料至少48小时更换1次；敷料受潮湿或有污染时，应立即更换。每日更换连接管接头。

③观察有无并发症发生，如血肿、血栓与栓塞、感染、堵管、局部皮肤过敏、管道打折、血气胸等，一旦发现及时配合医师进行处理。

④保持管路通畅，留置导管期间予500mL生理盐水加压持续冲洗，冲洗速度为3mL/h，以保证导管通畅。

⑤压力传感器应与心脏同一水平，体位改变时，调整传感器位置。

⑥每日评估导管留置的必要性。患者有发热时，应评估是否有导管相关血流感染，必要时行相关检查。

11. 什么是脉搏指示连续心排出量监测？导管留置注意事项有哪些？

（1）脉搏指示连续心排出量（PICCO）监测：是一种微创血流动力学监测技术，通过动脉穿刺置管和中心静脉穿刺置管，使用 PICCO 探头，利用经肺温度稀释法与动脉搏动曲线分析技术对心排出量进行连续测量，并监测胸腔内血容量（ITBV）、血管外肺水（EVLW）、脉搏连续心排出量（PCCO）、每搏量（SV）及动脉压力（AP）等指标。能够准确地反映心脏前负荷和肺水肿类型。

（2）注意事项：

①定标的冰盐水要求与患者血液温度相差12℃以上。

②一般6~8小时进行PICCO标定1次。（方法：定标前，中心静脉停止输液30秒以上，经中心静脉4秒内匀速弹丸式注入10~15mL冰盐水，通过动脉导管尖端的热敏电阻测得温度下降的变化曲线，自动计算出心排出量，重复3次，取平均值，获得PICCO定标）。

③补液过程中严密观察中心静脉压和PICCO的监测结果。

④妥善固定测压管路系统，保持导管连接通畅，加压袋压力维持在300mmHg以上，以3mL/h的速度冲洗管路。

⑤严格执行无菌操作及手卫生，预防感染。

⑥密切观察股动脉穿刺侧足背动脉的搏动、皮肤温度、颜色及血液供应情况。

12. 镇痛镇静治疗的目的是什么？

（1）消除或减轻患者的疼痛及躯体不适感，减少不良刺激及交感神经系统的过度兴奋。

（2）帮助和改善患者睡眠，诱导遗忘，减少或消除患者对其在ICU治疗期间病痛的记忆。

（3）减轻或消除患者焦虑、躁动甚至谵妄，防止患者的无意识行为（如挣扎）干扰治疗，保护患者的生命安全。

（4）减轻器官应激负荷，保护器官储备功能，维持机体内环境稳定。

13. 如何进行镇静的评估？

（1）设定管理目标

根据患者的器官功能状态设定合理的镇痛镇静目标，并根据患者病情变化和器官储备功能程度而调节变化。

（2）正确评估

选择准确适宜的评估方法，对患者进行正确的动态评估，有助于实施恰当的镇痛镇静治疗，并可减少药物剂量，以减少药物的不良反应。

（3）每日镇静中断

每日镇静中断：指在连续性使用镇静药物的过程中，每日进行短时间的停用镇静药物，待患者恢复基本的遵嘱反应和神经肌肉动作后再重新给予镇静治疗。

（4）药物的撤除

当患者病情恢复、大剂量或较长时间使用镇痛镇静剂而可能产生生理性依赖时，需撤除药物。

14. 镇静镇痛的并发症有哪些？

（1）呼吸抑制。

（2）低血压。

（3）戒断综合征。

（4）呼吸道堵塞和肺部感染。

15. 镇静镇痛的护理措施有哪些？

（1）遵医嘱正确用药：正确给予镇痛镇静药物，同时了解各种镇痛镇静药物的代谢周期，严格把握给药的时间间隔。

（2）密切观察药物效果和不良反应：

①苯二氮䓬类药物：容易引起蓄积、代谢、增加镇静深度，尤其是老年患者、肝肾功能受损者药物清除减慢，反复或长期使用可致药物蓄积或诱导耐药产生。

②丙泊酚：单次注射时可出现暂时性呼吸抑制和血压下降、心动过缓，应严密监测心脏储备功能差、低血容量患者的生命体征。丙泊酚的溶剂为乳化脂肪，长期或大量使用应监测血脂。

③α_2受体激动剂：右美托咪定具有抗交感作用，可导致心动过缓和（或）低血压。

④非甾体抗炎药：对于使用非甾体抗炎药的患者，应注意患者是否出现胃肠道出血，并需监测肝、肾功能。

⑤阿片类镇痛药：应用阿片类镇痛药的患者，应严密监测患者是否出现呼吸抑制、血压下降、过度镇静、胃肠蠕动减弱、尿潴留和恶心呕吐等副作用。

⑥局麻类镇痛药：应用局麻类镇痛药的患者，应注意监测有无嗜睡、呼吸抑制、低血压、心动过缓和心律失常等，一旦出现立刻报告医师进行处理。

（3）加强器官功能的监测，如呼吸系统、循环系统、神经系统、肝肾功能系统等。防止并发症的发生。

16. 谵妄的预防和治疗的措施有哪些?

ABCDEF集束化干预策略:

A:对疼痛进行评估、预防和管理。

B:针对使用镇静药的患者进行早期苏醒试验,对于有创机械通气的患者需进行早期自主呼吸试验,以达到早期撤机的目的。

C:指镇静药和止痛药的选择,由于应用镇静药和止痛药是ICU患者发生谵妄的主要危险因素之一因此,需选用相对导致谵妄风险较低的药物。

D:需对ICU患者进行常规的ICU谵妄评估和管理,包括进行谵妄常规评估(每日2次)、反复定向训练、改善昼夜睡眠、苏醒周期、减少听力和视力障碍等。

E:进行早期活动和早期锻炼。

F:是指给家属赋能并鼓励家属参与患者的照护。

17. 危重患者的代谢变化是什么?

(1)能量消耗增加研究表明,创伤、休克、感染和大手术后可使患者的静息能量消耗增加20%～50%,烧伤患者更为突出,严重者增高可达100%以上。

(2)糖代谢紊乱主要表现为糖异生增加、血糖升高和胰岛素抵抗。

(3)蛋白质分解代谢加速蛋白质分解代谢高于合成代谢,出现负氮平衡。

(4)脂肪代谢紊乱应激状态下体内儿茶酚胺分泌增多,加剧体内脂肪分解,生成甘油三酯、游离脂肪酸和甘油,成为主要的供能物质。

18. 危重患者营养评估的意义是什么?

危重症患者由于高分解代谢和营养物质摄入不足,营养不良发生率高,易导致发生各种感染,伤口愈合延迟,胃肠道功能受损,呼吸动力受损,压力性损伤发生率增加,易使病情恶化,病程延长,医疗费用增高,病死率增加。密切监测危重患者的营养状况,有助于判断是否存在营养支持治疗的适应证,及时纠正患者的营养不良状态,减少发生并发症的风险,有助于改善患者的临床结局。

19. 营养支持的原则是什么?

(1)选择适宜的营养支持时机

根据患者的病情变化确定营养支持的时机。此外,还需考虑不同原发疾病、不同阶段的代谢改变与器官功能的特点。

(2)控制应激性高血糖

通过使用胰岛素严格控制血糖水平≤8.3mmol/L,可明显改善危重症患者的预后,使多器官功能障碍综合征(MODS)的发生率及病死率明显降低。

（3）选择适宜的营养支持途径

营养支持包括肠外营养（parenteralnutrition，PN）和肠内营养（enteral nutrition，EN）两种途径。首选肠内营养，不能耐受肠内营养或禁忌肠内营养的患者选用肠外营养。

（4）合理的能量供给

不同疾病状态、时期及不同个体其能量需求不同。应激早期应限制能量和蛋白质的供给量，能量可控制在20~25kcal/（kg·d）蛋白质控制在12~15g（kg·d）。对于病程较长、合并感染和创伤的患者，待应激与代谢状态稳定后能量供应适当增加，目标喂养可达30~35kcal/（kg·d）。

（5）合理添加营养素

在补充营养底物的同时，重视营养素的药理作用。

20. 肠内营养支持的并发症有哪些？

（1）感染性并发症。
（2）机械性并发症。
（3）胃肠道并发症。
（4）代谢性并发症。

21. 肠内营养的护理措施有哪些？

（1）妥善固定喂养管，避免翻身、活动时喂养管脱落。
（2）经鼻置管者每日清洁鼻腔，避免出现鼻腔黏膜压力性损伤。
（3）做好胃造瘘或空肠造瘘患者造瘘口护理，避免感染等并发症发生。
（4）喂养结束时规范冲管，保持管道通畅，避免堵塞。
（5）根据患者病情和耐受情况合理调整每日喂养次数和速度，保证每日计划喂养量满足需要。
（6）室温下保存的营养液若患者耐受可以不加热直接使用，在冷藏柜中保存的营养液应加热到38~40℃后再使用。
（7）自配营养液现配现用，配制好的营养液最多冷藏保留24小时。
（8）气管插管患者在使用肠内营养时，应将床头抬高30°~45°，每4~6小时进行口腔护理，做好气囊管理和声门下分泌物吸引。

22. 肠外营养支持的并发症有哪些？

（1）感染性并发症。
（2）机械性并发症。
（3）代谢性并发症。

23. 肠外营养的护理措施有哪些?

（1）妥善固定输注导管，翻身、活动前先保护导管，避免扯脱。避免自行扯脱导管。烦躁、不配合患者予以适当镇静和约束。

（2）正确冲管和封管，保持导管通畅。

（3）做好导管穿刺部位护理，避免感染等并发症发生。

（4）严格按照国家管理规范和要求配制营养液。

（5）营养液配制和输注时严格无菌操作。

（6）每日更换输注管道，营养液在24小时内输完。

（7）使用专用静脉通路输注营养液，避免与给药等通道混用。

（8）合理调节输注速度。

24. 什么是多重耐药菌?

多重耐药菌（MDRO）指对通常敏感的、临床常用的3类或3类以上抗菌药物同时呈现耐药的细菌，其中对原本敏感的所有药物耐药又称为泛耐药。

25. 多重耐药菌的预防与护理措施有哪些?

（1）加强医务人员手卫生：配备充足的洗手设施和干手设施，开展多种形式的手卫生宣传与培训，提高医务人员手卫生的依从性。医务人员在接触患者前、实施清洁/无菌操作前、接触患者后、接触患者血液/体液后以及接触患者环境后均应进行手卫生。

（2）严格实施隔离措施：MDRO感染或定植患者应尽量安置在单间，无单间时，可将相同MDRO感染或定植的患者安置在同一房间。不宜将MDRO感染或定植的患者与留置各种管道、有开放伤或免疫功能低下的患者安置在同一房间。隔离房间或隔离区域应有隔离标识，并有注意事项提示，隔离房间内诊疗用品应专人专用。医务人员对患者实施诊疗护理操作时应采取标准预防，进出隔离房间，接触患者前后应执行手卫生。当执行有产生飞沫的操作时，在有烧伤创面污染的环境工作时，或接触分泌物、压力性损伤、引流伤口、粪便等排泄物以及造瘘管、造瘘袋时，应使用手套和隔离衣。

（3）加强清洁和消毒工作：做好诊疗环境的清洁、消毒工作，尤其是高频接触的物体表面。遵循先清洁、再消毒原则，当受到患者的血液、体液等污染时，应先去除污染物，再清洁与消毒。感染或定植MDRO患者使用的医疗器械尽量专用，并及时消毒处理。轮椅、车床、担架、床旁心电图机等不能专人专用的医疗器械、器具及物品，须在每次使用后擦拭消毒。擦拭布巾、拖把、地巾宜集中处理。不能集中处置的，也应每日进行清洗消毒，干燥保存。MDRO感染或定植患者诊疗过程中产生的医疗废物，应按照医疗废物管理有关规定进行处置。患者出院或转往其他科室后，应执行终末消毒。环境表面检出MDRO时，应增加清洁和消毒频率。

（4）合理应用抗菌药物：

①严格掌握抗菌药物的临床应用指征。

②尽量在抗菌治疗前留取相应合格标本送病原学检测，查明感染源。

③正确解读临床微生物检查结果，合理选择抗菌药物治疗方案。

（5）加强多重耐药菌监测：包括日常监测、主动筛查和暴发监测。日常监测包括临床标本和环境MDRO监测；主动筛查是通过对无感染症状患者的标本（如鼻拭子、咽拭子、肛拭子或大便）进行培养和检测，发现MDRO定植者。暴发监测指重点关注短时间内一定区域患者分离的同种同源MDRO及其感染情况。不建议常规开展环境MDRO监测，仅当有流行病学证据提示MDRO的传播可能与医疗环境污染相关时才进行监测。

26. 什么是导管相关血行感染?

导管相关血流感染：指留置血管内导管或者拔除血管内导管48小时内，患者出现菌血症或真菌血症，并伴有发热（T>38℃）、寒战或低血压等感染表现，除血管导管外没有其他明确的感染源。

预防措施包括：

（1）置管前准备：评估患者是否具备血管内导管置入的指征，尽量减少不必要的置管。对导管置入和维护的医护人员进行教育、培训和考核，包括血管内导管的使用指征、血管内导管置入和维护的规范程序、预防血管内导管相关感染的最佳措施等。

（2）手卫生和无菌操作：置管或更换导管时严格执行手消毒和无菌操作，使用最大无菌屏障（maximum sterile barrier，MSB）。预防措施包括穿无菌手术衣、戴无菌手套、无菌帽、外科口罩。患者全身覆盖手术巾（同手术患者）。

（3）导管的选择：建议使用具有最小数量端口和管腔的导管。

（4）穿刺部位的选择：首选锁骨下静脉，其次颈内静脉，股静脉导管存在更高的细菌定植率和深静脉血栓风险，因此成人应避免股静脉置管。在超声引导下进行静脉置管，可提高置管成功率，从而降低因血管损伤造成的感染风险。

（5）穿刺部位皮肤消毒：首选2%葡萄糖酸氯己定溶液进行皮肤消毒。如有使用禁忌，也可选用2%碘酊、0.5%碘伏或75%乙醇溶液，消毒后应充分待干。

（6）导管的固定：导管固定不牢引起的导管移动也是导致CRBSI的原因之一。避免使用胶布、缝合线固定中心静脉导管，推荐使用无缝线固定装置。每次更换敷料时，需评估导管固定装置的完整性。

（7）穿刺部位敷料选择与更换：可使用无菌纱布或无菌、透明、半渗透性聚氨酯敷料覆盖穿刺部位，后者更有利于对穿刺处的直接观察。纱布敷料每48小时至少更换1次，透明敷料每7日至少更换1次，当敷料潮湿、松弛、污染时应及时更换。

（8）给药、冲洗及封管：静脉药物的配制和使用应在洁净的环境中完成，肠外营养液应在超净台内进行配制。药液配制过程应严格遵守无菌操作。肠内营养液应现用现配，在24小时内输注完毕。给药前后宜用0.9%氯化钠溶液按正压式、脉冲式技术冲洗导管。冲洗液首选单剂量药液或预充式冲洗装置，避免从整袋药液中抽吸部分药液进行冲、封管。对多次CRBSI感染、有高CRBSI感染风险以及采取基本措施后CRBSI感染率仍无法下降的患者，可使用抗生素导管冲洗或封管。

（9）输液器的管理：输液器应每24小时更换一次，如怀疑被污染或完整性受到破坏时应立即更换。用于输注全血、成分血或生物制剂的输血器应每4小时更换一次。输注丙泊酚时，每12小时更换一次输液器及药液。输液附加装置应和输液装置一并更换。

（10）无针输液接头的管理：选择表面光滑的无针输液接头，每次连接输液装置前，使用2%葡萄糖酸氯已定溶液、75%乙醇或碘伏棉片全方位强力擦拭接头5~60秒。输液接头5~7日更换1次，发现接头内有血液残留或残留物、接头被取下并怀疑污染时应立即更换。间断输液期间、无针输液接头断开时，不能将接头暴露在外，建议使用无菌接头保护帽保护无针接头端口。

（11）2%葡萄糖酸氯已定溶液擦浴：擦浴后可在皮肤表面形成一层保护膜，减少皮肤表面的定植菌，从而有效预防CRBSI。对于年龄>2个月的CRBSI高感染风险患者，建议每日使用2%葡萄糖酸氯已定溶液对其进行擦浴。擦浴时，使用含有2%葡萄糖酸氯已定溶液成分的毛巾或一次性湿巾对患者下颌以下部位进行全身擦浴，并从导管端向远端方向擦拭导管外露部分至少20cm。

（12）导管的日常评估：①每班次评估穿刺点周围皮肤有无发红、触痛、肿胀、渗血、渗液及导管是否通畅，同时了解患者的主诉，如有无疼痛、感觉异常、麻木、刺痛感等。②每日评估中心静脉通路装置的通畅性，通畅表现为冲洗导管无阻力和产生血液回流。③每班次评估并记录导管体外部分的长度。导管体外部分长度增加时（导管外移），不应将导管的体外部分推进血管内，可在现有位置上对导管进行固定。④充分评估导管留置的必要性，及时移除不必要的中心静脉导管。

27. 什么是呼吸机相关性肺炎？

呼吸机相关性肺炎（ventilator-associated pneumonia，VAP）指建立人工气道（包括气管插管及气管切开）的患者在接受机械通气48小时后或呼吸机撤机、拔管48小时内出现的肺炎。VAP是ICU机械通气患者最常见的感染性疾病，可导致患者住院时间和ICU留治时间延长，抗菌药物使用增加，严重影响重症患者的预后，是衡量ICU医疗护理质量的重要指标。

预防措施包括：

（1）减少有创通气和缩短有创通气时间。减少镇静剂的使用，每日唤醒患者进行自主呼吸试验，并评估有创通气及气管插管的必要性，尽早脱机或拔管。

（2）手卫生：提高医护人员手卫生依从性，严格执行手卫生可降低VAP的发生率。

（3）床头抬高：应将机械通气患者的床头抬高30°~45°，并协助患者翻身拍背及振动排痰。半坐卧位可以减少胃内容反流导致的误吸，是预防VAP最简单有效的方法。

（4）声门下分泌物引流：上呼吸道分泌物可集聚于气管导管气囊上方，造成局部细菌繁殖，这是机械通气患者误吸物的主要来源。对预期机械通气时间超过48~72小时的患者，应使用具有声门下分泌物吸引管的气管导管。

（5）气囊压力监测：气囊压力低是VAP发生的独立危险因素，气囊上方的滞留物也是VAP病原菌的重要来源，气囊压力应保持在25~30cmH$_2$O。

（6）口腔护理：保持口腔清洁是预防VAP的另一简单有效的方法。建议使用氯己定溶液冲洗或刷洗患者牙齿和舌面，每6~8小时1次，至拔管后24小时。

（7）肠内营养：早期肠内营养可促进胃肠蠕动、刺激胃肠激素分泌、改善肠道血流灌注，有助于维持肠黏膜结构和屏障功能的完整性，减少致病菌定植和细菌移位。

（8）有效清除气道内分泌物：有效清除气道内分泌物，可预防VAP的发生。

（9）呼吸机管路管理：呼吸机管路的有效管理可以避免VAP的发生。

（10）选择性口咽部去污染。

28. 什么是导尿管相关尿路感染？

导管相关尿路感染（catheter-associated urina ary tract infection，CAUTI）指患者留置导尿管期间或拔除导尿管48小时内发生的泌尿系统感染。CAUTI是最常见的院内感染之一，留置导尿管超过10日的患者中有50%能够检测到菌尿。

（1）严格掌握留置导尿的适应证：留置导尿前应评估必要性，避免不必要的留置。

（2）选择适宜的导尿管：根据患者年龄、性别、尿道情况等选择合适型号、材质的导尿管，需要长期留置导尿管的患者尽量使用对尿道刺激小的全硅胶导尿管。使用型号尽可能小的导尿管并与引流袋相匹配，从而最大限度减少尿道损伤。

（3）手卫生与无菌技术：严格执行手卫生可以显著降低CAUTI的发生率。导尿管置入前，建议使用碘伏棉球充分消毒尿道口及其周围皮肤黏膜。置管过程中严格无菌操作，保持最大的无菌屏障。

（4）导尿管及引流装置的固定：应妥善固定导尿管及引流装置，减少尿管脱出、皮肤压痕、尿道损伤、非计划性拔管等并发症的发生。保持尿液引流通畅，避免导尿管及引流管扭曲，始终保持集尿袋低于膀胱水平，避免接触地面或直接置于地上。活动或搬运时应夹闭尿管，避免尿液逆流。

（5）保持引流装置的密闭性：维持留置导尿引流装置的密闭性是预防CAUTI的重要环节。当引流装置阻塞、污染、接头（连接）处断开或尿液漏出时，应及时更换引流装置。

（6）及时清空集尿袋：当集尿袋内尿液达到其容量的3/4时即要排放，转运患者前应排空其集尿袋中的尿液。

（7）尿道口护理：保持患者尿道口清洁，对于大便失禁的患者，每次便后应及时清洁，并使用碘伏消毒会阴部、尿道口、肛周及外露导尿管表面。

（8）评估与观察：每班次对导尿管进行观察，观察内容包括导尿管的固定，导尿管及其引流装置的完整性、密闭性及通畅性，引流液的情况，尿道口及其周围皮肤黏膜的情况。

（9）及早拔管：每日评估留置导尿管的必要性，及时拔除。不推荐在拔除导尿管前夹闭导尿管进行膀胱功能训练。

（卫桂霞　姜崴　赵冬云　金娜）

参考文献

[1] 栗印军, 孙晓. 心内科临床问题集萃[M]. 3版. 沈阳: 辽宁科学技术出版社, 2017.

[2] 尤黎明, 吴瑛. 内科护理学[M]. 7版. 北京: 人民卫生出版社, 2020.

[3] 国家心血管病中心, 国家心血管病专家委员会心力衰竭专业委员会, 中国医师协会心力衰竭专业委员会, 等. 国家心力衰竭指南2023[J]. 中华心力衰竭和心肌病杂志, 2023, 7(4): 215–311.

[4] 中华医学会心血管病学分会, 中国医师协会心血管内科医师分会, 中国医师协会心力衰竭专业委员会, 等. 中国心力衰竭诊断和治疗指南2024[J]. 中华心血管病杂志, 2024, 52(3): 235–275.

[5] 施仲伟、孙宁玲. 中国高血压患者心率管理多学科专家共识(2021版）[J]. 中国医学前沿杂志(电子版), 2021, 13(4): 38–48.

[6] 中华医学会心血管病学分会, 中国生物医学工程学会心律分会. 心房颤动诊断和治疗中国指南[J]. 中国心血管病杂志, 2023, 51(6): 572–618.

[7] 郭继鸿. 普罗帕酮: 心律失常药物治疗的利器[J]. 临床心电学杂志, 2019, 28(6): 453–465.

[8] 中国专家共识: 有高血压的人, 心率＞80次/min就算快! 中国循环杂志. 2021. 04. 28.

[9] 王革, 王松云, 陈卉, 等. 心房颤动的心室率控制及管理[J]. 中国实用内科杂志, 2023, 43(2): 94101.

[10] 《中华心律失常学杂志》, 2018, 22(4): 279–346.

[11] 梅举. 心房颤动百问百答[M]. 上海: 上海交通大学出版社, 2021.

[12] Practical Guide on Left Atrial Appendage Closure for the Non–implanting Physician. An International Consensus Paper[J]. EP Europace, 31 January 2024.

[13] Li Tianyu, Yuan Deshan, Yuan Jinqing. Antithrombotic Drugs–Pharmacology and Perspectives[J]. Pubmed, 2020, 1177.

[14] 赵佳, 霍勇, 李春洁. 我国急性ST段抬高型心肌梗死药物溶栓后行经皮冠状动脉介入治疗的策略探讨[J]. 中国介入心脏病学杂志, 2020, 28(02): 110–112.

[15] 美国心脏协会 (AHA) . 2015心肺复苏指南 (CPR) 和心血管急救 (ECC) 指南更新[J]. Circulation, 2015, 132[suppl 2]: S315–S589.

[16] 中华医学会急诊医学分会复苏学组, 中国医药教育协会急诊专业委员会. 成人体外心肺复苏专家共识更新 (2023版) [J]. 中华急诊医学杂志, 2023, 32(3): 298–304.

[17] 包博, 姜镇, 栗印军. 高血压临床热点问题集萃[M]. 沈阳: 辽宁科学技术出版社, 2023.

[18] 姜崴, 赵冬云, 栗印军. 心血管疾病临床护理问题集萃[M]. 沈阳: 辽宁科学技术出版社, 2020.

[19] 中国血脂管理指南修订联合专家委员会. 中国血脂管理指南 (2023年) [J]. 中国循环杂志, 2023, 38(297): 237–271.

[20] 李庆印, 童素梅. 中华护理学会专科护士培训教材——心血管专科护理[M]. 1版. 北京: 人民卫生出版社, 2022.

[21] 杨丽娟. 实用心血管疾病护理[M]. 2版. 北京: 人民卫生出版社, 2010.

[22] 姜桂春, 张霞. 辽宁省心血管疾病介入治疗护理规范[M]. 沈阳: 辽宁科学技术出版社, 2020.

[23] 侯桂华, 霍勇. 心血管介入治疗护理实用技术[M]. 2版. 北京: 北京大学医学出版社, 2017.

[24] 侯桂华, 辜小芳. 心血管介入治疗围术期安全护理[M]. 北京: 人民军医出版社, 2012.

[25] 血管内超声在冠状动脉疾病中应用的中国专家共识专家组. 血管内超声在冠状动脉疾病中应用的中国专家共识 (2018) [J]. 中华心血管病杂志, 2018, 46(5): 344–351.

[26] 中华医学会呼吸病学分会肺栓塞与肺血管病学组中国医师协会呼吸医师分会, 肺栓塞与肺血管病工作委员会全国肺栓塞与肺血管病防治协作组. 肺血栓栓塞症诊治与预防指南[J]. 中华医学杂志, 2018, 98(14): 1060–1087.

[27] 中华医学会心血管病学分会, 中国医师协会心血管内科医师分会肺血管疾病学组, 中国肺栓塞救治团队 (PERT) 联盟. 急性肺栓塞多学科团队救治中国专家共识[J]. 中华心血管病杂志, 2022, 50(1): 25–35.

[28] 莫伟, 秦月兰, 王雪梅. 介入护理学[M]. 北京: 科学出版社, 2023.

[29] 李麟荪, 徐阳, 林汉英. 介入护理学[M]. 北京: 人民卫生出版社, 2015.

[30] 徐阳, 岳同云. 急诊介入护理案例解析[M]. 北京: 人民卫生出版社, 2019.

[31] 徐阳, 王雪梅, 李枚. 急诊介入护理学[M]. 北京: 人民卫生出版社, 2020.

[32] 中国静脉介入联盟, 中国医师协会介入医师分会外周血管介入专业委员会. 下肢深静脉血栓形成介入治疗护理规范专家共识[J]. 介入放射学杂志, 2020, 29(6): 531–540.

[33] 中国医师协会血管外科分会. 常见静脉疾病诊治规范[J]. 中华血管外科杂志, 2022, 7(1): 12–28.

[34] 中国医师协会介入医师分会, 中华医学会放射学分会介入专业委员会, 中国静脉介入联盟. 下腔静脉滤器置入术和取出术规范的专家共识[J]. 2版. 中华医学杂志, 2020, 100(27): 2092–2096.

[35] 中华医学会外科学分会血管外科学组. 深静脉血栓形成的诊断和治疗指南[J]. 3版. 中华普通外科杂志, 2017, 32(9): 807–812.

[36] 中华医学会外科学分会血管外科学组. 腔静脉滤器临床应用指南[J]. 中国实用外科杂志, 2019, 39(7): 651–654.

[37] 崔炎, 张玉侠. 儿科护理学[M]. 7版. 北京: 人民卫生出版社, 2022.

[38] 张琳琪, 王天有. 实用儿科护理学[M]. 北京: 人民卫生出版社, 2018.

[39] 陕西省川崎病诊疗中心/陕西省人民医院儿童病院, 国家儿童医学中心 (北京) , 上海交通大学医学院附属儿童医院, 等. 中国儿童川崎病诊疗循证指南 (2023年) [J]. 中国当代儿科杂志, 2023, 25(12): 1198–1210.

[40] Nagai T, Inomata T, Kohno T, et al. JCS 2023 guideline on the diagnosis and treatment of myocarditis[J]. Circ J, 2023, 87(5): 674–754.

[41] 陈绍良, 吴永健. 心脏病学实践2022[M]. 北京: 人民卫生出版社, 2022.

[42] 中国医疗保健国际交流促进会临床微生物与感染分会, 中华医学会检验学分会临床微生物学

组, 中华医学会微生物学和免疫学分会临床微生物学组. 血液培养技术用于血流感染诊断临床实践专家共识[J]. 中华检验医学杂志, 2022, 45(2): 105–121.

[43] 郑旭辉, 姜萌, 李新立. 《2023年欧洲心脏病学会心肌病指南》要点解读[J]. 中华心血管病杂志, 2023, 51(11): 1199–1204.

[44] 李乐之, 路潜. 外科护理学[M]. 7版. 北京: 人民卫生出版社, 2021.

[45] Holman W L, Timpa J, Kirklin J K, et al. Origins and Evolution of Extracorporeal Circulation: JACC Historical Breakthroughs in Perspective[J]. American College Cardiology, 2022, 79(16): 1606–1622.

[46] 张永苹, 雷黎明, 凌云, 等. 156例体外循环心脏术后严重高乳酸血症患者的护理[J]. 护理学报, 2023, 30(04): 66–67.

[47] 康爱梅, 胡柳, 曹葵兰. 心血管重症护理[M]. 北京: 化学工业出版社, 2021.

[48] 董念国, 胡盛涛, 杨辰垣. 心脏大血管外科学[M]. 武汉: 湖北科学技术出版社, 2021.

[49] 张琼, 赵杭燕, 刘喜旺, 等. 达芬奇机器人手术治疗儿童动脉导管未闭日间手术48例的护理体会[J]. 护理与康复, 2023, 22(07): 81–83.

[50] 李庆印, 张辰. 心血管病护理手册[M]. 北京: 人民卫生出版社, 2022.

[51] 惠璧君, 冯晓艳, 林嘉, 等. 室间隔缺损术后胸腔积液并发心搏呼吸骤停1例护理[J]. 齐鲁护理杂志, 2021, 27(3): 158–160.

[52] Mira A, Lamata P, Pushparajah K, et al. Le Coeur en Sabot: shape associations with adverse events in repaired tetralogy of Fallot[J]. Journal of cardiovascular magnetic resonance: official journal of the Society for Cardiovascular Magnetic Resonance, 2022, 24(1): 46.

[53] 谢稳. 小儿法洛四联症围术期不良预后相关风险因素分析及评估[J]. 华南理工大学, 2021, 28(6): 682–289.

[54] 哈斯, 克莱戴特. 小儿心脏病学症状、诊断与治疗[M]. 董念国, 陈思, 曾珠, 译. 北京: 科学出版社, 2021.

[55] 王天有, 申昆玲, 沈颖. 实用儿科学下[M]. 北京: 人民卫生出版社, 2022.

[56] 尤黎明, 吴瑛. 内科护理学[M]. 7版. 北京: 人民卫生出版社, 2022.

[57] 陈凌, 杨满青, 林丽霞. 心血管疾病临床护理[M]. 广州: 广东科技出版社, 2021.

[58] 徐骁晗. 复杂主动脉缩窄的外科治疗[J]. 中国胸心血管外科临床杂志, 2023, 30(x): 1–7.

[59] 龚阳琪. 主动脉缩窄患儿术后住院期间不良事件的危险因素[J]. 血管与腔内血管外科杂志, 2023, 9(5): 576–579.

[60] 王芸芸, 孙宁宁, 宋婧宇, 等. 主动脉窦瘤破裂并发多脏器功能障碍综合征1例报告并文献复习[J]. 青岛大学学报 (医学版), 2019, 55(6): 737–738.

[61] 邵永谕, 沈群山, 李丁扬, 等. 介入封堵治疗与外科手术治疗主动脉窦瘤破裂的临床回顾分析[J]. 中国介入心脏病学杂志, 2022, 30(10): 765–769.

[62] Lawton J S, Tamis-Holland J E, Bangalore S, et al. 2021 ACC/AHA/ SCAI Guideline for coronary artery revascularization: A report of the American College of Cardiology/American Heart Association Joint Committee on Clinical Practice Guidelines[J]. Am Coll Cardiol, 2022, 79 (2): e21–e129.

[63] 林深, 马涵萍, 袁硕, 等. 复杂冠心病血运重建策略内外科专家共识[J]. 中国循环杂志, 2022, 37(11): 1073–1085.

[64] 王真真, 孙子瑞, 刘煜昊, 等. 急性心肌梗死后合并室间隔穿孔不同术式的回顾分析[J]. 实用医学杂志, 2023, 39(14): 1774–1778.

[65] 薛亚男, 欧敏行, 张秀杰, 等. 《2023 AHA/ACC/ACCP/ASPC/NLA/PCNA慢性冠状动脉疾病患者管理指南》要点解读[J]. 中国全科医学, 2024, 27(18): 2173–2178.

[66] 赵强, 朱云鹏, 周密, 等. 2021年美国胸外科学会 (AATS) 缺血性心肌病与心力衰竭的冠状动脉旁路移植术治疗专家共识解读[J]. 中华胸心血管外科杂志, 2022, 38(2): 6.

[67] 吴清玉. 吴清玉. 心脏外科学[M]. 北京: 清华大学出版社, 2023.

[68] 王吉耀, 葛均波, 邹和建. 实用内科学[M]. 16版 (上) . 北京: 人民卫生出版社, 2022.

[69] 张丽莉. 重症心脏瓣膜病患者瓣膜置换术后ICU监护要点及效果分析[J]. 婚育与健康, 2023, 29(06): 118–120.

[70] 王小艳, 袁慧, 杨丽, 等. 认知图式健康教育联合呼吸训练对二尖瓣成形术后患者的影响[J]. 齐鲁护理杂志, 2023, 29(14): 7–10.

[71] 周达新, 潘文志, 吴永健, 等. 经导管主动脉瓣置换术中国专家共识 (2020更新版) [J]. 中国介入心脏病学杂志, 2020, 28(6): 301–309.

[72] 黄芳, 张永苹, 凌云, 等. 89例中青年重度主动脉瓣狭窄患者的围术期护理[J]. 世界最新医学信息文摘, 2021, 21(97): 444–445.

[73] 李庆印, 童素梅. 心血管专科护理[M]. 北京: 人民卫生出版社, 2022.

[74] 宋磊, 赵雪松, 杨新卫, 等. 主动脉瓣关闭不全治疗的研究进展[J]. 中西医结合心脑血管病杂志, 2023, 21(12): 2218–2221.

[75] 张帅, 钱向阳. 保留主动脉瓣的根部替换术的研究进展[J]. 中山大学学报 (医学科学版) , 2023, 44(05): 741–749.

[76] Kalogerakos P D, Zafar M A, Li Y, et al. Root dilatation is more malignant than ascending aortic dilation[J]. Journal of the American Heart Association, 2021, 10(14): e020645.

[77] Vahanian A, Beyersdorf F, Praz F, et al. 2021ESC/ESC/EACTS Guidelines for the management of valvular heart disease[J]. European Heart Journal, 2022, 43(7): 561–632.

[78] 万建红, 李晓姝, 韩淳, 等. A型主动脉夹层患者术后急性呼吸功能不全护理干预的研究进展[J]. 中华护理杂志, 2020, 55(4): 553–557.

[79] 郭晨, 宋亚敏. Stanford A型主动脉夹层肥胖患者术后低氧血症的护理[J]. 护理学杂志, 2023, 38(21): 46–49.

[80] 经导管主动脉瓣置换术流程优化共识专家组. 经导管主动脉瓣置换术 (TAVR) 流程优化专家共识2022版[J]. 中华急诊医学杂志, 2022, 31(2): 154–160.

[81] Lawrence H Cohn, David H, Adams, 郑哲. 成人心脏外科学[M]. 5版. 北京: 人民卫生出版社, 2022.

[82] Tetera W Wilk, A, Król W, et al. Asymptomatic Left Atrial Myxoma[J]. Journal Cardiovascular Echography, 2022, 32(2): 116–118.

[83] 陈波, 杨满青, 林丽霞. 心血管疾病临床护理[M]. 广州: 广东科技出版社, 2021.

[84] 郭加强, 吴清玉. 心脏外科护理学[M]. 北京: 人民卫生出版社, 2003.

[85] 潘晓云, 谢强丽, 蒋惠, 等. 急性Stanford A型主动脉夹层患者术后并发症的护理[J]. 护理学报, 2011, 18(6): 41–42.

[86] 张宏家, 孙立忠, 朱俊明, 等. 急性主动脉综合征诊断与治疗规范中国专家共识 (2021版) [J]. 中华胸心血管外科杂志, 2021, 37(5): 257–269.

[87] 石烽, 王志维. 主动脉夹层发病相关危险因素分析[J]. 中华老年心脑血管病杂志, 2020, 22(1): 28–31.

[88] 刘冰, 张春娟. 30例主动脉Stanford A型夹层的术后护理体会[J]. 中国城乡企业卫生, 2021, 36(04): 99–101.

[89] 郭琳琳. 心理护理对心胸外科手术患者心理状态及护理质量的影响[J]. 保健医学研究与实践, 2020 (1): 66–69.

[90] 中华医学会外科学分会血管外科学组. Stanford B型主动脉夹层诊断和治疗中国专家共识 (2022版) [J]. 中国血管外科杂志(电子版）, 2022, 14(2): 119–130.

[91] Ram H, Dwarkanath S, Green A E, et al. Iatrogenic aortic dissection with cardiac Surgery: A Narrative Review[J]. Journal of Cardiothoracic and Vascular Anesthesia, 2021, 35(10): 3050–3066.

[92] Altenburg M M, Davis A M, DeCara J M, et al. Diagnosis and Management of Aortic Diseases[J]. JAMA, 2024, 331(4): 352–353.

[93] 刘莉娟, 文静, 吴樱, 等. 1例马方综合征合并慢性心力衰竭的年轻患者行Bentall手术的护理[J]. 当代护士 (下旬刊）, 2022, 29(12): 141–144.

[94] 陈辰, 蒋琦琦. 加速康复外科理念在同种异体原位心脏移植术患者围术期护理中的应用[J]. 全科护理, 2022, 20(09): 1233–1236.

[95]]陈铭, 王怡轩, 徐力, 等. 心室辅助装置应用现状及进展[J]. 器官移植杂志, 2023, 14(1): 62–66.

[96] 严舒, 陈娟, 卢岩, 等. 国内外植入式心室辅助装置研发与应用进展[J]. 中国医学装备, 2022, 19(1): 21–26.

[97] 林颖, 石琳. 机械辅助循环治疗心力衰竭[J]. 国际心血管病杂志, 2021, 48(2): 81–86.

[98] Rajab T K, Jaggers J, Campbell D, et al. Heart transplantation following donation after cardiac death: History, current techniques, and future[J]. Journal Thoracic Cardiovascular Surgery, 2021, 161(4): 1335–1340.

[99] Cameli M, Pastore M C, Camora A, et al. Donor shortage in heart transplantation: how can we overcome this challenge? [J]. Frontiers Cardiovascular Medicine, 2022, 9: 1001002–1001002.

[100]中国左心室辅助装置专家共识委员会. 中国左心室辅助装置候选者术前评估与管理专家共识 (2023年) [J]. 中国循环杂志, 2023, 38(8): 799–812.

[101]黄萍, 卢晓阳. 用药交代指南[M]. 北京: 中国医药科技出版社, 2023.

[102]黄民. 基于药代动力学的临床合理用药[M]. 北京: 科学出版社, 2023.

[103]上海药明康德新药开发有限公司. 药物代谢与动力学: 前沿、策略与应用实例[M]. 北京: 科学出版社, 2023.

[104]尹彤, 周洲, 张伟. 临床心血管药物基因组学[M]. 北京: 科学出版社, 2022.

[105]苏冠华, 王朝晖. 新编临床用药速查手册[M]. 3版. 北京: 人民卫生出版社, 2021.

[106]Leanne Aitken Andrea Marshall, 李庆印, 左选琴. 重症护理[M]. 3版. 北京: 人民卫生出版社, 2021.

[107]陈维红. 药师用药交代实用手册[M]. 北京: 人民卫生出版社, 2020.

[108]缪朝玉. 心脑血管药理学[M]. 3版. 北京: 科学出版社, 2019.

[109]郎尼, 布纳德. 王炳银, 郭继鸿. 心血管药物应用精要[M]. 8版. 北京: 科学出版社, 2019.

[110]杨杰孚, 许锋. 心脏病药物治疗学[M]. 2版. 北京: 人民卫生出版社, 2018.

[111]杨宝学, 张兰. 实用临床药物学[M]. 北京: 中国医药科技出版社, 2018.

[112]陈新谦, 金有豫, 汤光, 等. 新编药物学[M]. 18版. 北京: 人民卫生出版社, 2018.

[113]北京协和医院药剂科编. 北京协和医院处方手册[M]. 4版. 北京: 中国协和医科大学出版社, 2012.

[114]中国康复医学会心血管病专业委员会. 中国心脏康复与二级预防指南2018精要[J]. 中华内科杂志, 2018, 57(11): 802–810.

[115]中华护理学会老年护理专业委员会, 中国康复医学会心血管疾病预防与康复专业委员会, 中国老年保健协会脏器康复专业委员会, 等. 心脏康复护理专家共识[J]. 中华护理杂志, 2022, 57(16): 1937–1941.

[116]中国心血管疾病患者居家康复专家共识编写组, 冯雪. 中国心血管疾病患者居家康复专家共识[J]. 中国循环杂志, 2022, 37(2): 108–121.

[117]中华医学会心血管病学分会, 中国康复医学会心肺预防与康复专业委员会, 中华心血管病杂志编辑委员会, 等. 心肺运动试验临床规范应用中国专家共识[J]. 中华心血管病杂志, 2022, 50(10): 973–986.

[118]中华医学会心血管病学分会, 中国康复医学会心肺预防与康复专业委员会, 中华心血管病杂志编辑委员会. 六分钟步行试验临床规范应用中国专家共识[J]. 中华心血管病杂志, 2022, 50(5): 432–442.

[119]李国平, 王正珍, 郝跃峰. 运动处方中国专家共识 (2023) [J]. 中国运动医学杂志, 2023, 42(1): 3–13.

[120]中华医学会, 中华医学会杂志社, 中华医学会全科医学分会, 等. 冠心病心脏康复基层指南 (2020 年) [J]. 中华全科医师杂志, 2021, 20(2): 150–165.

[121]中国康复医学会心血管病预防与康复专业委员会, 中国心脏联盟心血管疾病预防与康复专业委员会康复师护理联盟. 稳定性冠心病康复治疗与护理实践中国专家共识[J]. 中华内科杂志, 2023, 62(12): 1406–1417.

[122]国家心血管病中心. 冠状动脉旁路移植术后心脏康复专家共识[J]. 中国循环杂志, 2020, 35(1): 4–15.

[123]中国康复医学会心血管病预防与康复专业委员会. 慢性心力衰竭心脏康复中国专家共识[J]. 中华内科杂志, 2020, 59(12): 942–952.

[124]中国医师协会心血管内科医师分会结构性心脏病专业委员会. 经导管主动脉瓣置换术后运动康复专家共识[J]. 中国介入心脏病学杂志, 2020, 28(7): 361–368.

[125]中华医学会老年医学分会心血管病学组《中华老年医学杂志》编辑委员会, 沈琳, 王晓明, 等. 老年人体外反搏临床应用中国专家共识 (2019) [J]. 中华老年医学杂志, 2019, 38(9): 953–961.

[126]中华医学会心身医学分会, 中国康复医学会心血管病预防与康复专委会. 双心门诊建设规范中国专家共识[J]. 中国全科医学, 2024, 27(3): 253–261.

[127]中国康复医学会心血管病预防与康复专业委员会, 中国老年学学会心血管病专业委员会, 中华医学会心身医学分会. 在心血管科就诊患者心理处方中国专家共识 (2020版) [J]. 中华内科杂志, 2020, 59(10)764–771.

[128]中华人民共和国国家卫生和计划生育委员会. 中国临床戒烟指南 (2015版) [J]. 中国健康管理学杂志, 2016, 10(2): 88–95.

[129]北京护理学会心血管专业委员会. 冠心病患者心脏康复健康教育处方护理专家共识[J]. 中华现代护理杂志, 2022, 28(9): 1121–1127.

[130]向定成, 于波, 苏晞, 等. 规范化胸痛中心建设与认证[M]. 1版. 北京: 人民卫生出版社, 2017.

[131]金静芬, 刘颖青. 急诊专科护理[M]. 1版. 北京: 人民卫生出版社, 2018.

[132]桂莉, 金静芬. 急危重症护理学[M]. 5版. 北京: 人民卫生出版社, 2022.

[133]蔡学联. 成人重症护理专科实践[M]. 1版. 北京: 人民卫生出版社, 2020.

[134]杨洋. 危重症患者人工气道的护理研究进展[J]. 健康必读, 2019 (4): 147–148.

[135]钱晶. 集束化护理在老年危重患者人工气道管理中的作用[J], 中国现代医药杂志, 2022, 24(11): 74–76.

[136]肖琴, 黄松彬, 嵇晓红, 等. 中心静脉导管集数干预策略的实施依存性及有效性研究[J]. 赣南医学院学报, 2014, 34(3): 448–450.

[137]董玥. 集束化护理在预防ICU中心静脉置管相关感染中的应用[J]. 当代护士, 2018, 25(6): 69–69.

[138]亚洲急危重症协会中国腹腔重症协会组. 重症患者中心静脉管理中国专家共识 (2022版) [J]. 中华消化外科杂志, 2022, 21(3): 313–322.

[139]李静, 胡爱香, 张越巍, 等. 重点专科护士医院感染防控知识水平调查[J]. 中华现代护理杂志, 2019, 25(3): 357–359.

[140]Saito K, Iwasaki Y, Tasaki T, et al. Aortic valve replacement in a 41-year-old woman with uncorrected tetralogy of Fallot, pulmonary atresia, and major aortopulmonary collateral Arteries: a case report[J]. JA Clinical Reaport, 2023, 9(1): 86.